Bone Biology, Harvesting, and Grafting for Dental Implants:
Rationale and Clinical Applications

インプラントのための
骨の生物学・採取法・移植法
——その原理と臨床応用——

Arun K. Garg, DMD

Professor of Surgery
Division of Oral and Maxillofacial Surgery
University of Miami School of Medicine
Miami, Florida

監訳

嶋田 淳／申 基喆／河津 寛

クインテッセンス出版株式会社　2005

Tokyo, Berlin, Chicago, London, Paris, Barcelona, Istanbul, Milano, São Paulo, Moscow, Prague, Warsaw, New Delhi, and Beijing

Title of the English Edition
Bone biology, harvesting, and grafting for dental implants :
rationale and clinical applications

©2004 Quintessence Publishing Co, Inc

Quintessence Publishing Co, Inc
551 Kimberly Drive
Carol Stream, IL 60188
www.quintpub.com

All rights reserved. This book or any part thereof may not be reproduced, stored in a retrieval system, or transmitted in any form or by any means, electronic, mechanical, photocopying, or otherwise, without prior written permission of the publisher.

Editors: Lisa C. Bywaters and Lindsay Harmon
Cover and internal design: Dawn Hartman
Production: Susan Robinson

目次

序文／v
監訳にあたって／vii
訳者一覧／viii

Part I：骨の生物学
Chapter 1　インプラントのための骨生理学／3
- 骨の細胞 …………………………………………………………………… 6
- 骨の代謝 …………………………………………………………………… 8
- 骨の肉眼的構造 …………………………………………………………… 9
- 骨の微細構造 ……………………………………………………………… 11
- 骨の分子構造 ……………………………………………………………… 11
- 骨のモデリングとリモデリング ………………………………………… 12
- 骨移植材を用いた際の骨形成とモデリング …………………………… 13
- インプラントのオッセオインテグレーション ………………………… 15
- インプラントオッセオインテグレーションの生物学的過程 ………… 17

Chapter 2　骨移植材料の概要／21
- 骨再生と増大のメカニズム ……………………………………………… 22
- 移植材料の種類 …………………………………………………………… 22

Chapter 3　骨誘導再生法に用いるバリアメンブレン（遮蔽膜）／57
- バリアメンブレンテクニックに用いられる材料 ……………………… 59
- バリアメンブレンに関した微生物学 …………………………………… 86

Chapter 4　抜歯後の歯槽堤の保存／97
- 歯槽骨辺縁の吸収 ………………………………………………………… 97
- 非侵襲的な抜歯 …………………………………………………………… 98
- 歯槽骨辺縁の保存 ………………………………………………………… 98
- 骨移植材料 ………………………………………………………………… 98
- 移植材料の選択 …………………………………………………………… 99
- 歯槽堤保存プロセスにおける補綴物のマネージメント ……………… 112
- インプラント埋入後の歯槽堤保存 ……………………………………… 114
- 将来の方向性 ……………………………………………………………… 114

Part II：骨採取
Chapter 5　下顎枝からの骨採取／121
- 手術術式 …………………………………………………………………… 122
- 合併症 ……………………………………………………………………… 128

Chapter 6 オトガイ部からの骨採取／131
- 供給側としてのオトガイ部の生物学的特性⋯⋯⋯⋯⋯⋯⋯⋯⋯⋯⋯⋯⋯⋯⋯⋯⋯⋯⋯⋯⋯ 132
- オトガイ部からのモノコルチカルブロックの採取法⋯⋯⋯⋯⋯⋯⋯⋯⋯⋯⋯⋯⋯⋯⋯⋯ 134
- 顆粒状移植骨の採取⋯⋯⋯⋯⋯⋯⋯⋯⋯⋯⋯⋯⋯⋯⋯⋯⋯⋯⋯⋯⋯⋯⋯⋯⋯⋯⋯⋯⋯⋯ 140
- ブロック状骨片の採取⋯⋯⋯⋯⋯⋯⋯⋯⋯⋯⋯⋯⋯⋯⋯⋯⋯⋯⋯⋯⋯⋯⋯⋯⋯⋯⋯⋯⋯ 143
- 術後管理⋯⋯⋯⋯⋯⋯⋯⋯⋯⋯⋯⋯⋯⋯⋯⋯⋯⋯⋯⋯⋯⋯⋯⋯⋯⋯⋯⋯⋯⋯⋯⋯⋯⋯⋯ 146
- 合併症⋯⋯⋯⋯⋯⋯⋯⋯⋯⋯⋯⋯⋯⋯⋯⋯⋯⋯⋯⋯⋯⋯⋯⋯⋯⋯⋯⋯⋯⋯⋯⋯⋯⋯⋯⋯ 147

Chapter 7 脛骨からの骨採取／151
- 適応と禁忌⋯⋯⋯⋯⋯⋯⋯⋯⋯⋯⋯⋯⋯⋯⋯⋯⋯⋯⋯⋯⋯⋯⋯⋯⋯⋯⋯⋯⋯⋯⋯⋯⋯⋯ 151
- 局所解剖⋯⋯⋯⋯⋯⋯⋯⋯⋯⋯⋯⋯⋯⋯⋯⋯⋯⋯⋯⋯⋯⋯⋯⋯⋯⋯⋯⋯⋯⋯⋯⋯⋯⋯⋯ 152
- 手術術式⋯⋯⋯⋯⋯⋯⋯⋯⋯⋯⋯⋯⋯⋯⋯⋯⋯⋯⋯⋯⋯⋯⋯⋯⋯⋯⋯⋯⋯⋯⋯⋯⋯⋯⋯ 154
- 移植骨の取り扱い⋯⋯⋯⋯⋯⋯⋯⋯⋯⋯⋯⋯⋯⋯⋯⋯⋯⋯⋯⋯⋯⋯⋯⋯⋯⋯⋯⋯⋯⋯⋯ 156
- 術後創の取り扱いについて⋯⋯⋯⋯⋯⋯⋯⋯⋯⋯⋯⋯⋯⋯⋯⋯⋯⋯⋯⋯⋯⋯⋯⋯⋯⋯⋯ 158
- 合併症⋯⋯⋯⋯⋯⋯⋯⋯⋯⋯⋯⋯⋯⋯⋯⋯⋯⋯⋯⋯⋯⋯⋯⋯⋯⋯⋯⋯⋯⋯⋯⋯⋯⋯⋯⋯ 160

Part III：骨移植
Chapter 8 インプラント埋入のための上顎洞骨移植／171
- 上顎洞の解剖⋯⋯⋯⋯⋯⋯⋯⋯⋯⋯⋯⋯⋯⋯⋯⋯⋯⋯⋯⋯⋯⋯⋯⋯⋯⋯⋯⋯⋯⋯⋯⋯⋯ 178
- 上顎洞の生理学⋯⋯⋯⋯⋯⋯⋯⋯⋯⋯⋯⋯⋯⋯⋯⋯⋯⋯⋯⋯⋯⋯⋯⋯⋯⋯⋯⋯⋯⋯⋯⋯ 180
- 骨移植のメカニズム⋯⋯⋯⋯⋯⋯⋯⋯⋯⋯⋯⋯⋯⋯⋯⋯⋯⋯⋯⋯⋯⋯⋯⋯⋯⋯⋯⋯⋯⋯ 180
- 骨移植材料⋯⋯⋯⋯⋯⋯⋯⋯⋯⋯⋯⋯⋯⋯⋯⋯⋯⋯⋯⋯⋯⋯⋯⋯⋯⋯⋯⋯⋯⋯⋯⋯⋯⋯ 180
- 術前評価⋯⋯⋯⋯⋯⋯⋯⋯⋯⋯⋯⋯⋯⋯⋯⋯⋯⋯⋯⋯⋯⋯⋯⋯⋯⋯⋯⋯⋯⋯⋯⋯⋯⋯⋯ 183
- 手術術式⋯⋯⋯⋯⋯⋯⋯⋯⋯⋯⋯⋯⋯⋯⋯⋯⋯⋯⋯⋯⋯⋯⋯⋯⋯⋯⋯⋯⋯⋯⋯⋯⋯⋯⋯ 186
- 術後関連事項⋯⋯⋯⋯⋯⋯⋯⋯⋯⋯⋯⋯⋯⋯⋯⋯⋯⋯⋯⋯⋯⋯⋯⋯⋯⋯⋯⋯⋯⋯⋯⋯⋯ 191
- 臨床例⋯⋯⋯⋯⋯⋯⋯⋯⋯⋯⋯⋯⋯⋯⋯⋯⋯⋯⋯⋯⋯⋯⋯⋯⋯⋯⋯⋯⋯⋯⋯⋯⋯⋯⋯⋯ 192

Chapter 9 上顎前歯部における骨増大術と骨移植術／213
- 骨移植のための上顎前歯部の診断⋯⋯⋯⋯⋯⋯⋯⋯⋯⋯⋯⋯⋯⋯⋯⋯⋯⋯⋯⋯⋯⋯⋯⋯ 215
- 前歯部歯槽堤増大術⋯⋯⋯⋯⋯⋯⋯⋯⋯⋯⋯⋯⋯⋯⋯⋯⋯⋯⋯⋯⋯⋯⋯⋯⋯⋯⋯⋯⋯⋯ 215

Chapter10 鼻腔底の挙上と骨増多術／241
- 鼻腔の解剖と血管系⋯⋯⋯⋯⋯⋯⋯⋯⋯⋯⋯⋯⋯⋯⋯⋯⋯⋯⋯⋯⋯⋯⋯⋯⋯⋯⋯⋯⋯⋯ 244
- 骨移植材料の選択⋯⋯⋯⋯⋯⋯⋯⋯⋯⋯⋯⋯⋯⋯⋯⋯⋯⋯⋯⋯⋯⋯⋯⋯⋯⋯⋯⋯⋯⋯⋯ 245
- 鼻腔底挙上術の術式⋯⋯⋯⋯⋯⋯⋯⋯⋯⋯⋯⋯⋯⋯⋯⋯⋯⋯⋯⋯⋯⋯⋯⋯⋯⋯⋯⋯⋯⋯ 245

Part IV：将来展望
Chapter11 骨再生療法における生物学的な成長因子および骨形成因子／253
- 成長因子⋯⋯⋯⋯⋯⋯⋯⋯⋯⋯⋯⋯⋯⋯⋯⋯⋯⋯⋯⋯⋯⋯⋯⋯⋯⋯⋯⋯⋯⋯⋯⋯⋯⋯⋯ 255
- 骨形成タンパク質⋯⋯⋯⋯⋯⋯⋯⋯⋯⋯⋯⋯⋯⋯⋯⋯⋯⋯⋯⋯⋯⋯⋯⋯⋯⋯⋯⋯⋯⋯⋯ 260
- 将来展望⋯⋯⋯⋯⋯⋯⋯⋯⋯⋯⋯⋯⋯⋯⋯⋯⋯⋯⋯⋯⋯⋯⋯⋯⋯⋯⋯⋯⋯⋯⋯⋯⋯⋯⋯ 267

索引⋯⋯⋯⋯⋯⋯⋯⋯⋯⋯⋯⋯⋯⋯⋯⋯⋯⋯⋯⋯⋯⋯⋯⋯⋯⋯⋯⋯⋯⋯⋯⋯⋯⋯⋯⋯⋯⋯ 273

序文

　過去10年間，私が教えるご遺体を使った実習，ライブ手術，講演研修プログラムで出る質問の多くが，骨の生物学，移植材，遮蔽膜，骨採取，骨移植についての質問だった．今日，多くの臨床医がインプラント埋入の技術的側面については十分に訓練を受けているようだが，口腔内のある部位から骨を採取し別の部位に移植することを可能にしている基本的生物学的プロセスについては十分に知識を持たない臨床家が多いと私は考えている．短時間の講演では，あるいは1日の研修であっても，骨の採取と移植に関する段階的な術式以上の詳細を説明することはできないため，こうした術式や他の術式をどのように行うべきかだけでなく，なぜ別のやり方ではなくある特定のやり方で行うのか，これらの術式がうまくいくのは何によるのかについても説明するような本を執筆することを考えた．とりわけ，本書を執筆するにあたって私の目的は，臨床家が目的に直接関連しない情報に圧倒されることなく，個々の患者の利益となる意志決定ができるように骨や骨移植について十分理解できるようにすることだった．

　過去20年でインプラント歯科がどれほど発達してきたかを考えるとまったく驚くべきものがある．今日，インプラントを埋入しようとする顎堤の幅径が十分にあれば，骨頂の高径がわずか1 mmでも機能の修復は可能である．これによりインプラント治療の適応となる患者の数は大きく増加したが，臨床家はこうした患者のニーズとそれをどのように成功裏に満たすかについてよく理解していなければならない．本書はその知識の間隙に橋渡しをすることを意図している．まず，骨が顕微鏡レベルでどのように発達するかについて読者の理解を新たにするために骨の生物学の大まかな概要から始まる．このセクションでは移植材と遮蔽膜についても論評し，これらの材料が最も適する状況と欠損の種類を推奨する．骨採取についてのセクションでは，下顎枝・下顎前歯部・脛骨から骨を採取する外科術式と起こりうる合併症について説明する．その後のセクションでは上顎洞・上顎前歯部・鼻下領域への骨移植について，方法・材料・術式・術後の考慮点を含め，いずれも多くの臨床写真付きで取り上げている．各術式は，読者がどのようにその術式がうまくいくかだけでなくなぜうまくいくのかを理解できるように，その術式が開始する生物学的過程という文脈において説明して

いる．本書の最後には，歯科インプラントのための骨移植に将来適応される可能性のある現在入手可能な，および研究中の成長因子を取り上げている．本書が臨床家に，骨採取・移植から恩恵を得られる患者への医療を理解し提供するための包括的かつ簡潔なリソースを提供することを希望したい．

本書は主として，歯周病学や口腔・顎顔面外科領域の上級者であり，歯科インプラントのための骨の背景となる科学と臨床的応用の両方について包括的で臨床に関連した論評を望む臨床家を意図して書かれている．また本書は，口腔・顎顔面外科，歯周病学，病院歯科学研修プログラムの大学院学生や，この重要なテーマに関心を持つ大学の口腔外科医にとっても有用であろう．

本書を書き終えるにあたり，私の上司であるDr. Robert E. Marxに感謝したい．彼は私の同僚であり，教師であり，指導者であり，友人（呼ばせていただければ）である．Dr. Marxは大きな顎顔面の再建の開発において先駆者の1人として国際的に認められており，最高の質の医療を提供し，患者に共感し，重要な研究を成し遂げ，最も重要なこととして教え方も素晴らしい究極の学究的外科医である．私の考えを彼と分かち合い，彼の言葉に耳を傾け，彼の仕事の倫理を目の当たりにし，彼の素晴らしい革新的な考えを聞き，これらの助言や経験のすべてを骨の科学全般の研究およびとくに歯科インプラントのための骨採取・移植の実際に適応するという恩恵を得たことに私が感じている感謝は，言葉だけでは決して表現することができない．

また私の仕事および本書の科学的基礎を形作る助けとなった研究結果を発表したすべての研究者・臨床医にも深い恩義を受けている．さらに，過去18年間マイアミ大学医学部でともに働く機会に恵まれた学生・研修医・同僚にも感謝したい．

私自身が最善を尽くすよう常に後押ししてくれたQuintessenceの担当編集者にもとくに感謝したい．彼らの優れた編集，巧みな手引き，追加・削除についての案により，本書は大きく恩恵を受けた．常に素晴らしい仕事をしているQuintessence Publishingのチーム全体にもお礼を言いたい．

私のチームに非常に多くの真に有能で創造的な人たちがいたことは非常に幸運だった．博士課程終了研究者のDr. Aura Piconは患者のケアを補助し，組織的能力・勤勉さ・仕事上の倫理を発揮してくれた．臨床スタッフのCathie Ellyn(RN), Gina Lewis(CDA), Amy Guerra(CDA)は本書に示した患者のケアを補助してくれた．彼女らが患者に提供するケアと愛情は無比のものであり，彼女らの提供するチームワークと支援に感謝したい．

原稿を見直し，徹底的に質問し，指標を示し，勇気づけてくれたDr. Morton Perelにも感謝したい．常に私の傍にいてくれた友人でありアシスタントのRick, Kuy, Lilibeth, Leo, Michael, Karen, Robert, Katrina, Vivian, Frankにもお礼を言いたい．

最後に，私を支援し理解し，しばしば無秩序になるスケジュールから退くことのできる穏やかなオアシスを提供してくれた私の家族，母，父，Heather, Nathan, Jeremy, Kyle, Lovey, Ravi, Angela, Anilに感謝したい．家族の直接的・間接的助けがなければ，本書を著すことはできなかっただろう．

監訳にあたって

　Arun K. Garg 先生とは2000年，U.C.L.A. の Henry Takei 先生のご紹介で Arun K. Garg 先生の PRP のコースを受講したのが最初の出会いであった．以来，毎年のように明海大学朝日大学生涯研修部主催の研修会の講師として来日して頂いている．先生は Robert E. Marks 先生とともに PRP の臨床応用術式の開発者の一人であり，また頭部の献体標本を用いた実習を初めて行ったことでも有名である．毎年行われる米国歯周病学会での献体標本を用いたハンズオンコースはいつも満席で，この10年，キャンセル待ちが出るほどの状態が続いており，先生の評価の高さの証ともいえるであろう．

　本書は，原稿の時点で Arun K. Garg 先生から日本語に翻訳するようにとのお話しがあり，このたび日本語版を刊行することとなった．

　インプラント治療が普及し，機能性，審美性，長期耐久性を獲得するためには，補綴学的に正しい位置に適切な本数を，適切な角度で可能な限り長いインプラントを埋入する必要がある．そのため，骨増大を施術しなければならない症例は日常の臨床では数多く存在し，骨増大を行うための骨移植は必要不可欠な術式である．本書のパートⅠでは骨移植を行うにあたっての基礎知識が臨床家にとってわかりやすく述べられており，人工材料に関してこれだけ必要事項を抜粋しまとめられた書籍は他に類がないと思われる．パートⅡでは，口腔内および脛骨からの骨採取の臨床術式を各症例別に，サージカルアナトミーを含めたステップバイステップ形式で詳細に述べている．パートⅢでは，骨移植の臨床術式をパートⅡと同様にサージカルアナトミーを含めた臨床術式について詳細に述べており，さらにパートⅣでは，骨移植の将来の方向性まで述べられている．

　本書は，エビデンス・ベースに基づいたインプラントのための骨移植の解説書として，現時点で最も臨床的な書籍といえる．

　最後に，本書の翻訳出版にあたって大変お世話になったクインテッセンス出版株式会社社長，佐々木一高氏ならびに小野克弘氏に心から感謝申し上げます．

2005年7月

監訳者一同

訳者一覧

監訳者

嶋田　淳（明海大学歯学部病態診断治療学講座 口腔顎顔面外科学分野1 教授）

申　基喆（明海大学歯学部口腔生物再生医工学講座 歯周病学分野 教授）

河津　寛（東京都開業・河津歯科医院，明海大学歯学部臨床教授）

訳者

河津　寛（東京都開業・河津歯科医院，明海大学歯学部臨床教授）

嶋田　淳（明海大学歯学部病態診断治療学講座 口腔顎顔面外科学分野1 教授）

申　基喆（明海大学歯学部口腔生物再生医工学講座 歯周病学分野 教授）

鈴木玲爾（明海大学歯学部機能保存回復学講座 オーラル・リハビリテーション学分野 助手）

龍田恒康（明海大学歯学部病態診断治療学講座 口腔顎顔面外科学分野1 講師）

辰巳順一（明海大学歯学部口腔生物再生医工学講座 歯周病学分野 講師）

林丈一朗（明海大学歯学部口腔生物再生医工学講座 歯周病学分野 講師）

藤井秀朋（河津歯科医院，明海大学歯学部病態診断治療学講座 口腔顎顔面外科学分野1 非常勤講師）

PART I

骨の生物学

CHAPTER 1 インプラントのための骨生理学

　成人のすべての骨格は破骨細胞と骨芽細胞の協調作用により常に吸収および再形成される動的状態で存在している(図1-1).骨は構造的支持とカルシウム代謝という2つの主たる機能を果たす生きた組織である[1].骨基質はリン酸カルシウム(85%),炭酸カルシウム(10%),少量のフッ化カルシウムとフッ化マグネシウム(5%)などの鉱物塩を含浸したコラーゲンタンパク質線維の非常に複雑な網状構造からなる[2].骨内の無機質は主としてハイドロキシアパタイトの形で存在している.また骨の無機基質にはきわめて重要な骨形態形成タンパク質(BMP)ファミリーなどの非コラーゲンタンパク質が少量存在する.骨内には神経網と同様に豊かな血管網がめぐり,生きた細胞に血流を供給している(図1-2).正常な骨構造を維持するためには,十分な量のタンパク質と無機質が存在しなければならない.

　骨はその独自の構成により,絶対的に最小限の質量で最大限の強さを得る質量効率的な構造である(図1-3).ヒトでは身長の成長終了の約10年後に骨質量は最大値に達する.通常,骨は骨格全体で継続的な添加と吸収を受けるため,骨質量が徐々に減少し始める40代のある時期まではほぼ一定に維持される.理由は明確に解明されていないが,この骨質量の減少は骨リモデリング過程で起こり始める加齢に伴う骨量の減少の結果である.80歳までに,通常,男女とも最大骨質量の約半分を失う.ヒトの骨密

1 インプラントのための骨生理学

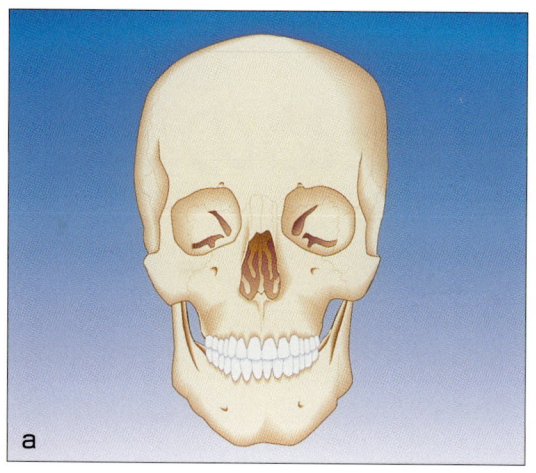

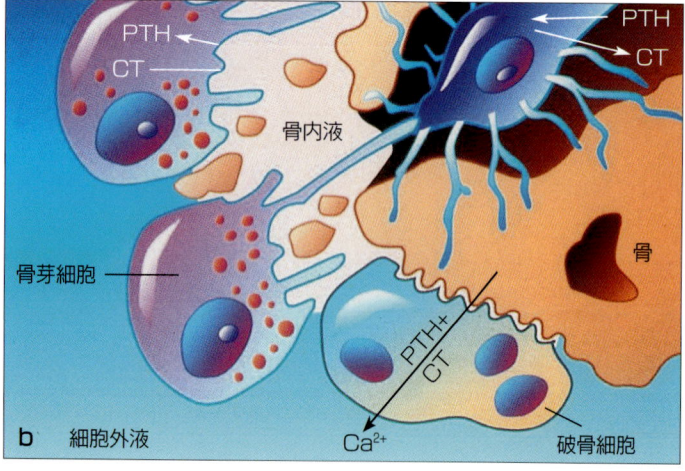

図1-1
(a)口腔内の骨移植，インプラント埋入，オッセオインテグレーション，長期的な骨のメインテナンスにおける骨の性質を理解するためには骨生理学の十分な知識が重要である．

(b)骨芽細胞と破骨細胞は上顎骨・下顎骨を含むヒトのすべての骨において代謝的平衡を維持している．骨芽細胞は骨基質を形成するとその中に入り，骨細胞に転換する．骨細胞は小管内の樹状細胞突起を介して骨表面上の細胞や骨細胞同士と連絡している(PTH＝副甲状腺ホルモン，CT＝カルシトニン)．

度は男性より女性において低く，黒人より白人において低いが，最大に達するのは30代においてである．女性は加齢により皮質骨の35％，海綿骨の50％を喪失すると推定されるが，男性での喪失量はその2/3に過ぎない[3]．生体によって不必要と考えられる骨(たとえば対麻痺患者における萎縮と骨喪失)も，骨リモデリングにおける吸収と添加のバランスが移動する際に吸収される．さらに，代謝回転は代謝反応への応答であるかもしれない．

頭蓋骨と顎骨がこれらすべての現象に影響されることは疑いない．したがって，歯科インプラントの臨床にあたっては，骨移植およびインプラント埋入の際のオッセオインテグレーションの過程についての知識だけでなく骨構造と代謝についてもよく理解していることが重要である．

図1-2
(a)小血管が骨基質内の細胞に達する豊かな動脈の血液供給により,骨の細胞は生活力を維持している.

(b)層板骨内の血管系は骨髄腔から現れる.相互に連結した構成で,骨構造全体に血液を供給している.

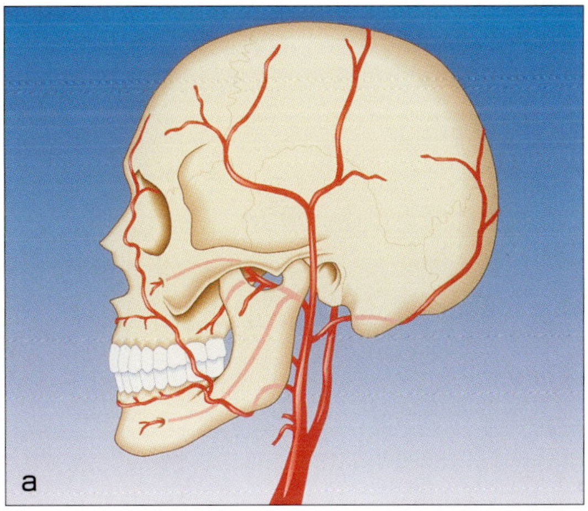

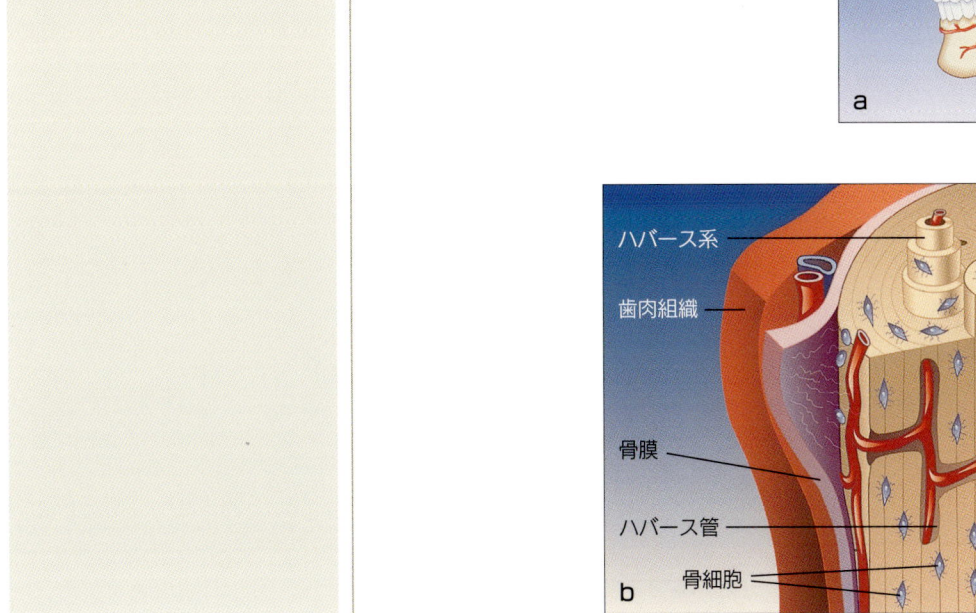

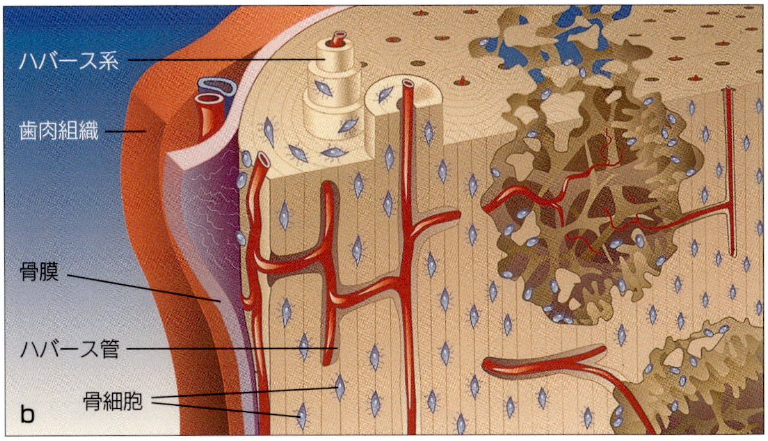

図1-3
骨は質量効率的な組織であり,小柱構成により機能的負荷下で弾性を有する.

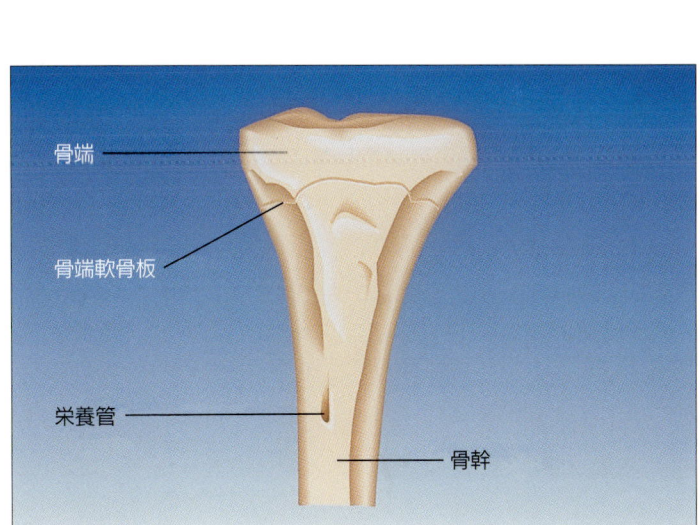

骨の細胞

骨の代謝と生理には骨芽細胞，骨細胞，破骨細胞の3種の細胞が主に関与している．骨芽細胞は骨の形成に関与し，2つの一般的領域に存在する．骨芽細胞は骨基質を沈着させ(**図1-4**)，しばしば**骨内膜骨芽細胞**または**骨膜骨芽細胞**と呼ばれる．骨膜骨芽細胞は骨膜下の骨外面上に存在し，骨内膜骨芽細胞は骨内の血管内層に存在する．成熟骨芽細胞は骨基質タンパク質の産生を担っている．実際，骨芽細胞の細胞質は強い好塩基性であり，骨基質タンパク質成分の合成に関連するリボ核タンパク質の存在を示唆している．骨添加は成長の活発な領域で数か月間続く．骨芽細胞は腔内面上に連続した同心円の層状に新生骨を添加する．この骨添加は腔内を走行する血管を残して新生骨で満たされるまで続く．骨芽細胞は新生骨基質をミネラル化するのに加え，リン脂質やプロテオグリカンなどの他の基質構成成分も産生する．これらもミネラル化の過程に重要であると考えられる．骨形成の間，骨芽細胞はトランスフォーミング成長因子β(TGF-β)，BMP，血小板由来成長因子(PDGF)，インスリン様成長因子(IGF)などの成長因子を分泌し，これらは骨基質内に蓄えられる[4]．最近の研究は，骨芽細胞が，もしかすると破骨細胞の攻撃に備えて骨表面の準備をすることにより，正常な骨吸収の際に破骨細胞のヘルパー細胞の役割さえ果たしている可能性があることを示唆している[4]．しかし，この役割の可能性を明らかにするにはさらなる研究が必要である．

骨芽細胞は骨基質を成功裏に形成するとその中に入り，骨細胞に転換する(**図1-1b**参照)．骨細胞は最も豊富に存在する骨の細胞で，小管内の樹状細胞突起を介して骨表面上の細胞や骨細胞同士と連絡している．骨細胞の細胞質はわずかに好塩基性で，細胞質の延長は骨細胞や，骨小腔から起こる細管網状組織へと伸びている．骨形成の間，これらの延長は正常の限界を超えて伸び，隣接する骨細胞の骨小腔や組織腔と直接連続する．これらの腔内の液は細管由来の液と混ざる．これにより，血流と骨細胞の間で代謝および生化学的メッセージの交換ができているようである．成熟した骨では，これらの延長が伸びることはほとんどないが，細管はメッセージ交換の手段として機能し続けている．この機序により，骨細胞は石灰化した細胞間物質に囲まれているにもかかわらず，生きた状態を保つことができる．しかし，毛細血管から0.5 mm以上離れているとこのハバース系は機能しない．これはハバース系およびフォルクマン管(下記参照)を走行する毛細血管を通じて骨内に豊富に血液が供給されている理由を説明するものかもしれない．骨細胞もTGF-βおよびおそらくは他の成長因子を発現していることが示されている．負荷荷重が骨内の骨細胞に作用することにより骨表面に位置する骨リモデリング細胞の性質に影響を与え，次いで骨が管系内にTGF-βを放出している可能性があると示唆している研究者もいる[4]．他の研究は骨細胞が骨内のカルシウム輸送に役割を果たしている可能性を示唆している[5]．

破骨細胞は骨吸収を担う細胞で，その活性は副甲状腺ホルモンによって制御される[4]．破骨細胞は癒合した単球で，組織学的には大きな多核巨細胞(50もの核を持つ)としてみられる．破骨細胞はミネラル化した骨表面に沿った浅い陥凹(ハウシップ凹窩)に位置する[6]．吸収される骨の表面に隣接して，破骨細胞の細胞膜に特定の領域が存在する．波状縁として知られるこの領域

図1-4
血小板と骨芽細胞が分泌するトランスフォーミング成長因子の影響を受け，未分化幹細胞は前骨芽細胞，さらに骨芽細胞，骨細胞へと転換し，生体にとって重要な組織へと成熟していくことができる．

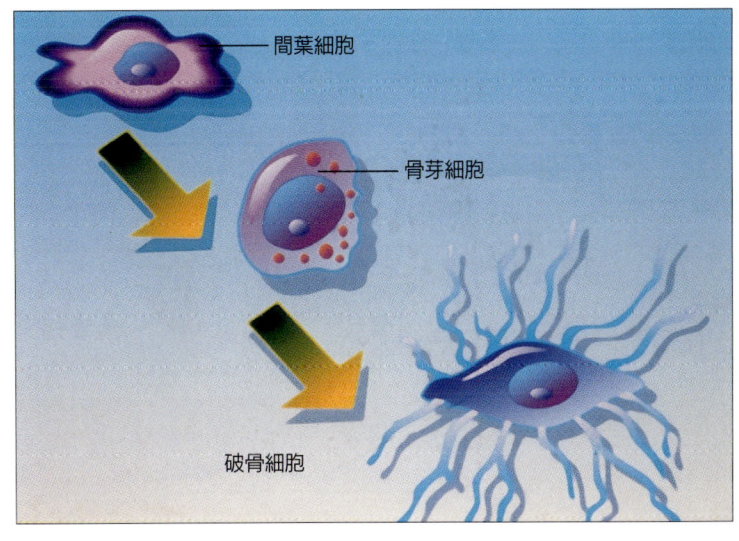

は，破骨細胞から骨に向かう絨毛様突起によって作られる．ひだ部分と陥入部分からなり，これにより細胞膜と骨表面の間で密接な接触が得られる（**図1-1b**参照）．絨毛は有機骨基質を消化・溶解するタンパク分解酵素と骨細胞の溶解を招く酸を分泌し，波状縁で骨吸収が起こる．食作用により破骨細胞は骨基質および結晶の微小な粒子も吸収し，最終的にそれらを溶解してその産物を血中に放出する．成人ではどの時期においても破骨細胞が通常活動的であるのは骨表面の1％未満である[7]．破骨細胞は通常，小さいが集中した塊で存在する．いったん塊が作られると，骨を約3週間浸食し，径0.2〜1.0mm，長さ数mmのトンネルを作る．局所的な骨吸収が完了した後，破骨細胞はおそらく変性によって消える．その後，トンネルに骨芽細胞が侵入し，連続的リモデリングサイクルの骨形成期が再び始まる．

3種類の主な骨の細胞に加えて，第4のタイプであるbone-lining cellが存在する．bone-lining cellは「引退した」骨芽細胞であるという点で，骨芽細胞に似ている．すなわち，新生骨には入らず，その代わりに形成が休止したときに骨の外面に付着する骨芽細胞である．bone-lining cellは休止期に入り，骨表面に対して扁平になるが，隣接する間隙のないバリアを形成することはない．bone-lining cellは間隙を接合する突起を介してお互いに，また骨細胞との連絡を維持している．また，副甲状腺ホルモンやエストロゲンなどのホルモンに対する受容体を維持しているようである．骨細胞同様，bone-lining cellは骨内・骨外へ無機質を移動し，機械的歪みを感知する役割を果たしていると考えられている[8]．また，さまざまな化学物質や機械的刺激に応じて骨リモデリングを開始する[9]．

骨の代謝

骨は生体の主たるカルシウム貯蔵場所である．そのとてつもない代謝回転能力により，骨は生体の代謝ニーズに応え，安定した血清カルシウム値を維持することができる[1,2]．カルシウムは重要な生命維持機能を持っている．肺や腎臓とともに機能し，追加的にリン酸塩や炭酸塩を産生することにより生体の pH バランス維持を助けている．また，心臓に関するものを含めて神経・筋電荷の伝導を助ける(図1-1b 参照)．

骨の構造と量(頭蓋骨および顎骨の場合を含めて)は生体の代謝状態に直接的に影響される．カルシウムの要求が満たされない場合や特定の疾患に罹患すると，骨の構造的完全性が変化を受けたり，さらには障害を受けたりすることさえあり得る．閉経後女性の骨構造は，エストロゲンホルモン減少に応答し，骨量は次第に減少し始め，骨梁間の相互連絡は失われる．正常な相互連絡は骨を生体力学的に堅固にするうえで非常に重要であるため，これが骨内で減少することにより骨の脆弱性が増す．このことは歯科インプラント学および関連する骨移植において重要である．エストロゲン値の低下はインプラント失敗のリスクを有意に増加させると思われるためである[10]．骨リモデリングにおけるバランスの崩れの影響は，欠陥のある破骨細胞が関与するアルベルス・シェーンベルク病または「大理石骨病」にも示されている．この疾患では破骨細胞は既存の骨基質を吸収せず BMP を遊離させないので，新生骨は作られず，結果として骨は無血管性・無細胞性(本質的に古い骨)の脆い骨になり，そのため容易に骨折し頻繁に感染する．骨リモデリングの異常に関連する他の疾患として，癌，原発性副甲状腺機能亢進症，ページェット病がある．これらの疾患は一般的であるものの，多くの場合，どのような機序が正常な骨リモデリングの制御を担っているのか，それがどのように調整されバランスが取られているのかについてはほとんどわかっていない．

代謝とホルモンの相互作用は骨構造の維持に非常に重要な役割を果たしている．最も重要なこととして，こうした相互作用は BMP を通じて骨吸収と骨添加の連結したサイクルの維持を助けている．前述のように，骨芽細胞が骨を形成する際，骨芽細胞も無機基質内に BMP を分泌する．酸不溶性タンパク質である BMP は，破骨細胞による吸収の際に放出されるまで基質内に存在する．この酸不溶性は，破骨細胞が作る pH1 が BMP に影響を与えずに骨無機質を溶解できるという進化的な機序である[11]．BMP はいったん放出されると未分化間様系幹細胞の細胞表面に結合し，それにより膜シグナルタンパク質が高エネルギーリン酸結合で活性化される．これが次いで核の遺伝子配列に影響を与え，骨芽細胞分化および新生骨産生の刺激の発現を来たす．この過程が傷害されることが骨粗鬆症の根本にあるのかもしれない．現在，骨形成を誘導する目的で治癒部位に直接 BMP を適応することの治療的可能性が研究の関心事となっている．将来，生物学的材料である BMP が修復的療法における骨移植に取って代わる，または骨移植を補助するかもしれないと示唆する研究者もいる[12]．この問題については第11章でより詳しく論じている．

通常，毎日ヒトの骨格の約0.7％が吸収され，新しい健康な骨に置き換わる(図1-1b, 1-2b 参照)．したがって，骨格全体の正常な代謝回転は約142日ごとに起こる．加齢と代謝性疾患の状態により，正常な代謝

回転の過程が低下し，それに従って機能的骨の平均年齢が高くなる可能性がある．これにより古い骨の疲労的損傷，骨の治癒の傷害，インプラントのオッセオインテグレーション喪失のリスクが増す[13]．したがって，歯科医は傷害された状態を治療計画前に考慮することが重要である．なぜなら，傷害された状態の影響は臨床医がインプラント埋入を試みるまで，またはインプラントが埋入されてしばらく経つまで，明らかにならないかもしれないからである．

骨の肉眼的構造

ヒトの骨格は多孔性で2つの明確な種類の骨からなる．緻密な皮質骨とスポンジ状の海綿骨である(**図1-5**)．原則として，骨の多孔性は0％から100％まで連続的に変化し得るが，ほとんどの部位では多孔性は非常に低いか非常に高いかのいずれかである．ほとんどの場合，骨のすべての部位で皮質骨と海綿骨の両方がみられるが，その量と分布はさまざまである．骨内の非ミネラル化空間には，血管・神経・さまざまな細胞の種類からなる組織である骨髄を含む．骨髄の主要な機能は血中に存在する主たる細胞を産生することである．また骨髄は，歯科領域における骨移植の場合のように細胞外骨格部位に置かれると骨形成を刺激することができる骨形成性の高い材料である．皮質骨または緻密骨は生体のすべての骨の約85％を占めており，長骨の骨幹部にみられるほか，椎体や他の海綿骨の周囲に外皮を形成する(**図1-6**)．皮質骨はハバース系と呼ばれる中央血管周囲に統合された骨円柱内に組織される．毛細血管と神経を含むハバース管は短い横方向のフォルクマン管により相互に，また骨外面と連結している．海綿骨は生体におけるすべての骨の約15％を占めており，立方骨や扁平骨，および長骨端部にみられる．海綿骨の孔は相互に連結され，骨髄で満たされている．骨基質は板状の形をとり(**骨梁**と呼ばれる)さまざまに配列されている．直行配列に組織されているように見えることもあるが，ランダムに配列されていることが多い[14]．髄腔は骨髄で満たされている．骨髄は血液細胞や予備の間葉系幹細胞の活発な産生が行われているときは赤く，加齢により髄腔が脂肪貯蔵場所に変わると黄色くなる．

関節面を除いて，骨の外面は骨膜で覆われており，骨膜が硬組織である骨とそれを覆う軟組織との間の境界をなしている．また骨膜は骨の成長と形状を修飾する多くの代謝，細胞，生化学的活動の場でもある(**図1-7**)．骨膜は2層の特殊な結合組織からなる．外層(線維層)は主として密なコラーゲン線維と線維芽細胞からなり，靱性を与えている．内層(形成層)は骨と直接接し，機能的な骨芽細胞を含む．髄腔は骨内膜で覆われる．骨内膜は単層の骨芽細胞からなる薄い繊細な膜である．骨原芽細胞・骨芽細胞・破骨細胞が存在しているため，骨内膜は構造的に骨膜形成層に類似している．

1 インプラントのための骨生理学

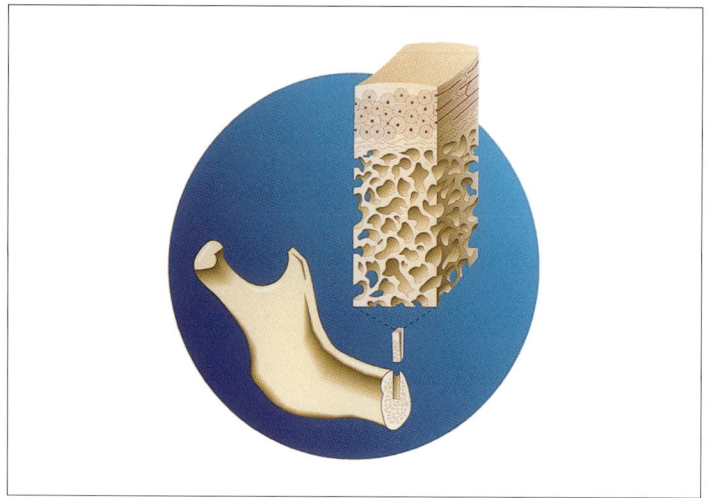

図1-5
骨採取・骨移植・オッセオインテグレーションを成功させるためには，下顎骨・上顎骨における海綿骨に対する皮質骨の比率を十分に評価しなければならない．

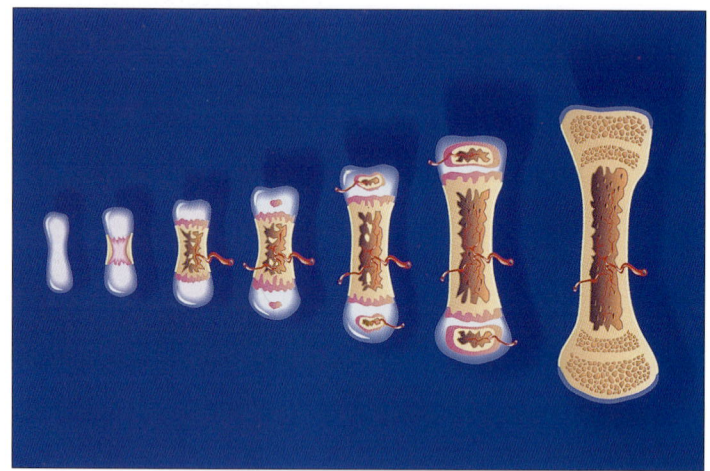

図1-6
長骨の形成と成熟．採取部位として用いられる長骨の骨密度と海綿骨に対する皮質骨の比率は，骨採取・骨移植・オッセオインテグレーションの臨床的な成功を達成するうえで重要な因子である．

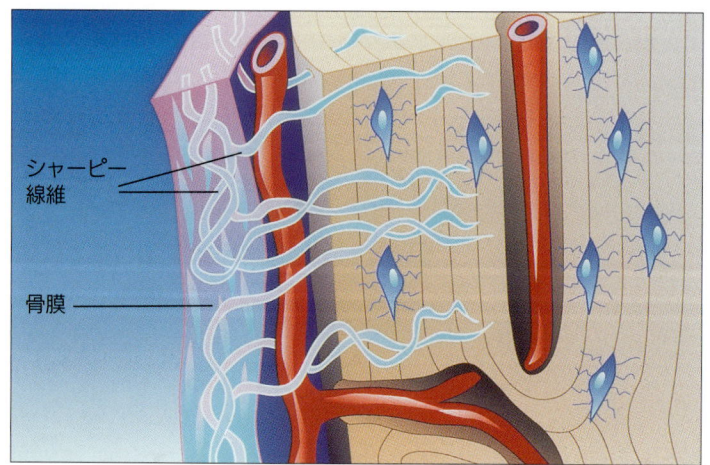

シャーピー線維
骨膜

図1-7
骨膜は皮質骨を取り囲む結合組織膜である．術後に骨膜が持つ骨形成の可能性が移植片やその下の骨を育むことができるように，骨膜は注意深く移動すべきである．

骨の微細構造

顕微鏡的レベルでは骨には網状骨，複合骨，層板骨，束状骨の4種類がある．

網状骨は形成されるのが非常に速い(約30〜60mm/日)ため，治癒において主要な役割を果たしている．結果的に，層板構造やハバース系を持たない無秩序な形で発育する．このため，網状骨は非常に軟らかく，生体力学的強度がほとんどなく，長くもたないが，有利な点として，網状骨は層板骨よりもより高度にミネラル化が可能である．力学的には，このことが網状骨における秩序の不足を補うのに役立つかもしれない[14]．治癒期間において，網状骨はしばしば第Ⅰ相骨と呼ばれる．第Ⅰ相骨はかなり早い段階で吸収され，より成熟した層板骨(第Ⅱ相骨)に置き換えられる．

複合骨は網状(第Ⅰ相)骨と層板(第Ⅱ相)骨の間の移行期を指す．複合骨では層板骨で満たされた網状骨格子がみられる．

層板骨は生体で最も豊富に存在する成熟した負荷骨であり，非常に強い．層板骨の形成は遅く(約0.6〜1mm/日)，そのためよく組織化されたタンパク質・無機質構造を持つ．層板骨は複数の方向を持つ層からなる．

束状骨は靭帯・関節周囲に主としてみられる骨で，靭帯との線条相互連結からなる．

骨の分子構造

分子レベルでは骨はコラーゲン(主としてⅠ型)，水，ハイドロキシアパタイト材料，少量のプロテオグリカンと非コラーゲンタンパク質からなる．基質線維が3次元的複合的に配列された架橋構造を有するコラーゲン基質である．コラーゲン線維の方向づけがミネラル化のパターンを決定する．このようにして，骨は自らの生体力学的環境に適応し，圧迫荷重を受ける方向に最大の強度を示す．コラーゲンは骨に引っ張り強さと柔軟性を与え，骨に堅さと圧縮強さを与える骨無機質結晶の核形成の場を提供する．

細胞間骨質は有機構造を有している．有機質は基質の35％を占めており，主として骨内膠原線維(結合組織内のコラーゲン線維に類似する)により形成されている．これらが主としてグルコアミノグリカン(タンパク質‐多糖)からなるセメント様物質によりつながっている．

無機質は骨重量の65％を占めており，線維素間セメントにのみ存在する．骨内の無機質は主としてハイドロキシアパタイトである．ハイドロキシアパタイトは骨内膠原線維に沿って緻密に沈着している．炭酸塩，フッ素，他のタンパク質，ペプチドなどの他の物質も含まれる．これらの物質の一部は体液組成によって支配されており，骨無機質の溶解度に影響を与えている[14]．

BMPなどの他の成分は骨がどのように形成され維持されるかを調節している．骨基質は，300〜700 μm の異なる厚みを持つ連続した層を持つ．これらの層は周期的で一様な基質沈着の結果である．各層内の線維パターンも特徴的で，螺旋方向になっており，隣接する層の線維方向と垂直になるように層間で方向が変わる．このパターンにより区別可能な骨層が作られる．

骨のモデリングとリモデリング

　前述のように，生体の活動的な部位では骨は骨芽細胞による添加と破骨細胞による吸収を連続的に受けている．成人では，少量の新生骨が骨芽細胞によって連続的に形成されており，全表面の約4％で骨芽細胞が働いている[7]．

　多くの整形外科医や骨研究者が両方の過程をリモデリングと呼んでいるが，骨モデリングと骨リモデリングは骨性修復における2つの異なる過程であることを認識することが重要である．**骨モデリング**は一般に，骨の長さが成長した後の彫刻と成形を指す．この過程は破骨細胞と骨芽細胞の独立し分離した作用を伴うため，骨は部位によって吸収され，あるいは添加される．また骨モデリングは力学的因子によって制御されることがある．たとえば矯正治療による歯の移動の場合，力の適用により歯面では骨が吸収し，反対側では新生骨が形成され，歯は歯槽を貫通するのではなく周囲の骨と一緒に動く．骨モデリングは骨の大きさおよび形状の両方を変化させることができる．

　これに対し，骨リモデリングは破骨細胞と骨芽細胞による一連の連結した作用を指す．通常，現状を維持する周期的過程であり，骨の大きさや形状は変化しない．骨リモデリングは古い骨の部分を取り除き，新生骨で置き換える．

　骨モデリングは成長が止まった後にかなり減速するが，骨リモデリングは（同様に成長後のいくらかの減速はあるものの）生涯を通じて起こる．また骨リモデリングは骨格のいたるところで，部位・時期において明瞭な局所性・孤立性の塊で起こる．このことは骨リモデリングを担う細胞性の進行の活性化が局所で制御されており，おそらくは骨の微小環境で完成される自己分泌またはパラ分泌因子などの自己調節機序による制御であることを示唆している．

　骨モデリングは創傷治癒の間に（骨内インプラントの安定の間など），また骨荷重への反応としても起こる．骨リモデリングと異なり，骨吸収が先行する必要はない．骨吸収細胞と骨形成細胞の活性化は同じ骨の異なる面で起こり得る．また骨モデリングは，骨治癒・骨移植・オッセオインテグレーションの場合のように，成長因子によっても制御される．

　骨がモデリングされるにせよリモデリングされるにせよ，負担しなければならない圧迫荷重に比例して添加が起こる．たとえば運動選手の骨は運動しない人に比べて相当重くなる．同様に，片脚がギプス包帯で固定され，もう片方の脚のみを使って歩行を続けていると，使わないほうの脚の骨が菲薄化する．

　連続的な物理的ストレスは骨芽細胞の活性と骨の石灰化を刺激する[7]．また骨のストレスはある環境において骨の形状を決定する．この説明として，骨の圧迫は圧迫域で負の電位を生じ，骨内の他の部位では正の電位を生じると理論立てられている．骨内に流れる微量の電流が電流の負の端で骨芽細胞を活性化させることが示されており，これにより圧迫部位での骨添加の増加が説明されるかもしれない[7]．これが，骨形成およびオッセオインテグレーションを促進するために電気刺激を用いる研究の基礎である[15-17]．ただし，電気刺激の恩恵を支持する更なる研究が必要である．

図1-8
(a)自家海綿骨移植片は大量の骨細胞，骨芽細胞，破骨細胞を含み，移植部位は血管分布と細胞を提供する．

(b)自家骨移植片はフィブリン，血小板，白血球，赤血球を含む．血小板は骨再生を誘発する成長因子を放出する．

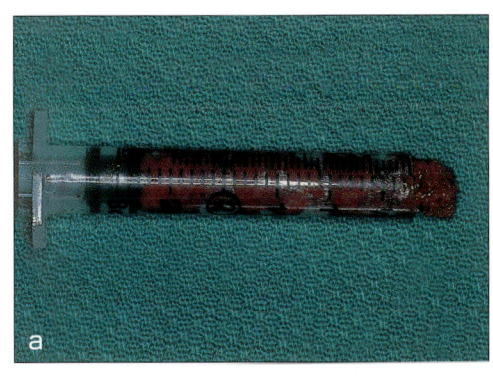

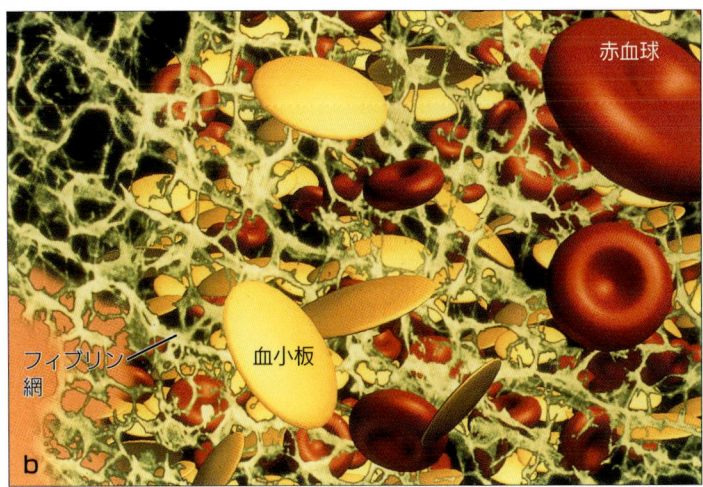

骨移植材を用いた際の骨形成とモデリング

　ほとんどの場合，骨移植を行う目的は単に欠損の修復または充塡だけでなく喪失組織の再生である．このため，理想的には移植材は適量の生存可能な骨応答能を持つ細胞(骨芽細胞・海綿骨髄幹細胞など)を移植部位に移植すべきである．移植片のオッセオインテグレーションが成功裏に進むために，移植部位の組織は，血管再生が起こる前の移植細胞に栄養分を送り，より永久的な血管網が作られるために移植片へと毛細血管が伸び始めるための十分な血管分布を持っていなければならない．こ のように，形成されなければならない新生骨の量に応じて，骨応答能を持つ細胞の密度に応じて骨採取部位を選択する．また移植片は，島状のミネラル化海綿骨，血液凝固由来のフィブリン，血餅内の血小板を含む(**図1-8**)．自家骨採取部位は，海綿骨利用可能性が高いものから，腸骨後方および前方，脛骨プラトー，大腿骨骨頭，下顎結合部，頭蓋冠，肋骨，腓骨がある[18]．他の口腔内の部位も自家骨採取のよい選択肢であり，症例によっては非自家材料を用いてもよい(材料選択の詳細は第2章でより詳しく論じている)．骨内膜骨芽細胞と骨髄幹細胞からなり血管性・細胞性組織床に囲まれる移植片を移植することにより，移植

1 インプラントのための骨生理学

部位は低酸素(酸素分圧3〜10mmHg), アシドーシス(pH4.0〜6.0)で, 乳酸塩に富む生化学的特徴を持つ[19]. 骨芽細胞と幹細胞は主としてその表面の位置と移植部位組織から栄養分を吸収できることから, 移植後最初の3〜5日を生き延びる. ミネラル化海綿骨内の骨細胞は, 栄養分のバリアとして作用する無機質内に入っているため, 死んでしまう. 移植片は本来低酸素であり周囲組織は正常酸素分圧(50〜55mmHg)なので, 酸素勾配が20mmHgより大きくなり(通常35〜55mmHg), マクロファージが刺激されてマクロファージ由来血管形成因子(MDAF)およびマクロファージ由来成長因子(MDGF)を分泌する.

移植片内では, 血餅内に閉じ込められた血小板は移植から数時間内に脱顆粒を起こし, PDGFを放出する. したがって, 創が本来持つ特性(とくに酸素勾配現象とPDGF)により, 周囲の毛細血管からの早期の血管形成と, 移植された骨応答能を持つ細胞の有糸分裂誘発が始まる[13]. 3日目までに, 移植片外の既存毛細血管由来の血管の芽がみられるようになる. これらの血管の芽は移植片を貫通し, 移植片と海綿骨網との間で増殖し, 10〜14日目までに完全な血管網を形成する. これらの毛細血管が酸素勾配に応答するので, MDAFメッセンジャーは移植片をめぐりながら効果的に酸素勾配を減少させ, 過剰血管形成を防ぐ停止機序を作り出す.

PDGFは早期の類骨形成を刺激する最も早期のメッセンジャーのようであるが, MDGFおよびTGF-βファミリー由来の他の間様組織刺激物質に置き換えられる. 移植から最初の3〜7日間に幹細胞と骨内膜骨芽細胞は少量の類骨のみを産生する. 次の数日間で, 血管網が確立された後に類骨の産生は加速する. これは酸素と栄養分の利用が可能になるためと推測される. 新生類骨は, 最初は骨内膜骨芽細胞からミネラル化海綿骨梁表面に形成される. その後まもなく, 移植材により移植された幹細胞由来と思われる海綿骨梁間の個別の類骨の島の発達が起こる. 第3の類骨産生源は血中幹細胞である. 血中幹細胞は創に引きつけられ, 移植片内で種となり増殖すると考えられる[20]. 最初の3〜4週間に, この骨再生の生化学的細胞性段階は個別の類骨の島, 海綿骨梁上の表面類骨, 移植部位の宿主骨を一体化し, 移植片を臨床的に統合する. この過程は移植片のフィブリン網を枠組みとして利用し, その上に構築を行う(**骨伝導**と呼ばれる過程). 骨芽細胞などの通常非運動性の細胞は, 足場様フィブリンに沿ってエンドサイトーシス(細胞飲食作用)の過程を経ていくらか運動性になる可能性がある. エンドサイトーシスの間, 細胞膜は細胞の後退端から細胞質を通して前進端へと移動され, 細胞膜が再形成される. この過程の間, 細胞はゆっくり前進し, その間に産物(この場合はフィブリン網に類骨)を分泌する. この細胞性の再生段階はしばしば第I相骨再生と呼ばれる. 骨折の仮骨に類似した無秩序な網状骨が産生される. 構造的には健全だが成熟骨ほどの強さはない.

第I相で形成される骨の量は, 移植材の中の骨応答能を持つ細胞の密度に依存する. 採取した骨は, 移植材を詰める(ボーンミルで粉砕後にシリンジに詰め, さらに骨パッキング器具を用いて移植部位に圧縮する)ことにより質を高めることもできる.

現在の研究と臨床経験から, ある成長因子を移植材に加えることにより形成される第I相骨の量を増やすことができる可能性があることも示唆されている. 移植の増強に関する基礎研究およびいくつかの早期臨床試験で, BMP(とくに組換えDNA産生

BMP), TGF-β, PDGF, IGFは，骨再生の速度と量を高める能力において有望であることが示されている[21,22]．多血小板血漿（PRP）を移植材に加えた臨床研究で，骨梁骨密度が15〜30％向上し，半分の時間で早期の統合と移植片のミネラル化を誘発する能力があることが示された[15,23-25]．PRPはPDGFを放出する血小板に富む強化フィブリンクロットであるが，これについては第11章でより詳しく論じている．PDGFの存在が強化されていることにより，移植片と血餅のみの環境で本質的に起こるよりも完全に，骨応答能を持つ細胞の活性化が始まると理論立てられている．PRPにより作られる強化フィブリン網は移植片を通して骨伝導をも高め，統合を支持するかもしれない．

第Ⅰ相骨は吸収とリモデリングを受け，最終的には細胞がより少なく，よりミネラル化され，より構造的に組織化された第Ⅱ相骨に置き換わる．

第Ⅱ相は，新しく発達した血管網を通して移植部位に到着する破骨細胞によって始まる[6,26]．新生第Ⅰ相骨および無成育性海綿骨梁移植片の両方が吸収される間，BMPが放出される．正常な骨のリモデリングの場合と同様に，BMPは骨吸収と新生骨添加をつなぐものとして作用する．移植片内および局所組織・循環系由来の幹細胞は骨芽細胞分化と新生骨形成により応答する．新生骨は顎と移植片が機能している間に形成され，要求に応じて発達する．この骨が，義歯やインプラント支持補綴物に典型的な圧縮力に影響を与え，正常な剪断力に耐えることができる成熟したハバース系および層板骨へと発達する．組織学的に，移植片は正常な骨格の代謝回転と一致した長期リモデリングを受ける．骨膜と骨内膜はこのサイクルの一部として発達する．移植片の皮質は正常な顎骨の皮質ほど厚く成長することは決してないが，移植片自身は緻密な海綿骨梁パターンを維持しており，このことはインプラントの埋入に有益である（骨の緻密さはインプラントのオッセオインテグレーションを促進するため）．また，緻密な骨梁骨はさまざまな機能的応力に容易に適応できるので，従来型義歯の装着にも有益である可能性がある．エックス線的に，移植片は数年間で下顎および上顎の形態および皮質外形線を獲得する．軟組織移植などの補綴前処置は，機能的骨膜が形成される4か月後に行うことができる．オッセオインテグレーテッドインプラントもこの時期に埋入することができる．

インプラントのオッセオインテグレーション

インプラント周囲組織の治癒とリモデリングは一連の複雑な出来事を伴う．この場合，オッセオインテグレーションは，補綴物支持の基礎を提供し咬合力を直接骨に伝達できるインプラントへの直接的骨固定を指す（図1-9）．この概念はスウェーデンのイエテボリ大学応用生物工学研究所教授で有名なブローネマルクインプラントシステムの発明者であるPer-Ingvar Brånemarkにより研究開発され，オッセオインテグレーションという語が作られた．1950年代，骨修復における微小循環についての動物実験の際に，Brånemarkは骨とチタンの間の強い結合を発見した．今日，十分にインプラントに固定された補綴物は天然歯列に類似した咀嚼機能を患者に提供できるようになった．

インプラントのオッセオインテグレーションの成功には，以下のようないくつかの重要な因子が影響する[27,28]．

1 インプラントのための骨生理学

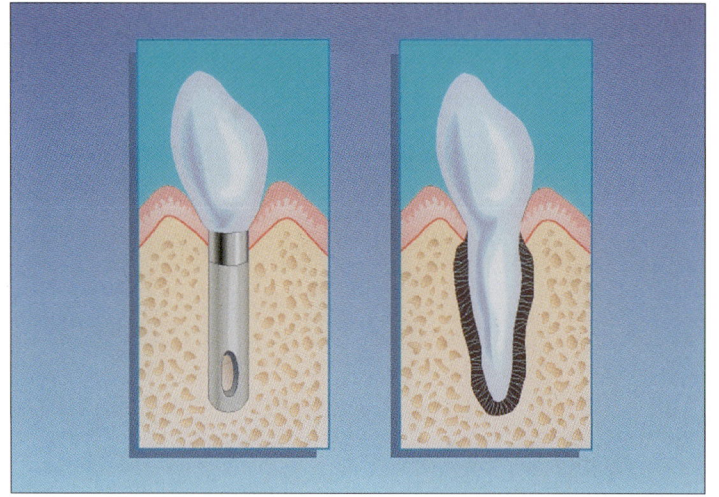

図1-9
(アンキローシスでない限り)歯根膜腔とシャーピー線維により骨と分離されている天然歯と異なり，インプラント表面は薄い層(新生骨やリモデリングされた既存骨のセメントラインに類似)の介在のみで直接骨と接している．

- インプラント材料の特性(骨への化学的結合が他のインプラントより優れているものもあるようである)[29]と埋入前にインプラントの滅菌性が維持されていること
- インプラントのデザイン，形状，マクロおよびミクロの表面構造
- 骨ドリリング時の過剰な発熱の予防

インプラントの長期的オッセオインテグレーションの維持は，十分な骨梁密度，顎堤の高さと幅，全身的健康(とくに良好な血管分布)を持つ骨内への埋入にも影響を受ける[13]．移植部位の骨または移植片の高径が不十分であると，インプラント補綴物の骨縁上部分がインプラント骨内部分より長くなり(クラウン・インプラントレシオが不良)，破壊的な梃子の腕となって経時的にインプラントの固定が失われる可能性がある．顎堤の幅径が狭すぎると(スタンダードの径3.75mmインプラントを適応する5mm未満)，埋入されたインプラントの一部が骨外にはみ出すか，必要とされるオッセオインテグレーションした表面積を得るためにあまり望ましくない径の細いインプラントを使用せざるを得ない．同様に，骨梁骨が十分に緻密でないと，オッセオインテグレーションが得られないか経時的に失われる．理想的には，インプラントの辺縁および先端部は，皮質骨またはインプラントを支持する骨梁を高い比率で有する海綿骨に十分固定されているべきである．骨とインプラントの間に線維組織が成長した場合も長期的成功の可能性と力学的・微生物学的侵襲に耐える能力が低下する．症例によっては，治癒期間のミクロ動揺からの保護と保護的な遮蔽膜の使用によりこれを予防できることもある．これについては第13章で論じている．臨床的に動揺があるインプラントが再オッセオインテグレーションした例は観察されていないので，初期固定およびオッセオインテグレーションを獲得することが非常に重要である[28]．固定がいったん失われると，インプラントは除去するしかない．

インプラントオッセオインテグレーションの生物学的過程

図1-10
(a) インプラント埋入は骨に外傷を与え，修復およびリモデリングへの反応を刺激する．鋭利なバーと良好な生理食塩水注水により骨および軟組織への外傷は最小限に抑えられ，組織の生育可能性の維持を助ける．

(b) 歯科インプラントの粗な表面により，フィブリンが付着し，次いで接着分子産生と細胞増殖によりコラーゲン合成が高まり骨の代謝が調節される．

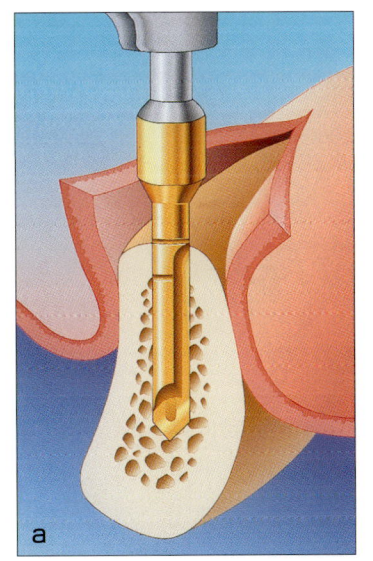
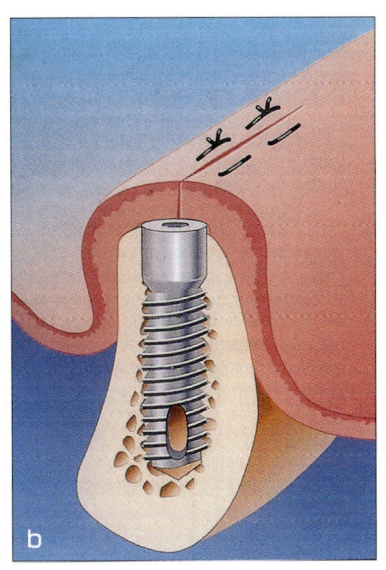

インプラントオッセオインテグレーションの生物学的過程

インプラント周囲の治癒過程は正常な一次骨で起こることと同じである．チタン製歯科インプラントの研究では以下の3段階の過程が示唆されている[13]．

osteophyllic 期

表面の粗いインプラントが下顎骨または上顎骨の海綿骨髄腔に埋入されると，まず血液がインプラントと骨の間に存在し，次いで血餅が形成される．わずかな量の骨しかインプラント表面と接触しておらず，残りの骨は細胞外液と細胞に暴露されている．初期のインプラント-宿主相互反応の間，接着分子産生の調節・細胞増殖の変化からコラーゲン合成の強化・骨代謝の調節までさまざまな機能を持つサイトカインが多く放出される．これらの出来事は外科的侵襲への汎発性炎症反応の始まりとも対応している（図1-10）．第1週の終わりまでには，炎症細胞は外科術式によって導入された異物抗原に反応している．

炎症相がまだ活発な間，3日目頃に周囲の生活組織から血管の成長が始まり，インプラント埋入から最初の3週間でより成熟した血管網に発達していく[29]．また，細胞の分化・増殖・活性化が始まる．骨化も第1週に始まり，骨梁骨の骨内面および頬側・舌側の皮質内面からインプラント表面への骨芽細胞の移動が最初に反応として観察される．骨芽細胞の移動は，おそらくインプラント埋入およびインプラント金属表面に対して粉砕された骨の初期反応の間に放出されたBMPへの反応だろう．このosteophyllic期は約1か月続く．

骨伝導期

　骨の細胞はインプラントに到達すると，金属面に沿って広がり（骨伝導），類骨を形成する．最初は未成熟な結合組織基質であり，添加された骨は foot plate（basis stapedis あぶみ骨底）と呼ばれる網状骨の薄い層である．線維軟骨性仮骨は最終的に軟骨内骨化と同様の過程で骨性仮骨（網状骨，さらに層板骨）へとリモデリングされる．このプロセスは次の3か月で起こり（第3～4週に最高となる），インプラントの全表面により多くの骨が付加される．インプラント埋入から4か月で，骨で覆われる表面積は最大になる．この時点までには相対的な定常状態に達しており，インプラント表面へのさらなる骨の添加は起こらない[29]．

骨順応期

　最終段階の骨順応期はインプラント埋入から約4か月後に始まる．バランスの取れたリモデリング連鎖が始まっており，インプラントの2次手術が行われ荷重が加えられた後も続く．いったん荷重が加わると，インプラントは一般に骨との接触を増したり失ったりすることはないが，インプラントを介して周囲の骨に伝達される荷重に応答して foot plate は厚くなり，血管パターンの新たな方向づけが一部でみられることもある．

　移植骨は宿主の自然骨よりもインプラントと統合する程度が強い[13]ので，骨の量や密度が不十分な部位やインプラント失敗の既往がある部位に埋入するインプラントの周囲には骨移植が推奨される．再建された顎骨のリハビリテーションでは，どちらの種類の骨も受け入れられるものの，通常の骨よりも移植骨にインプラントを埋入するほうがむしろ好ましい．最適な結果を得るためには，移植骨に埋入したインプラントでは4か月，骨密度により，通常の骨に埋入したインプラントでは4～8か月が荷重を加える前のオッセオインテグレーション期間として推奨される．

要約

　口腔内の骨移植，インプラント埋入，オッセオインテグレーション，長期的な骨のメインテナンスにおける骨の性質を理解するためには，骨の生理学・生物学・質量についての十分な知識が必須である．骨の形成に関わる骨芽細胞は2つの一般的領域で骨基質を添加し，そのため骨膜骨芽細胞と骨内膜骨芽細胞と呼ばれている．両方の種類の骨芽細胞が骨移植，骨モデリングおよびリモデリングにおいて重要である．骨モデリングは骨の治癒・移植・オッセオインテグレーションと同様に成長因子によって，または機械的因子により制御されている可能性がある．骨リモデリングはおそらくは自己調節機序によって，局所的に制御されている．持続性の物理的ストレスは骨芽細胞活性と骨の石灰化を刺激する．また骨のストレスは一部の環境では骨の形状を決定する．骨移植においては，自然骨のリモデリングの場合のように，成長因子は骨吸収と新生骨添加をつなぐものとして作用する．移植骨は宿主の自然骨よりもインプラントと統合する程度が強い[13]ので，骨の量や密度が不十分な部位やインプラント失敗の既往がある部位に埋入するインプラントの周囲には骨移植が推奨される．再建された顎骨のリハビリテーションでは，どちらの種類の骨も受け入れられるものの，通常の骨よりも移植骨にインプラントを埋入するほうがむしろ好ましい．

参考文献

1. Roberts WE, Turley PK, Breznick N, Fielder PJ. Implants: Bone physiology and metabolism. CDA J 1987;15:54–61.
2. Dalen N, Olsson KE. Bone mineral content and physical activity. Acta Orthop Scand 1974;45:170–176.
3. Mazess RB. On aging bone loss. Clin Orthop 1982;165:239–252.
4. Mundy GR. Bone remodeling. In: Mundy GR (ed). Bone Remodeling and Its Disorders, ed 2. London: Martin Dunitz, 1999;1–11.
5. De Barnard C. Calcium metabolism and bone minerals. In: Hall BK (ed). Bone, vol 4. Boca Raton: CRC, 1990;73–98.
6. Bonucci E. New knowledge on the origin, function and fate of osteoclasts. Clin Orthop 1981; 158:252–269.
7. Guyton AC, Hall JE. Bone and its relations to extracellular calcium and phosphates. In: Guyton AC, Hall JE (eds). Textbook of Medical Physiology, ed 9. Philadelphia: Saunders, 1996;989–992.
8. Parfitt AM. Bone and plasma calcium homeostasis. Bone 1987;8(suppl 1):S1–S8.
9. Miller SC, Jee WSS. Bone lining cells. In: Hall BK (ed). Bone, vol 4. Boca Raton: CRC, 1990; 1–19.
10. August M, Chung K, Chang Y, Glowacki J. Influence of estrogen status on endosseous implant osseointegration. J Oral Maxillofac Surg 2001;59:1285–1291.
11. Urist MR. Bone morphogenetic protein. In: Habal MB, Reddi AR (eds). Bone Graft and Bone Substitute. Philadelphia: Saunders, 1992; 70–82.
12. Wang EA, Gerhart TN, Toriumi DM. BMPs and development. In: Slavkin HC, Price PA (eds). Chemistry and Biology of Mineralized Tissues. [Proceedings of the Fourth International Conference on Chemistry and Biology of Mineralized Tissues, 5-19 Feb 1992, Coronado, CA]. Amsterdam: Excerpta Medica, 1992: 352–360.
13. Marx RE, Ehler WJ, Peleg M. Mandibular and facial reconstruction: Rehabilitation of the head and neck cancer patient. Bone 1996;19(1 suppl):59S–82S.
14. Martin RB, Burr DB, Sharkey NA. Skeletal biology. In: Martin RB, Burr DB, Sharkey NA (eds). Skeletal Tissue Mechanics. New York: Springer-Verlag, 1998;29–78.
15. Kassolis JD, Rosen PS, Reynolds MA. Alveolar ridge and sinus augmentation utilizing platelet-rich plasma in combination with freeze-dried bone allograft: Case series. J Periodontol 2000;71:1654–1661.
16. Shigino T, Ochi M, Hirose Y, Hirayama H, Sakaguchi K. Enhancing osseointegration by capacitively coupled electrical field: A pilot study on early occlusal loading in the dog mandible. Int J Oral Maxillofac Implants 2001; 16:841–850.
17. Shigino T, Ochi M, Kagami H, Sakaguchi K, Nakade O. Application of capacitively coupled electrical field enhances periimplant osteogenesis in the dog mandible. Int J Prosthodont 2000;13:365–372.
18. Marx RE. Philosophy and particulars of autogenous bone grafting. Oral Maxillofac Surg Clin North Am 1993;5:599–612.
19. Knighton DR, Oredsson S, Banda M. Regulation of repair hypoxic control of macrophage-mediated angiogenesis. In: Hunt TK, Happenstall RB, Pennes E (eds). Soft and Hard Tissue Repair. New York: Prager, 1984;41–49.
20. Caplan AI. The mesengenic process. Clin Plast Surg 1995;21:429–435.
21. Lind M. Growth factors: Possible new clinical tools. Acta Orthop Scand 1996;67:407–417.
22. Garg AK. The future role of growth factors in bone grafting. Dent Implantol Update 1999; 10:5–7.
23. Marx RE, Carlson ER, Eichstaedt RM, Schimmele SR, Strauss JE, Georgeff KR. Platelet-rich plasma: Growth factor enhancement for bone grafts. Oral Surg Oral Med Oral Pathol Oral Radiol Endod 1998;85:638–646.
24. Kim SG, Chung CH, Kim YK, Park JC, Lim SC. Use of particulate dentin–plaster of Paris combination with/without platelet-rich plasma in the treatment of bone defects around implants. Int J Oral Maxillofac Implants 2002;17: 86–94.
25. Shanaman R, Filstein MR, Danesh-Meyer MJ. Localized ridge augmentation using GBR and platelet-rich plasma: Case reports. Int J Periodontics Restorative Dent 2001;21:345–355.
26. Marx RE. Clinical application of bone biology to mandibular and maxillary reconstruction. Clin Plast Surg 1994;21:377–392.
27. Hobo S, Ichida E, Garcia LT. Introduction. In: Osseointegration and Occlusal Rehabilitation. Tokyo: Quintessence, 1989:3–18.

1 インプラントのための骨生理学

28. Adell R. Surgical principles of osseointegration. In: Worthington P, Brånemark PI (eds). Advanced Osseointegration Surgery: Applications in the Maxillofacial Region. Chicago: Quintessence, 1992:94–119.

29. Zoldos J, Kent JN. Healing of endosseous implants. In: Block MS, Kent JN (eds). Endosseous Implants for Maxillofacial Reconstruction. Philadelphia: Saunders, 1995:40–70.

CHAPTER 2 骨移植材料の概要

　歯槽骨の喪失は，歯科インプラントの禁忌となる．骨移植はそのようなケースで必要とされる形態的あるいは機能的支持を与えてくれる．移植は，外傷，病変，外科処置によってできた骨欠損部の再生[1]や増大に必要な足場を提供する(図2-1)．この移植材料は歯科疾患によってできた骨欠損の修復(増大や再建による抜歯部位の塡塞，歯槽骨稜の高さと幅の保存など)にも用いることができる．自家骨(autogeneous bone)は，骨形成能を持ち，顕著な骨増大あるいは修復を要求されるような状態においてより素早く骨形成することが認められることから，依然として最も優れた移植材料であるといえる．最も一般的に骨欠損部の修復に用いられている同種骨移植には非脱灰あるいは脱灰凍結乾燥同種骨(FDBA)がある．主な異種骨としてハイドロキシアパタイト，活性化ガラス，第三リン酸カルシウム(TCP)顆粒や合成高分子などがある．主な異種骨材料は精製された無機質からなる骨で，単体であるいは組織工学を応用した分子と併用して用いられる．これら(骨)増大のための材料は骨吸収が出現した部位やインプラント処置を必要とする部位において骨組織の形成，再生，あるいは治癒過程を補助したり，骨形成を促進したりする．

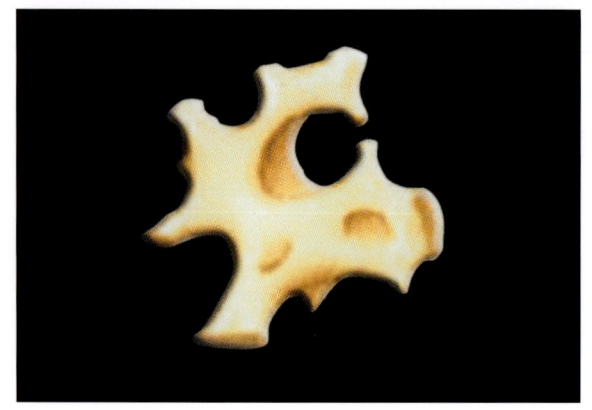

図2-1
骨移植材料は骨組織が成長するための吸収性の足場を提供する．理想的には，吸収速度は周囲の骨組織が受容側に満たされるまでの間存在するように十分に遅く，しかし，骨組織が満たされた後に可能な限りすぐにインプラント処置が行えるように速いことが望ましい．

骨再生と増大のメカニズム

　骨移植を成功させるためには，骨形成，骨誘導能，骨伝導能の3つの異なる過程が関連する[2-5]．骨形成(osteogenesis)とは，骨の形成と発生をいう．骨形成移植材とは，成長あるいは修復によって形成された骨を含む組織由来あるいは構成成分からできている．骨原性細胞は軟組織において骨形成を促進したり，骨組織において骨の成長を促進したりすることができる．骨誘導とは，骨形成を促進する過程をいう．骨誘導性移植材は骨再生を亢進し，通常ではみられないような骨の成長あるいは増大が局所で認められる可能性がある．骨伝導能は新生骨の沈着が起こるのに適した，物理的な基質あるいは足場を提供する．骨伝導性移植材は既存の骨からの骨添加に伴って，あるいは骨の成長を導くが，軟組織に移植した場合に移植材自身が骨形成することはない．欠損部表面のいたる所で骨成長を促進させる場合には，骨伝導性移植材には既存の骨あるいは分化した間葉系細胞が要求される．いかなる骨移植材料も，前述した3つの性状のいずれかを有している．

移植材料の種類

　上述したように，3つの主要な種類の骨移植材料には自家骨，同種他家骨および異種骨があり，その中でも市販されている異種骨はさらに細分化されている．これら移植材料の作用機序は材料の由来と成分によって通常異なる[3,6]．患者から得た生体材料である自家骨は，骨形成，骨誘導および骨伝導によって骨新生を行う．皮質骨や骨梁から得られた同種他家骨は，骨伝導能と場合によっては骨誘導能を有しているが，骨形成能はない．異種骨は，天然あるいは

合成材料から構成されており，骨伝導能のみ有している．

どの種類の移植材料を使用するかは，修復しなければならない骨欠損の性状から術者が判断しなければならない[3]．一般的に，大きな骨欠損ではより多量の自家骨が必要となる．小さな骨欠損部や3～5壁の骨壁が残存している場合には異種骨や同種骨で対応できる．比較的大きな骨欠損や1～3壁性の骨欠損では自家骨を同種骨や異種骨に混ぜて使用することが望ましい．骨組織の増大を行っている過程での軟組織の侵入は，いかなる移植材料でも起こりうるので，吸収性や非吸収性膜を使用した骨組織再生(GBR)法がしばしば用いられる．

自家骨

長い間移植材のゴールドスタンダードといわれてきた自家骨は，これまで臨床家が唯一入手することができる骨形成移植材である．移植した自家骨は3つの様式を介して骨組織の治癒が起こり，それらは決して別々に単独で作用するのではなく，互いが重複しながら作用していく[3]．一般的に自家骨は口腔外のたとえば腸骨骨梁や脛骨プラトー，あるいは口腔内の下顎結合，上顎結節，上行枝あるいは外骨腫から採取することができる[3,8,9]．腸骨骨梁の移植よりも下顎からの骨移植材のほうが吸収は少ない[8]．Expanded polytetrafluoroethylene(e-PTFE)膜を用いた場合，治癒期間中は吸収が抑制され，コラーゲン膜を用いた場合にはゆっくりと起こる[10]．口腔内からの自家骨採取は口腔外と比較して侵襲が少ないが，採取量は腸骨骨梁や脛骨プラトーなどの口腔外からと比較して非常に限られる．

最良の供給部は個々の症例に応じた骨再生の量と形態に依存する．腸骨骨梁の後部からは最大140ml の骨が採取できる(**表2-1, 図2-2**)．これと比較して，腸骨骨梁の前部からは最大70ml，脛骨プラトーからは20～40ml(**図2-3**)，下顎骨上行枝からは5～10ml さらに，オトガイ部(**図2-4**)からは最大5ml(**図2-4**)，結節部かはらは2ml，骨スクレーピング(骨削合)(**図2-5**)や外骨腫からさまざまな量を，さらに吸引トラップ(**図2-6**)を用いて骨をそれぞれ採取することができる．自家骨は高い骨形成能を有し，骨再生の足場としての最も優れた歯科用移植材である[11]．自家骨移植のデメリットは手術部位が2か所必要であること，その結果として患者に新たな病的部位ができ，いくつかの症例では十分な量の移植材を得ることが難しい(とくに口腔内から)ことである．これらの制約が代替骨移植として同種骨や異種骨の開発に繋がった[2,11,12]．

2 骨移植材料の概要

表2-1　自家骨採取部位と各部位からの最大採取量

供給側	採取可能な形態	最大量(mL)
口腔外		
腸骨後部	ブロック and/or 顆粒	140
腸骨前部	ブロック and/or 顆粒	70
脛骨	顆粒	20から40
頭蓋	高密度な皮質骨	40
口腔内		
上行枝	ブロック	5から10
オトガイ部	ブロックと顆粒	5
結節部	顆粒	2
その他(たとえば，骨スクレーイパー，吸引トラップなどで)	顆粒	採り方次第

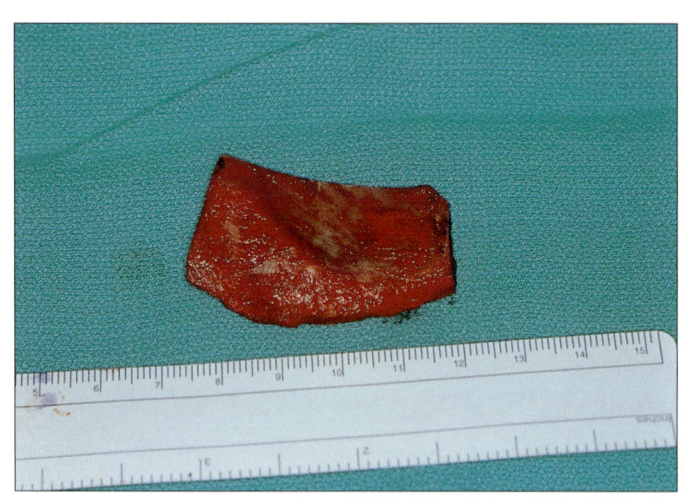

図2-2
腸骨は他の供給側と比較して多量の骨が採取でき，50m*l* 以上必要とする場合に採取することが望ましい．採取は病院の手術室で全身麻酔下で行う．採取した骨片は，適切なサイズと容量に分割する前に，注意深く大きさを計測しておく．

移植材料の種類 2

図2-3
突出した形態と低侵襲性により脛骨プラトー（Gerdy結節を含む）は骨採取として理想的で、口腔外科医の診療室で静脈内鎮静下で外来患者に行うことができる.

(a) 骨切り術(osteotomy)を行う正確な位置を赤い円で記入.

(b) 脛骨プラトー前部からの骨採取には十分な手術用手洗い、術野のベタジン(povidone-iodine 製剤の商品名)消毒、滅菌術野の確保と創部への感染を防ぐために適切な外科用ドレープを使用する.

(c) 処置前に周囲の解剖学的な概形態を記入する. この方法については7章で詳細に述べる.

(d) 切開前に10万分の1エピネフリン含リドカインカートリッジを用いて局所麻酔を行う.

(e) はじめに皮膚から Gerdy 結節表層にいたる斜切開を約1.5cm程度行う.

(f) 骨に達する組織の切開を終えた後、適当なバーを用いて皮質骨に小さな穴を開ける. そして骨をNo.4モルトキュレット(G. Hartzell & Son, Concord, CA)あるいは直の整形外科用キュレットを用いて採取する.

(g) 骨髄は必要に応じて深いところにまでアクセスできるバックアングル・キュレットですくうことができる.

(h) 骨の中に採取窩が形成された. 縫合前に採取窩に止血材を静置する. 3～4か月で、海綿骨は自然に再生する.

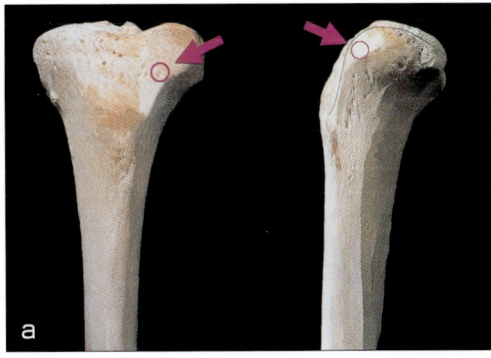
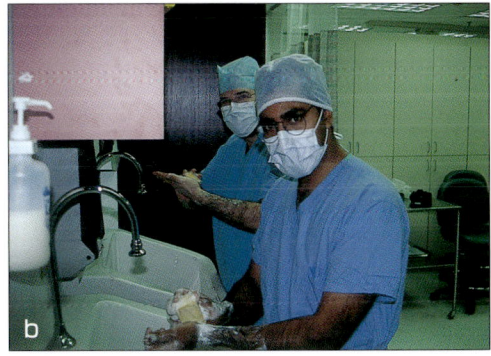
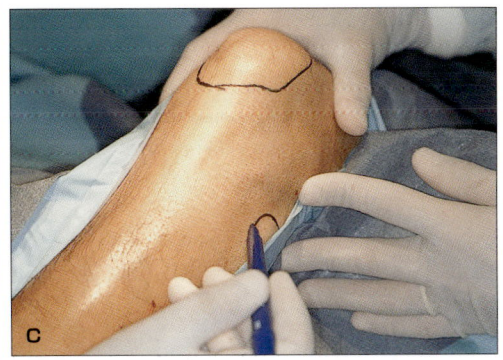
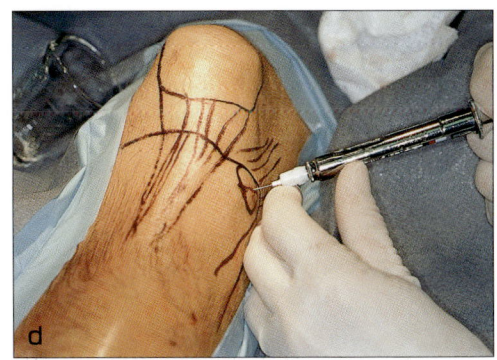
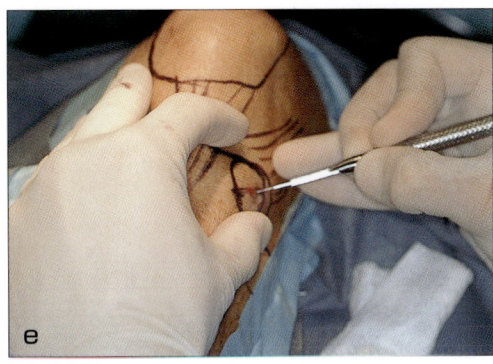
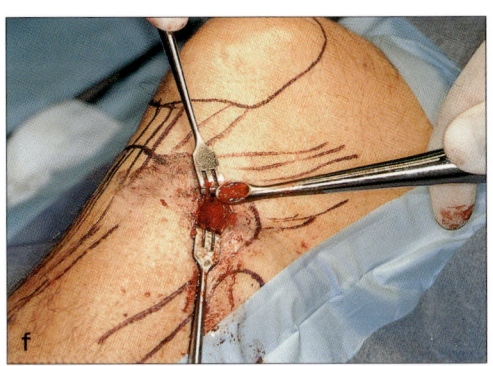
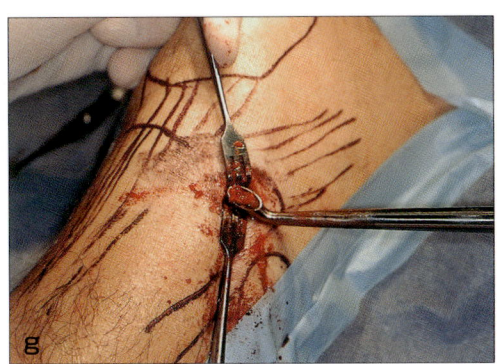
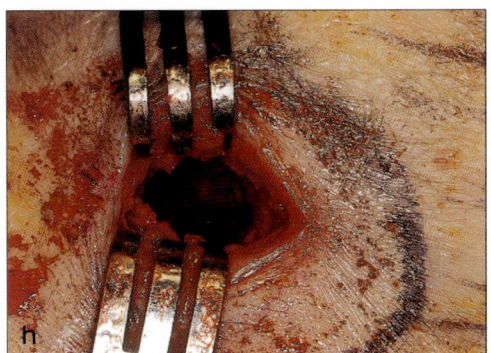

2 骨移植材料の概要

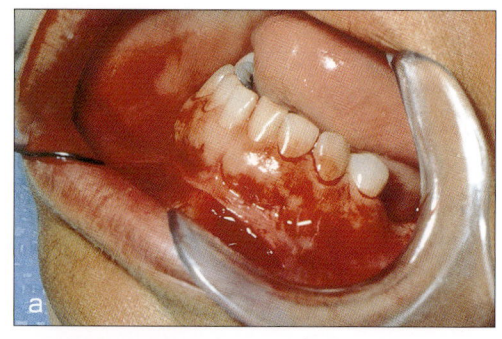
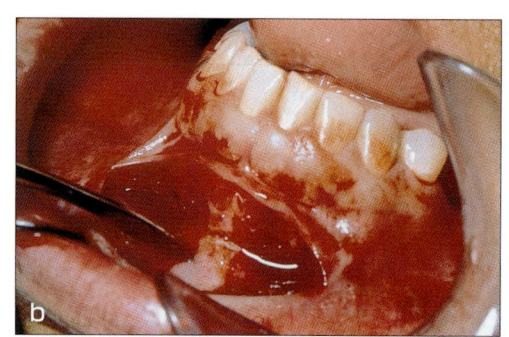
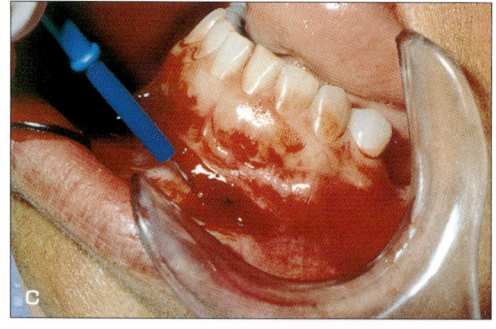
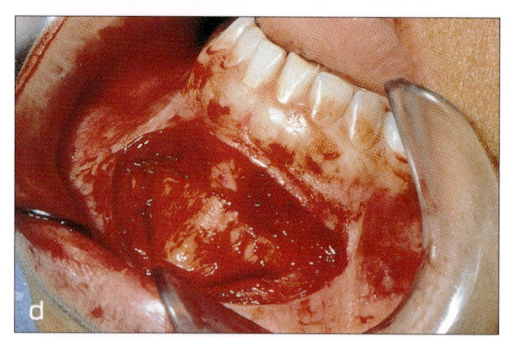
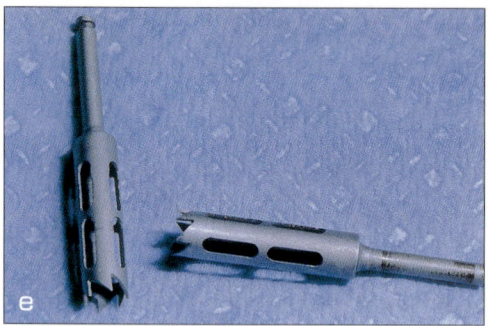
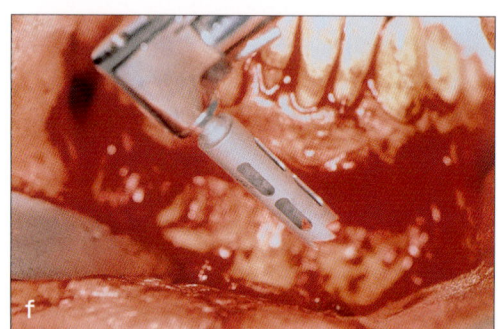
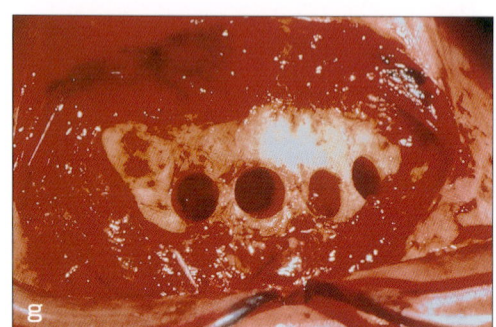
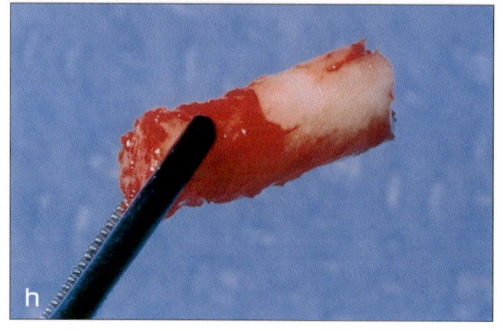

図 2-4
最大で 5 m*l* の皮質・海面骨が得られる採取部位としてその他にオトガイがある．

(**a**) 歯肉歯槽粘膜境から根尖側に 3〜5 mm 下で前庭切開を入れる．

(**b**) オトガイ筋を切開しオトガイの前面を露出させる．

(**c**) 骨壁の術野を妨げないように電気メスのチップで出血のコントロールを行う．

(**d**) オトガイ部を露出させ採取の準備ができたところ．採取方法については 6 章を参照．

(**e**) 採取したオトガイの骨を後ほど破砕し顆粒状にして使用できるよう，直径 4 mm のトレフィンバーを用いる．マイクロソーあるいはシリンダーバーを骨片採取に用いる．

(**f**) トレフィンバーはインプラント用ドリルあるいは外科用ストレートハンドピースのどちらを用いてもよい．

(**g**) 通常 8〜10 mm の長さの骨片の採取には間に隔壁を持たせて採取（写真に示す）してもよいし，さらに大きな骨片を採取するために連続して開けるときもある．

(**h**) 採取した骨片．右側が皮質骨部で左側の海綿骨部と比較して血管がなく無細胞性である．

移植材料の種類 2

図2-5
手術部位周囲から，頬棚や上行枝からの骨削合によって適度な量の自家骨が採取できる．

(a) 骨削合用材料は自家骨の採取に用いられる．

(b) 骨表面に適当な圧を加え「くま手(rake)：前端が後端より低い状態」のように使うと，彎曲した刃部が骨を削合し，薄く，カールした骨片が最大で2 mlチャンバー内に採取できる．

(c) 執筆法で持ち，骨表面に対して25～30度の角度をつけプル・ストロークで使用する．

(d) チャンバー内の骨は引き込み式のブレードをスライドすることにより容易に取り出すことができる．

(e) 総量を増やすために異種骨などの移植材料を加える場合は，骨凝塊を容器に移し替える．PRP(多血小板血漿)を創傷治癒能を上げるために加えることもできる．

(f) ストリップが渦巻状の形態になった骨削合片の電子顕微鏡写真から，この「渦巻状」の形態が供給側にあった骨よりも著明に多い量が供給側に提供されることがわかる．

(g) この使い捨て型でない骨削合器具も骨表面をプルストロークで使用する．

(h) 採取した骨を回収するときにはブレードが取り外せる．

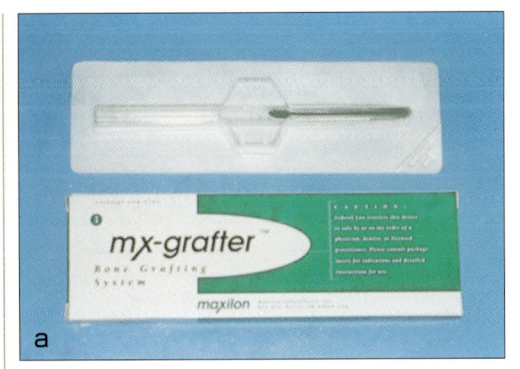

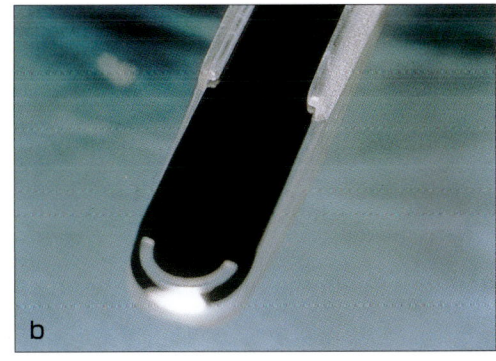

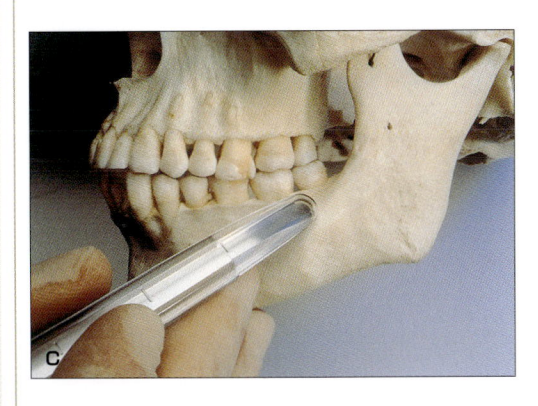

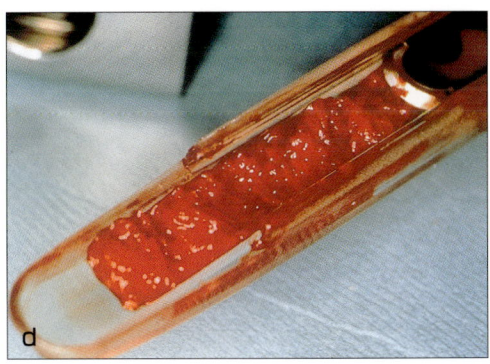

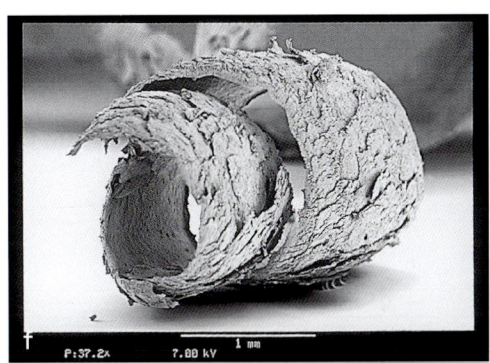

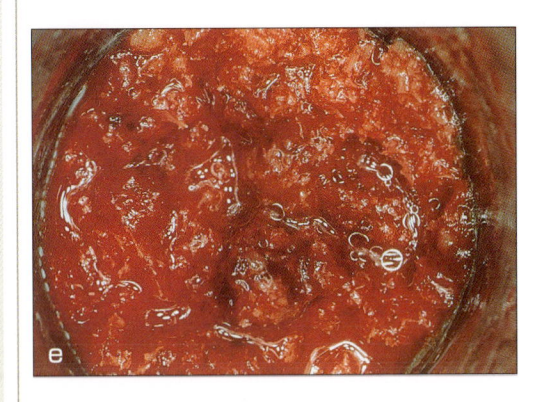

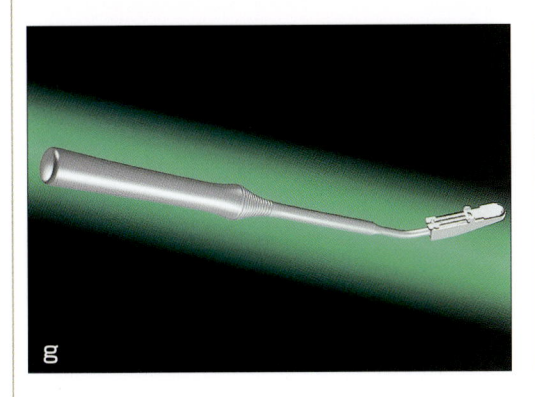

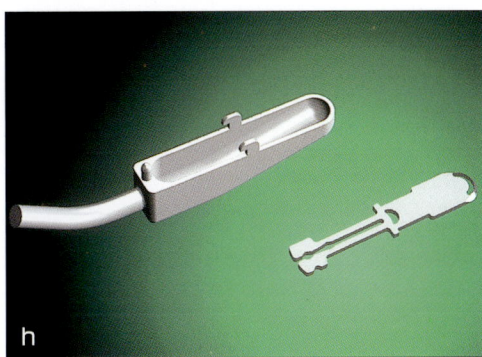

27

2 骨移植材料の概要

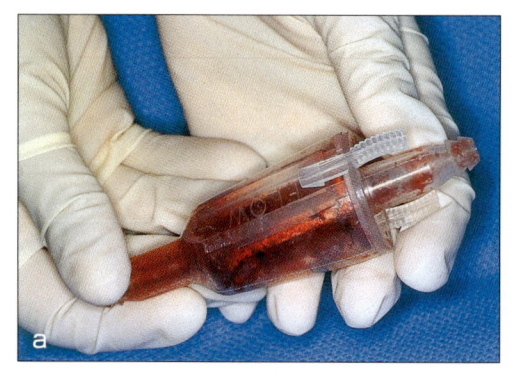

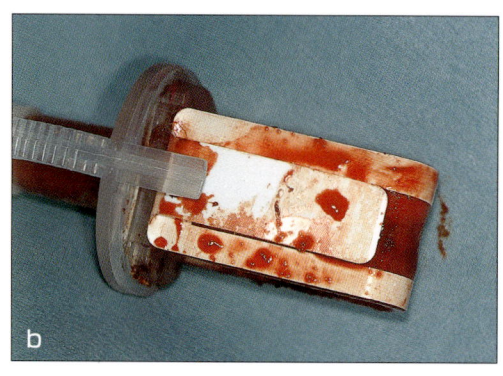

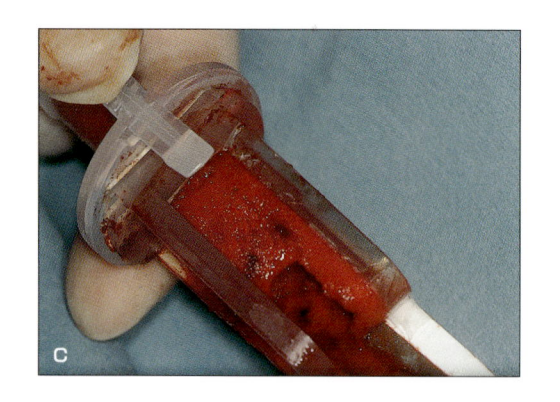

図2-6
骨切り術などでドリリングしているときに，吸引トラップによって回収された自家骨．小さな欠損部への塡塞に使用することができる．

(**a**) この市販の使い捨て吸引トラップは他の多くとは異なり，骨片回収用の篩（ふるい）以外は滅菌して再度使用することができる．

(**b**) 骨は吸引トラップ内のカップから採取できる．この器具で採取できる骨量は種々の条件で変化する（バーの種類に応じた顆粒の大きさ，注水量，唾液の量，ドリルの回転速度，など）．生きている骨細胞は通常吸い出され，自家骨はバクテリアによる感染の可能性がある．

(**c**) この使い捨てトラップの側面はつまみを引くと開けることができる．中には他の移植材料とともに骨増大することができる骨の凝塊がある．

同種他家骨

同種移植骨は献体（**図2-7**）あるいは患者の肉親あるいは他人から提供される．献体からの入手は米国ティッシュバンク協会から正式に認可を受けたティッシュバンクからでき，それは完全に滅菌下で加工，保存されている（**図2-8**）．同種他家骨の長所として，いつでも入手可能であること，患者の体に供給側をつくらなくて済む，麻酔や手術時間を減らすことができる，出血量を抑制できる，合併症を減らすことができる，などがある[3]．欠点は，主として他の個体から採取した組織の抗原性に関連し，移植した骨は宿主の免疫反応を誘発するであろう．献体由来の骨は，他の移植組織や臓器と同様に拒絶反応が起きる[2, 3, 13]．

最も一般的に用いられている同種他家骨は，凍結，凍結乾燥（除タンパク），脱灰凍結乾燥，そして放射線照射されている．新鮮同種他家骨は，最も抗原性が高く，これに対して凍結や凍結乾燥した骨は抗原性が著しく低下する[6]．なぜなら，同種他家骨には骨形成能はなく，移植部での骨形成には時間を要し，さらに骨量の回復は自家骨と比較して少ない[3]．同種他家骨移植に際してHIVの感染の危険性があるが，適切な予防措置や十分な臨床検査を実施することにより，見分けがつかない初期HIV感染提供者（ドナー）からの同種骨移植によるリスクは最大でも160万分の1となる[14]．

凍結乾燥同種他家骨は，非脱灰と脱灰し

図2-7
マイアミ大学にある臓器と組織の供与者への敬意を表した石碑．採取，加工，そして配給され供与された臓器は，広範囲に管理され，入手に対し一定の制限を設けている．

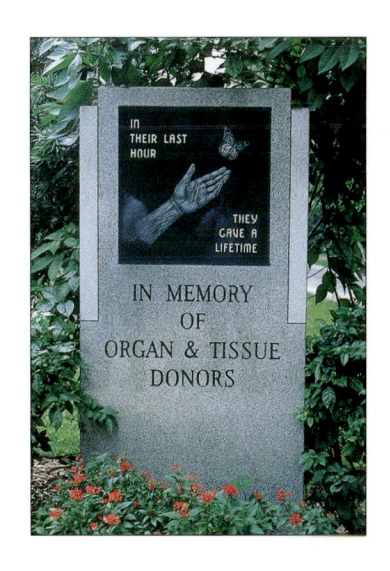

たものが使用可能である．脱灰によって移植材のミネラルを除去し，内在していた骨コラーゲンや骨誘導能を促進する骨形成タンパク(BMPs)などの成長因子を露出させる[2,15,16]．凍結乾燥同種他家骨は，骨誘導能と骨伝導能によって骨を形成する[3]．凍結乾燥同種他家骨は脱灰凍結乾燥同種他家骨と比較して，石灰化していることから移植部位の骨組織の硬化はより早く起こる．上顎洞へ脱灰凍結乾燥同種他家骨を移植した6か月後の臨床所見では軟骨性の組織を観察したが，凍結乾燥同種他家骨では骨の新生を認めた[17]．骨，あるいは骨様物は，インプラント埋入処置を行うための欠損部の処置には必要不可欠である．ある研究の臨床的，形態学的所見からインプラント埋入に先立ち，凍結乾燥同種他家骨移植とそれを補うe-PTFE遮蔽膜を用いた歯槽骨頂の増大は予知性の高い処置法であるといえる[18]．

　MTF(Dentsply Friadent CeraMed, Lakewood, コロラド州)は，凍結乾燥同種他家骨と脱灰凍結乾燥同種他家骨の両方があり，入手できる．凍結乾燥同種他家骨は，脱灰凍結乾燥同種他家骨と比較して下記の点で効果的である[19]．
1．開窓状欠損の修復
2．軽度の骨増大
3．新鮮抜歯窩(充塡に使用される)
4．上顎洞底挙上術(移植に使用)
5．裂開状骨欠損とインプラント失敗症例の修復

　この顆粒状の材料は色々な大きさのものが入手可能で，症例に応じたものが選択できる．多くの症例では200から1,000 μm の大きさのものが使用されている．脱灰凍結乾燥同種他家骨は歯周疾患による骨欠損への使用に限定されている．

　Puros(Zimmer Dental, Carsbad, カリフォルニア州)は供給者からのウイルスの交叉感染のリスクを最小限にしたり抗原性を抑制するために十分に試験された同種他家骨移植材料である[19]．

　この材料に関する動物実験と臨床研究した結果，良好な骨形成と修復を得た[21-24]．そのうえ，水の成分が凍結乾燥するよりむしろ溶剤によって除去されるので(液体か

2 骨移植材料の概要

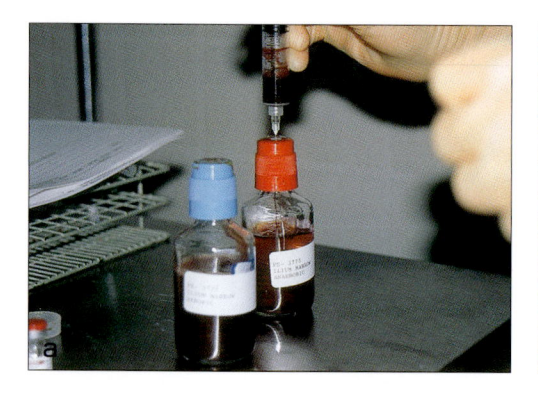

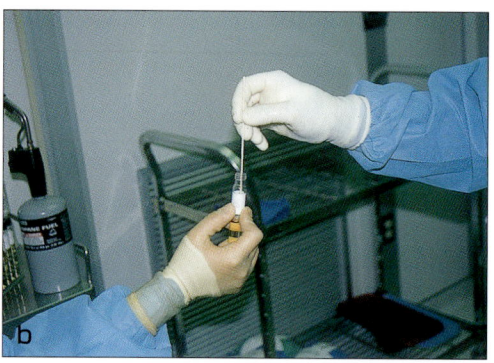

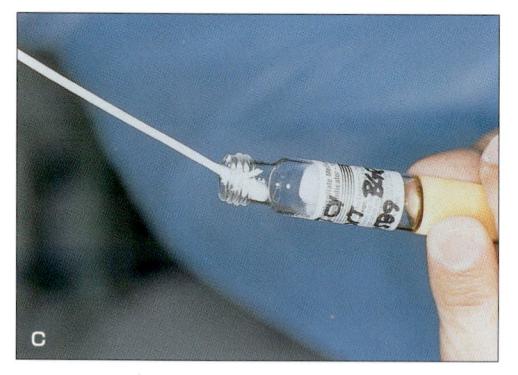

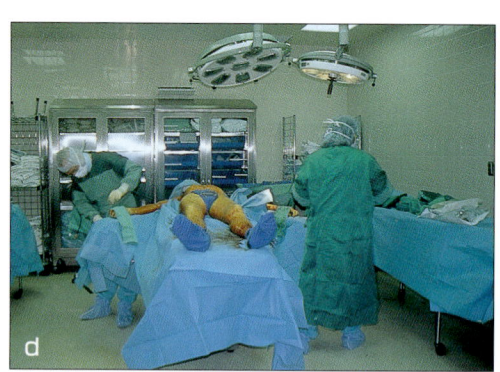

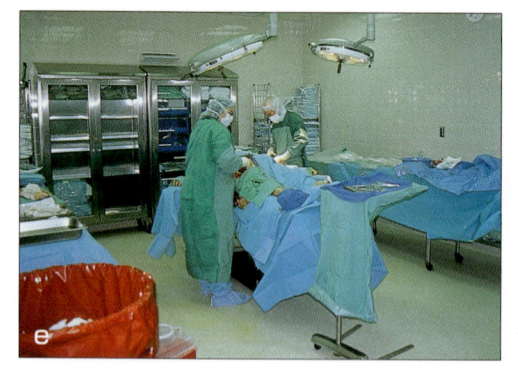

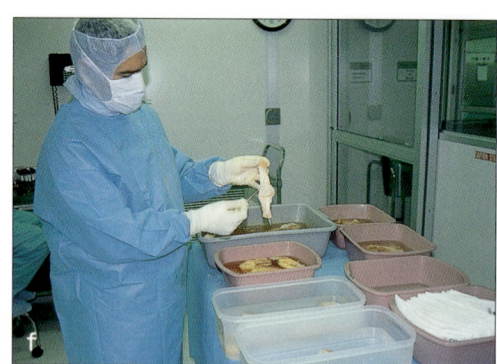

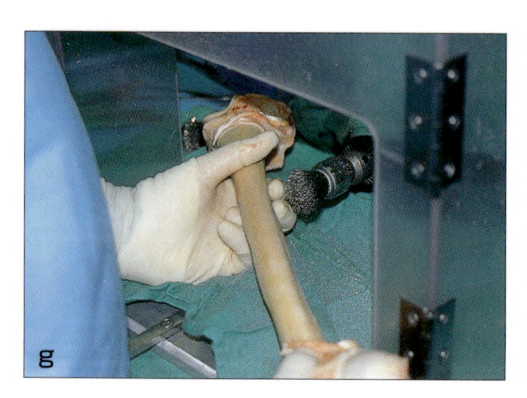

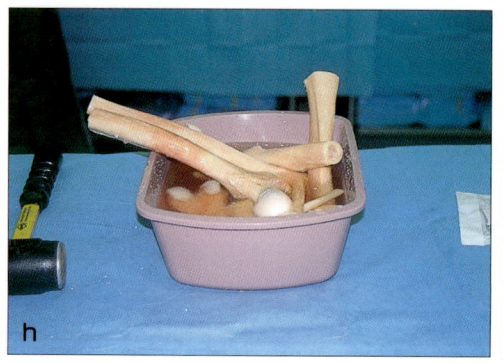

図2-8
同種他家骨は，外科医がティッシュバンクから調達する前に，厳重なスクリーニング過程の基に献体から採取される．

(**a**) 供給者（ドナー）の厳重なスクリーニングを血液検査で実施．

(**b**) 提供されたすべての臓器や髄管から，組織サンプルを採取し，培養試験する．

(**c**) さまざまな組織加工の過程で追加の培養試験を行う．出荷できる状態となるまでに200件以上の培養試験を行う．

(**d**) 高品質なティッシュバンクでは，ドナーの死後24時間以内に外科的前処置を開始し，加工と調達を厳重な過程で行う．

(**e**) ドナーの処理はすべて滅菌処理され無菌的条件下で行われる．献体解剖の細片を，ドナー組織の使用が禁忌となるような医科的問題がないことを保障するために処理する．

(**f**) 異なる組織をそれぞれのトレーに分別する．

(**g**) 軟組織を骨表面から機械と手作業によって剥く．

(**h**) 大きな骨片を清掃し，別の容器に移す．

図2-8(つづき)

(i) さまざまな症例の要求に応えられるように骨片をさまざまな形態に切断する(たとえば,整形外科,口腔外科).

(j) 骨は標準の大きさや形態に切断されたり,可能な場合は外科医の要望に応じて切断する.

(k) 脂質,細胞や水分を除去する準備ができた移植材.

(l) 不要な含有物を除去するために滅菌された溶液に組織を染み込ませる.

(m) いったん,脂質と細胞を除去した後に,骨片を破砕し粉末にする.

(n) 骨粉は篩いにかけ,さまざまなサイズの顆粒に分別する.

(o) 粉末は液体窒素タンクの中,あるいは残留水分を除去するための化学溶媒で凍結乾燥する.

(p) 凍結乾燥骨は気密性の容器に包装され,出荷前に追跡できるように製造番号をふる.脱灰凍結乾燥骨は,濃塩酸溶液に浸して脱灰し作製される.

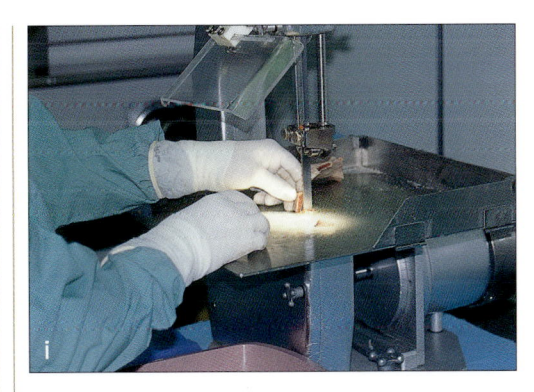

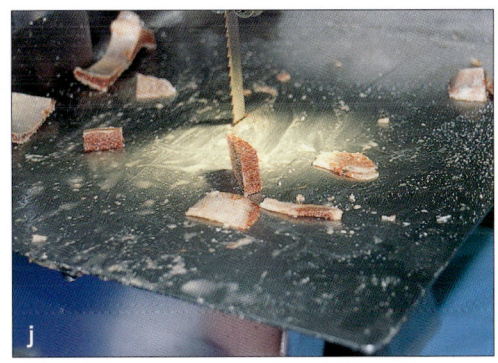

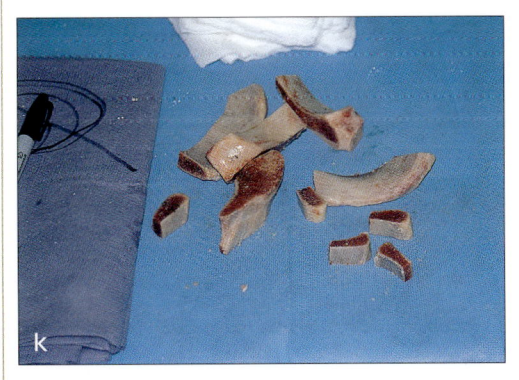

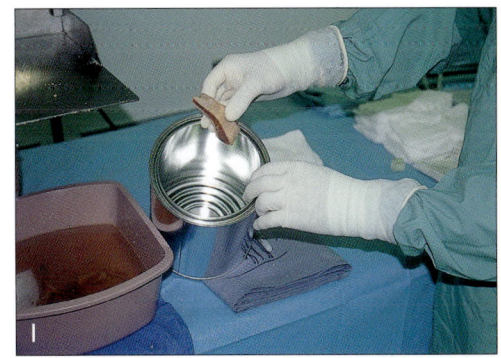

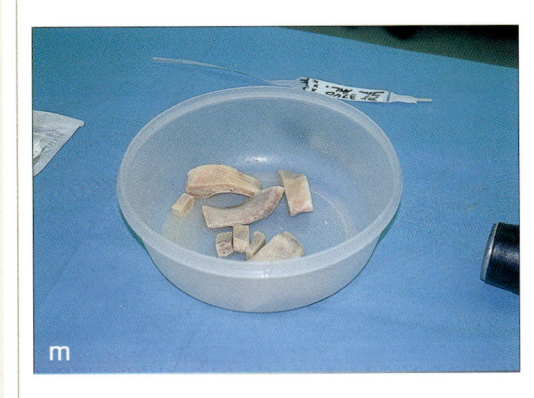

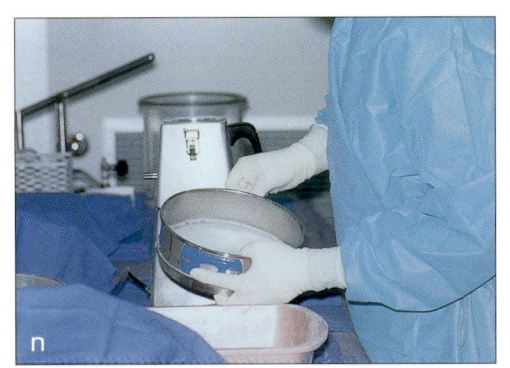

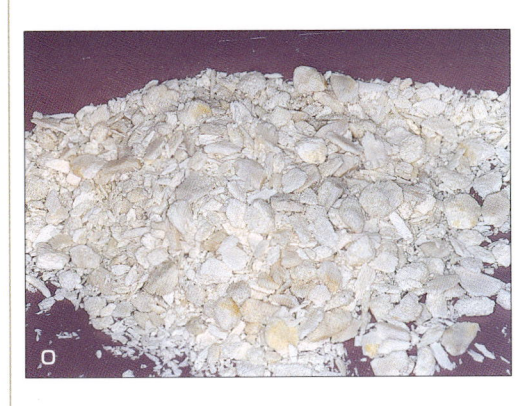

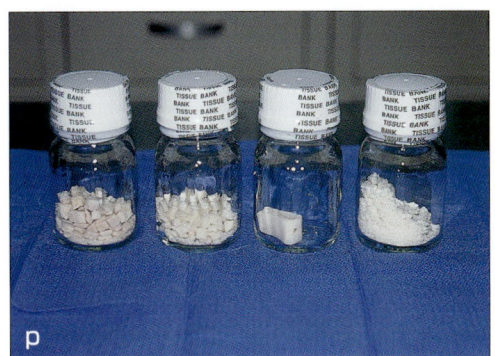

2 骨移植材料の概要

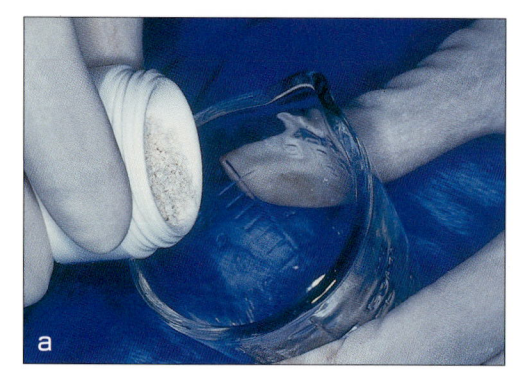

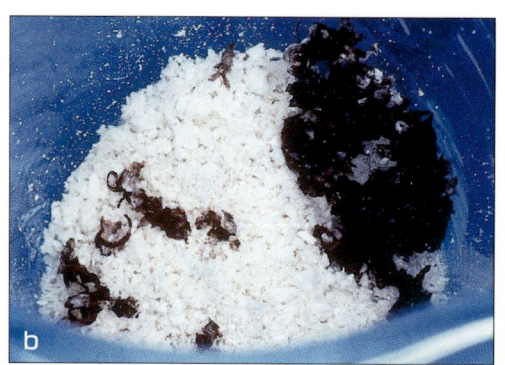

図2-9

(a)バイアルに入った多孔質移植材を手術野の滅菌容器に移す．

(b)多孔質の移植材料は治癒を促進させるために活性化されていないPRPと混和する．操作性を向上させる目的で，0.9％食塩水や患者血液を使用する．患者からの骨削合によって得た骨を加えると，移植材に生きた骨細胞を提供する．複合移植材では最低でも20％以上の自家骨を含むことが良い結果につながる．

ら固層までの体膨張のために潜在的にミネラルを変化させることができる）ミネラル・マトリックスは，より完全なままで残るという意義がある．この材料はさらに同種由来のミネラルとコラーゲンを有している（**図2-9**）．

脱灰凍結乾燥同種他家骨の使用は，いくつかの論文で予測不能な骨新生を認めたという報告があるが疑問である．ヒトを対象としたある研究では，脱灰凍結乾燥同種他家骨の顆粒は非炎症性の結合組織で被包されていたという事例がある[25]．後の研究では脱灰凍結乾燥同種他家骨と遮蔽膜の使用に関しての前向きな研究結果を示した．脱灰凍結乾燥同種他家骨の顆粒の移植によって骨細胞を伴う吸収窩を含んだ骨の新生を認めた[25]．本研究の結果では，脱灰凍結乾燥同種他家骨よりもむしろ凍結乾燥同種他家骨を使用したほうが改善されるかもしれない．

一般的に脱灰によって露出したマトリックスに含まれるBMPsやその他の非コラーゲン性タンパクは脱灰凍結乾燥同種他家骨の骨誘導能として作用すると信じられている．この骨誘導能は，しかしながら，移植材の骨基質の質と量に依存している[26]．この研究は脱灰凍結乾燥同種他家骨の骨誘導能はおそらく，入手した骨バンクや同じ骨バンクでも異なるサンプルによって相当差があることが予想される[27]．脱灰凍結乾燥同種他家骨は骨誘導能を有した材料としては保証されておらず一般的に受け入れられてはいない．本結果から，この移植材料は多くの外科医から使用されなくなった．インビトロ研究あるいは生体内実験の結果から脱灰凍結乾燥同種他家骨の骨誘導活性は限られていることがわかった[26]．

脱灰凍結乾燥同種他家骨を，骨形成を促進する能力がある他の材料と混ぜて使用する場合がある．たとえば，テトラサイクリンを脱灰凍結乾燥同種他家骨と併用した場合，骨欠損部に塩酸テトラサイクリンを混ぜた脱灰凍結乾燥同種他家骨ではなんら有効な結果は得られなかった[28]．ヒト長骨

から抽出した骨誘導タンパクである osteogenin を脱灰凍結乾燥同種他家骨に混ぜ歯槽骨の骨内欠損の再生について検討した．その結果，この混合材料は新付着や軟組織の再生を著明に促進するが，骨の新生は得られなかった[29]．

胸腺欠損ラットを用いた研究では，市販されている Osteofil(Regeneration Technologies, Alachula, フロリダ州)と Grafton(Osteotech, Eatontown, ニュージャージー州)の2つのジェルと脱灰凍結乾燥同種他家骨を混ぜて移植した28日後，ほぼ同様の骨伝導を介した骨形成だけが認められた．しかし，Grafton は Osteofil と比較して有意に骨を再生するが，この結果はドナー間によって効果に差があることを示唆した[31]．

放射線照射した海綿骨(Rocky Mountain Tissue Bank, Denver, コロラド州)は，自家骨の代用骨として使用された[31,32]．この同種骨は脊柱の骨梁を2.5～3.8M(メガ)rad の放射線を照射したものが入手できる．ある著者らは，すべての放射線照射された同種骨は自家骨に最も似ており，速やかに置換され組織が新生し，納得できる骨新生量が自家骨移植材と比較して比較的安価で安全に得られるとしている[31,32]．しかし，科学的根拠に欠けており，この材料は推奨できない．

他家骨，異種骨と組織工学を応用した材料

最も広く用いられている材料はセラミック材料で，牛骨由来，合成リン酸カルシウムセラミック(たとえば，ハイドロキシアパタイト，第三リン酸カルシウム)や，炭酸カルシウム(たとえば，珊瑚)などがある．これらのセラミックは厳密には骨伝導として作用し[3,33]，骨の新生は材料の表面で起こる[13,34]．これらの材料は，骨組織の修復と成長を促す足場として骨欠損の再構築や吸収した歯槽堤の増大に用いる．これら移植材はプロービング深さやアタッチメント・レベルを改善することができるが，その移植材料単体で新付着を促す引き金となるか，あるいは機能を向上させる能力は持っていない[35]．一般的に，これらの材料は強い圧縮強度を有しているが引っ張り強度は弱く，骨とよく似た性状である．その生物学的反応性はそれぞれ異なるが，骨の増大に効果的であるとしている[3]．その他に，現在入手可能な異種材料として硬組織置換性(HTR)高分子や生体活性ガラスがある．

他家あるいは異種移植材料には，さまざまな質感，大きさ，形態のものがある．気孔率に基づき，密度，大きな気孔，小さな気孔，そして結晶性あるいは非結晶性から分類される．他家骨は顆粒状や型で作ったものがある．適応する部位に応じ，適した材料を選択することができる[3,36]．

ハイドロキシアパタイト

過去20年間，ウシ由来ハイドロキシアパタイトが自家骨の代用骨として最も注目されて来た．主に無機質からなり天然の骨構造をとり[3,4,37,38]，ハイドロキシアパタイトは速やかに置換され，速やかに隣接する硬組織や軟組織と結合する．ハイドロキシアパタイト材料の物性(すなわち，表面構造や形態，気孔率，そして結晶性)や化学的性状(すなわち，カルシウム-リン酸比，その他の不純成分，ハイドロキシアパタイト・イオンの置換，そして周囲のpH)は，移植の適用や吸収率を左右する[3,39]．事実，大きな顆粒は吸収に時間を要し，骨増大部に長期間残存する[40]．さらに気孔率が大きいと新生骨の形成のための足場としての効果が高く，材料の吸収速度が速くなる．移植材の結晶性が高くなると吸収率は低下する．したがって，非結晶構造を持つ材料は結晶性

材料よりも速やかに吸収する．固体で緻密なハイドロキシアパタイトブロックは，高い圧縮強度を有しているが脆弱で，それゆえ，負担過重の状況下に適用するべきではない．一般的に，セラミックの気孔率が上がると指数関数的に強度は低下する．

萎縮した骨梁の外科的再建にハイドロキシアパタイトを用いた研究の結果，非常に有用であることが示され，大きな骨欠損に対してオステオトームを使用することによって頻繁に神経損傷を引き起こすような病的状態に効果を発揮する[41]．ハイドロキシアパタイトを用いる利点は，母床骨を侵襲することなく，残存骨梁の上に骨を再建することである．

ハイドロキシアパタイト顆粒(最大直径1mm)はよく骨梁の増大に使用され，母床骨の形態に適合する．固形で緻密体の代わりに顆粒状のハイドロキシアパタイトを用いることによって脆弱性という問題点を最小限にしてくれる．顆粒状のハイドロキシアパタイト[4]の代わりに多孔性のものを使用すると骨形成量が増加する[42]．他の研究では，非吸収性，非多孔性のハイドロキシアパタイトを歯槽骨梁の増大に用いると，多孔性のハイドロキシアパタイトを使用する場合よりも組織への粘着性が低下したり，治癒期間中の外力に対する材料の移動が起こる傾向があり注意を要するとしている[43]．

ウシ由来無機骨基質材料

Bio-Oss(Osteohealth, Shirley, ニューヨーク州)はウシ由来無機骨で，骨組織に付着していた物質が化学的に除去されている(図2-11)．滅菌した後の本材料は，移植する宿主の免疫応答を考慮する必要がない[11]．Bio-Ossは骨伝導性で[11,44]，時間とともに移植材が生理学的にリモデリングを起こし，周囲骨組織と合体する．無機骨は，それ単体あるいは組織遮蔽膜と併用し，歯周組織の欠損やインプラント周囲のデヒーセンスやフェネストレーション，さらには骨切り術(オステオトミー)に用いられる．大きな骨欠損に対しては無機骨に自家骨を合わせて使用することによって骨増大が可能となる．無機骨は骨内欠損，上顎洞底挙上術，GBR(骨増大)[45]，やインプラント周囲などさまざまな症例に用いられている．

高度に吸収した上顎洞底部の骨増大にBio-Ossと本章の後で述べる珊瑚由来のInterpore 200(Interpore International, Irvine, カリフォルニア州)を使用し比較した．両材料とも，単独あるいは腸骨やオトガイからの自家骨を併用した場合でも予測できる範囲の結果であった[46]．しかし，Interpore 200の吸収は非常に遅く，母床骨による置換は進まず予想以上にハイドロキシアパタイトが残っていた．

OsteoGraf/N(Dentsply Friadent CeraMed)は，ウシ由来のごく一般的な小気孔を持ったハイドロキシアパタイト顆粒移植材である．この材料は2種類あり，OsteoGraf/N300は，粒径が250～420μmで，OsteoGraf/N700は，420～1,000μmの粒径となっている(図2-12)．小さな粒径のものは骨梁の欠損部に使用すると良好な結果が得られる[47]．4か月を少し超える治癒期間の後，移植部位では非移植部と同じような色調の軟組織に覆われている．さらに，移植された材料は周囲骨から力を加えないと除去できないような状態になっている．OsteoGraf/Nは，上顎洞底挙上術に対して広く，脱灰凍結乾燥同種骨と併用し移植されている[48]．上顎洞底挙上術後，3年経過した症例ではOsteoGraf/Nと自家骨を混ぜて(80：20の比で)使用したものが実質的に最も骨梁が多かった[49]．

PepGen P-15(Dentsply Friadent Ce-

図2-10
無機質からなるBio-Ossは，いろいろな症例に対して単独もしくは組織遮蔽膜と併用することができる．

(a) Bio-Ossは0.25g, 0.5g, 2.0g, 5.0g入りの海綿骨由来の顆粒と0.5g, 2.0g, 5.0g入りの皮質骨由来の顆粒がある．

(b) Bio-Ossを生理食塩水に浸して再水和する．

(c) Bio-Oss移植材を上顎洞底挙上術に使用．

(d) Bio-Oss移植後42週の組織所見では骨のリモデリングが起こり，移植材を骨が取り囲んでいる．

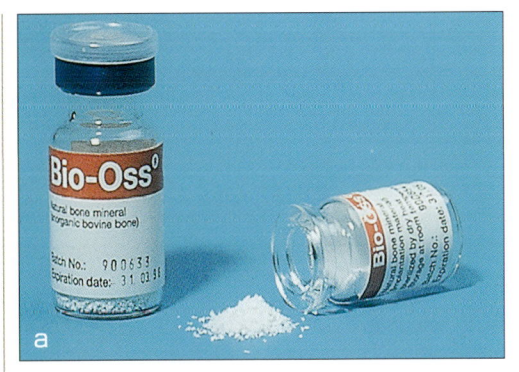

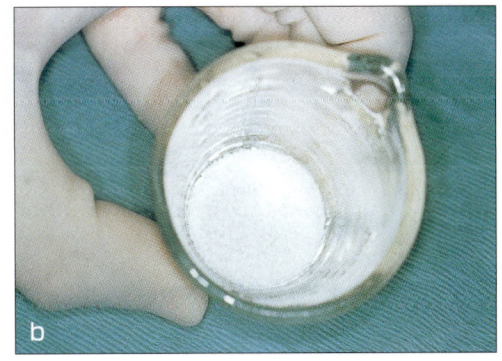

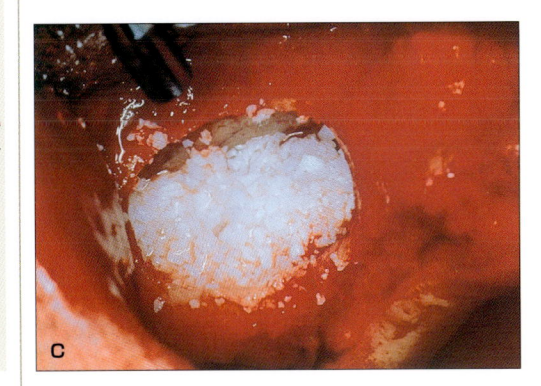

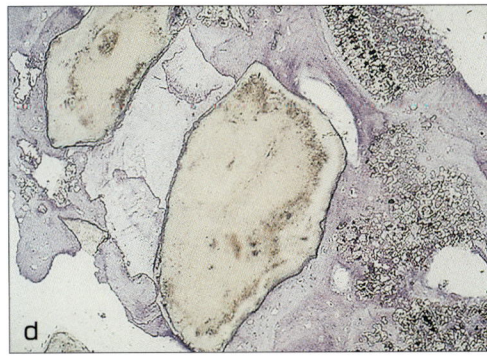

図2-11
ウシ骨由来のOsteoGraf/N300の表面の顕微鏡所見．

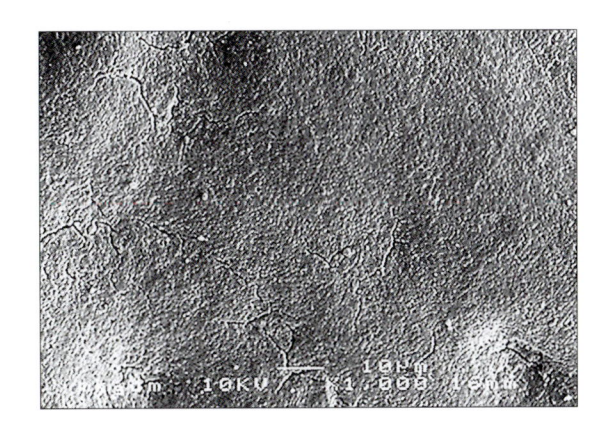

2 骨移植材料の概要

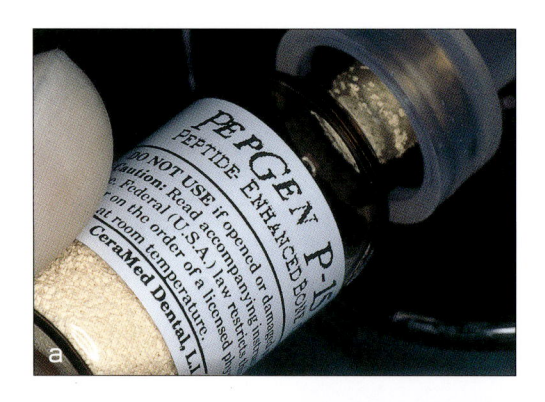

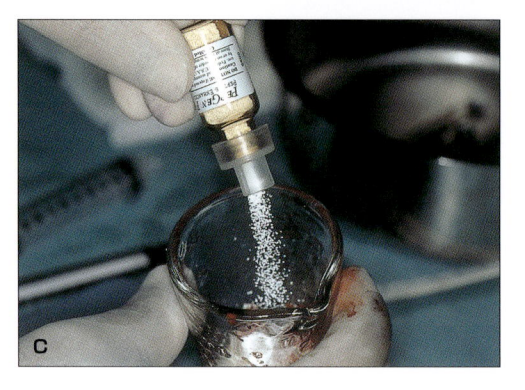

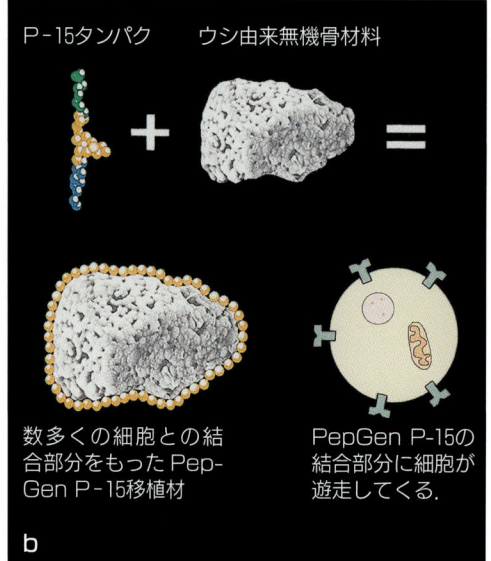

図 2-12

(a) PepGen P-15 は OsteoGraf/N300 に骨芽細胞に作用する15アミノ酸タンパクを結合させた移植材で市販されている.

(b) PepGen P-15は自家骨を模倣しており，ウシ由来無機骨と有機成分（指定された15個のアミノ酸配列）からなる．このタンパクを結合させた移植材はタンパクを含まない移植材と比較して，細胞結合能，骨芽細胞誘導作用などを有していることがわかった.

(c) PepGen P-15は1gと2g入りのバイアルがある．外科処置時に無菌操作下で使用している場合には3回までオートクレーブで滅菌（計4名の患者まで），再使用が可能である．採取した自家骨に少量のPepGen P-15を加えると，自家骨の吸収速度を減速し，レントゲン写真で不透過性像を増すようになる.

---

raMed）は，合成短鎖タンパク P-15を含むウシ骨由来のハイドロキシアパタイトである．このタンパクはⅠ型コラーゲンの細胞結合ドメインを模倣したもので，母床骨からの細胞の遊走，分化，増殖に作用する[50]．この合成材料は移植部において，自家骨を模倣するように，無機質と重要な有機質が1つになったものである（**図2-13**）．PepGen P-15は，上顎洞底挙上術にウシ由来ハイドロキシアパタイトと脱灰凍結乾燥骨を混ぜて移植した場合よりも，より速やかに骨形成を促進することが知られている[48]．同様に，その他の研究で，無機のウシ由来骨と比較して，上顎洞底挙上術で新生骨形成が3倍多く認められたという報告があり[51]，脱灰凍結乾燥骨移植やオープンフラップ手術と比較して PepGen P-15は，より歯槽骨の再生がよかったと報告されている[52-54]．その他の研究で骨形成の促進と速やかな顆粒の吸収がPepGen P-15顆粒と比較して PepGen P-15 Flow（PepGen P-15顆粒を生体適合性のあるカルボキシルメチルセルロース・ナトリウム，グリセロール，水からなる不活性ハイドロゲル溶液に浮遊させたもの）が優れていることが示唆された[55]．

合成骨材料

OsteoGen（Impladent, Holliswood, ニュー

図2-13
OsteoGenは合成生体活性吸収性移植材で骨増大と歯槽骨欠損の修復に用いられる.

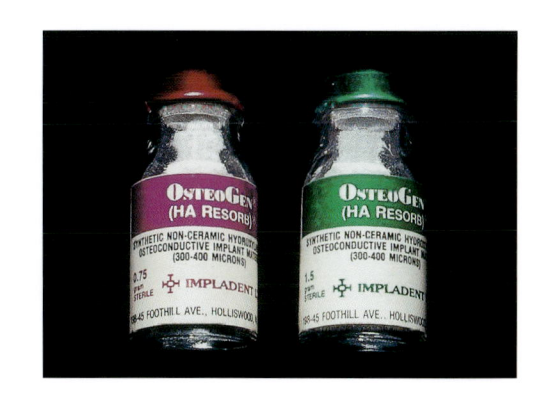

ヨーク州)は,合成活性化吸収性材料(SBRG)である.この材料は骨伝導性を有し,非セラミック系移植材で歯槽骨形態の不整の改善,抜歯窩への塡塞,インプラント周囲や上顎洞底挙上術への適用,さらには歯周疾患による骨欠損に用いることができる(**図2-13**).すべて合成されたOsteo-Genは有機質は含まず,伝染性の疾患の心配はない.

この材料には高い気孔率を有した結晶塊が骨形成細胞の侵入を容易にし,それに続いて母床骨からの骨の堆積が始まる.新生骨が堆積した後,材料は6～8か月間で急速に吸収する.欠損部の大きさ,患者の年齢や代謝の状態によって異なるが,80%程度の材料が4～6か月で吸収する.

OsteoGenは1984年に米国食品医薬品局(FDA)に販売許可を得,滅菌された結晶塊(顆粒径300～400μm)として0.75g,1.5g,と3.0gがそれぞれ入ったシリンジが入手できる.

第三リン酸カルシウム

第三リン酸カルシウム(TCP)はハイドロキシアパタイトと似ているが,骨組織中には含まれていない成分である.体内ではTCPはハイドロキシアパタイト結晶の一部に変換される[2].TCPの吸収率は材料の化学組成,気孔率や顆粒径によってさまざまである.すべての骨代用材料のように,TCPも骨伝導性を有し,新生骨の沈着のための物理的な基質を提供する[3].しばしば,病的吸収を起こしていない部位の修復に用いるが,骨の置換と同時に材料の吸収が起きていることが考えられる[38].TCPはさらに臨床上の操作性を向上させるために,骨原性あるいは骨誘導性を持った材料と併用することがある[3].ハイドロキシアパタイトとTCPはどちらも安全で生体許容性を有している[56].

Cerasorb(Curasan, Kleinostheim, ドイツ)はβ-第三リン酸カルシウム(β-TCP)で,体の骨格全体への使用が認定されている材料である(**図2-14**).さらに2000年の6月にヨーロッパで多血小板血漿(PRP)の担体材料として認可を受けている.本材料は完全に吸収され,3～24か月で生体に合った骨に置換される.置換の過程で,コラーゲン線維や血管がCerasorb顆粒(小気孔を持つ)や顆粒中の大きな気孔と絡み合う.コラーゲン線維は材料が吸収を開始する前に骨形成を誘導する.Cerasorbは高い気孔率を有しているが,高い耐摩耗性がある.通常顆粒径は,10～63μmでマクロファージによって貪食される.

2 骨移植材料の概要

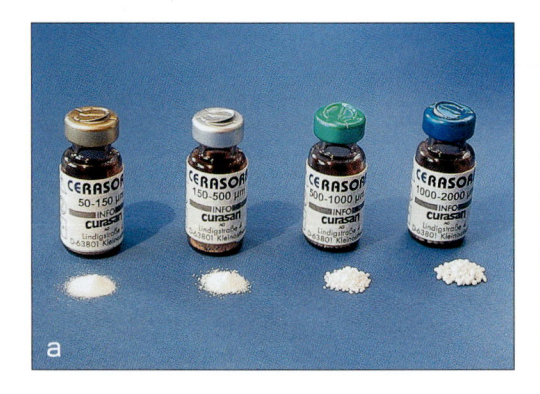

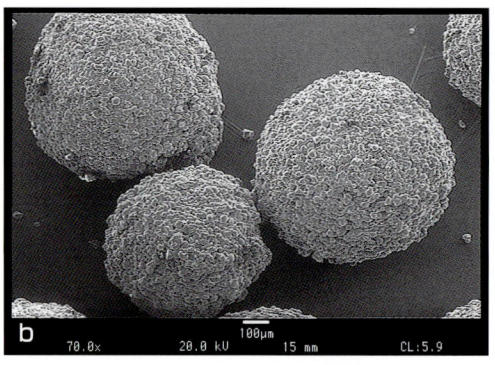

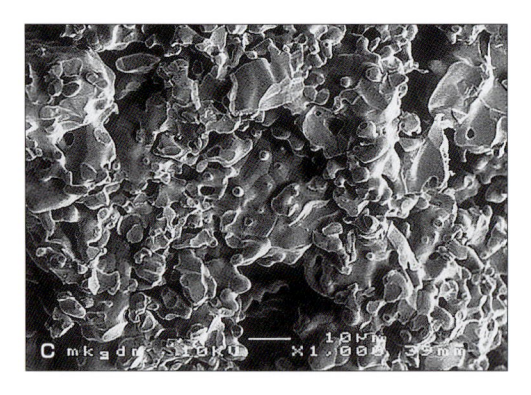

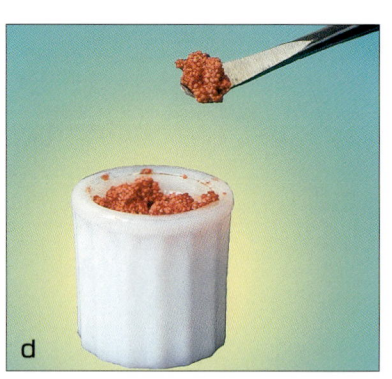

図2-14

(a) β-第三リン酸カルシウムのCerasorbは，2000年にヨーロッパでPRPの担体として認められた製品である．

(b) 顆粒の表面は多孔性で新生組織との親和性が良好である．

(c) 球形の表面顕微鏡像．顆粒径は10～63μmでマクロファージによって取り囲まれる大きさである．

(d) Cerasorbは移植後3～24か月で完全に吸収され，新生骨に置換される．

炭酸カルシウム材料

Coralline

Corallineは珊瑚に含まれる炭酸カルシウムから合成されてできたセラミック系移植材料である．この材料の特徴は，骨に近似した3次元構造である[2]．近年の研究から，若くて，成長期にある患者で，癒着した乳歯の出現や永久歯の先天的欠損を有した上下顎臼歯部の骨梁を保存するのに適しているが上顎前歯部の外傷の治療には適していないことが示唆された[57]．

以前に述べたInterpore 200は多孔性の珊瑚由来ハイドロキシアパタイトである．この材料は基本的に純粋なハイドロキシアパタイトとわずかのTCPからなり，骨伝導性を有している[58]．Interpore 200(ブロックおよび顆粒)は，骨形成のための基質としてインプラント処置の移植として用いられ，歯槽骨梁のオンレーグラフトや下顎の骨内埋入型インプラントに使用される(**図2-15**)[59]．この材料は形態の調整がし易いと報告[59]しているが，その一方で脆く操作性が悪いとの報告もある[36]．

Interpore 200のような多孔性のセラミック材料の吸収率についてすでに報告されている[60]．移植材を軟組織に埋入した場合，速やかに吸収することを期待するが実際には骨や軟組織のどちらにおいても吸収は非常に遅い．新生骨は移植材周囲や移植材の気孔の中まで成長するが，移植材自体の吸収と骨への置換には何倍もの時間を必要とする．

Biocoral(Inoteb, LeGuernol, Saint Gonnery, フランス)は，その他の吸収性珊瑚由来移植材料である．この材料は珊瑚の中の霰石

図2-15
移植後24か月の成長した骨とInterpore 200の組織所見．顆粒は一部残留，母床骨に置換されている．

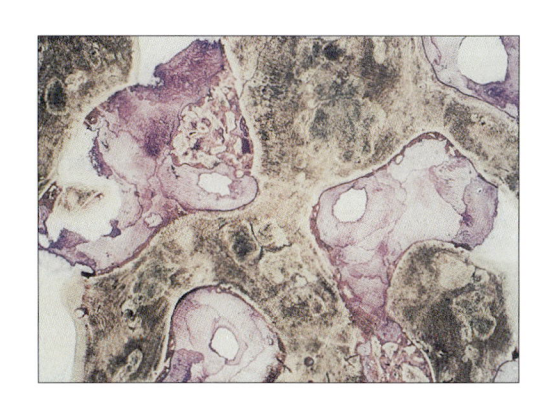

（炭酸カルシウムを98％以上含む）からできており，加工したものではない．この材料の臨床効果は歯周組織の骨欠損に応用され，その結果その他のハイドロキシアパタイトと同等かやや良好な結果が報告されている[61]．本材料の大きさと形状から，外科処置時の臨床操作性が良好である．この炭酸カルシウムもすぐに治療部位から消失することはない．

石灰化藻

C-Graft（Clinician's Preference, Golden, コロラド州）は，すでに10年以上骨置換移植材として使用され良好な成績を得てきた[62]．結晶性や多孔性の表面構造や化学的組成が骨と似ており，C-Graftはリン酸カルシウムからなり，ハイドロキシアパタイトり六方結晶構造を有しており，面積が非常に大きく，高い生体親和性を持っている．C-Graftは連続した気孔を持つことから硬組織や軟組織の形成に優位で，抜歯窩や骨欠損部に用いると効果的である．この材料は，骨アパタイトと類似した，カルシウムで覆われた海藻から得られた生体適合性の良いリン酸カルシウムからできている（図2-16）．この材料は滅菌され，300～2,000μmの粒径にそろえて梱包されている．ある研究で，C-Graftの形態が骨芽細胞に対して骨伝導の足場として作用し，基質の沈着を促進するとしている．顆粒の周囲では，物理的な骨再建と同じくらい骨のインテグレーションを受けたとしている．のちに材料の吸収した部位にゆっくりと新生骨が置換していった[63]．

硬組織置換性高分子

Bioplant HTR ポリマー（Bioplant, Norwalk, コネチカット州）は，移植材表面に水酸化カルシウムを持つ合成多孔性材料である[36,64]．高分子はゆっくりと吸収し，4～5年後に骨に置換する（図2-17）．Bioplant HTRは，以下のような状況で効果を発揮する[36,64,65]．

1．抜歯などによって歯槽骨の欠損が予測されるような症例で歯槽骨梁の幅と高さを維持したい場合の骨（梁）の維持として使用．
2．抜歯と同時に歯槽骨梁の高さと幅を維持するための骨梁の骨増大として使用．
3．広範囲に及ぶ骨の欠損がすでに起きている症例で，骨増大を行い使用する．
4．歯周組織あるいはその他の骨欠損の修復として使用．

2 骨移植材料の概要

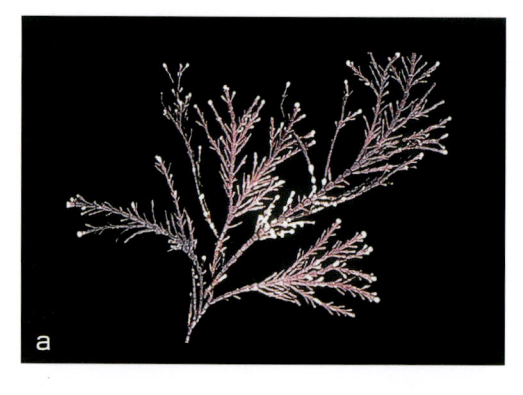

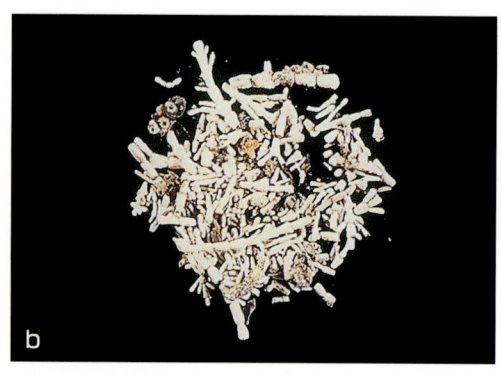

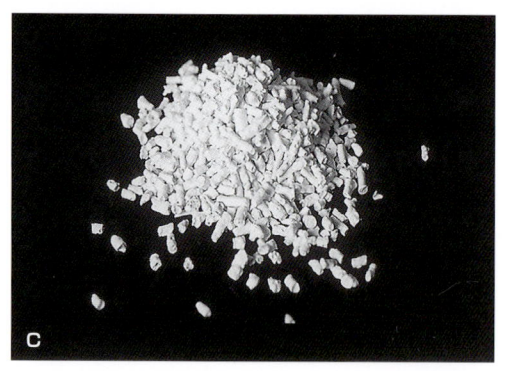

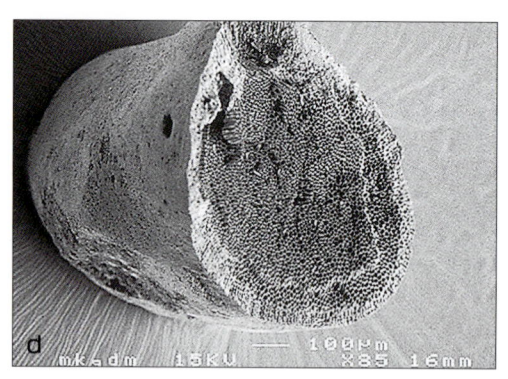

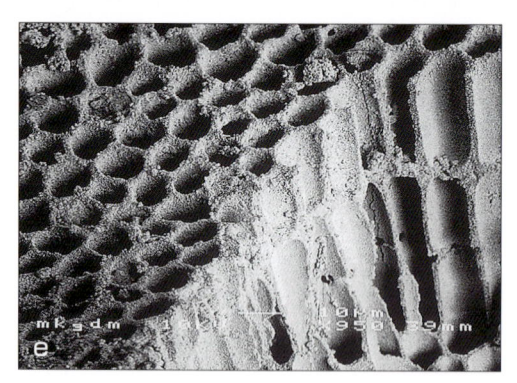

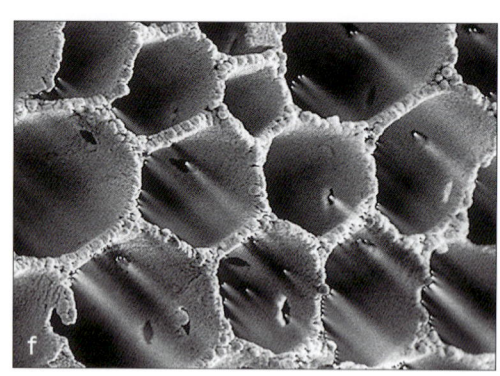

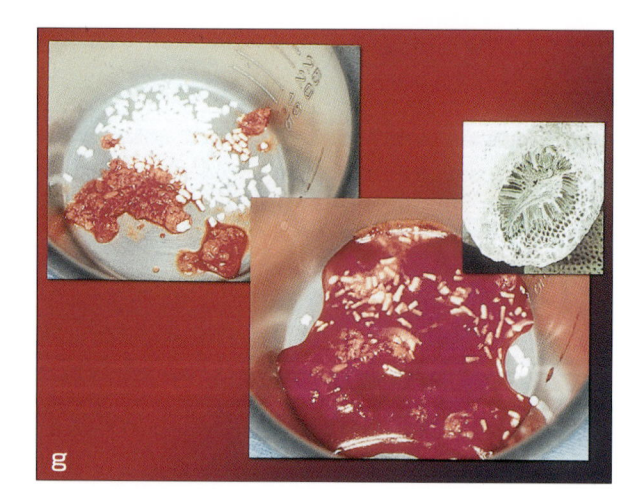

図2-16
石灰化した藻は抜歯窩や骨欠損への移植材料として有用である．

(a) C-Graftを作製するための海藻で，この写真は石灰化していない状態を示す．

(b) 石灰化した藻を潰し移植材用に加工した．

(c) 顆粒を処理し移植として使用できるようにしたもの．

(d) C-Graft顆粒を粉砕したもの：表面は滑沢で内部は多孔質である（倍率，85×）．

(e) ハニカム構造を持つ内部．血液の吸収を良くしたい場合には，移植前に顆粒を破砕する（倍率，300×）．

(f) 高倍率でみたハニカム構造（倍率，2,000×）．

(g) C-Graftを血液に浸すと材料が粘着性を帯び，操作性が向上する．

図2-16(つづき)
(h) C-Graftを血液で固めて供給側に移植することができる.

(i) 市販されているC-Graft.

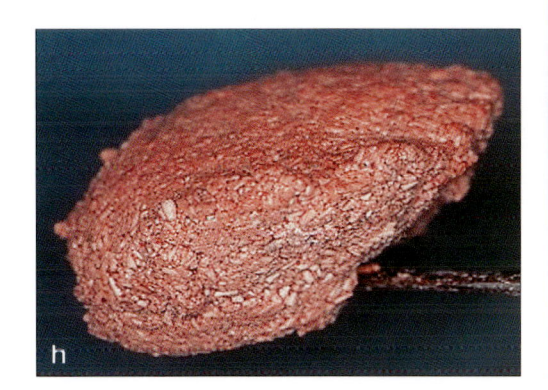

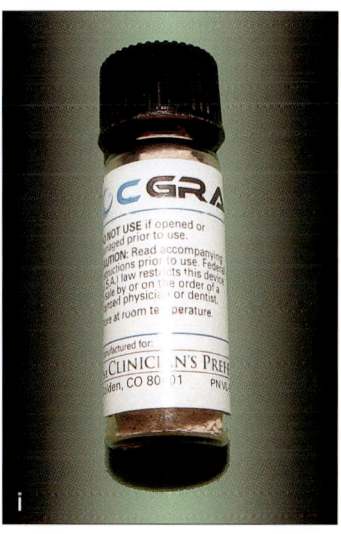

図2-17
(a) 硬組織置換性高分子材料(Bioplant HTR Polymer)は, シリンジに包装されている.

(b) 材料は小さく多孔性でビーズ状をしている.

(c) ビーズの顕微鏡像. 表面と同様に, 空隙内にも骨組織が成長する(倍率, 200×).

(d) 図はビーズの外形を表す. 内部に骨の成長を許す, ビーズにあいている穴の大きさに注意.

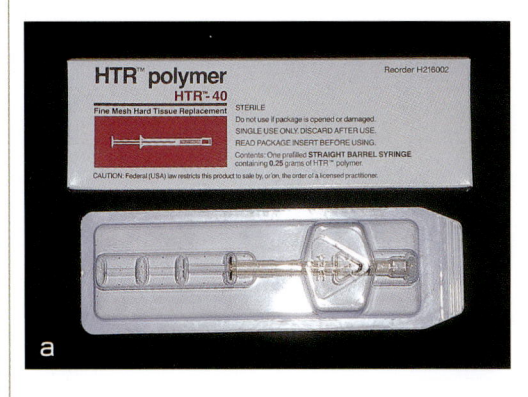

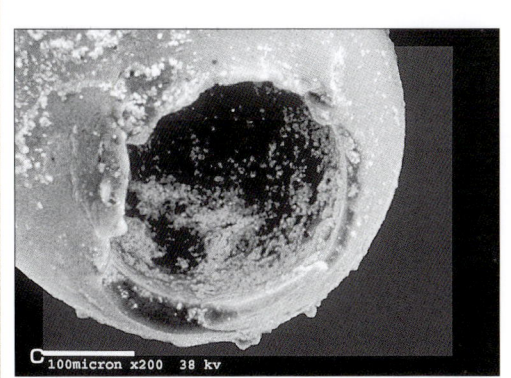

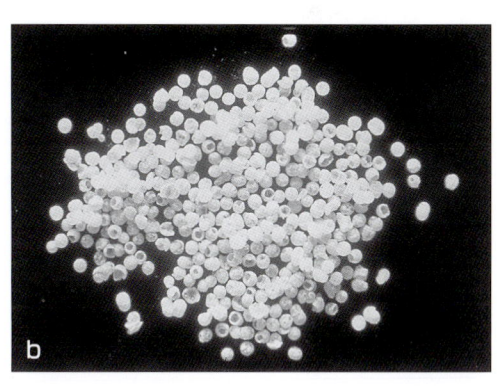

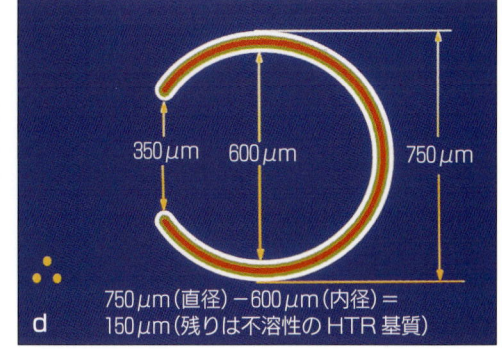

HTR polymer 顆粒を骨内欠損に適用し，いろいろな患者のいろいろな部位に使用し結果を得た[66]．ある部分では上皮性付着による閉鎖を促進し，その他の部分ではさまざまな量の新付着を示した．歯周組織における骨欠損症例に対してデブライドメントのみ行ったものと HTR polymer を移植したものとで比較を行った[67]．その結果，デブライドメントのみでは欠損部の32.2%しか回復していなかったのに対して，HTR群では60.8%の部分が骨組織で満たされていた．その他の研究で，抜歯後インプラント即時埋入症例に対して応用し歯槽骨梁の幅の維持に役立つことが報告された[68]．

生体活性ガラス

Bioglass(US Biomaterials, Jersey City, ニュージャージー州)は骨や歯に含まれているカルシウム塩とリン酸から構成され，石灰化に必要な塩化ナトリウムとケイ素を含む．非結晶性材料である生体活性ガラスは結晶化したものは入手できず(材料を強化するために)，それは組織液材料で材料が分解し，続いて完全に結晶が失われるからであると生産者側が示唆している．気孔がないので組織や血管の材料内への侵入は阻害される．この材料の生物学的影響についてはよく知られておらず，歯周組織と顎顔面への応用をした報告が幾つかあるだけである．

生体活性ガラスセラミックは，実際の使用にあたって良好な結果を出すための2つの特性があり，それは(1)宿主の細胞と比較的素早い反応性，そして(2)結合組織中のコラーゲン線維との結合能，である[69]．このような高い生体活性は修復過程を促進し骨形成を誘導する可能性が示唆された[56]．生体活性指数が高く，インプラント処置直後に反応層が発生する．その結果として，インプラント処置部位の骨原性細胞が，顆粒の表面でコロニーを形成し，コラーゲン線維を産生するようになる．そして骨芽細胞が移植材表面のコラーゲン線維の上に横たわる．後の反応として，母床骨からの骨伝導によって骨が添加されていく．

生体活性ガラスは，骨と結合するだけでなく，軟組織にも結合する[70]．骨原性細胞や非骨原性細胞(たとえば線維芽細胞)から産生されたコラーゲン線維はその成長とともに界面層に埋め込まれ，骨移植材との親和性が高くなる．細胞はさらに顆粒間のコラーゲン線維にも定着する．このコラーゲンが顆粒表面に結合し，軟組織との間で，固定の役割を果たす．機械的に許容される層は0.3mmの厚さで，これが結合組織の靭帯の修復を助けるであろう[71]．しかしながら，生体活性ガラスの特性や生物学的意味の多くはまだ解明されておらず，歯周組織の再生機構も不明である[58]．また，インプラント埋入のための局所的骨増大に生体活性ガラスを推奨している研究もある[72]．

The endosseous ridge maintenance implant(ERMI, US Biomaterials)は，抜歯窩に填塞する生体活性ガラスでできた円錐形をした材料である(図2-18)[73]．製造者らはこの移植材料を上下顎小臼歯と前歯に使用することを推奨し，抜歯後の歯槽骨の形態が不整にならないように保つために使用することができる．この移植材は，移植後時間依存的に動的改良が起こり，填塞後1時間で骨組織と化学的に結合する[73]．これと一致して，義歯装着者の中で，生体活性ガラスを用いて顎堤のメインテナンスを行っていたものは7年後も最大で90%が義歯をそのまま使用していた[73]．

PerioGlas(NovaBone, Alachua, フロリダ州)は，生体活性ガラスから合成された粒子で骨組織と軟組織の両方と結合すること

図2-18

The endosseous ridge maintenance implant は，上顎前歯部，下顎前歯部と小臼歯部の顎堤の保存に適しているとされている．

(a) Endosseous ridge maintenance implant kit.

(b) 生体活性ガラスからできた円錐形の材料は抜歯後の抜歯窩へ塡塞しやすいような形と硬さをしている．円錐には8種類の大きさがある．

(c) さまざまな大きさの円錐にあわせた8種類の異なる大きさのバー．

(d) 抜歯が必要な歯に隣接した部位の歯肉弁を翻転した術前図．

(e) 抜歯後，窩洞に近い大きさのバーですべての残留物を除去し，わずかに骨を削り込む．

(f) 生体活性ガラスでできた円錐が塡塞できるように適当に形成する．

(g) 窩洞を形成した後，円錐状の硬い材料を塡塞する．

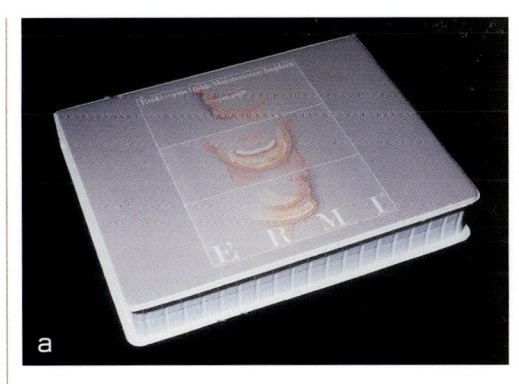

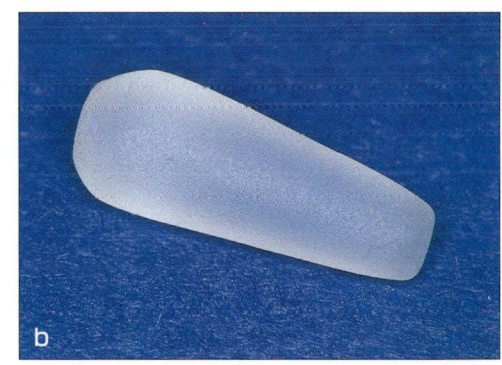

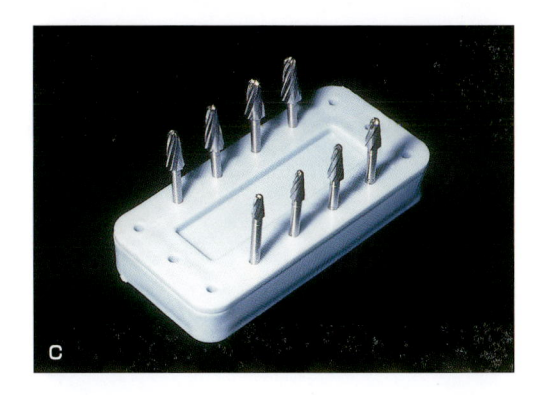

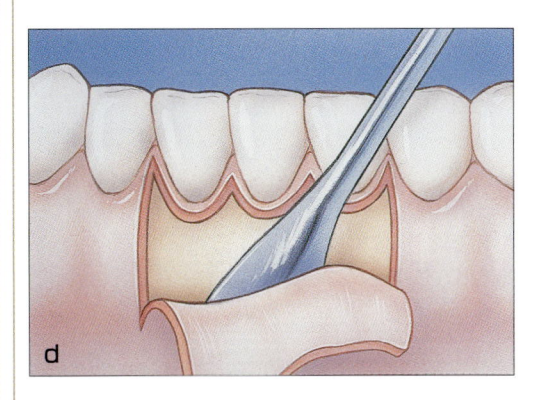

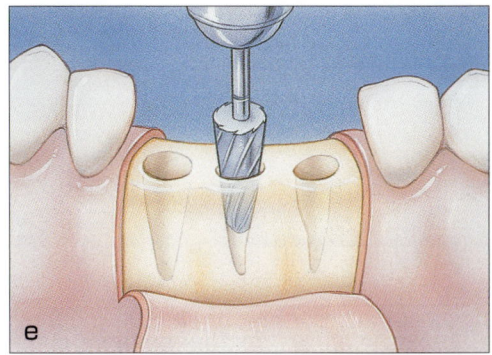

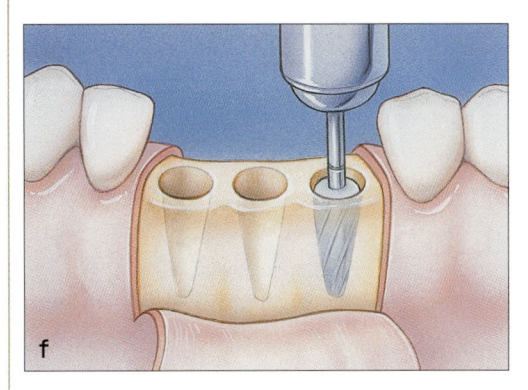

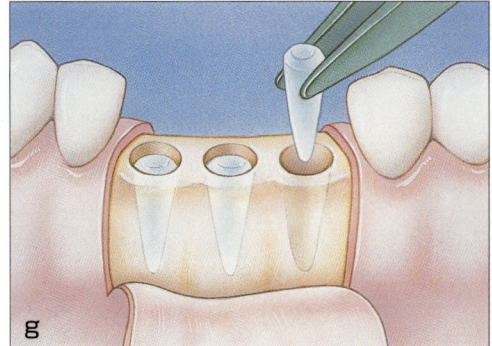

移植材料の種類 2

43

2 骨移植材料の概要

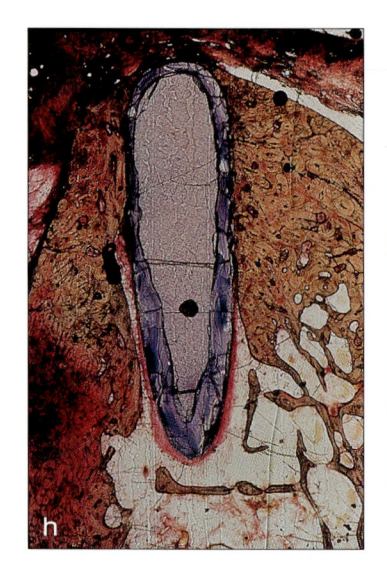

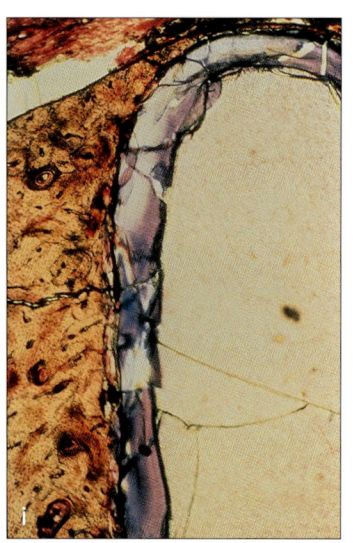

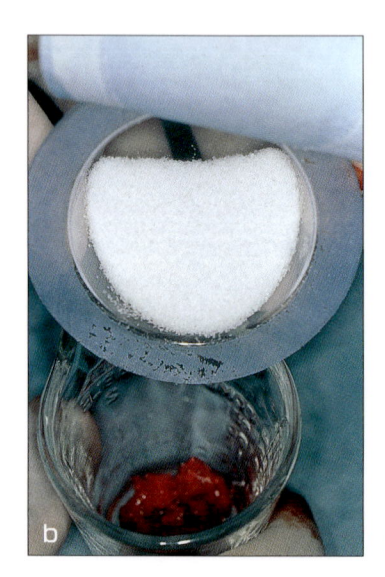

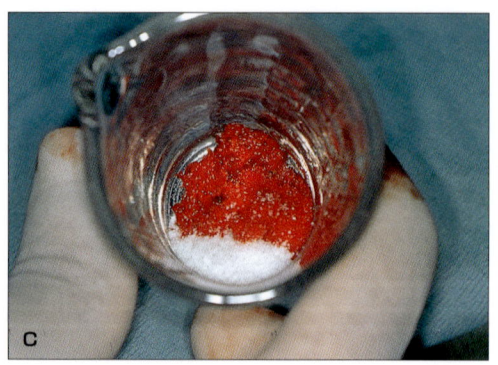

図2-18(つづき)
(h)組織学的所見から移植材の中央付近は吸収しておらず円錐の外側では周囲骨と密着し吸収が始まっている(倍率,10×).

(i)高倍率の所見から生体活性ガラスの円錐の表面は骨と緊密に接していることがわかる(倍率,100×).

図2-19
無機化合物であるPerioGlasは,単独あるいは自家骨との併用で使用する.

(a)生体活性ガラスを粉砕したPerioGlasは,滅菌された軟らかいプラスチックカップに包装されている.

(b)臨床家の好みと欠損形態により,生理食塩水や血液でもどすことができる.

(c)混和したPerioGlasと骨再生を促進させるための自家骨.

ができる[74]．PerioGlasは，カルシウム，リン，ケイ素とナトリウムからできている[56]．ハイドロキシアパタイト結晶と比較してPerioGlasは骨の沈着程度と密度がともに高かった[75]．生体活性合成移植材は，骨内欠損の治療に用いられた．PerioGlasの使用を成功裏にさせる基準は，術前のプランニング，欠損のデブライドメント，軟組織中の血管の保存，ならびに感染のコントロールである（図2-19）[76]．

動物実験で，PerioGlasは，易成型性と止血作用の2つの好ましい性質を持っていることがわかった[56]．骨欠損部に緊密に填塞できると，この材料は強固に付着し，填塞後硬い塊となる．数分後には，周辺を吸引したりハンドピースを使用しても骨欠損内に残っている．また抜歯窩に填塞すると数秒で抜歯窩からの出血が止まる．この止血機構は材料がもつ易成型性と密着性によるものである[56]．この材料は，

1．骨産生を通して，骨内欠損を部分的に修復するように見えた．
2．骨とセメント質の修復はHAやTCPよりも優れていた．
3．上皮の深行増殖を阻害するように急速な化学結合を開始した（この発見はヒトでは確認されていないが）．
4．混和が簡単で，操作性が良好で，骨欠損部に緊密に填塞しやすい．
5．骨内欠損からの出血に対して止血作用があるかもしれない．

顆粒径は，治癒反応に影響しない．結論として，骨と軟組織の両方に結合するPerioGlasは移植材料として良好な結果をもたらす[56]．

Biogran（3i Implant Innovations, Palm Beach Gardens, フロリダ州）は，生体活性ガラス顆粒から作られた吸収性移植材で，化学組成はPerioGlasと同様に，カルシウム，リン，ケイ素とナトリウムである．PerioGlasとBiogranの違いは粒径で，Biogranは300～355μmで，PerioGlasは90～710μmである．Biogranは親水性で，わずかに止血効果があり，出血創であっても残留しやすい．滅菌生理食塩水や患者の血液で材料を湿らすと欠損部の形態にあった形にしやすくなる[77]．骨への置換や成長は，どちらの顆粒でも認められる．この生体活性ガラスによって誘導された骨形成は，複数の部位で始まり，通常の生理的な様式で持続的にリモデリングされる結果として新生骨で速やかにに満たされる[13,34,78]．そのような調整された生体活性は，材料と骨の変化が同時に現れることを示唆している（図2-20）．

硫酸カルシウム

CapSet（Lifecore Biomedical, Chaska, ミネソタ州）は医用の硫酸カルシウムで，一般的には焼石膏として知られており（図2-21），即時埋入インプラント周囲の骨欠損に適用された．移植材は骨再生のために医用硫酸カルシウムと脱灰凍結乾燥骨を併用した．この材料はCapSetと呼ばれる医用硫酸カルシウム粉末とシリンジが入った滅菌キットとして入手できる．混和すると血液が存在していても，術者が望む形態に成型できる．また，混和したものには接着性があるため，創面の縫合が不要となる．硫酸カルシウムは最大30日で炎症反応なしに溶解し細菌の侵入や感染に対して作用しない．

2 骨移植材料の概要

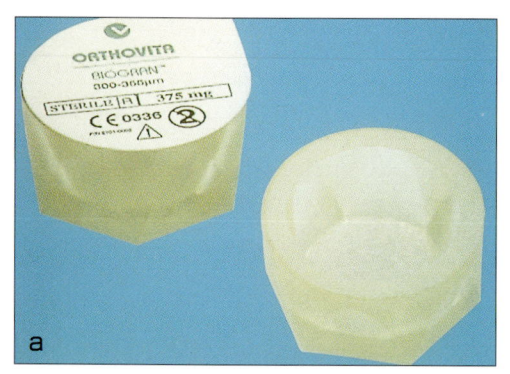

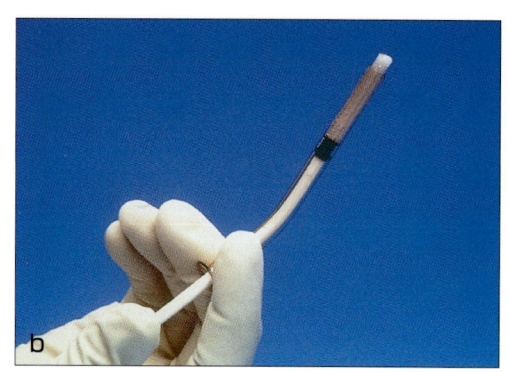

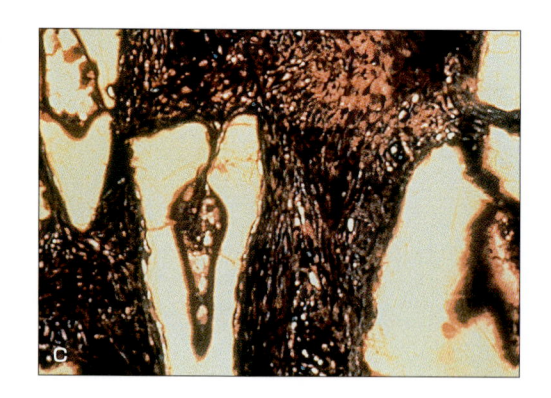

図2-20
吸収性骨移植材であるBiogranは生体活性ガラスからできており，骨欠損部の複数の部位で速やかな骨形成を促す．

(**a**)Biogranは使い捨てのアクリル容器に入っており，追加した材料を混ぜやすくしている．容器の内側は滅菌されている．

(**b**)Biogranは同様に滅菌されたシリンジに包装されているものもあり，生理食塩水や血液を吸引し，材料を浸せるように工夫されている．一度材料に吸収させた後に，過剰な生理食塩水や血液は押し出すようにする．網チップを除去し骨欠損部へ直接填塞する．

(**c**)組織所見から顆粒周囲や顆粒の亀裂で骨が成長しているのがわかる．

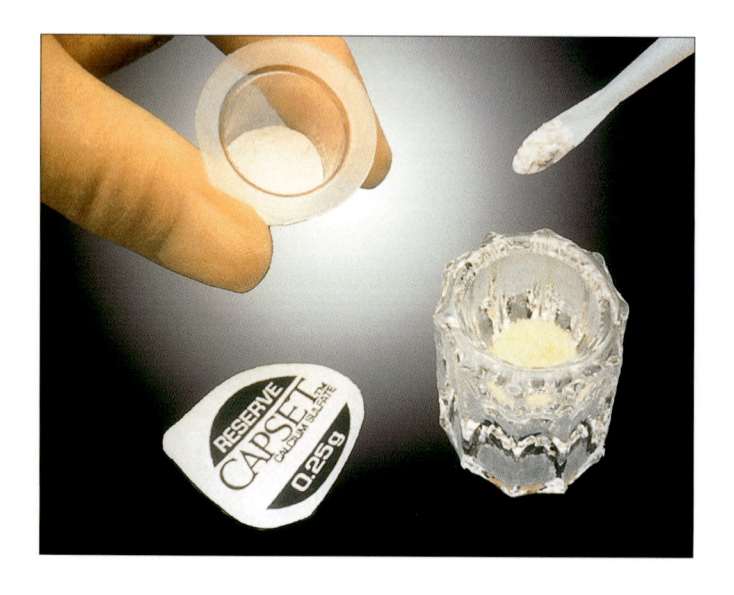

図2-21
医用硫酸カルシウムは移植材として使用され，硫酸カルシウムの粉末と硬化促進溶液が入ったキットになっている．粉末と溶液を混ぜることによってペースト状にし，移植部の表層に膜状に使用したり，自家骨，同種骨や人工骨と混ぜて吸収性結合材として操作性を向上させるために使用する．

まとめ

　自家骨，同種骨，異種骨あるいは組織工学を応用した材料を単独あるいは併用使用する場合，受容部位の骨形成能に基づき行わねばならない．この材料の判断は個々の全身の治癒能力(たとえば，年齢；治癒に影響を及ぼす全身疾患，糖尿病や強皮症や狼瘡などの自己免疫疾患，手術を行ったことのある部位，放射線療法や化学療法を行った部位，放射線照射をした組織層)，欠損部の局所的骨形成能(たとえば，欠損の大きさ，自家骨と移植骨との比率，欠損部の残存骨壁数，移植部位への暫間修復物の使用による欠損のジオメトリー)，移植部の骨形成能(たとえば，移植材の形状と構造，移植材の安定性，軟組織の閉鎖程度，移植部位での軟組織基質)，そして手術の技量で行うべきである．移植材の混合は材料の作用機序，欠損部や宿主の骨形成能，移植部位の成熟に要する時間によって対応する必要がある．

　一般的に，異種骨は単独あるいは同種骨とともに，あるいは組織工学を応用した材料と併用して健全な患者の小さな骨欠損に適用する．自家骨はさらに不健康な患者で非常に大きな骨欠損を有している場合に適用される．骨形成能の低い欠損や患者ではより多くの自家骨が必要とされる(図2-22)．高い骨形成能を持つ欠損部や患者に対しては，より少量の自家骨で間に合ったり，同種骨や異種骨を用いたりすることもできる(図2-23，表2-2)．

　表2-3では本章で紹介した顆粒状移植材について，要求される適応症や骨欠損の種類によってどの材料が最適であるかを比較している．なぜなら，各移植材には，それぞれ長所と短所があり，臨床家はこの点を注意深く理解したうえで材料を選択し，最大限の効果と，最小限の費用，時間と副作用が得られる状態にしなければならない．相対的ランクが高い材料は骨形成能の低い部位でも予知性の高い結果が得られ，相対的ランクが低い材料は骨形成能の高い部位に適用することが推奨される．骨形成のための移植材料の相対的品質を格付けするために使用された番付システムが，臨床応用と文献のレビューに基づき作成されたことに注意が必要である．

2 骨移植材料の概要

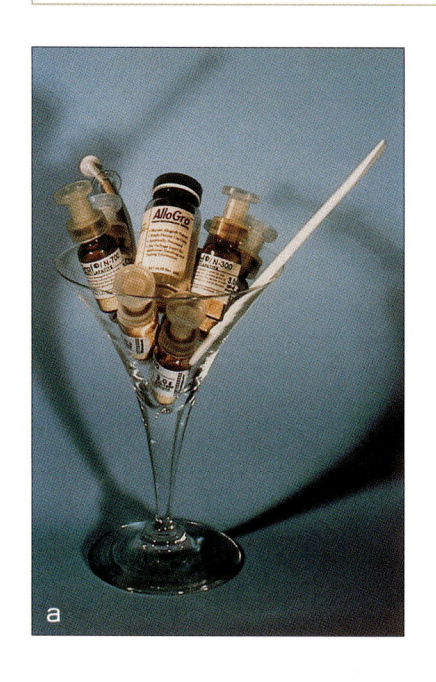

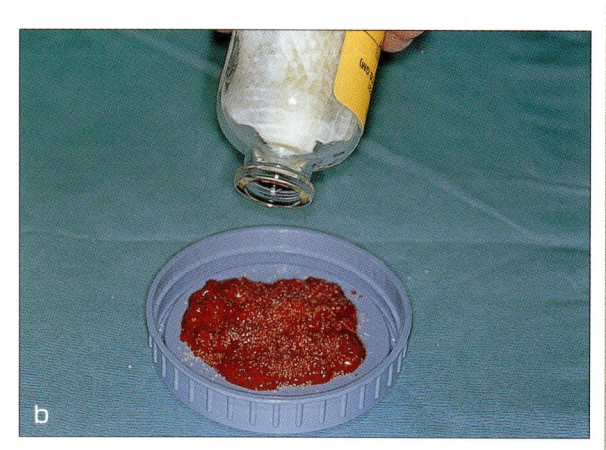

図2-22
複合材料は各材料の長所を引き出し，短所を最小限にするように使用される．

(**a**)無数の再生材料の中からどれを選ぶか臨床家はよく迷ってしまう．材料の適応や禁忌，そして作用機序に精通することによって，患者や受容側の特性に合った最適のカクテル(複合移植材)をつくることができる．

(**b**)脱灰凍結乾燥骨は採取されたばかりの自家骨と併用して移植される．移植材料のゴールドスタンダードである自家骨を併用することにより移植材料の骨形成能が向上する．

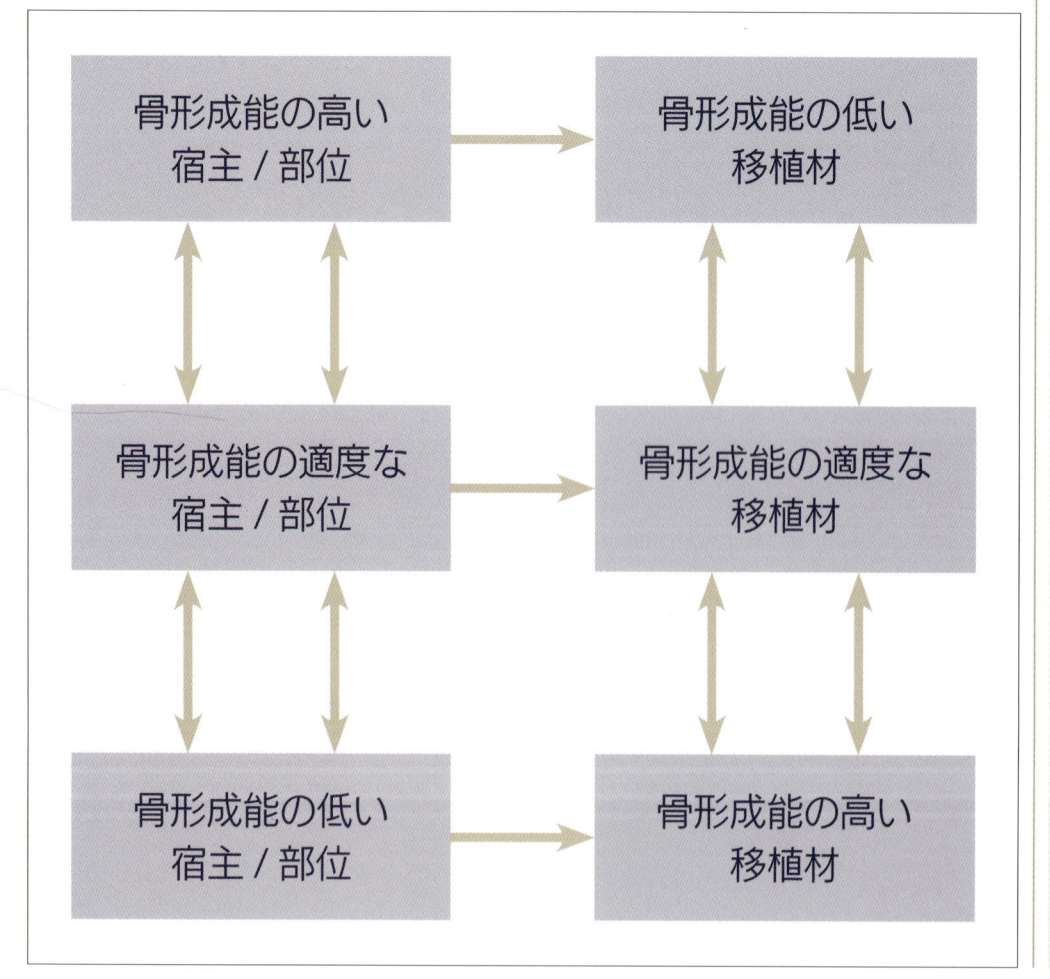

図2-23
患者の全身的な健康状態，欠損の大きさ，形態，自家骨の比率などに基づき，欠損の骨形成能の高さが決まり，自家骨が少量の場合，異種骨の量は増加する．骨形成能が低い骨欠損では，自家骨がより多く必要とされる．

表2-2 高，中，低骨形成能を持つ欠損部へ使用する顆粒状の移植材料

欠損部の骨形成能	要求される移植材
高い	80〜90％多孔性材料，10〜20％異種骨
中等度	40％自家骨，40％多孔性材料，20％ PepGen, C-Graft あるいは Bio-Oss，場合により PRP
低い	90％自家骨，10％吸収速度の遅い骨増大型異種骨と PRP

表2-3 顆粒状の移植材料の比較

顆粒移植材	おおよその吸収期間	移植材の骨形成能の相対評価（1-10段階）*	得られる量	相対的な金額（$, $$, $$$）#	特性／禁忌
自家骨					
腸骨	3-6か月	10	70-140mL	NA	高度に吸収した骨の大きな再建．入院と外科処置が必要．費用と侵襲は高い．大量に特異なタイプの骨が必要な場合に限る．
脛骨プラトー	3-6か月	10	20-40mL	NA	中程度から大きな欠損の再建，あるいは低，中等度の骨形成能．膜やチタンメッシュを用いた顎堤再建，上顎洞底の挙上．外来で静脈内鎮静下で熟練した術者が行う．

*1＝最低の特性，10＝最高の特性
#1回分の使用量あたりの相対的金額．$＝低額，$$＝中程度の金額，$$$＝高額

2 骨移植材料の概要

表2-3 （つづき）

顆粒移植材	おおよその吸収期間	移植材の骨形成能の相対評価（1-10段階）*	得られる量	相対的な金額（$, $$, $$$）#	特性／禁忌
オトガイ	4-8か月	10	5 mL	NA	低あるいは中等度の骨形成能を有した欠損部の小さな再建に適用し，片側の上顎洞底挙上術や中程度に吸収した顎堤，他の材料と併用した両側の上顎洞底挙上術．
上顎結節	3-6か月	7	2-4 mL	NA	片側の上顎洞底挙上術，中程度に吸収した顎堤，あるいは他の材料と併用した両側の上顎洞底挙上術，など低あるいは中等度の骨形成能を持った欠損の小さな再建．
外科処置隣接部，頰棚，上行枝などから骨削合	3-7か月	6	0.5-2.5 mL	$	片側の上顎洞底挙上術，中程度に吸収した顎堤，他の材料と併用して両側の上顎洞底挙上術，など低あるいは中等度の骨形成能を持った欠損の小さな再建．
オステオトームで切削中の骨の吸引	1-3か月	4	0-0.5 mL	$	非常に小さな骨欠損．インプラントのスレッド部の露出．
同種骨					
Puros（異種骨）	6-15か月	6	限度なし	$$	片側の上顎洞底挙上，中程度の吸収顎堤，あるいは他の材料と併用して両側の上顎洞底挙上術，など低あるいは中等度の骨形成能を持った欠損部での小さな骨の再建．
FDBA	6-15か月	5.5	限度なし	$$	片側の上顎洞底挙上，中程度の吸収顎堤，あるいは他の材料と併用して両側の上顎洞底挙上術，など低あるいは中等度の骨形成能を持った欠損部での小さな骨の再建．
放射線照射海綿骨	4-12か月	3	限度なし	$	臨床応用に関する判断材料が不足している．
DFDBA	2-4か月	2	限度なし	$	歯周組織の骨欠損のみ．骨形成能はなく結合組織ができる．

表2-3 (つづき)

顆粒移植材	おおよその吸収期間	移植材の骨形成能の相対評価(1-10段階)*	得られる量	相対的な金額($, $$, $$$)#	特性／禁忌
異種骨／人工骨／組織工学, その他					
PepGen P-15（合成タンパクを含むウシ由来ハイドロキシアパタイト）	18-36か月	5	限度なし	$$$	軽度から中等度に吸収した上顎洞底挙上などのように，中等度から高度に骨形成能がある小から中程度の骨の再建に用いる．かなり高価なため通常は比較的安価な材料と混ぜて使用する．また，エックス線非透過性を付与する．
C-Graft（石灰化藻）	6-18か月	4	限度なし	$	軽度に吸収した上顎洞底挙上，膜を用いた顎堤増大，インプラントのスレッド部の露出や4から5壁性の抜歯窩など高い骨形成能を有した小さな骨の再建に用いる．
Bio-Oss（無機ウシ骨）	15-30か月	4	限度なし	$$	4から5壁性の抜歯窩，インプラントのスレッド，遮蔽膜を併用した大きな欠損への応用，小規模な上顎洞底挙上，など高い骨形成能を持った欠損部の小さな再建．他の材料と併用しエックス線不透過性を上げる．
OsteoGraf／N（無機ウシ骨）（微小気孔ハイドロキシアパタイト顆粒）	18-36か月	4	限度なし	$$	4から5壁性の抜歯窩，インプラントのスレッド，遮蔽膜を併用した大きな欠損への応用，小規模な上顎洞底挙上，など高い骨形成能を持った欠損部の小さな再建．他の材料と併用しエックス線不透過性を上げる．
OsteoGen（多孔性無機結晶性）	4-10か月	3	限度なし	$	軽度に吸収した上顎洞底挙上，膜を用いた顎堤増大，インプラントのスレッド部の露出や4から5壁性の抜歯窩など高い骨形成能を有した小さな骨の再建に用いる．
Cerasorb（β-TCP）	4-12か月	3	限度なし	$	単体で骨移植した場合には吸収速度が速すぎる．安価な併用移植材として用いることができる．

2 骨移植材料の概要

表2-3 （つづき）

顆粒移植材	おおよその吸収期間	移植材の骨形成能の相対評価(1-10段階)*	得られる量	相対的な金額 ($, $$, $$$)#	特性／禁忌
Interpore 200 （多孔性珊瑚由来ハイドロキシアパタイト）	5-7年	3	限度なし	$$	骨移植術の際に吸収が遅すぎる．
CapSet	1-3か月	3	限度なし	$	混和が必要で，操作時間に制限がある．小さな4～5壁性骨欠損に対してFDBAやDFDBAと併用して用いると結果が良好．
Bioplant HTR Polymer （表面に水酸化カルシウムで覆われた気孔を有した合成移植材）	10-15年	2	限度なし	$	骨の成長に要求されるよりもかなり遅い吸収．骨の成長をあまり期待しない場所で吸収が遅くてもよいような，抜歯後ブリッジのポンティック基底面となるような長期間形態変化の少ない顎堤を必要とする場合．
PerioGlas （合成顆粒状ガラスセラミック）	18-24か月	2	限度なし	$	歯周組織の骨欠損にのみ適用．骨移植材としては結果が思わしくなく吸収が遅すぎる．
Biogran （合成顆粒状ガラスセラミック）	18-24か月	2	限度なし	$	歯周組織の骨欠損にのみ適用．骨移植材としては結果が思わしくなく吸収が遅すぎる．

参考文献

1. Hoexter DL. Bone regeneration graft materials. J Oral Implantol 2002;28:290–294.
2. Lane JM. Bone graft substitutes. West J Med 1995;163:565–566.
3. Misch CE, Dietsh F. Bone-grafting materials in implant dentistry. Implant Dent 1993;2:158–167.
4. Frame JW. Hydroxyapatite as a biomaterial for alveolar ridge augmentation. Int J Oral Maxillofac Surg 1987;16:642–655.
5. Pinholt EM, Bang G, Haanaes HR. Alveolar ridge augmentation in rats by combined hydroxylapatite and osteoinductive material. Scand J Dent Res 1991;99:64–74.
6. Second-hand bones? Lancet 1992;340:1443.
7. Schopper C, Goriwoda W, Moser D, Spassova E, Watzinger F, Ewers R. Long-term results after guided bone regeneration with resorbable and microporous titanium membranes. Oral Maxillofac Clin North Am 2001;13:449–457.
8. Koole R, Bosker H, van der Dussen FN. Late secondary autogenous bone grafting in cleft patients comparing mandibular (ectomesenchymal) and iliac crest (mesenchymal) grafts. J Craniomaxillofac Surg 1989;17(suppl 1:28–30.
9. Garg AK. Practical Implant Dentistry. Dallas: Taylor, 1996:89–101.
10. Buser D, Dula K, Hirt HP, Schenk RK. Lateral ridge augmentation using autografts and barrier membranes: A clinical study with 40 partially edentulous patients. J Oral Maxillofac Surg 1996;54:420–432.
11. Hislop WS, Finlay PM, Moos KF. A preliminary study into the uses of anorganic bone in oral and maxillofacial surgery. Br J Oral Maxillofac Surg 1993;31:149–153.
12. Rummelhart JM, Mellonig JT, Gray JL, Towle HJ. A comparison of freeze-dried bone allograft and demineralized freeze-dried bone allograft in human periodontal osseous defects. J Periodontol 1989;60:655–663.
13. Schepers EJ, Ducheyne P, Barbier L, Schepers S. Bioactive glass particles of narrow size range: A new material for the repair of bone defects. Implant Dent 1993;2:151–156.
14. Buck BE, Malinin TI, Brown MD. Bone transplantation and human immunodeficiency virus. An estimate of risk of acquired immunodeficiency syndrome (AIDS). Clin Orthop 1989;240:129–136.
15. Acil Y, Springer IN, Broek V, Terheyden H, Jepsen S. Effects of bone morphogenetic protein-7 stimulation on osteoblasts cultured on different biomaterials. J Cell Biochem 2002;86:90–98.
16. Wikesjo UM, Sorensen RG, Kinoshita A, Wozney JM. RhBMP-2/alphaBSM induces significant vertical alveolar ridge augmentation and dental implant osseointegration. Clin Implant Dent Relat Res 2002;4:174–182.
17. Meffert RA. Current usage of bone fill as an adjunct in implant dentistry. Dent Implantol Update 1998;9:9–12.
18. Feuille F, Knapp CI, Brunsvold MA, Mellonig JT. Clinical and histologic evaluation of bone-replacement grafts in the treatment of localized alveolar ridge defects. Part 1: Mineralized freeze-dried bone allograft. Int J Periodontics Restorative Dent 2003;23:29–35.
19. Masullo C. Estimate of the theoretical risk of transmission of Creutzfeldt-Jakob disease by human dura mater grafts manufactured by the Tutoplast process: A commissioned report for Biodynamics International. Rome, Italy: Institute of Neurology, Catholic University: 1995.
20. Gunther KP, Scharf HP, Pesch HJ, Puhl W. Osteointegration of solvent-preserved bone transplants in an animal model. Osteologie 1996;5:4–12.
21. Sener BC, Tasar F, Akkocaoglu M, zgen S, Kasapouglu O. Use of allogenic bone grafts in onlay and sandwich augmentation techniques. Presented at the XIV Congress of the European Association for Cranio-Maxillofacial Surgery, Helsinki, 1–5 September 1998.
22. Becker W, Urist M, Becker BE, et al. Clinical and histologic observations of sites implanted with intraoral autologous bone grafts or allografts. 15 human case reports. J Periodontol 1996;67:1025–1033.
23. Dalkyz M, Ozcan A, Yapar M, Gokay N, Yuncu M. Evaluation of the effects of different biomaterials on bone defects. Implant Dent 2000;9:226–235.
24. Alexopoulou M, Semergidis T, Sereti M. Allogenic bone grafting of small and medium defects of the jaws. Presented at the XIV Congress of the European Association for Cranio-Maxillofacial Surgery, Helsinki, 1–5 September 1998.

25. Brugnami F, Then PR, Moroi H, Leone CW. Histologic evaluation of human extraction sockets treated with demineralized freeze-dried bone allograft (DFDBA) and cell occlusive membrane. J Periodontol 1996;67:821–825.
26. Zhang M, Powers RM Jr, Wolfinbarger L Jr. A quantitative assessment of osteoinductivity of human demineralized bone matrix. J Periodontol 1997;68:1076–1084.
27. Schwartz Z, Mellonig JT, Carnes DL Jr, et al. Ability of commercial demineralized freeze-dried bone allograft to induce new bone formation. J Periodontol 1996;67:918–926.
28. Masters LB, Mellonig JT, Brunsvold MA, Nummikoski PV. A clinical evaluation of demineralized freeze-dried bone allograft in combination with tetracycline in the treatment of periodontal osseous defects. J Periodontol 1996;67:770–781.
29. Bowers G, Felton F, Middleton C, et al. Histologic comparison of regeneration in human intrabony defects when osteogenin is combined with demineralized freeze-dried bone allograft and with purified bovine collagen. J Periodontol 1991;62:690–702.
30. Takikawa S, Bauer TW, Kambic H, Togawa D. Comparative evaluation of the osteoinductivity of two formulations of human demineralized bone matrix. J Biomed Mater Res 2003;65A:37–42.
31. Tatum OH Jr, Lebowitz MS, Tatum CA, Borgner RA. Sinus augmentation. Rationale, development, long-term results. N Y State Dent J 1993;59:43–48.
32. Tatum OH Jr. Osseous grafts in intra-oral sites. J Oral Implantol 1996;22:51–52.
33. Meffert RM, Thomas JR, Hamilton KM, Brownstein CN. Hydroxylapatite as an alloplastic graft in the treatment of human periodontal osseous defects. J Periodontol 1985;56:63–73.
34. Schepers E, de Clercq M, Ducheyne P, Kempeneers R. Bioactive glass particulate material as a filler for bone lesions. J Oral Rehabil 1991;18:439–452.
35. Rosen PS, Reynolds MA, Bowers GM. The treatment of intrabony defects with bone grafts. Periodontol 2000 2000;22:88–103.
36. Ashman A. The use of synthetic bone materials in dentistry. Compendium 1992;13:1020, 1022, 1024–1026, passim.
37. Stahl SS, Froum SJ. Histologic and clinical responses to porous hydroxylapatite implants in human periodontal defects. Three to twelve months postimplantation. J Periodontol 1987;58:689–695.
38. Jarcho M. Biomaterial aspects of calcium phosphates. Properties and applications. Dent Clin North Am 1986;30:25–47.
39. Kasperk C, Ewers R, Simons B, Kasperk R. Algae-derived (phycogene) hydroxylapatite. A comparative histological study. Int J Oral Maxillofac Surg 1988;17:319–324.
40. Fucini SE, Quintero G, Gher ME, Black BS, Richardson AC. Small versus large particles of demineralized freeze-dried bone allografts in human intrabony periodontal defects. J Periodontol 1993;64:844–847.
41. Mercier P, Bellavance F, Cholewa J, Djokovic S. Long-term stability of atrophic ridges reconstructed with hydroxylapatite: A prospective study. J Oral Maxillofac Surg 1996;54:960–968.
42. Frame JW, Rout PG, Browne RM. Ridge augmentation using solid and porous hydroxylapatite particles with and without autogenous bone or plaster. J Oral Maxillofac Surg 1987; 45:771–778.
43. Boyne PJ. Advances in preprosthetic surgery and implantation. Curr Opin Dent 1991;1:277–281.
44. Pinholt EM, Bang G, Haanaes HR. Alveolar ridge augmentation in rats by Bio-Oss. Scand J Dent Res 1991;99:154–161.
45. Artzi Z, Dayan D, Alpern Y, Nemcovsky CE. Vertical ridge augmentation using xenogenic material supported by a configured titanium mesh: Clinicohistopathologic and histochemical study. Int J Oral Maxillofac Implants 2003;18:440–446.
46. Hurzeler MB, Kirsch A, Ackermann KL, Quinones CR. Reconstruction of the severely resorbed maxilla with dental implants in the augmented maxillary sinus: A 5-year clinical investigation. Int J Oral Maxillofac Implants 1996;11:466–475.
47. Callan DP, Rohrer MD. Use of bovine-derived hydroxyapatite in the treatment of edentulous ridge defects: A human clinical and histologic case report. J Periodontol 1993;64:575–582.
48. Krauser JT, Rohrer MD, Wallace SS. Human histologic and histomorphometric analysis comparing OsteoGraf/N with PepGen P-15 in the maxillary sinus elevation procedure: A case report. Implant Dent 2000;9:298–302.

49. Froum SJ, Tarnow DP, Wallace SS, Rohrer MD, Cho SC. Sinus floor elevation using anorganic bovine bone matrix (OsteoGraf/N) with and without autogenous bone: A clinical, histologic, radiographic, and histomorphometric analysis—Part 2 of an ongoing prospective study. Int J Periodontics Restorative Dent 1998;18:528–543.
50. Smiler DG. Comparison of anorganic bovine mineral with and without synthetic peptide in a sinus elevation: A case study. Implant Dent 2001;10:139–142.
51. Bhatnagar RS, Qian JJ, Wedrychowska A, Sadeghi M, Wu YM, Smith N. Design of biomimetic habitats for tissue engineering with P-15, a synthetic peptide analogue of collagen. Tissue Eng 1999;5:53–65.
52. Yukna RA, Krauser JT, Callan DP, Evans GH, Cruz R, Martin M. Multi-center clinical comparison of combination anorganic bovine-derived hydroxyapatite matrix (ABM)/cell binding peptide (P-15) and ABM in human periodontal osseous defects. 6-month results. J Periodontol 2000;71:1671–1679.
53. Yukna RA, Callan DP, Krauser JT, et al. Multicenter clinical evaluation of combination anorganic bovine-derived hydroxyapatite matrix (ABM)/cell binding peptide (P-15) as a bone replacement graft material in human periodontal osseous defects. 6-month results. J Periodontol 1998;69:655–663.
54. Yukna R, Salinas TJ, Carr RF. Periodontal regeneration following use of ABM/P-1 5: A case report. Int J Periodontics Restorative Dent 2002;22:146–155.
55. Hahn J, Rohrer MD, Tofe AJ. Clinical, radiographic, histologic, and histomorphometric comparison of PepGen P-15 particulate and PepGen P-15 flow in extraction sockets: A same-mouth case study. Implant Dent 2003;12:170–174.
56. Fetner AE, Hartigan MS, Low SB. Periodontal repair using PerioGlas in nonhuman primates: Clinical and histologic observations. Compendium 1994;15:932, 935–938.
57. Sandor GK, Kainulainen VT, Quieroz JO, Carmichael RP, Oikarinen KS. Preservation of ridge dimensions following grafting with coral granules of 48 post-traumatic and post-extraction dento-alveolar defects. Dent Traumatol 2003;19:221–227.
58. Schmitt JM, Buck DC, Joh SP, Lynch SE, Hollinger JO. Comparison of porous bone mineral and biologically active glass in critical-sized defects. J Periodontol 1997;68:1043–1053.
59. White E, Shors EC. Biomaterial aspects of Interpore-200 porous hydroxyapatite. Dent Clin North Am 1986;30:49–67.
60. Pollick S, Shors EC, Holmes RE, Kraut RA. Bone formation and implant degradation of coralline porous ceramics placed in bone and ectopic sites. J Oral Maxillofac Surg 1995;53:915–922.
61. Yukna RA. Clinical evaluation of coralline calcium carbonate as a bone replacement graft material in human periodontal osseous defects. J Periodontol 1994;65:177–185.
62. Schopper C, Ewers R, Moser D. Bioresorption of Algipore at human recipient sites. J Cranio Max Fac Surg 1998;26(suppl 1):172–173.
63. Schopper C, Moser D, Wanschitz F, et al. Histomorphologic findings on human bone samples six months after bone augmentation of the maxillary sinus with Algipore. J Long Term Eff Med Implants 1999;9:203–213.
64. Ashman A. Clinical applications of synthetic bone in dentistry. Part 1. Gen Dent 1992;40:481–487.
65. Ashman A. Clinical applications of synthetic bone in dentistry, Part II: Periodontal and bony defects in conjunction with dental implants. Gen Dent 1993;41:37–44.
66. Stahl SS, Froum SJ, Tarnow D. Human clinical and histologic responses to the placement of HTR polymer particles in 11 intrabony lesions. J Periodontol 1990;61:269–274.
67. Yukna RA. HTR polymer grafts in human periodontal osseous defects. I. 6-month clinical results. J Periodontol 1990;61:633–642.
68. Yukna RA, Saenz AM, Shannon M, Mayer ET. Use of HTR synthetic bone as an augmentation material in conjunction with immediate implant placement: A case report. J Oral Implantol 2003;29:24–28.
69. Wilson J, Nolletti D. Bonding of soft tissues to Bioglass. In: Yamamuro T, Hench LL, Wilson J (eds). Handbook of Bioactive Ceramics, vol 1. Boca Raton, FL: CRC Press, 1990:282–302.
70. Wilson J, Low SB. Bioactive ceramics for periodontal treatment: Comparative studies in the Patus monkey. J Appl Biomater 1992;3:123–129.
71. Greenspan DC. Bioglass bioactivity and clinical use. Presented at the Dental Implant Clinical Research Group Annual Meeting, St Thomas, VI, 27–29 Apr 1995.

72. Knapp CI, Feuille F, Cochran DL, Mellonig JT. Clinical and histologic evaluation of bone-replacement grafts in the treatment of localized alveolar ridge defects. Part 2: Bioactive glass particulate. Int J Periodontics Restorative Dent 2003;23:129–137.
73. Kirsh ER, Garg AK. Postextraction ridge maintenance using the endosseous ridge maintenance implant (ERMI). Compendium 1994;15:234, 236, 238 passim.
74. Wilson J, Clark AE, Hall M, Hench LL. Tissue response to Bioglass endosseous ridge maintenance implants. J Oral Implantol 1993;19:295–302.
75. Oonishi H, Kushitani S, Yasukawa E, et al. Bone growth into spaces between 45S5 Bioglass granules. Presented at the 7th International Symposium on Ceramics in Medicine, Turku, Finland, 28–30 July 1994.
76. Quinones CR, Lovelace TB. Utilization of a bioactive synthetic particulate for periodontal therapy and bone augmentation techniques. Pract Periodont Aesthet Dent 1997;9:1–7.
77. Bone preservation: Taking appropriate steps to maintain the alveolar ridge. Medco Forum 1997;4:1, 4.
78. Ducheyne P, Bianco P, Radin S, Schepers E (eds). Bioactive Materials: Mechanisms and Bioengineering Considerations. Philadelphia: Reed Healthcare, 1992:1–12.

CHAPTER 3
骨誘導再生法に用いるバリアメンブレン(遮蔽膜)

　バリアメンブレンテクニックと種々のメンブレン材料の出現によって，組織誘導再生(GTR)法および骨誘導再生(GBR)法を用いた骨や歯周組織の構造的，機能的なより予知性の高い修復が可能となった．バリアメンブレンテクニックは，創傷治癒期間中における異なった組織(たとえば，歯肉上皮，歯肉結合組織，歯根膜，歯槽骨)が有する性質に基づいている[1]．バリアメンブレンを用いた術式の目的は，治療後の治癒期間中に異なった組織の増殖を誘導するための，選択的な細胞の再増殖である(図3-1)[2]．骨，セメント質，および歯根膜の形成能を持つ細胞が組織再生を刺激するために，欠損部を満たさなければならない．歯根膜，および／または歯槽骨の中に存在している前駆細胞(progenitor cells)は，歯や骨欠損部の周囲に残存している(図3-2)[3]．歯肉弁(フラップ)を元の位置に戻して縫合する前に，物理的バリアをフラップと欠損部との間に設置すると，歯肉上皮と結合組織(望ましくない細胞)がバリアによって作られたスペースに接触するのを防ぐ．また，バリアは欠損部への再生細胞の再増殖を容易にする[4-7]．

　多くの初期における研究は，歯周組織の欠損に対する治療に関係のあるものであったが，バリアメンブレンテクニックの主要

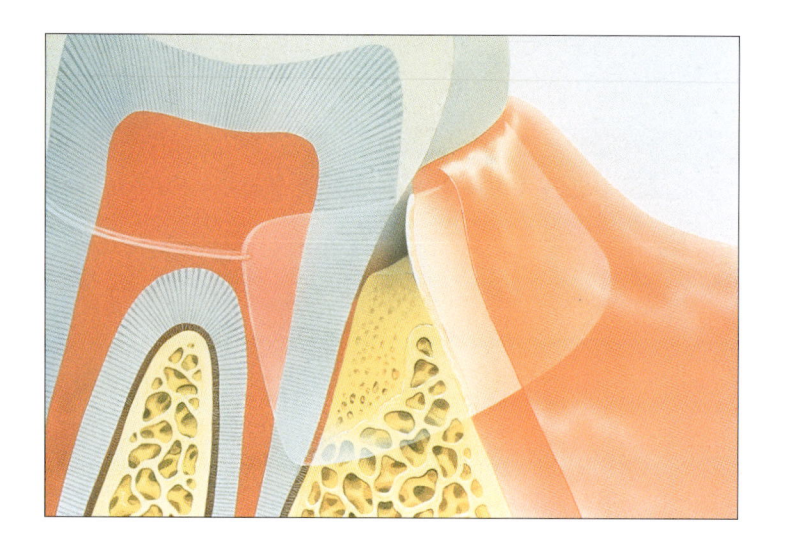

3 骨誘導再生法に用いるバリアメンブレン(遮蔽膜)

図3-1
バリアメンブレンは望ましくない組織の欠損部への侵入を防止し，欠損部内での望ましい組織の形成を保護，促進するために設置される．

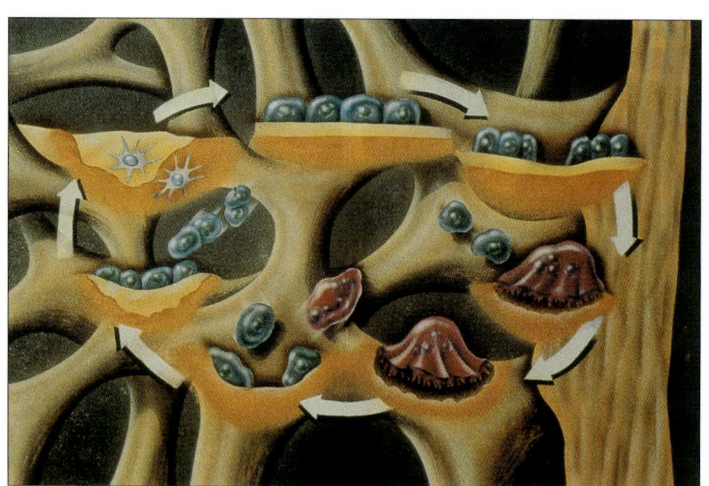

図3-2
バリアメンブレンは歯根膜や歯槽骨中の前駆細胞(progenitor cells)を保護し，隔離する．

な目的は歯槽堤欠損の増大を容易にし，インプラント周囲骨の治癒を増進し，完全な骨再生を誘導し，骨移植の結果を向上させ，さらに失敗したインプラントに対して治療を行うことである[8-14]．バリアメンブレンテクニック，または骨増大(osteopromotion)のための術式は，バリアを用いて他の組織，とくに結合組織が骨を再形成しようとする場へ侵入することを防止し，骨新生や直接的な骨形成に対する障害を排除する[9]．またメンブレンは，血餅の安定性と保護や，治癒組織と歯根面との間の断絶を防ぐための二重のフラップとして機能し，付加的な創傷部の被覆をもたらす[15]．さらにメンブレンは血餅に対してテントのような領域を提供し，欠損基底部からの細胞や血管の内部成長のための足場として作用し，フラップ下部にスペースを作り出す[16]．

研究により相互に作用する因子が歯周処置の予知性に影響を及ぼすことが明らかになり，組織を分離することはまさにこれらの要因のひとつである[17,18]．バリアメンブレンを用いた術式の主な目的は，機能的な再生を実現するために生体が本来持ってい

る可能性を最大限生かせる環境をつくりだすことである[18]．再生のために適切な環境をつくりだすための最も重要な要素とは，血餅に満たされたスペースの形成と維持，細菌の侵入による炎症の予防，望ましくない組織から再生のためのスペースを隔離すること，そして解明されつつある創傷部の複合体の機械的安定性を確実にすることなどである．

バリアメンブレン技術の究極の目標は，炎症性疾患もしくは外傷によって失われた支持組織(すなわち骨)の回復である[19,20]．この目標に到達するための試みとして，いくつかの治療様式が骨移植や代用骨の併用の有無にかかわらず用いられている[19,20]．

バリアメンブレンテクニックに用いられる材料

バリアメンブレンテクニックとそれらの臨床での適応の拡大に付随して，異なったタイプのメンブレン材料が開発されている[8]．使用されたメンブレンの生体適合性と物理的な特性は，バリア機能に大きな影響を及ぼす[18]．生体適合性，細胞遮断性，スペースメイキング，組織統合性，そして臨床での操作性は再生療法に用いられる材料の設計で考慮しなければならない評価基準である[22]．また，これらの材料は安全かつ効果的で費用効率がよく，操作が容易であるべきである．さらに，バリアメンブレンは再生が完了するまで局所に残存し，新生組織を傷害してはならない[23,24]．

一般に，さまざまなバリアを用いた臨床および組織学的な研究結果は好ましいものであった．しかし，各々のメンブレンには特有の利点と関連した欠点もしくは制限があるので，あらゆる臨床の状況における理想的な単一材料は見出せなかった[18,25,26]．

成功を確実にするために，適応に対して各材料に固有の利点と欠点を知ることは重要である[18]．たとえば，骨移植を併用するか否かに関係なく，いくつかの状況でメンブレンを安定させるためにピン固定法を用いることができる[27,28]．一般に，バリアメンブレン材料は，非吸収性と吸収性との2つの範疇に分けられている．さらに，メンブレン除去の必要性なしに，非吸収性メンブレンの安定性を得るために，チタンホイル(titanium foil)のような代替材料の使用が試みられている[29]．

非吸収性メンブレン

非吸収性材料を用いた最初の研究にはセルロースフィルター(Millipore Filter, Millipore, Bedford, MA)や延伸加工した四フッ化エチレン(e-PTFE)(Gore-Tex, W. L. Gore, Flagstaff, AZ)などが用いられた．これらの材料は本来，医科や歯科での使用を目的につくられたものではなかった(図3-3)．セルロースフィルターとe-PTFEはバリアを介して液体と栄養物は通過させるが，その微小孔は細胞を通過させなかったため，バリア材料として選択された[2]．生体外での研究では，ミリポアフィルターは早期に骨芽細胞(MC3T3-E1)の付着を促進したと結論づけられた．論文で注目されたその他の非吸収性メンブレンとしては歯科用ラバーダムがある[30]．

セルロースフィルター

初期の研究では，霊長類でセルロースフィルターを使用すると，結合組織と歯肉上皮が排除され，歯根膜由来の細胞を創傷部に再増殖させるということが調べられた[31]．イヌの歯における頬側面の歯根膜，セメント質，歯槽骨を除去し，その欠損部

3 骨誘導再生法に用いるバリアメンブレン（遮蔽膜）

にセルロースフィルターを置いた．それに引き続く組織学的検査によって，歯槽骨の再生と歯根膜線維が封入されたセメント質による新付着が明らかとなった．

そしてヒトへのこれらの膜の使用が研究された[31]．進行した歯周疾患を伴った下顎前歯部を全層フラップで剥離し，デブライドメントとスケーリング，ルートプレーニングを行い，セルロースフィルターで欠損部と歯槽骨部を覆った．3か月後の組織学的検査では，コラーゲン線維の埋入を伴う新生セメント質が認められた．セルロースフィルターの欠点としては，歯肉を剥離すること，成熟前に除去してしまうこと，膜除去のための二次手術が必要なことなどが挙げられる．

延伸加工した四フッ化エチレン（e-PTFE）

現在までのところ，バリアメンブレンの研究の大多数はe-PTFEメンブレンに関するものである．e-PTFEメンブレンは多くの動物やヒトの研究に広く使われており，他のタイプのメンブレンに比べて，ゴールドスタンダードとみなされている[2,24]．e-PTFEメンブレンは微細構造においては四フッ化エチレン（PTFE）の結節と小線維の基質から構成され，多孔性が変化を示し，その目的とされる応用法に対する臨床的，生物学的要求を満たしている．e-PTFEは生体不活性と組織親和性で知られている[32]．多孔性の微細構造により，創傷治癒過程を安定させるための結合組織の内部成長と付着が可能となり，上皮の増殖が阻害される．さらに，e-PTFEは生体に埋植される医療用材料として安全で効果的な既往を持ち合わせている[18]．

e-PTFEバリアメンブレンは2つの部分から構成されている．1つは歯冠側端の開放性の微細構造を有するカラー部で，これは早期の血餅形成と，メンブレンを固定するためのコラーゲン線維の侵入を容易にする（図3-4）．カラー部はまた，コンタクトインヒビション（contact inhibition）と呼ばれる現象により，上皮が根尖方向へ増殖することを阻止している．2つ目の部分は遮蔽膜としての部分で，バリア外側の歯肉組織が欠損部での治癒過程に関与することを妨げる[2,20]．形態の異なる2つのe-PTFEメンブレンが，その場に応じて使用される．歯肉貫通型のデザイン（transgingival design）は歯のように歯肉を貫通して伸びている構造に関連した欠損の治療に使われている．完全埋入型（submerged design）は骨欠損のような，口腔の環境とは隔てられた部位の治療に使われている[32]．

チタン強化型のe-PTFEメンブレンは，十分なスペースが得られない欠損形態の場合に必要とされるテントのような効果を増大させるように設計された[33]．スペース確保とその維持が，再生の成功のために必要なものとされてきた（図3-5）．スペース確保の成否はまた，メンブレンの落ち込みに抵抗する機械的な能力にかかっている．再生のために作られた最初のメンブレンは，かなりの強靭さを持つことを意図された．しかし，そのメンブレンはある程度の復元力を持っていたので，近接した骨から十分なメンブレンのサポートのある症例にその使用が限定された[18]．よって，チタン強化型のe-PTFEメンブレンは欠損の解剖学的形態によって非強化型材料が欠損部に落ち込む可能性のある症例や，理想とされる再生のためにより広いスペースが必要とされる症例での使用のために作り出された．従来型のe-PTFEメンブレンと同様に，チタン強化型のメンブレンにも歯肉貫通型（transgingival design）と完全埋入型

3 バリアメンブレンテクニックに用いられる材料

図3-3
Gore-Texメンブレンはさまざまな医療に適用できる．この中空で，管状のものは長さ12インチ（30.48 cm），直径0.5インチ（1.27 cm）で，血管の修復用にデザインされた．

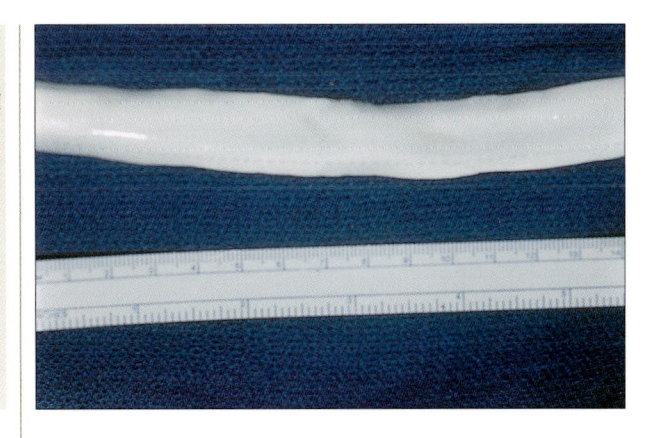

図3-4
この完全埋入型非吸収性e-PTFEメンブレン（Gore-Tex）はフラップを復位することで口腔内の環境と完全に隔離される欠損部に使用される．メンブレンの表面は開口した微細構造で，早期の血餅形成，コラーゲン線維の侵入によりメンブレンを安定させる．開口した微細構造はまた，コンタクトインヒビションにより上皮の根尖方向への増殖を阻害する．遮蔽効果をもつ中心部は歯肉組織の侵入を阻害する．

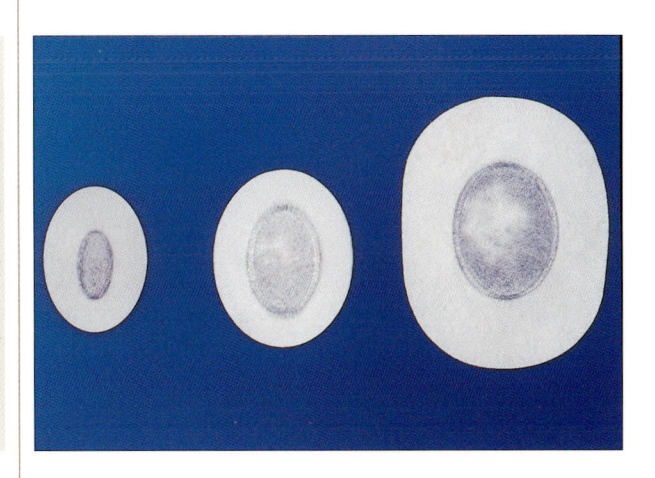

図3-5
(a) この下顎前歯部の欠損（外傷による歯の喪失）の大きさではメンブレンはつぶれないので，チタン強化型ではないe-PTFEメンブレンが適用される．インプラントが同時に埋入され，1本の固定用スクリューが，テントを持ち上げるようにメンブレン下部に用いられた．メンブレンを固定するためにその他のスクリューが追加される．

(b) メンブレン除去時に十分な歯槽堤の幅ができていることに注目．メンブレンは歯肉縁下にあり，歯間乳頭部でみられるように，辺縁組織を維持するための良好な創部の閉鎖と隔離を可能にしている．

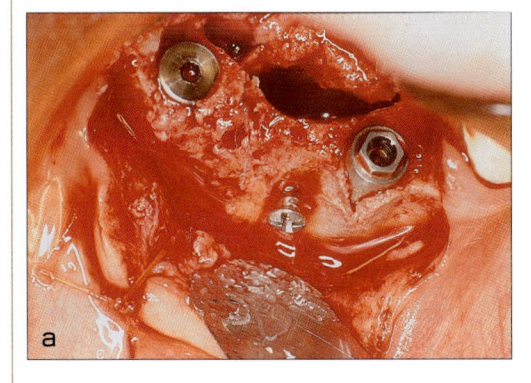

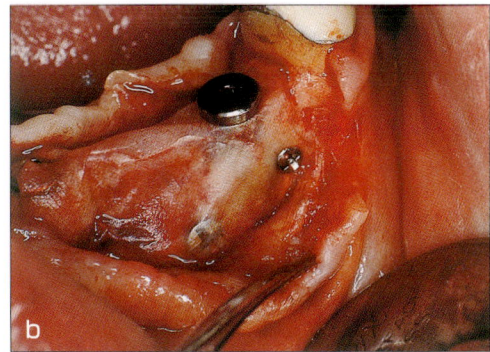

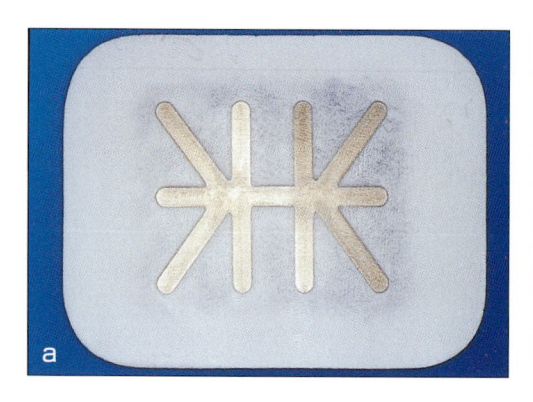

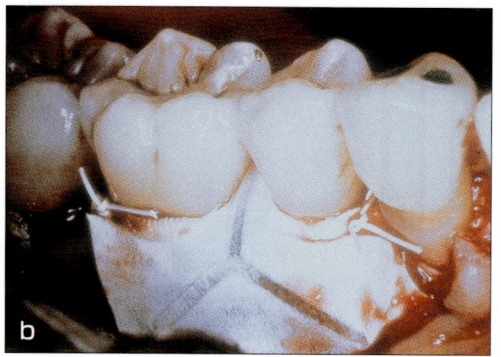

3 骨誘導再生法に用いるバリアメンブレン(遮蔽膜)

図3-6
(a)このe-PTFEメンブレンの形態は横向き構造のチタンバンドを含んでおり，治癒が無事に行われるためのスペースを確保する．

(b)この歯肉貫通型非吸収性e-PTFEメンブレンの形態はチタンバンドを含んでおり，歯肉を介して口腔内に続く欠損に用いられる．

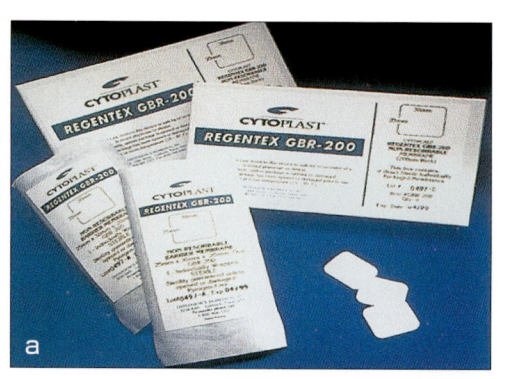

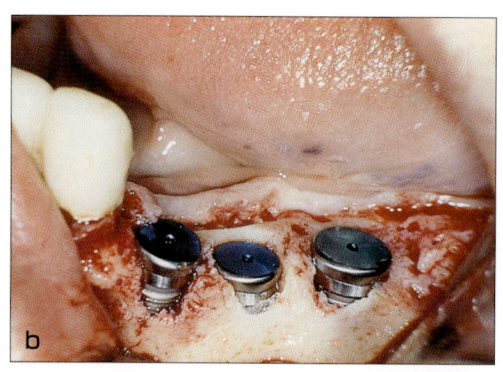

図3-7
非延伸性，高密度PTFEメンブレンは骨欠損部における骨形成を可能にする効果的なバリアであることが証明されたが，さらなる検討が必要である．

(a)Regentex GBR-200は非延伸性PTFEメンブレンであり，非吸収性バリアメンブレンとして用いられるように設計されている．

(b)3本のインプラント頬側がわずかに露出した状態の骨欠損．

(c)移植材による欠損部の被覆は移植材の分散や，望ましくない軟組織の増殖による欠損部への充満を妨げるものとはなりえない．

(d)メンブレンは移植部を被覆するために適切な大きさにトリミングされる．

(e)最適な骨の被覆は，メンブレンが粒状の移植片を包み込み，骨組織の再生を促したことを意味している．

(f)インプラント露出後15日の良好な硬組織と軟組織の外形は，適切な骨移植とメンブレンの使用を示している．

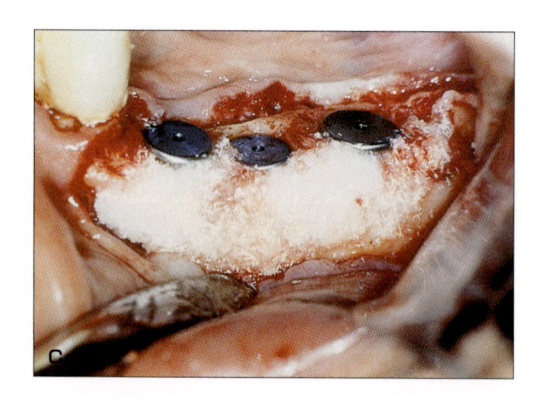

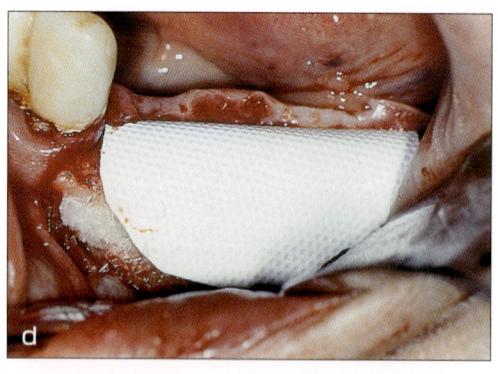

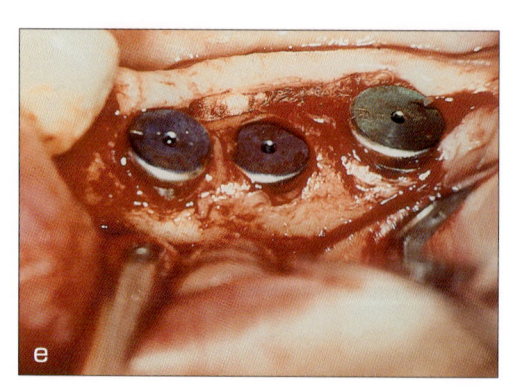

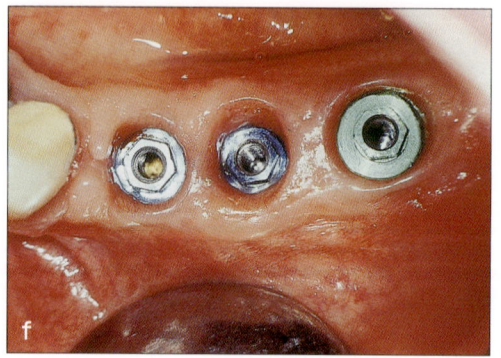

(submerged design)とがある[32,34]．チタン強化型のe-PTFEメンブレンが，歯周組織の再生のために十分な生物学的可能性を持つことがいくつかの研究により明らかとなっている．チタン強化型のメンブレンによってつくられたスペースは，チタン強化型ではないメンブレンにより作られたスペースより予知性が高く，メンブレンを被覆している粘膜組織の崩壊に対して抵抗性を持っていた（**図3-6**）[35,36]．

e-PTFEメンブレンを使用する際の主な欠点は，その除去に二次的な外科処置が必要なことで，費用と患者への外科的侵襲が増大する[2]．これらのメンブレンの使用によって，メンブレンが局所にとどまる期間を術者はコントロールできる．治癒期間は欠損のタイプと大きさ（とくに歯槽堤の骨欠損）によってまちまちであることが示唆されている[18,36]．このメンブレン使用の主な利点は，十分な治癒が起こるために必要な期間その機能的特徴を保持し，その後即座に除去できることである．除去後，崩壊した材質が再生した組織の成熟を阻害することはない[24]．

いくつかの状況においては，非吸収性メンブレンがより予知性の高い結果を示し，長期的な合併症の危険性も少なく，臨床的管理も簡便化できる[18]．e-PTFEメンブレンの使用は軟組織の管理の問題が予想され，完全なフラップの閉鎖ができない症例で有利となる．もしも，未成熟な段階でのメンブレンの除去が必要ならば，再生した組織を傷害せずに除去できる[24]．

延伸加工されていない密度の高いPTFEメンブレン（Regentex GBR-200, Oraltromics, Bremen, Germany）のバリアメンブレンテクニックへの応用もまた検討されている．このメンブレンは軟組織によくなじみ，炎症や排膿を起こさず，骨欠損部において効果的なバリアとなり，骨形成を可能にした（**図3-7**）．しかし，このタイプにおけるメンブレンによる効果の判定にはさらなる臨床的な研究が必要である[25]．このメンブレンの使用でもくろまれた利点は，口腔内に露出しても骨再生の過程を阻害する危険性がないということである（**図3-8**）．

歯科用ラバーダム

歯周治療におけるGTR法のバリアメンブレンとして，歯科用ラバーダムに適性があるということが多くの研究により示唆されてきた[37-41]．たとえば，1994年にはGTR法による骨内欠損の治療に，バリアとしてラバーダムを使用した5症例についての研究がなされた[37]．この研究では，フラップの剝離，デブライドメント，ルートプレーニング後にバリアを設置した．ラバーダムは欠損とその周囲の骨を覆い，フラップで被覆され5週間後に除去された．術後1年の臨床的な評価とリエントリーで，ラバーダムバリアの適性が明らかになった．1998年の研究によると，ラバーダムはGTR法におけるバリアメンブレンとして使用できるが，e-PTFEメンブレンのほうがプロービング，アタッチメントレベル，垂直的な骨の再生でより良い治療成績を残した．これはおそらく，ラバーダムを設置した部位での歯肉組織の退縮により，ラバーダムが完全には再生組織を被覆することができなかったためであろう[40]．2002年の研究では，GTR法のバリアメンブレンとしてラバーダムシートとe-PTFEメンブレンを用いた場合の，メンブレン上の結合組織と細菌の蓄積を比較し，両者のメンブレンでは結合組織の総量に有意差はみられなかった[41]．実際，ラバーダムシート上の総細菌数はe-PTFEメンブレン上のそれよりも統計学的には少なかった．両者のメンブレン上に

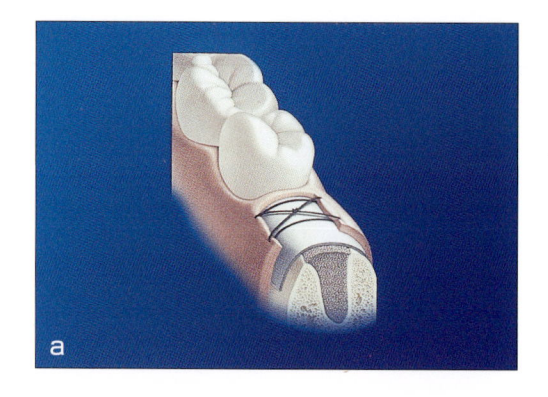

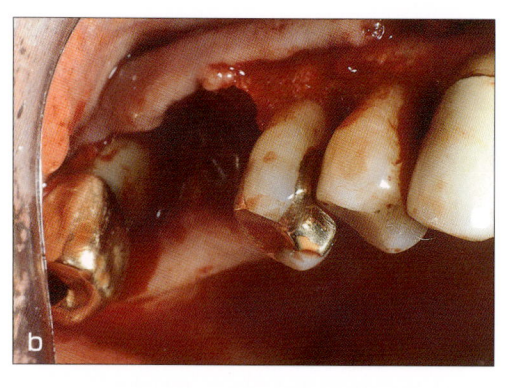

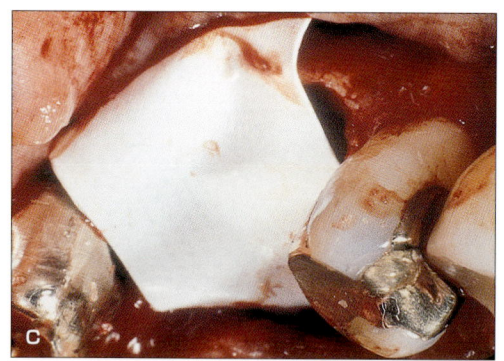

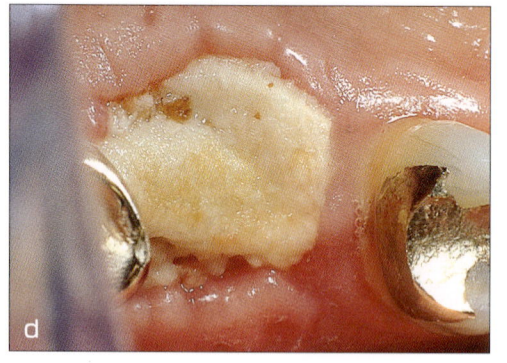

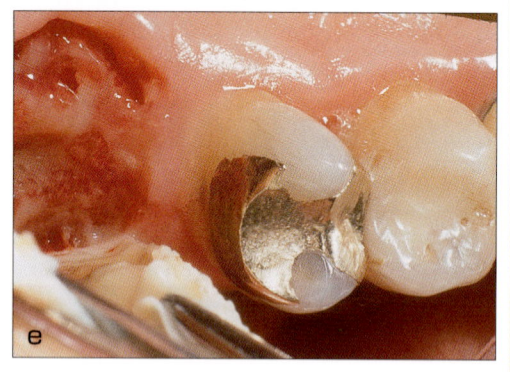

3 骨誘導再生法に用いるバリアメンブレン（遮蔽膜）

図3-8
非延伸性，高密度PTFEメンブレンには口腔内へ露出しても，骨再生を阻害する危険性がないという利点がある．

(a) Regentex GBR-200メンブレンは細菌が欠損部に侵入するのを防いでいる間は露出しても支障はない．

(b) 抜歯後に大きな欠損ができると，移植材を維持し，抜歯窩への上皮組織の増殖を阻害するためにバリアメンブレンが必要になる．このため，一次閉鎖は困難になる．抜歯窩に骨移植材料が移植される．

(c) Regentexメンブレンは欠損部の辺縁より数ミリ拡大して設置される．

(d) 創部の完全閉鎖はできないが，歯肉上皮は抜歯窩には侵入せず，代わりに欠損部上を移動してきた．メンブレン上に形成される黄色いプラーク層は簡単に除去できる．炎症がないので感染は起きていないと思われる．

(e) メンブレン除去後，抜歯窩上とメンブレン下部に形成された上皮が認められる．その下で，必要な骨組織が成熟し続けている．

みられた結合組織量の比較は，GTR法のバリアメンブレンとしてラバーダムシートの使用が適していることを示唆している．これらの結果は，ラバーダムとe-PTFEメンブレンとで治癒の違いに有意差がないという過去の研究を反映している[38,39]．

チタンメンブレン

チタンメンブレンもまたインプラント症例におけるGTR/GBRに用いられる．これらのメンブレンは全体として不活性で骨増殖を促進する．インプラント埋入予定部位周囲の骨欠損に対して，インプラント埋入時に自家骨と脱灰凍結乾燥骨の複合移植とともに22μmの厚みのチタンメンブレンを用いた42名の患者に対する一連の治療において，90％のケースで十分な骨増大が得られ，それはGore-Texメンブレンを用いた場合の成功率よりもまさっていたという報告がなされた[42]．

図3-9
(a)寸法と外形が類似した同一歯槽堤における3か所の欠損について，異なった条件での治癒を観察した．左は吸収性メンブレン，右は非吸収性メンブレン，中央の欠損部には対照部位として何も用いなかった．

(b)それぞれの部位で異なったレベルの骨形成がみられた．非吸収性メンブレンで被覆した部位が最も骨形成量が多い．

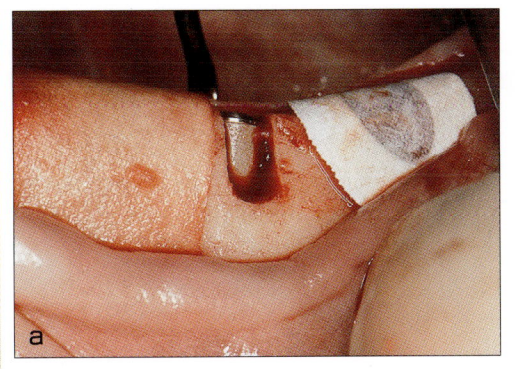

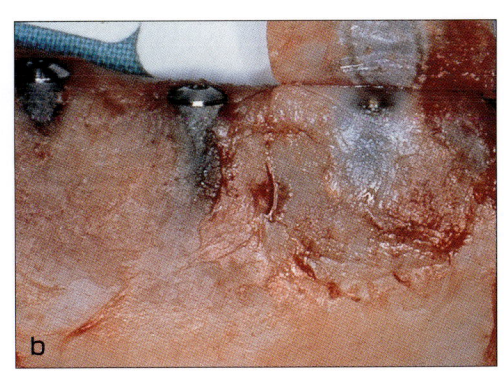

吸収性材料とその製品

　吸収性メンブレンの利点は，二次手術の回避による患者の治療期間と支出を低減できることである[26]．欠点は，メンブレンの露出やフラップの裂開により術後のティッシュマネジメントの問題が生じることである．術後のメンブレンの露出により細菌が繁殖し，線維芽細胞の形態変化や，移染が生じ，その結果として再生の成功率が低下する．その他の問題点は，メンブレンが欠損部に落ち込み，十分な再生のためのスペースを確保することが困難であるということである[43]．

　吸収性バリアの使用は非吸収性バリアに類似した使用基準に基づいており（図3-9），その分解過程は再生の結果に悪影響を及ぼさないことが重要である[2,18]．吸収能は周囲組織からの細胞反応としての酵素の活動による分解（生体分解性）または加水分解（生体吸収性）に関係している．炎症反応は最小限かつ可逆性で，再生を阻害させないようにすべきである[2]．吸収性バリア材料は多数あり，中には他より普及しているものもある．

コラーゲンメンブレン

　コラーゲンは歯肉結合組織の，生理的に代謝された高分子で，走化性（線維芽細胞に対して）と止血という2つの異なった性質を持っている．コラーゲンはまた，弱い免疫原であり，移染細胞にとっての足場となる（図3-10）[26,44]．コラーゲンは血液凝固や創傷治癒に対して良い影響を与えたり，整列した架橋構造や低い抗原性，伸長性，引っ張り強さ，線維の配向といった性質を持っており，バリア材料として適している．コラーゲンはまた，シート状，ゲル状，管状，粉末状，スポンジ状といったさまざまな形に加工できる（図3-11）[45]．

　1990年代の中頃から，数種類のコラーゲン由来の材料が歯周外科や口腔外科領域でのバリアメンブレンとして使用されてきた．加工処理されたウシの腱（図3-12）と皮膚由来のタイプⅠコラーゲンメンブレンが，動物やヒトにおけるバリアメンブレンを用いた処置に対して実験され，好結果を得ている[26]．多施設研究により，歯周組織の欠損部に非吸収性メンブレンを使用して得られるのと同じような結果が得られている[26]．

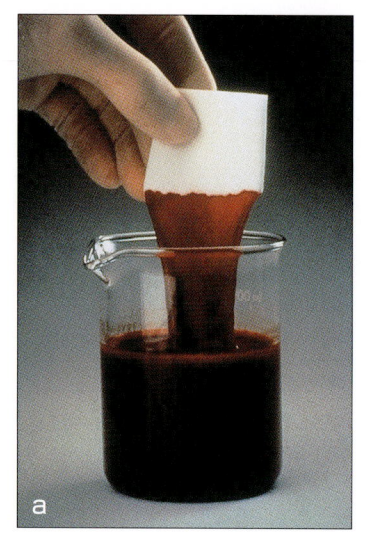

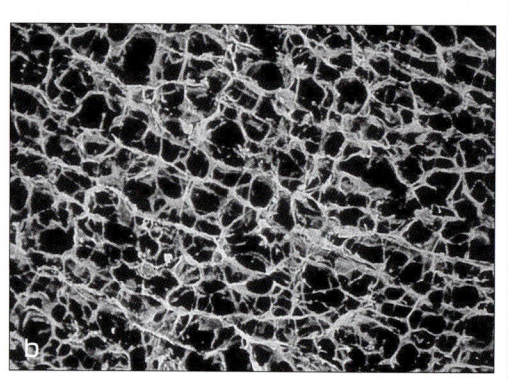

3 骨誘導再生法に用いるバリアメンブレン(遮蔽膜)

図 3-10
(a) CollaTape (Zimmer Dental, Carlsbad, CA) のようなコラーゲンメンブレンは抗生物質や多血小板血漿 (PRP) のような物質に対する理想的な基材である．コラーゲンは血小板の凝集を促進するので，コラーゲンメンブレンは血餅の安定を補助する．

(b) CollaTape (ウシのアキレス腱から抽出されるコラーゲン材料) のスポンジ状の表面の90％以上は流動性を保つ開大した小孔でできている．

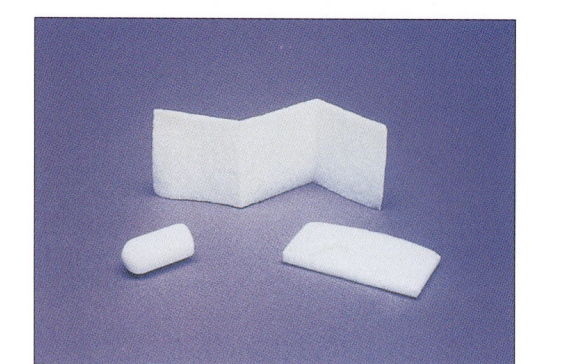

図 3-11
吸収性コラーゲン包帯材にはさまざまな形態，大きさがある．CollaTape (中央) は，移植材の被覆や安定，CollaPlug (Zimmer Dental；左) は抜歯窩の中や上に，そして CollaCote (Zimmer Dental；右) は口蓋部のような，移植片採取部を満たすのに用いられる．

　初期の研究で，コラーゲンメンブレンの再吸収能の可能性が確立された[46,47]．プラークや創傷治癒部にみられる酵素によって起こる急速な分解(30日間)のため，結果は限定されていた．これらの発見によって，2層のバリアを使用することでコラーゲンメンブレンの質を改善した．すなわち，外側のバリアの早すぎる分解を補うために内側のバリアに硫化ヘパリンとファイブロネクチンを加えた．ファイブロネクチンは線維芽細胞に対する走化性因子として働き，硫化ヘパリンをコラーゲンメンブレンに結合させる．内側のバリアは侵入してくる上皮に対しての二次的なバリアとして働き，ファイブロネクチンと硫化ヘパリンに対しては輸送システムとして働く．この研究の結果により，コラーゲンが豊富なバリアはコラーゲンが豊富でないバリアに比べて，上皮の根尖方向への侵入を阻害する性質が改善されていることがわかった[48]．

　多施設研究により，ヒトのⅡ度根分岐部病変における欠損部の治療に対して，ウシの腱由来のタイプⅠコラーゲンによる，生体吸収性コラーゲンメンブレンの効果と外科的なデブライドメントまたは e-PTFE メンブレンの効果が比較された[26]．コラーゲンメンブレンの使用は，バリアメンブレンを用いた歯周組織の治療において臨床的

バリアメンブレンテクニックに用いられる材料 3

図 3-12
歯周組織欠損における加工されたウシ由来タイプⅠコラーゲンメンブレンの使用は非吸収性メンブレンの使用時と同じような結果を示した．

(a) ウシの深屈筋（アキレス）腱は BioMend(Zimmer Dental) 吸収性メンブレンのタイプⅠコラーゲンの供給源である．

(b) 腱の厳密な加工処理において抗原性部位を除去する．

(c) 全体の製造工程で材料の厳密な検査が行われる．

(d) ポリペプチド鎖の抗原性部位を除去すると，BioMend メンブレンの生体適合性や受容側における許容性が増す．

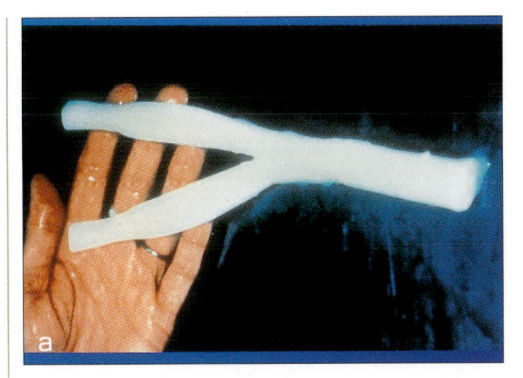

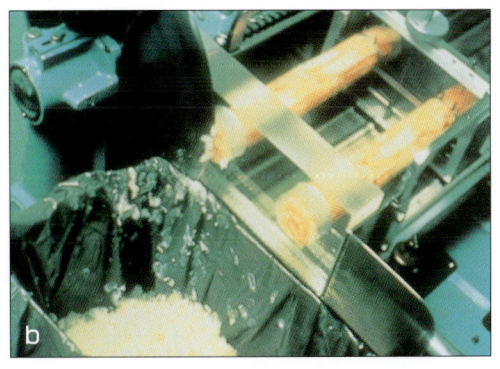

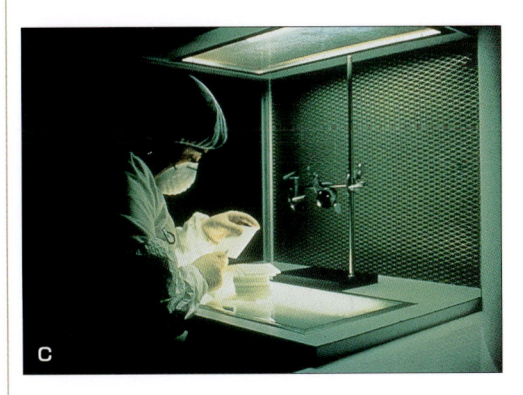

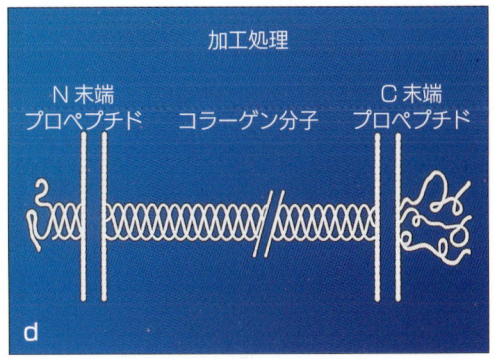

に効果があり，安全であるということがわかった．コラーゲンメンブレンの使用で得られるアタッチメントゲインは，外科的なデブライドメントまたは e-PTFE メンブレンの使用で得られるアタッチメントゲインと同等か，それよりも大きかった．

他の研究では，1～3壁性の骨欠損の治療に抗原性を除去した同種骨とコラーゲンゲルが結合しているコラーゲンメンブレンを用いた場合に良好な治療成績が得られたことが示された[48]．この研究では，1～2 mm のコラーゲンゲル膜を欠損底部に置き，同種骨を欠損部の中に埋入し，コラーゲンメンブレンを骨欠損部の上に置いた．他の研究では，下顎大臼歯のⅡ度根分岐部病変の GTR 法による治療における e-PTFE メンブレンとタイプⅠコラーゲンメンブレンの使用を比較した．治癒期間は1年で，8か月経過時に臨床的評価を行い，リエントリーは1年経過時に行った[50]．歯周ポケットの減少，アタッチメントゲイン，水平性骨欠損の回復について，e-PTFE メンブレンとタイプⅠコラーゲンメンブレンとの間に有意差はみられなかった．タイプⅠコラーゲンメンブレンは，e-PTFE メンブレンよりも垂直性骨欠損の回復において優れていた．

コラーゲンメンブレンの利点は，術後の

3 骨誘導再生法に用いるバリアメンブレン(遮蔽膜)

合併症が最小限であることと良好な治癒率が得られることで，さらに材料の裂開，組織の穿孔，知覚過敏反応，免疫応答，組織の脱落，治癒の遅延，術後感染などがないことである[51]．コラーゲンは再生療法に対して便利で有益なメンブレン材料である．というのは，コラーゲンメンブレンはバリアメンブレンテクニックに対しての基準であるスペースメイキング，組織統合性，細胞遮断性，生体適合性，臨床での操作性という事項を満たしているからである[51]．

CollaTape(Integra LifeScience, Plainsboro, NJ)というコラーゲン製品が，口腔内の小さな創傷，移植部の閉鎖，シュナイダー膜の修復のために使われている．その利点は，出血を制御し血餅を安定させ，創傷野を保護し，GTR法による組織の内部成長に対する基質を提供することである．それは10〜14日以内にほぼ吸収される．

Paroguide(Coletica, Lyon, France)という製品はウシの皮膚から架橋構造のあるウシコラーゲンを抽出して製造される．96％がタイプⅠコラーゲン，4％がコンドロイチン硫酸で，吸収期間は4〜8週である[52]．Paroguideは中等度の硬さの不透明で，オフホワイト色の物質である．プラスチックカバーで二重包装された2つのパッケージからなっており，1つにはメンブレンが，もう1つには2枚のひな型用メンブレン(modeling membranes)が入っており，実際のメンブレンを適用するための型紙として用いる．Paroguideは骨欠損の再構築，骨の分岐部の修復，歯槽堤の増大，インプラント周囲のスペースや抜歯窩を埋めることなどに使われる．吸収性の縫合糸が局所におけるメンブレンの保持に使われる．

BioMend(Zimmer Dental)はウシのアキレス腱から抽出した吸収性のコラーゲンメンブレンで，骨の再生療法に有効であることがわかっている[53]．BioMendメンブレンは線維芽細胞(MC3T3-E1)の付着を早めることが生体外実験でわかっている[30]．BioMendは圧縮された非線維性のタイプⅠコラーゲン基質である．乾燥状態では紙状の白さで，表面の感触は革状である．薄板状のシートになった圧縮合成物が断面図でみられる．濡れた状態では半透明になるが，すべらないので歯にも使用できる．コラーゲン分子の抗原性を持つ部位は製造の段階で除去され，生体適合性と組織許容性は向上している．低い免疫反応性は臨床的に実証されており，どの部分も非発熱性であることが実証されている[53]．BioMendは酵素(コラゲナーゼ)の分解反応により吸収され歯肉結合組織になる．4週間は完全な状態で残存し，平均6〜7週間残存する．8週間で完全に吸収される(図3-13)．

根分岐部欠損の治療におけるBioMend吸収性コラーゲンメンブレンとe-PTFEメンブレンまたは外科的なデブライドメントの使用について8つの施設と133名の患者から得られた結果が比較された[54]．e-PTFEメンブレンの使用と比較して，BioMendで治療された患者において，統計的に有意なプロービング深さの減少，臨床的な付着の獲得がみられた．BioMendで治療された根分岐部だけが完全に閉鎖された．BioMend ExtendはBioMendよりも長く残存するもので，より厚く，柔軟で破れにくい．吸収に18週間要するので，より長い期間再生用バリアとして維持できる(図3-14)．

Ossix(ColBar R&D, Herzliya, Israel)は吸収性コラーゲンメンブレンで，設置後6か月間再生用バリアとして機能する．その耐久性はコラーゲンメンブレンを用いた骨再生に関連した問題を提起している．すなわち，被覆されたときに哺乳類のコラゲナーゼにより分解され，露出したときに細菌のコラ

バリアメンブレンテクニックに用いられる材料 3

図 3-13
(a) BioMend メンブレンは型板とともに封筒に包装され，さまざまな大きさと形態の欠損に適応できるようになっている．

(b) 走査型電子顕微鏡下の断面図で，BioMend メンブレンは圧縮された薄板として観察される（200倍）．

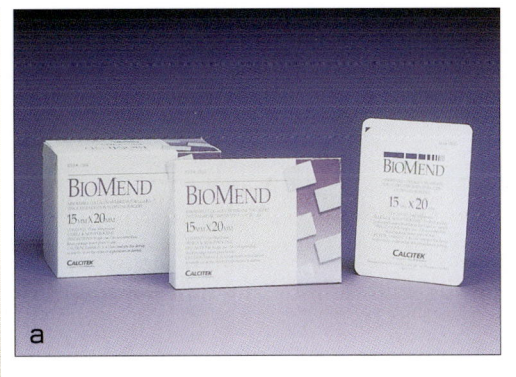

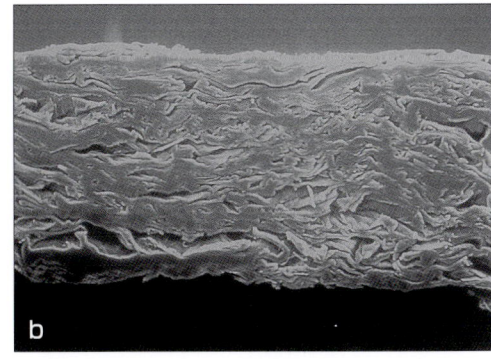

図 3-14
BioMend Extend は，より長期間残存する吸収性コラーゲン膜で，18週以内でほぼ吸収され，再生のためのバリアとして，より長く残存する．

(a) 上顎洞開窓部はサイナスリフトの際に移植片で満たされる部位で，移植部を上皮の増殖から保護，隔離するためにバリアメンブレンで覆われる．

(b) BioMend よりゆっくり吸収される BioMend Extend メンブレンの小孔の大きさ（0.004μm）は，初期の治癒段階における上皮の侵入を効果的に阻止する．

(c) BioMend Extend メンブレンは自在の形にトリミングできる程度の硬さを有する．

(d) 材料の剛性により，その材料は上顎洞開窓部を覆うやや平坦な形態のために理想的なものにできる．膜は上顎洞開窓部の周囲を 2-3mm 余計に覆うようにトリミングする．

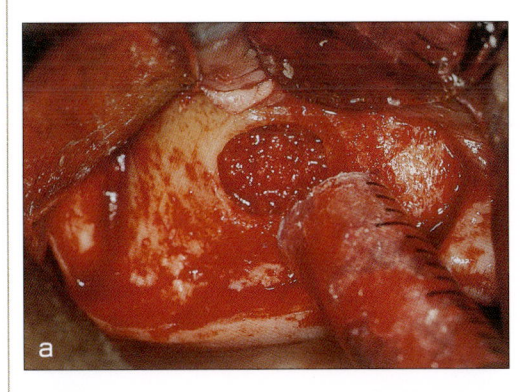

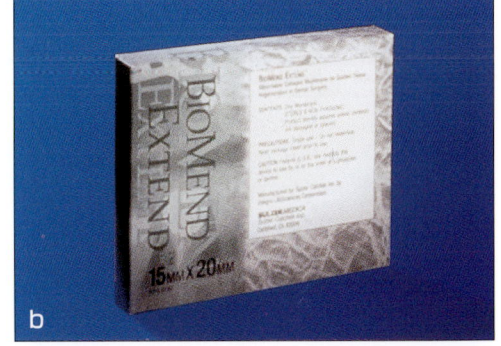

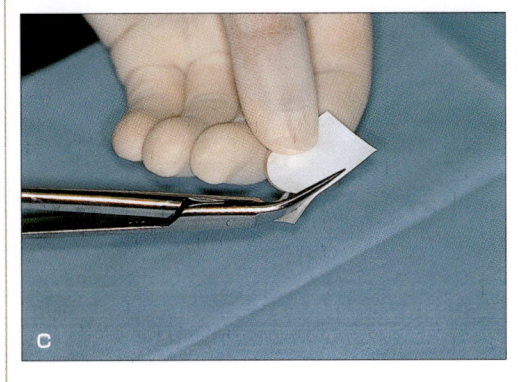

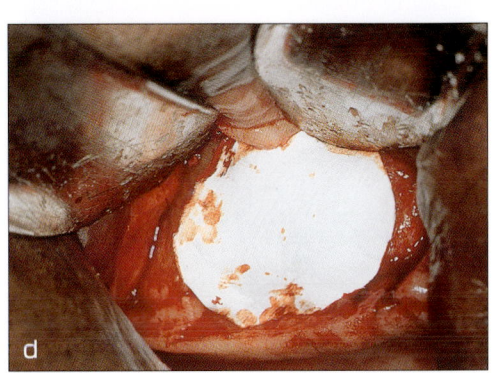

ゲナーゼにより分解される[55]．ある研究グループが Ossix の骨増大術に対するバリアメンブレンとしての可能性について調査した[56]．臨床的な目的のために，一次治癒ととくに二次治癒について研究が行われた．軟組織の治癒を写真で表し，裂開の大きさを測定するためにデジタル写真に対する画像分析を行った．切開を加え，リエントリーのときにバリアの残骸を組織学的に評価した．裂開の平均値は35.5mmで，露出が確認された後，すべての裂開は4週以内に治癒した．第2週と第6週との間に以前露出した部位との統計的な有意差が認められた．メンブレン表面への線維組織と骨組織の直接的な付着が組織学的に明らかになった．メンブレンが露出すると，歯肉の裂開はそ

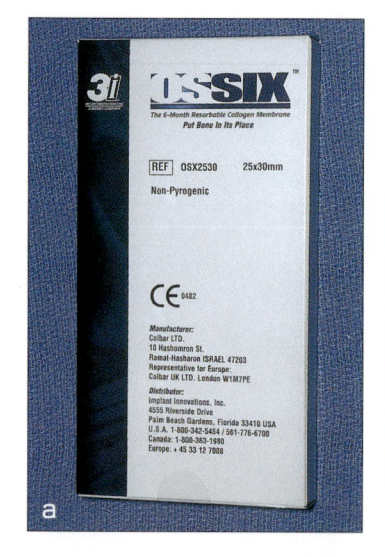

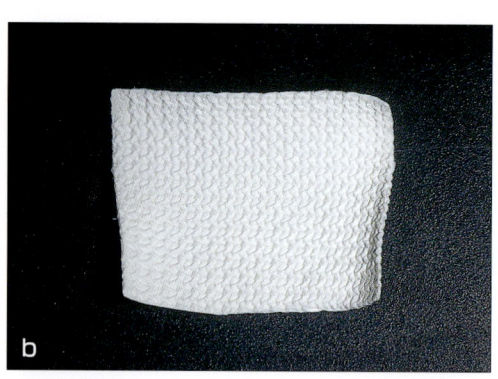

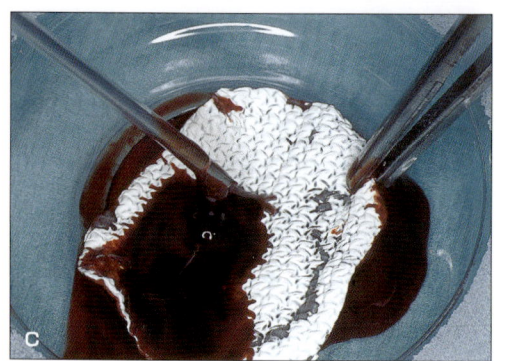

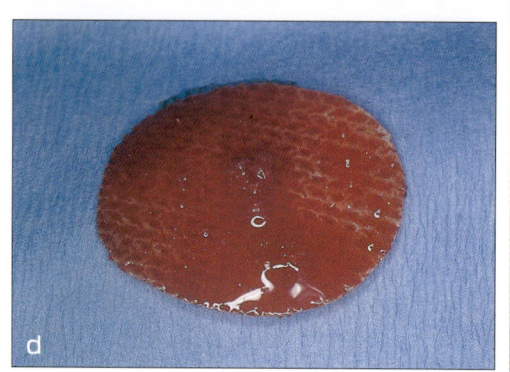

3 骨誘導再生法に用いるバリアメンブレン(遮蔽膜)

図3-15
Ossixは吸収性コラーゲンメンブレンで,設置後6か月間まで残存する.

(**a**)Ossixメンブレンのコラーゲンはグルコース代謝産物と架橋構造をなし,メンブレンの露出後であっても炎症を軽減し,吸収に抵抗する.

(**b**)このコラーゲンメンブレンは柔軟で簡単に切断でき,形態を変えられるので使用時にタックによる固定や縫合をしなくても組織に接着できる.

(**c**)PRP成長因子はコラーゲンメンブレンの機能を高める.PRPはメンブレンの両面に容易に接着する.Ossixメンブレンは湿潤後も操作できる.

(**d**))PRPで湿潤されたOssixメンブレンは受容側において順応性を保ち続ける.

の後数週間で必ず消失し治癒に何ら影響しないと結論付けられた.組織学的な結果によると,骨の再生は6か月以上バリアが安定している間に起こった(図3-15).

他の研究では,スペース確保の材料としてOssixと脱タンパク質ウシ骨ミネラル(DBBM)を使用し,そのコントロール群として標準的e-PTFEメンブレン(Gore-Tex)と同じ骨代替材(DBBM)を使用して得られた結果を定性的,組織学的に比較した[56].Mann-Whitney検定によると,結果に有意差はなかった.バリアが露出したときは,両群間での組織学的結果に差はなかった.このように,骨再生の結果はOssixとe-PTFEメンブレンで同等であった.

Bio-Gide(Geistlich Biomaterials, Wohlhusen, Switzerland)は遅延吸収性(少なくとも4か月は残存する)で,天然(有機物や付加的化学物質の残留がない)の2層性のコラーゲンメンブレンで,ブタのタイプⅠおよびタイプⅢコラーゲンからできている.ウイルスや細菌の製品への混入はアルカリ処理などにより防止されている.Bio-Gideはとくに歯周治療やインプラント周囲治療のために開発され(骨欠損部の骨形成を容易にすることもそうであるが),厚い膜に覆われた一方は緻密で滑らかな層からできている.滑らかなほうは,GBRの際に軟組織の侵入を防止する.もう一方は粗く,骨の内部成長を容易にするために骨欠損に面して設

図 3-16
Bio-Gide は遅吸収性のコラーゲンメンブレンで，歯周治療やインプラント周囲療法用に開発された．

(a) Bio-Gide メンブレンはブタのタイプ I，III コラーゲンから製造される．この2層性のメンブレンはウイルスや細菌の伝播を防止するためにアルカリ処理されている．

(b) Bio-Gide には2つの異なる側面があり，一方はフラップに面し，フラップの閉鎖を容易にする．

(c) もう一方は粗い面で，骨に面し，骨形成を容易にする．

(d) 口腔に面している側には，メンブレン上に up と印が付けられている．

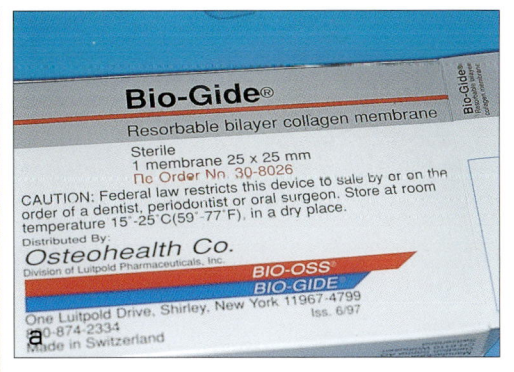

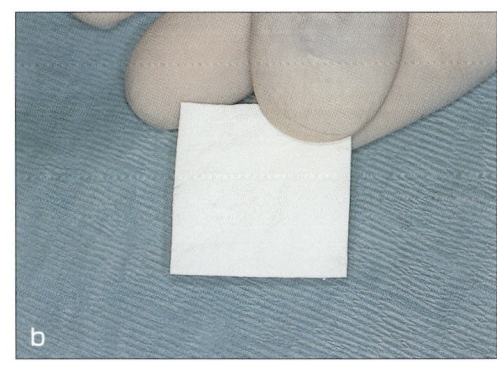

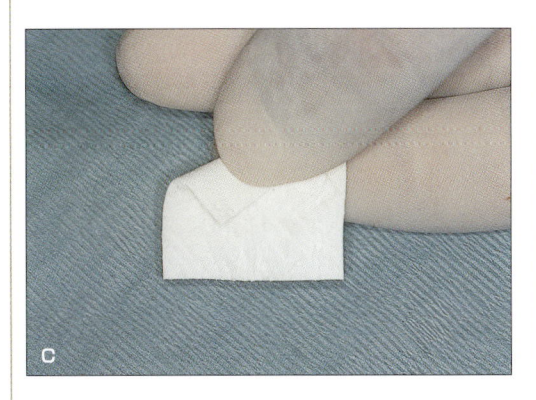

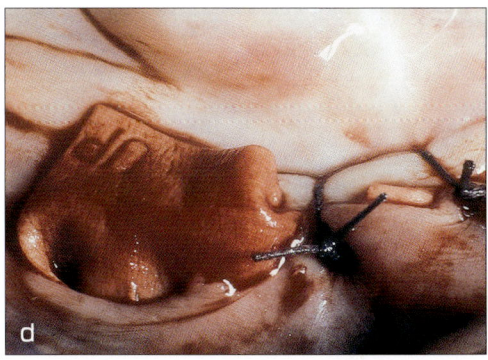

図 3-17
骨再生療法における Bio-Gide の効果は多くの研究で確立されてきた．

(a) 他のメンブレンと同じように，この PRP を含ませたメンブレンは成長因子を含んでいる．PRP はメンブレンの設置直前に使用され，成長因子放出性血小板として利用する．

(b) Bio-Gide は歯槽堤増大術にも使用される．このメンブレンは極めて柔軟なため，テント状にするためには，骨壁，移植材，もしくは固定用スクリューで支持しなければならない．

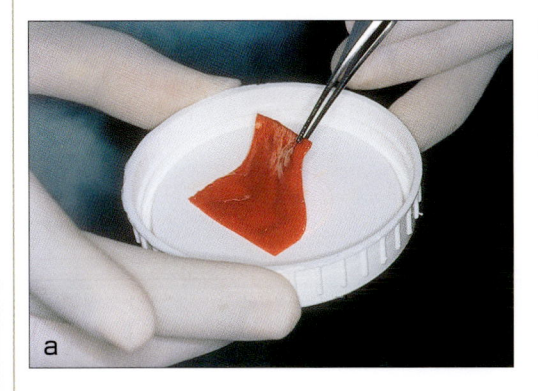

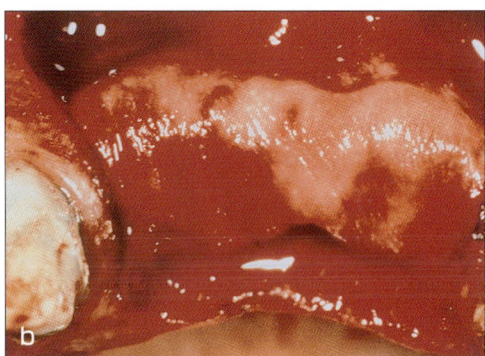

置される（図3-16）[58]．インプラント埋入と同時の周囲の骨増大，裂開状骨欠損部における GBR，インプラント埋入前に行われる部分的な顎堤増大術，補綴処置前の歯槽堤の再建，歯根切断後の骨欠損部の充填，嚢胞摘出術，抜歯などを含めた骨の再生療法において Bio-Oss 多孔性ウシ骨ミネラル（Osteohealth, Shirley, NY）との併用における Bio-Gide の効果を証明する膨大な数の研究が行われている（図3-17）[28,53,59-65]．

Reguarde（The Clinician's Preference, Golden, CO）はウシのタイプ I コラーゲンメン

ブレンで，GBRおよびGTRを用いた術式での使用を目的としている．これは架橋構造をもつ非発熱性のメンブレンで，高分子が通過できる大きさの孔をもっているので栄養物の輸送を可能とするが，上皮の下方成長は遅延させる．その機械的強度はメンブレンの安定性を確実にし，吸収期間は26週間から38週間である．この閉鎖性メンブレンには15×20mm，20×30mm，30×40mmの3種類がある．

その他のコラーゲンメンブレンとしては以下のものがある．Periogen(Collagen, Palo Alto, CA)はウシの皮膚由来でタイプⅠ，Ⅲコラーゲンからなり，4週間から8週間で吸収する．Biostite(Coletica)は子牛の皮膚由来で，88％がハイドロキシアパタイト，9.5％がタイプⅠコラーゲン，2.5％がコンドロイチン硫酸からなり，4週間から8週間で吸収する．Tissue Guide(Koken, Tokyo, Japan)はウシの皮膚と腱由来で，アテロコラーゲンと腱のコラーゲンからなり，4週間から8週間で吸収する[52]．

ポリ乳酸とポリグリコール酸

バリアメンブレンテクニックとして食品医薬品局(FDA)に認可された初めての吸収性バリアはポリ乳酸の混合物からなり，柔軟性と臨床的な操作性を容易にするためにクエン酸で軟化された生体吸収性基質バリアであるGuidor(Guidor, Huddinge, Sweden)であった．これは多層の基質でできており，歯肉結合組織を内部成長させ，歯肉上皮の根尖方向への増殖を抑制する[2]．内層は骨や歯に接触しており，小さな円形の穴と新付着のための十分な空間を確保するためのスペースホルダーが特徴である．一方外層は歯肉組織と接していて，より大きな長方形の穴があり，歯肉組織をこの2層の間の空間に早く増殖させ，上皮の下方成長を阻害，または最小限にする[8,66,67]．材料の吸収過程は，最低限6週間バリアとして機能し，その後ゆっくりと吸収するようにプログラムされている．完全な吸収は約12か月で生じる(図3-18)[67,68]．

ポリ乳酸(PLA)メンブレンがヒトの骨縁下欠損やⅡ度の根分岐部病変の治療とともに霊長類の歯間部欠損や歯肉退縮の治療において新付着と骨の形成を促す効果があることがいくつかの研究で明らかになっている[68-72]．これらの研究で得られた結果から明らかになったことは，歯の周囲に設置されたマトリックスバリアがプロービング深さを減少させ，臨床的な付着を獲得し，さらに歯肉病変，歯肉退縮，メンブレンの露出を少なくすることである．

しかしいくつかの研究ではイヌの歯周組織における欠損の治療にポリ乳酸メンブレンを使用した有効性が証明されなかった．それはイヌに同じメンブレンを用いた既存の研究結果と矛盾していたのである[16,73]．この結果の違いは欠損のタイプに関係がある．すなわち上下顎大臼歯部の頬側面に外科的に作られた裂開状の骨欠損と，上顎小臼歯部に外科的に作られた周辺性(1壁性の垂直性および水平性)骨欠損である[16,73]．後者の研究ではまた，霊長類の周辺性歯周病変にポリ乳酸メンブレン(特別な設計を伴わないもの)を使用しても，十分な再生を示せなかった[74]．ポリ乳酸メンブレンでは新付着ができず，歯肉退縮やメンブレンの露出がよく起きた．さらに，ポリ乳酸メンブレン中には上皮層がみられた．これらの結果からポリ乳酸メンブレンは組織内で再吸収されるというよりは剥離することが示唆された．しかし，ポリ乳酸メンブレンがバリアメンブレンテクニックに応用できないとみなすべきではなく，より良い結果を得るために必要な性質をすべて持ち合わせ

図 3-18
ポリ乳酸メンブレンは歯肉結合組織の内部成長を促し，歯肉上皮の根尖方向への下方成長を抑制する．

(a) ポリ乳酸メンブレン（Guidor）はクエン酸処理により，柔軟性を持ち，欠損部に適合するようになっている．

(b) Guidor は2層からなっている．内層は結合組織が必要な骨や歯の表層と接触し，小さな円形の穴があいている．外層は歯肉組織と接して，より大きな長方形の穴があり，歯肉上皮をこの2層間に増殖させる．

(c) クラウンが装着された大臼歯周囲の骨吸収の治療にGBRを用いた．吸収性縫合糸で固定された Guidor メンブレンは6週間バリアとして機能し，12か月で完全に吸収される．

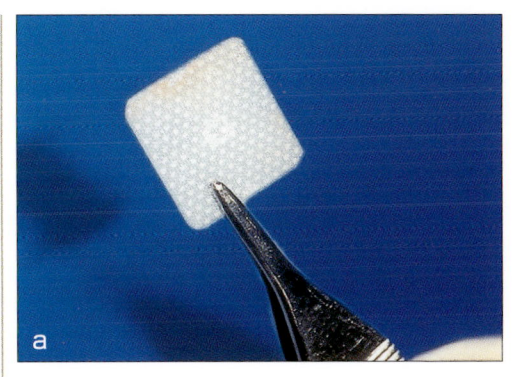

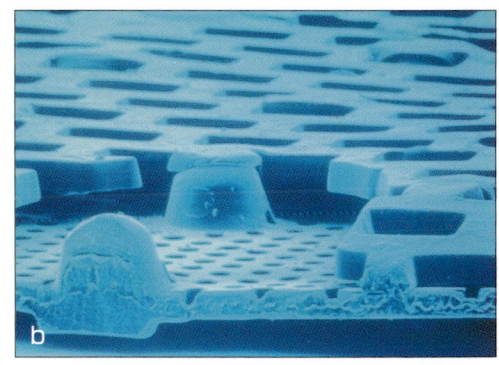

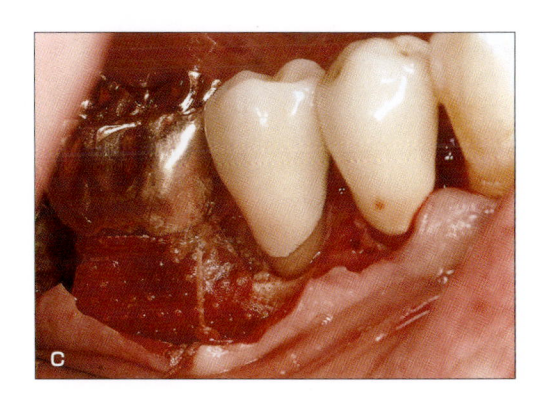

るメンブレンを創造するためにさらなる改良と変革が必要であると結論付けられた．

霊長類におけるその他の臨床的研究で，ポリ乳酸メンブレンとメッシュタイプのポリ乳酸バリアが比較された[75]．ポリ乳酸メンブレンは新付着の形成や生体適合性においてはメッシュタイプのポリ乳酸バリアよりも優れていた．メッシュタイプのポリ乳酸バリアはバリアに沿って，またはその周囲に上皮の下方成長と歯肉退縮，バリアの露出，明らかな軟組織の炎症を示した．3つ目の臨床研究では，ヒトのII度根分岐部病変の治療における生体吸収性のポリ乳酸メンブレンとe-PTFEメンブレンの効果を比較した[76]．この研究で明らかになったことは，ポリ乳酸バリアとe-PTFEバリアの両方ともかなりのクリニカルアタッチメントゲインがみられたが，生体吸収性のポリ乳酸メンブレンのほうがかなり大きな臨床的水平性付着の獲得を示し，歯肉退縮はより少なかったということであった．腫脹や疼痛のような術後の合併症は e-PTFE メンブレン使用時により頻繁に起き，それはたいてい治癒過程の最初の1か月間に生じた．

ヒトの退縮性欠損の治療における根面被覆と臨床的付着の獲得に対する吸収性ポリ乳酸バリアと非吸収性 e-PTFE メンブレンの確実性の比較研究において，評価に値する臨床的な相違は報告されなかった[66]．しかし，生体吸収性バリアの利点は1回法なので不快感やストレス，出費が少ないということである．他の研究では e-PTFE メンブレンと比較し，ポリ乳酸メンブレン使用時に新付着の形成がかなり多く，歯肉の炎症とメンブレンの露出が少ないことが明らかにされた[77]．

3 骨誘導再生法に用いるバリアメンブレン(遮蔽膜)

ポリ乳酸バリアメンブレン使用による治療結果の違いに関しては，2003年の研究によるとGTRで治療された部位における歯周疾患の病原体がコロニー化することは，術前の口腔内に病原体が存在することと関係があり，コロニー化を予防するには術前に病原体を抑制するか，完全に除去する必要があると結論付けられている[78]．同年のその後の同じ研究者による研究では，歯周組織の欠損の治療にGTRを用いた後，能動喫煙は歯槽骨の再生に悪影響を与える最も強い予知性をもつ要素であると結論付けている[79]．

Epi-Guide(Kensey Nash, Exton, PA)生体吸収性バリアメンブレンはD, D-L, L-ポリ乳酸から作られる多孔性で3次元的親水性の基質である．3層構造で，GTR法で骨欠損周囲のスペースを維持しながら線維芽細胞と上皮細胞を誘導し，維持する．Epi-Guideは20週間まではバリアメンブレンとして機能し，6～12か月の間に完全な生体吸収が起こる．Epi-Guideはすばやく血液を吸収し，健全な血餅形成を容易にし，操作が簡単で，欠損部にフィットするようにトリミングされる．生体外での研究では，Epi-Guideメンブレンは早期の線維芽細胞(MC3T3-E1)の付着を促進した[30]．

ポリグリコール酸とポリ乳酸から作られた生体吸収性メンブレン(Resolut, W. L. Gore)は動物実験において，炎症反応を最小限にし，歯周組織の再生を促進する安全な物質であることが証明されている[24]．このメンブレンは閉鎖性のフィルムからできており，そのどの面にも接着性でふぞろいに配列された線維基質が存在する．フィルムの接着性物質と線維は軟組織を欠損部から分離する．線維のふぞろいの配列と線維基質の開放性は結合組織を内部成長させ，上皮の根尖部への増殖を阻害する．線維基質は主な構成要素で，治癒の最初の段階(歯周組織の欠損に対しては2～4週)においてスペースメイキングのための十分な幅を供給する(図3-19)[18]．

ポリグリコール酸とポリ乳酸の化合物から作られたメンブレンが，Ⅱ度の根分岐部病変および2壁性，3壁性骨欠損に対して臨床的な歯周組織再生を促進する能力を評価する臨床研究が多くの施設でなされた[24]．1年後，欠損部は臨床的指標(たとえば，プロービング深さの減少，分岐部の水平的プロービング値の減少，アタッチメントレベルの獲得)で良好な変化を示し治癒した．Resolutメンブレンは早期の骨芽細胞(MC3T3-E1)の付着を促進することが生体外実験で結論付けられた[30]．Resolut XTのゆっくりとした吸収様式はまた，バリアメンブレンテクニックに対しての有効性を示した．

他の研究では，ポリ乳酸とポリグリコール酸が50：50の共重合体(DLPLGA, Boehringer, Ingelheim, Germany)からできた生体分解性バリアを重度水平性骨吸収と活動性の歯周疾患がある患者に使用した[80]．歴史的にはこの化合物は縫合糸，移植材料および薬物配送制御システムで使われていた．共重合体の移植後の炎症反応は最小限で，宿主における拒絶反応はなかった．バリアが結合組織の付着を促進せず，上皮の移入も阻害しなかったことがこの研究結果で示された．設置後，この材料は10日間から2週間は臨床的に存在を確認できたが，17日目以後は確認できなかった[80]．

ポリグリコール酸とポリ乳酸からできた吸収性メンブレンとe-PTFEメンブレンをバリアメンブレンを用いた術式において比較する他の研究も行われた[81]．吸収性メンブレンと比較して，e-PTFEメンブレン使用時にかなりの量の骨再生が得られた．その研究者はこの違いをいくつかの要素によ

図3-19

(a) Resolutはポリ乳酸とポリグリコール酸から作られた合成吸収性メンブレンである．Resolutメンブレンは閉鎖性の中間層と，結合組織を内部成長させ，上皮細胞の欠損部への侵入を阻害するための両面のふぞろいに配列した線維層とからなる．

(b)(左)Resolutメンブレンの表面像(65倍)．ふぞろいに走行する線維に注目．(右)メンブレンの断面像(65倍)．閉鎖性に注目．

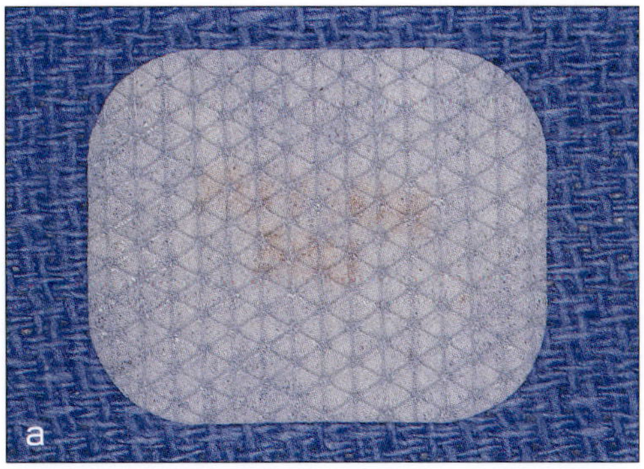

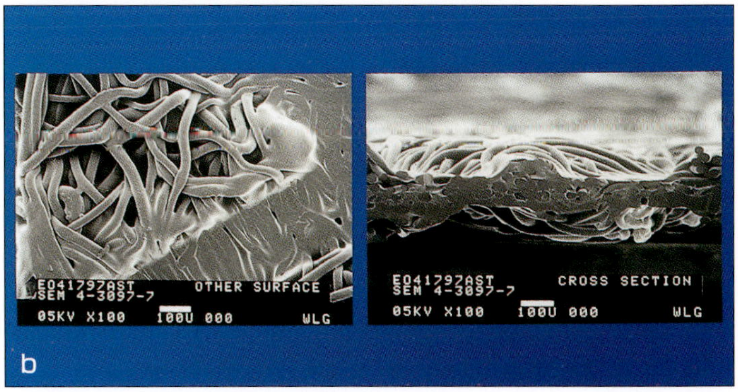

るものとしている．(1)固定スクリューがテントの柱として機能し，e-PTFEメンブレンの崩壊を防ぎ，骨再生のためのスペースを増加させた．(2)吸収性材料の硬さが不十分で，欠損部と膜との間に十分なスペースを維持できなかった．(3)メンブレンが吸収するにつれて，スペースメイキングの能力が減少した．

類似した構成物からできていて，より軟らかく，操作性の簡便なResolut Adaptのようなメンブレンも製品化されている．この再生治療用の合成メンブレンは実質的に8から10週間完全な状態で残存し，その軟らかさ，柔軟性，被覆性に特徴がある．Resolut Adapt LT(long term)は実質的に16から24週間完全な状態で残存する．

Resolut Adapt LTは同じタイプの生体吸収性重合体からできており縫合糸，サージカルメッシュ(surgical meshes)，移植用材料としてかなりの長期間安全に使用できる．

OsseoQuest(W. L. Gore)は別の合成メンブレンで，実質的に16から24週間完全な状態で残存する．3層構造で，細胞遮断層の両側に2層のふぞろいな線維基質がある．このメンブレンはポリグリコール酸，ポリ乳酸，トリメチレン炭酸塩(trimethylene carbonate)からできている(図3-20)．

合成液状重合体

乳酸の重合体であるpoly(DL-lactide)(PLA)はN-methyl-2 pyrrolidone(NMP)に溶解しており，吸収性バリア物質として研

3 骨誘導再生法に用いるバリアメンブレン(遮蔽膜)

図3-20
(a) OsseoQuestは合成メンブレンで,ポリグリコール酸,ポリ乳酸,トリメチレン炭酸塩(trimethylene carbonate)の3つの異なる重合体でできている.

(b) この膜は大六角形状のパターンを有し16から24週間後に吸収される.OsseoQuestメンブレンは,両側にふぞろいな線維層をもつ細胞遮断性(cell-occlusive)の中間層からできている.

(c) (左)OsseoQuestメンブレンの閉鎖性を示す表面像(65倍).ふぞろいな方向に走行する線維に注目.(右)メンブレンの断面像(65倍).閉鎖性に注目.線維の配列はResolutに類似しているが,OsseoQuestはわずかに異なった化学構成をしており,それにより吸収期間を遅延させている.

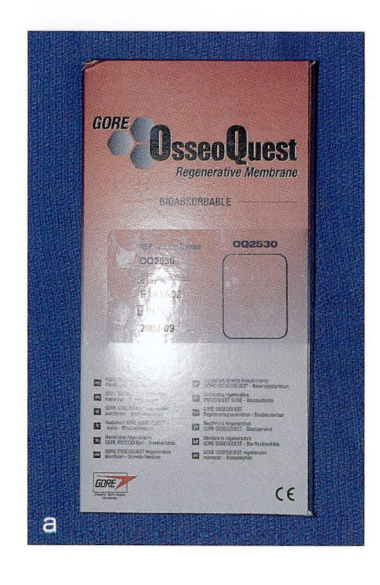

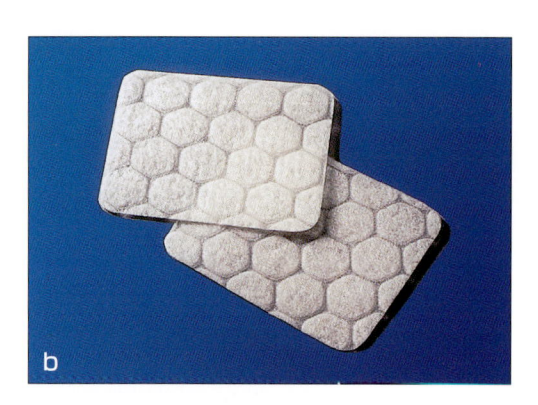

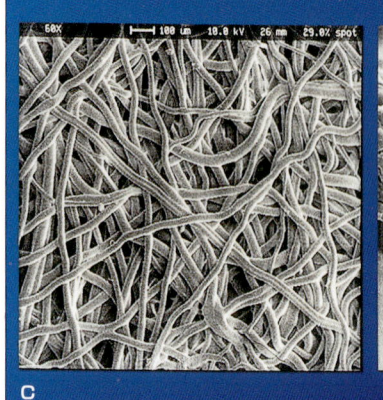

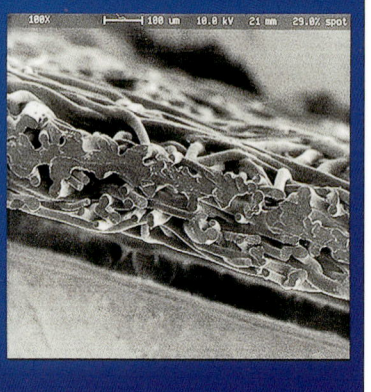

究されてきた.この物質はもともと水や他の水溶液に触れると硬くなる溶液である(Atrisorb, Atrix Laboratories, Fort Collins, CO).重合体の構成はVicryl縫合糸に類似している[82,83].このメンブレンは口腔外では一部溶解しており,口腔内に設置される前に欠損部の大きさにトリミングされる.その後このバリアは欠損部に適合されその場で硬化する.このバリアは口腔外では半剛体で,欠損部に設置できるだけの硬さと,適合できるだけの柔軟性を持つという利点がある.この遮蔽膜は歯に直接接着するので,縫合は必要ない[82,83].化学的にこの材料は重合体で加水分解により吸収される.メンブレンの吸収期間はコントロールでき,治癒過程における臨界期に存在し,上皮の移入を阻害し,歯周組織の欠損部を隔離する[83].あるいは,術者は移植材料を欠損部に置き,メンブレンをテント状にし,液状の重合体を直接術野に適用し,周囲の液体と接触させ,重合体の硬化反応を開始させることもできる(図3-21).

数人の研究者がこのバリアの効果について研究を行った.イヌにおける初期の研究

76

図 3-21

合成液状重合体は口腔外では液状ゲルの状態を呈している．液体ポリマーは設置に際して，生理食塩水，水，または唾液を含ませたスポンジ上で固形メンブレンに調整される．その後このバリアメンブレンは欠損部に適合され，設置される．

(a) 液状の Atrisorb メンブレンは NMP(N-methyl-2 pyrrolidone) に溶解しているポリ乳酸からできており，他の水溶液に触れると硬化する．これは使用基準を示す．

(b) この合成液状重合体メンブレンはステント(stent)となるプラスチックケースとともに梱包されている．生理食塩水を白いスポンジパッド上に落として湿らせる．その上に Atrisorb ゲルを注入し，固形メンブレンを調整する．

(c) あらかじめ決められた厚みの2枚の青いプラスチックのバンド(スペーサー)で完全に閉まらないようになっている．2枚の青いバンドの間の湿らせておいた白いスポンジ上に Atrisorb を注入し，ケースのフタを閉める．

(d) スペーサーによって作られた，湿ったスポンジ上の空間は液体の重合体で満たされており，湿った面に接触すると硬化する．数分後，ケースをあけると新しく作られた固形メンブレンが得られる

(e) 新しく作られたメンブレンの使用準備ができる．メンブレンの剛性は切断や形態修正を容易にする．一方，その柔軟性は，メンブレンの欠損部への適合を可能にしている．

(f) その他に，この材料のさらに実用的な使用法として，18ゲージの注射針を Atrisorb のバイアルに装着するだけの方法もある．Atrisorb を直接欠損部に塗布または注入でき，水や生理食塩水で湿らせた後に固形メンブレンに成形することができる．

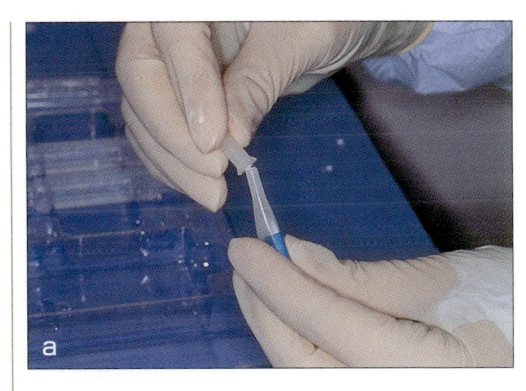

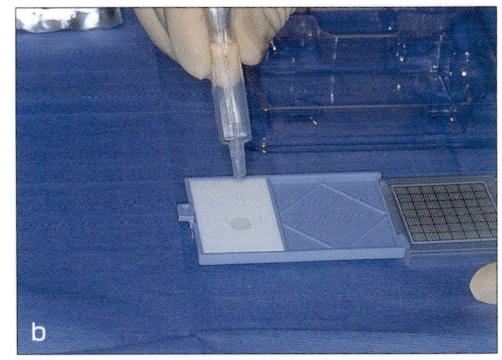

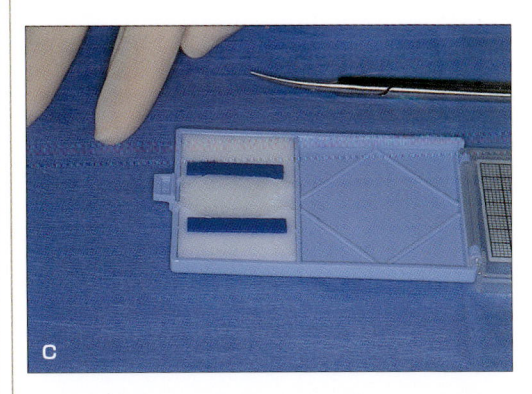

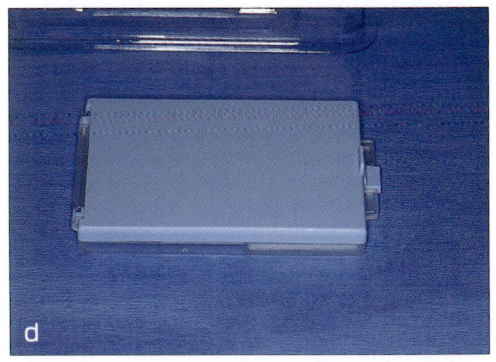

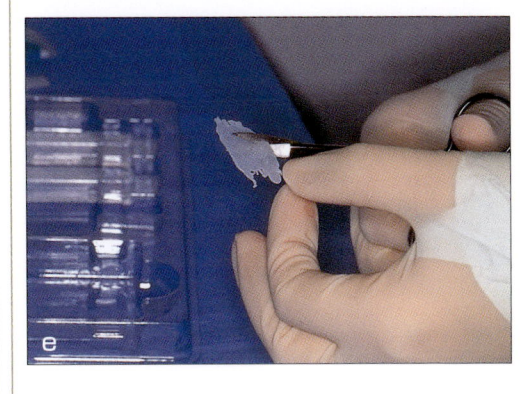

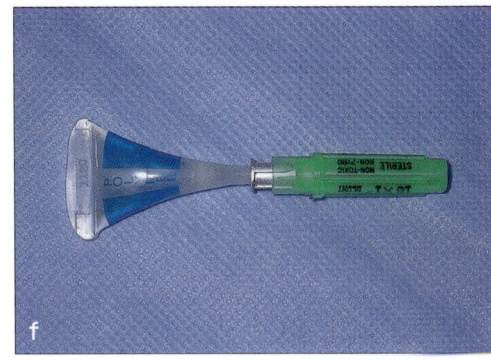

3 骨誘導再生法に用いるバリアメンブレン(遮蔽膜)

でこの材料は安全かつ無害で吸収性があり,効果的に再生を促すと説明された[84]. 動物実験により,手術後9から12か月における組織学的分析がなされ,このメンブレンの設置後,セメント質,歯根膜,歯槽骨の新生が起きていたことがわかった. ヒトにおける研究でも,この材料がⅡ度の根分岐部病変周囲組織の再生を促す効果があることがわかった[83]. この研究で得られた結果は,同じ研究者達によるその後の多数の施設での研究において再確認された[82].

Polyglactin

バリアメンブレンとして開発された他の生体吸収性材料には polyglactin910 (Vicryl Periodontal Mesh, Ethicon) を原料として織って作られたメッシュ状のバリアがある. polyglactin910 はポリグリコール酸とポリ乳酸の共重合体で,吸収期間は30〜90日である. GTR法への polyglactin の使用は複数の研究結果により疑問視されている. このバリアでは,材料の分裂によりバリア能が不十分となるからである. メッシュの安定性は14日間で失われ,メッシュと当該歯との歯頸部での密封が不完全で,根面とバリアの間に結合組織と上皮が増殖する(図3-22)[67,85].

霊長類でメッシュ状バリアと基質性バリアを比較した臨床的,組織学的研究によると,両者の治癒過程は大幅に異なることがわかった. 組織学的には周囲組織との完全な結合は基質性バリアで多くみられ,バリア周囲の上皮の下方成長とポケット形成を阻害していた. 一方,進行した上皮の下方成長はメッシュ状バリアで多くみられた. これらの研究によるとバリアメンブレンを用いた術式へのメッシュ状バリアの使用は推奨されない[67]. これらの結果は,メッシュ状バリア使用時に上皮の下方成長,歯肉退縮,材料の露出,明らかな軟組織の炎症がみられるという既存の研究結果と類似している[75].

硫酸カルシウム

硫酸カルシウムは焼き石膏として知られているが,医療用の硫酸カルシウムがインプラントの即時埋入後に骨移植材の一部としてインプラント周囲に填入されることがある. 医療用の硫酸カルシウムから作られたバリアは血餅の安定と歯肉結合組織や上皮のような望ましくない組織を除外するために骨移植材を覆って設置される. この材料の利点は,初期の石灰化過程においてカルシウムを供給し,わずかな維持力を補助することである[86,87].

ある研究で,下顎のⅡ度根分岐部欠損の治療における脱灰凍結乾燥他家移植骨(DFDBA)の骨再生能力を,e-PTFEメンブレンと硫酸カルシウムから作られたバリアとで比較した[88]. 両者の結果は当該欠損部においては同等であった. 他の研究では,歯周組織欠損の再生に対する医療用の硫酸カルシウムと DFDBA の使用において成功した結果を示した[43,89].

硫酸カルシウムは,バリアメンブレン上での創傷部の閉鎖が困難な場合に,完全な閉鎖を容易にすることが示された. ヒト歯肉線維芽細胞が3つの異なるバリアメンブレン材料 (e-PTFE, ポリ乳酸, 硫酸カルシウム) 上へ走化性の勾配に沿って移入する能力を比較した生体外の実験で,硫酸カルシウムバリアを使用したときに細胞への付着,拡大さらに移入距離の平均値がかなり長かったことが明らかになった[8]. 硫酸カルシウムメンブレンは,一次閉鎖ができず二次閉鎖による治癒を行う場合に他のメンブレンよりも能力が高いことがわかった.

硫酸カルシウムは滅菌されたキットで

バリアメンブレンテクニックに用いられる材料 3

図3-22
polyglactinバリアメンブレンの吸収期間は30〜90日であるが，その使用は材料の分裂のため疑問視されており，最小限のメンブレンによる利益が要求されている部位に制限されるべきである．

(a) Vicrylメッシュメンブレンはポリグリコール酸とポリ乳酸の共重合体であるpolyglactin910を織って作られる．

(b) 頬側の骨が裂開した部位の残根を抜去した後に，インプラントの即時埋入が計画された．

(c) 残根が抜去され，通法どおりインプラントが埋入された．骨欠損部の修正はインプラントのオッセオインテグレーションを効果的にする．

(d) 粒状の他家骨を欠損部に移植し，Vicrylメッシュメンブレンで被覆した．骨移植により最大の利益が得られる．

(e) 最終補綴処置から，唇側壁の良好な骨形成による適切なインプラントの結合がわかる．

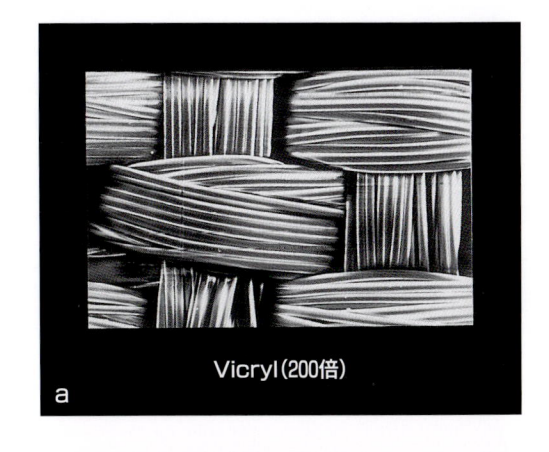

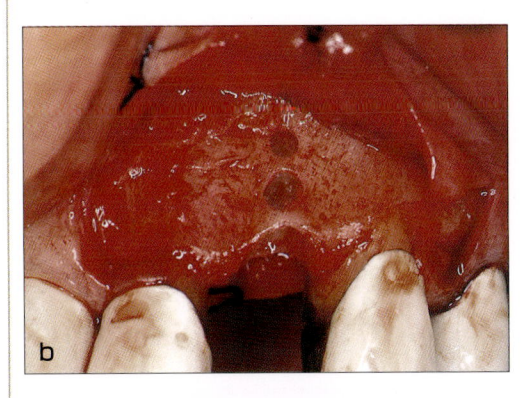

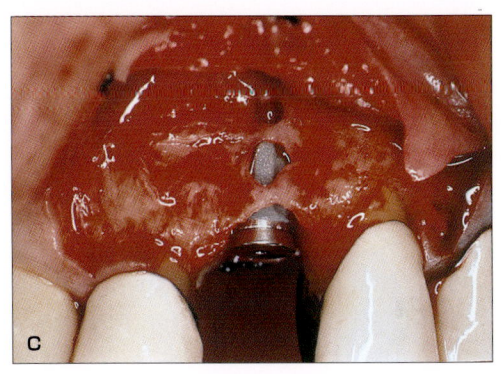

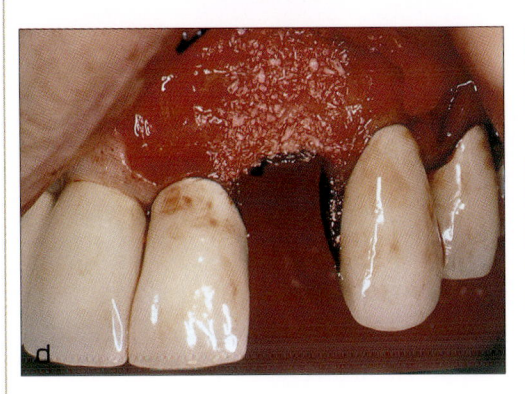

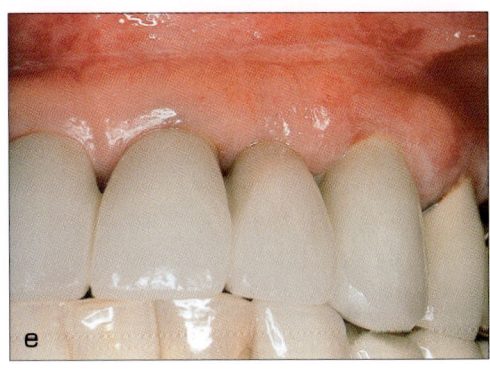

入手可能である．その中にはあらかじめ測定された量の医療用硫酸カルシウム粉末と，硬化促進剤(CapSet, Lifecore Biomedical, Chaska, MN)が事前に充塡されたシリンジが入っている．この2つを混和すると，血液が存在しても理想的な形態に適合するように形成可能な石膏ができる．この混合物には接着性があるので，縫合は必要ない．

硫酸カルシウムは約30日間で分解されるが炎症反応がなく細菌や支持組織の感染を引き起こさない(図3-23)[86]．

GTR法に医療用硫酸カルシウムを使うための原理は以下のようになっている[42, 90, 91]．

1．3〜4週間以内の完全な吸収
2．生体適合性（炎症を増強しない）

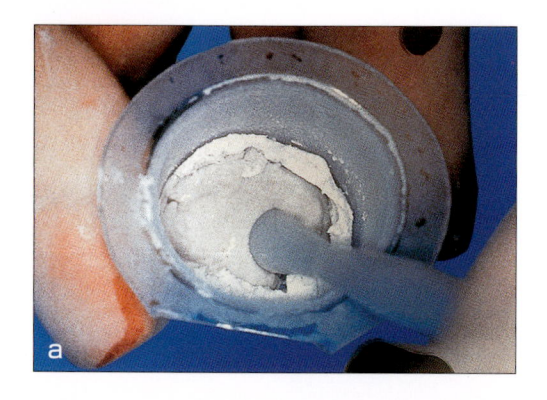

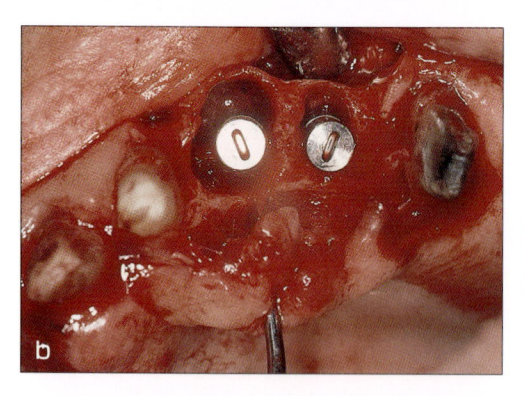

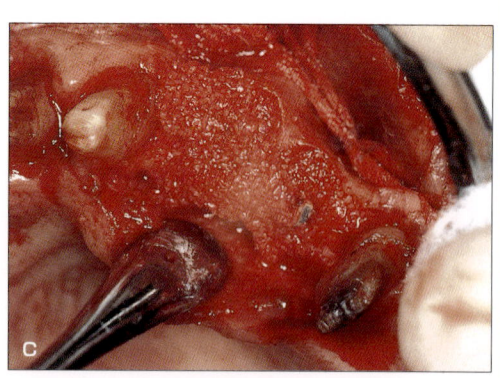

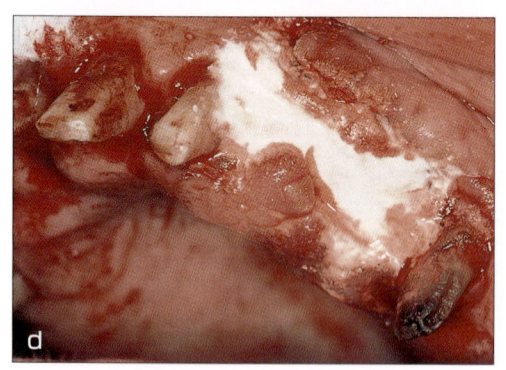

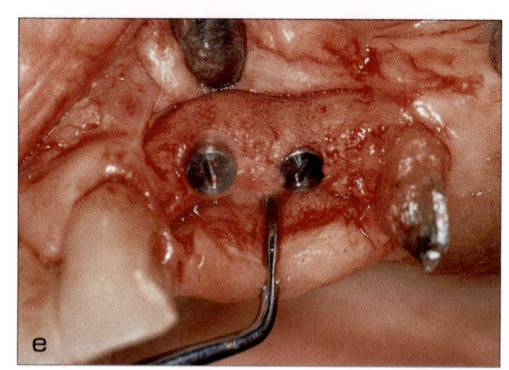

3 骨誘導再生法に用いるバリアメンブレン(遮蔽膜)

図3-23
硫酸カルシウムは,歯周および口腔外科処置におけるGBRを容易にすることが示された.

(a)医療用硫酸カルシウムと希釈液が入ったCapSetキットは,混和され,形成可能な石膏となる.

(b)これらのインプラントは上顎前歯部の抜歯窩に即時埋入された.これらは根尖部の良好な骨植により安定しているが,歯冠部は骨の不足を示している.

(c)DFDBAとCapSetの混合物がインプラント周囲およびインプラント上への移植に使われている.

(d)1層のCapSetがバリアメンブレンとして移植部上に置かれ,上皮の下方成長を防ぎ,移植部を保護している.この症例では一次閉鎖は不可能である.

(e)硫酸カルシウムバリア上に良好な上皮の被覆がなされた.二次手術でインプラント周囲の良好な骨の再生が確認できた.

3.形態適合性(設置前に切断が必要ない)
4.有孔性(液体の通過は可能だが上皮と結合組織は通過できない)
5.最小限の術後の不快感
6.治癒初期の血餅の保護
7.露出した硫酸カルシウム上への軟組織の成長
8.材料の露出による感染がない
9.細胞形態への影響が最小限

無細胞性皮膚他家移植

比較的新しいタイプの生体吸収性移植材料として組織バンクから得た無細胞性のヒト死体由来の皮膚がある(AlloDerm, Life-

Cell, Branchburg, NJ). この材料は非上皮化と非細胞化の過程を経て, 拒絶反応の原因が除去され, 免疫学的に不活性で無血管の結合組織が残っている[92]. 皮膚他家移植は3度の火傷の治療に使われ成功しており, 最近ではバリアメンブレンとして歯肉歯槽粘膜の欠損[93], 付着歯肉組織の形成[94], インプラント周囲の軟組織の形成[95], 骨切除後の生物学的包帯[96]として用いられている.

ある研究ではこの膜がバリアメンブレンとして使われた場合, 6週間後には周囲組織に完全に, そして永久に結合するとされた[97]. 皮膚他家移植を行うと, 臨床的に正常な治癒がみられ, 炎症性の浸潤がなく, この材料がヒトの口腔組織に適合することが示唆されている[98]. 多くの研究で皮膚他家移植が歯肉退縮を防ぎ, 根面被覆[99-105]を促す効果があると示唆され, 適切な結合組織移植[106]の代替材料となり, 硬口蓋部における供給側の罹患を避けるとされている[107-109].

無細胞性皮膚他家移植はバリアメンブレン材料として必要な特徴を持ち合わせている. たとえば, 形状記憶がない, 設置と適合が簡単, 生体適合性がある, 軟組織に被覆されその状態を維持できることなどである. もしもこの材料が生体吸収性ならば予知性があり, バリアとして6週間完全な状態でとどまり, 6か月以内に完全に吸収される[23].

無細胞性皮膚他家移植には利点がいくつかある. 細胞性の材料が含まれておらず, 主要組織適合遺伝子複合体抗原Ⅰ, Ⅱがあるので拒絶反応の心配がない. さらに, 供給量に限界がなく, 色の調和, 厚さ, 一次閉鎖ができなくても退化がないこと, 付加的付着歯肉の形成などから, この材料はバリアメンブレンテクニックとしてのひとつのよい選択肢となる(図3-24).

層板骨メンブレン

Lambone(Pacific Coast Tissue Bank, Los Angeles, CA)メンブレンは脱灰凍結乾燥ヒト層板皮質骨の柔軟性のシートからできている. GTR法におけるバリアメンブレンとしての層板骨の効果を調べる研究が多数行われている[110-114]. たとえば, ある研究では, 層板骨シートがバリアメンブレンとしてインプラント周囲のGTR法と歯槽堤増大術に対して使用された[110]. その結果, 有意な硬組織の再生が起こり, 合併症はなかった. 他の研究では, 似たような下顎大臼歯部のⅡ度根分岐部の侵襲性欠損におけるGTR法に対して層板骨他家移植メンブレンまたはe-PTFEメンブレンのどちらかを使用したときの臨床的変化と骨再生を比較した[111]. その結果, 層板骨メンブレンと脱灰凍結乾燥骨他家移植との併用は, e-PTFEと脱灰凍結乾燥骨他家移植との併用と同等に効果的であった. 3つ目の研究では, 層板骨をGore-Tex Augmentation Membranes (GTAM)(W. L. Gore)と比較したとき, 似たようなGTRの効果を示した[112].

凍結乾燥硬膜

Lyodura(B. Braun, Melsungen, Germany)は創傷の修復に対する患者自身の組織の代替物として死体から採取されたヒトの組織を製品化したものである. Lyoduraは1969年に初めて開発され, 脳を包む硬い膜である硬膜から採取される. 1969年から1996年までこの製品は国際的に出荷された. FDAからは承認されていなかったが, カナダの分配業者を経由してアメリカで入手できた. 受容者側の汚染が問題となり, 最も重大なことにLyoduraとCreutzfeldt-Jakob病との間に関連があったため, 現在FDAから承認され, 使用可能であるが, バリアメンブレンとして用いられることは極めてまれ

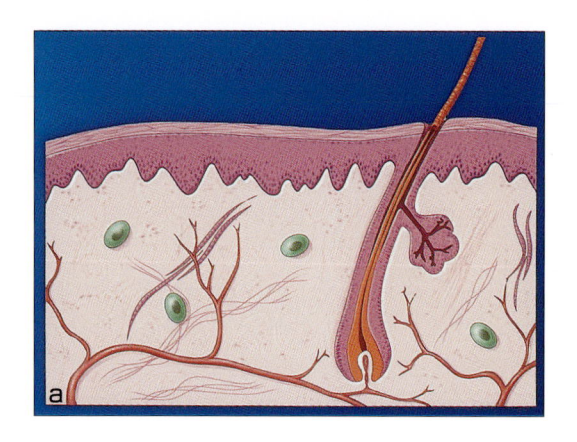

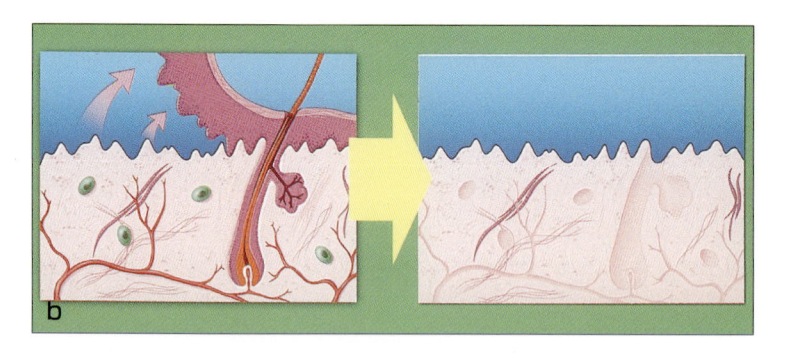

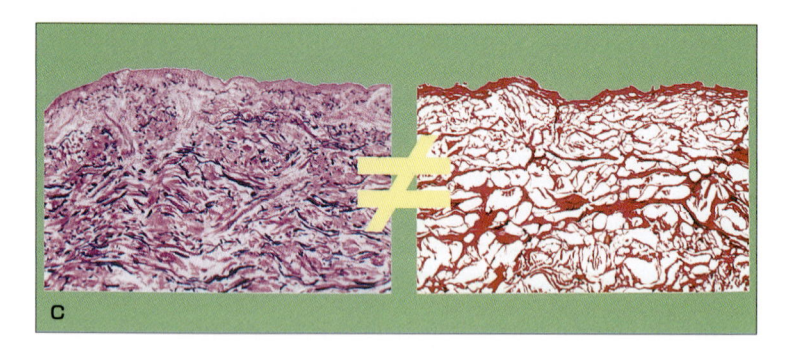

3 骨誘導再生法に用いるバリアメンブレン（遮蔽膜）

図3-24
バリアメンブレンとして無細胞性他家移植は必要な特徴を持ち合わせている．たとえば，形状記憶がない，設置と適合が簡単，生体適合性がある，軟組織に被覆され被覆されたままでいられるなどである．

(a) AlloDerm は組織バンクから得たヒト死体の皮膚由来で，B型肝炎，C型肝炎，HIV，梅毒などの疾患が注意深くスクリーニングされている．

(b) ヒト死体の皮膚は細胞の溶解処理を受けたり，上皮やその下層にある毛包，皮脂腺，血管系など免疫応答を引き起こしうるものを取り除いてある．

(c) AlloDerm（左）には凍結乾燥皮膚（右）と違ってコラーゲン，エラスチン，プロテオグリカンが含まれており，無傷の無細胞皮膚基質を供給する．

である[115-117]．1999年の研究では抜歯部位のGBR法においてインプラント周囲に吸収性バリアとして使用する場合と，裂開状骨欠損に対して使用した場合に安全で効果的であるとされた（**図3-25**）[118]．しかしながら，とくに，利用可能である多くの他の製品と比較すると，その安全性については不安が残る．

図3-24(つづき)

(d) 手術の開始にあたって，AlloDerm移植片を再水和のために生理食塩水に浸漬する．

(e) 一度再水和するとAlloDerm組織片は皮膚自家移植片と見分けがつかない．製品の説明書にあるように正しい面を設置しなければならない．

(f) この抜歯症例ではその後のインプラント埋入のために最適な骨形成が必要とされる．

(g) AlloDermメンブレンを欠損部に適合するように切断し設置する．

(h) 歯肉の構造を損なわずに一次閉鎖を行うことは不可能である．AlloDerm組織片が口腔内に露出したままにされるか，歯周組織のセメント質(periodontal cement)に覆われる．

(i) 初期の治癒状態(術後3週)では，上皮は完全にAlloDermメンブレンの上，中に移入している．色調と性状が周囲組織と調和している．軟組織の移植片はその後数週間にわたって成熟し続け，色調と性状はさらに改善される．

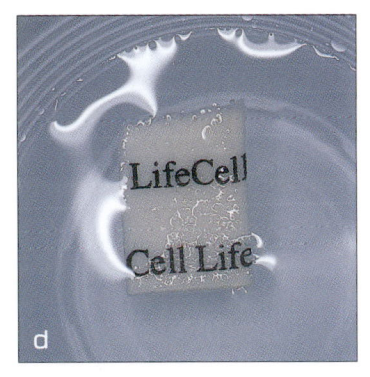

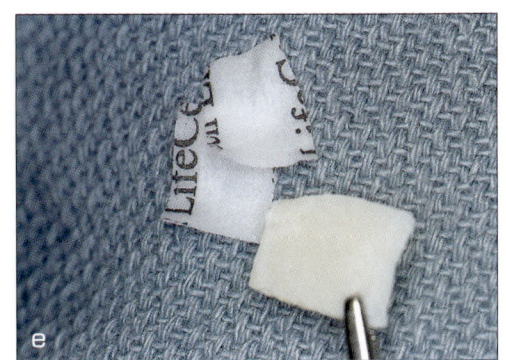

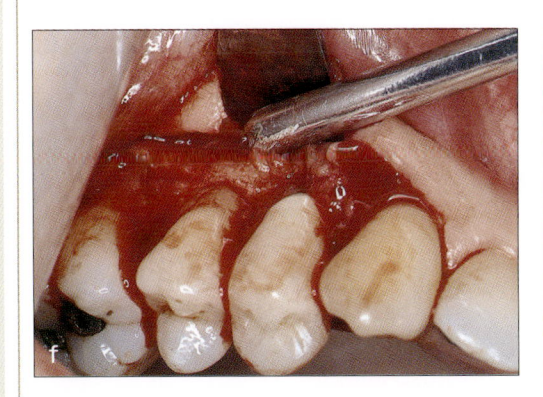

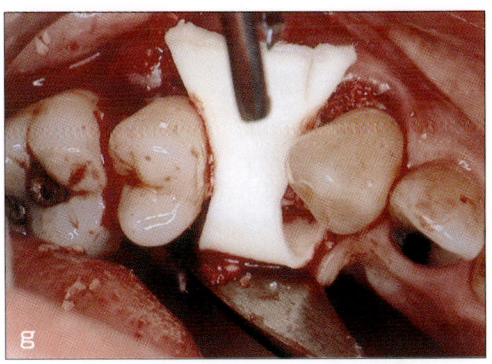

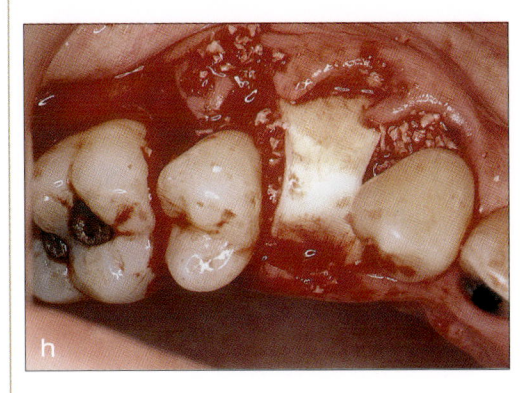

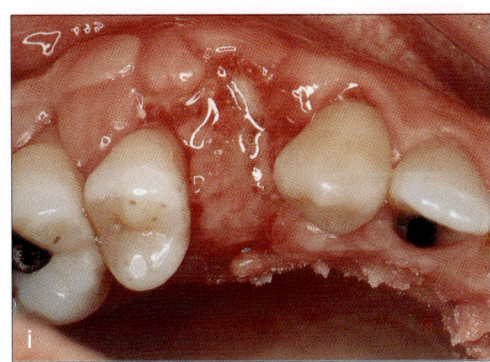

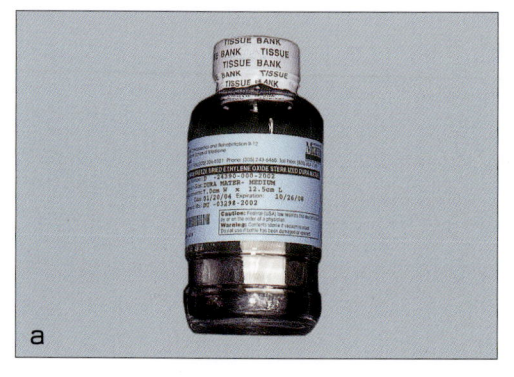

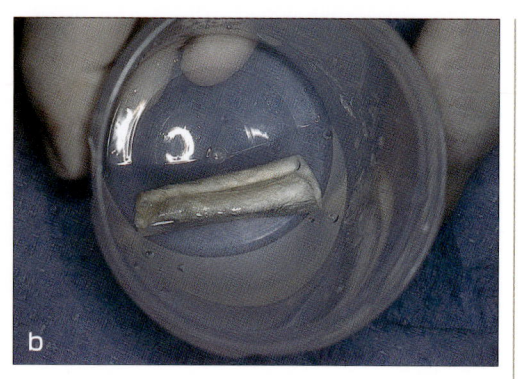

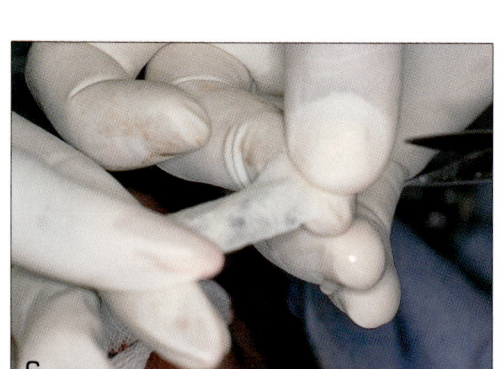

3 骨誘導再生法に用いるバリアメンブレン(遮蔽膜)

図3-25

(a)Lyoduraは凍結乾燥硬膜(髄膜層で頭蓋骨に最も近い位置にある)でヒトの死体から採取される.

(b)硬膜メンブレンは使用前に生理食塩水中で再水和される.

(c)見た目壊れやすそうな硬膜はそれ自体でロール状となるが,実際は設置を容易にしている.

酸化セルロースメッシュ

酸化セルロースに関する初期の研究では,この材料は治癒過程に有害な影響を及ぼさずに吸収され,抗菌性があることが明らかになった[119].より最近の研究では,根分岐部および骨縁下欠損におけるGTRを促進させる生体分解性メンブレンとしての酸化セルロースメッシュ(Surgicel, Johnson&Johnson, New Brunswick, NJ)の使用が評価された[120].酸化セルロースメッシュは吸収性の止血包帯剤で,ゼラチン状の塊になり血餅を取り込みメンブレンを形成する.ほとんどのものが術後1週間で吸収される.この研究の症例では欠損は正常の治癒を示し,ほとんどの部位で歯肉溝は2mmで,軽圧のプロービングによる出血はなかった.しかし,バリアメンブレンのための酸化セルロースメッシュの効果と利点を1症例だけで判断するのは不十分であると結論付けられた[119].

PRPメンブレン

PRPは移植材料やメンブレン材料に対する便利な補助物質であるだけでなく,それ自体がメンブレン類似物質となりうる.PRPメンブレンは移植部位全体にPRP量を付加するだけではなく,粒状の移植片を安定化させ,生物学的バリアとして短期的に作用する.有用な血小板は3～5日間で脱顆粒し,最初の増殖作用の持続時間は10日間とされているので,PRPメンブレンは上皮組織の侵入に対しては効果的なバリアとはならない.しかし,短期間の組織の治癒を促す.真のバリアメンブレンが必要な部位には,別のタイプのメンブレンにPRPゲルを混入させ,硬組織と軟組織の

図3-26
PRPはメンブレン様物質となり，移植部位にPRP量を付加し，粒状の移植片を安定化させ，短期的な生物学的バリアとして作用する．

(a) PRPの使用に先立ち，滅菌された容器に入ったウシトロンビンと活性化物質として働く塩化カルシウムのとなりに，PRPの入った容器が置かれている．

(b) 使用時にPRPは塩化カルシウムとトロンビンを添加することにより活性化され，血小板による成長因子の供給を容易にする．

(c) PRPは滅菌されたなめらかな表面に滴下され，数分で生物学的メンブレンを形成する．

(d) このPRPメンブレンは，目的部位に合うようにトリミングされる．真のバリアメンブレンではないが移植片を安定化させ貴重な成長因子を供給する．

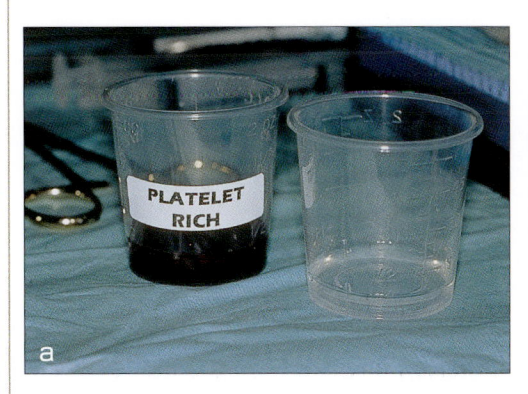

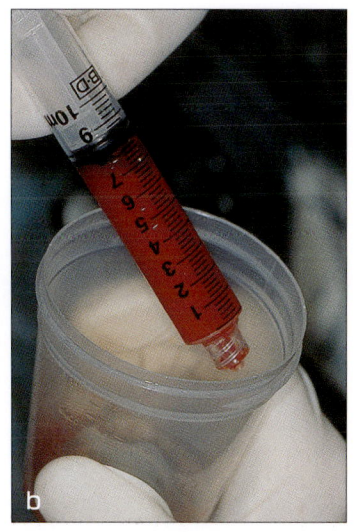

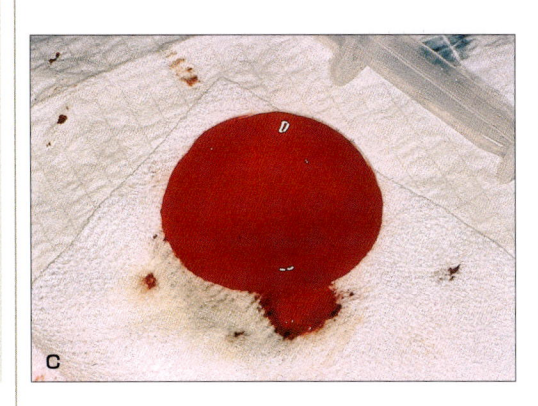

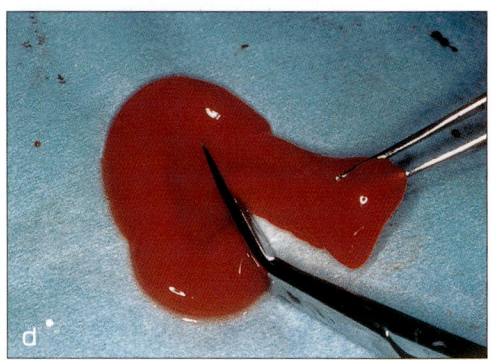

成熟を促進させる局所的な成長因子を提供するとともに上皮の侵入を防止する．

PRPゲルおよびPRPメンブレンの精製
一度PRPが精製されると，活性化され術野に応用するためのゲル化が始まる．この活性化物質は局所用ウシトロンビン5,000単位を含む5 mlの10％塩化カルシウムからできている．少量の活性化されたPRPは平坦な骨表面にも適用できるが，むしろ理想的には小さな欠損に填入される．PRPを2～4分間放置するとメンブレン様物質となり，術野に付加的な成長因子を提供し，また短期的なバリアメンブレンとなる．古くからあるバリアメンブレンにPRP精製物質を混和するためには，コラーゲン由来のメンブレンが適しており，欠損部に適合した大きさと形態にトリミングされ，受容側においてメンブレンの設置に先立ち，活性化されたPRPをメンブレンの両面に噴霧する(図3-26)．

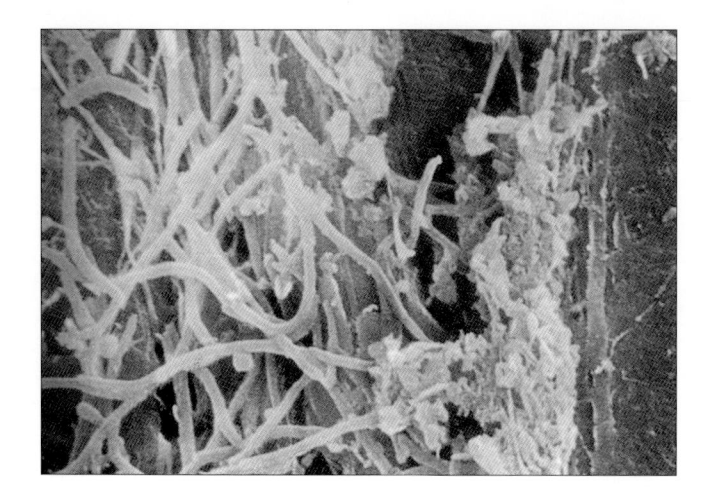

図 3-27
早期にメンブレンが露出すると、メンブレンは口腔内の環境と相容れないので、メンブレンのフィラメントはさまざまなタイプの細菌に侵入されることを顕微鏡像は示している.

バリアメンブレンに関した微生物学

　バリアメンブレンを用いた術式の失敗は感染性の細菌とそれに関連した合併症によって引き起こされる[121]. メンブレンに見出される細菌性細胞の多くはプロービングによる付着の獲得に関係している[122]. メンブレンを用いた動物実験で得られた再生の成功は実験の手順によって一部説明でき、それはフラップの歯冠側移動や歯の完全な被覆と関係がある. しかし臨床的には、バリアは治癒の初期段階に部分的に露出し、口腔内の微生物が混入する(図3-27). よって、使用される材料は感染経路となり再生の過程を危険にさらす[121]. さらに、プラークが感染した部位の歯周組織の切開創に上皮の陥入が加速することが、ある研究で報告された[123].

　霊長類におけるチタン強化型PTFEメンブレンの早期(1週間)露出に関する臨床的, 微生物学的研究によると、メンブレン露出の続発症としては発赤、浮腫、組織の脱落がある. Bacteroides fragilis, Streptpococus pneumoniae, Prevotella intermedia, そしてStaphylococcus intermediusという細菌は早期に露出したメンブレンのすべての部位にみられた. この研究結果から、細菌は再生の過程に潜在的に関係するので、微生物相の研究が重要であることが強調された[124].

　Porphyromonas gingivalis は歯周疾患患者に共通して見られる細菌で、とくに急速に進行するタイプの歯周疾患に多い. さらに、P. gingivalis と Streptpococcus mutans の組み合わせは、歯周組織の再生に用いられるメンブレンに対する付着の親和性が最大であることがわかっている[125].

　P. gingivalis が6種類の異なるメンブレン(吸収性と非吸収性)にコロニーを形成したり、付着したりする能力をある生体外実験で評価した[126]. その結果, P. gingivalis は、48時間の時点で分析したところ6種類すべてのメンブレンを通過していた. ポリ乳酸とポリグリコール酸でできるバリア(Resolut)とラクチド共重合体メンブレン(Guidor)は細菌の付着が最も少なかったのに対し、Vicryl線維は細胞の集合体により

著しくコロニーを形成していた．他の研究によると，P. gingivalis のコラゲナーゼは4〜5日間で完全にコラーゲンメンブレンを劣化させることがわかった[125]．その他の研究では，生体外の実験では複雑な口腔内を再現できないので宿主の防御機構や細菌どうしの競合のような重要な要素は完全に除外されたと結論づけた[126]．

既存の研究によると，露出したメンブレン上の細菌の完全な作用は不明である．しかしながら，臨床経験から，AlloDerm と CapSet 以外の大多数のバリアメンブレンは，軟組織を貫通して露出したままの状態で放置できないが，目的とした役割は果たすことがわかっている．

結論

それぞれのメンブレンの特徴を考慮に入れて，個々の患者と欠損に適したタイプのメンブレンを選択しなければならない[24]．断裂したサイナスメンブレンの修復のような症例では非吸収性のメンブレンは禁忌であり，メンブレンの露出が可能な症例では吸収性のメンブレンは禁忌である[25]．多くの研究によると，メンブレンを使った治療は使用されるメンブレンの性質に敏感で依存性がある．しかし，歯表面周囲への上皮の侵入を防止したり，遅らせたりする能力は不可欠である．

メンブレン材料にはそれぞれの独特な利点や制限がありすべての症例に理想的なものはないので，いろいろなメンブレンの基本を理解し適応症に応じて使い分けなければならない．**表3-1** ではこの章に記載されたメンブレンを比較し，処置法および欠損のタイプに最適なメンブレンを推奨している．各々の材料は，それ自体の利点と欠点を有しているため，術者はその症例に対して効果を最大にし，費用，時間，そして病的状態を最小にするために，それぞれの術式に用いる材料を検討すべきである．骨新生能の低い部位に対しては，材料の相対的順位が高ければ高いほど予知性が高く，骨新生能の高い部位に対しては低い順位の材料を用いることが可能である．骨，軟組織の成長にとってのメンブレンの相対的な質を評価するために使われたこのランク表は著者の臨床経験と文献調査に基づいて作られたことに注意されたい．

3 骨誘導再生法に用いるバリアメンブレン(遮蔽膜)

表3-1 バリアメンブレンの比較

メンブレン(商標名)	成分	骨,軟組織の成長への相対的効果*	吸収期間	相対費用#	適応症／禁忌症
BioMend Extend	ウシ腱由来コラーゲン	9	4か月	$$	上顎洞移植術後の側方開窓部の被覆．インプラントの同時埋入併用時，非併用時で，歯槽堤が小から中程度に不足しているものに対してピン固定法と移植材料を併用した場合．
GTAM	チタン強化型e-PTFE	9	NA	$$$	大小さまざまな欠損に対する，粒状の移植材料とピン固定法とを併用した歯槽堤の幅と高さの増大
AlloDerm	無細胞性凍結乾燥ヒト由来皮膚	8	4か月	$$	軟組織の一次閉鎖が困難か不可能な場合または軟組織の裂開が起きそうな場合は最適である．シュナイダー膜の大きな断裂の場合，3または4壁性の抜歯窩で移植材料上を覆う場合，インプラントの同時埋入併用時，非併用時に歯槽堤がわずかに不足している場合(患者が受容するかどうかを問題にしない場合)もまた推奨される．
Atrisorb	液状PLA	8	4か月	$$	移植材料と併用しての歯周組織への応用．歯根表面との密着に適した硬さ．
BioMend	ウシ腱由来コラーゲン	8	2か月	$$	シュナイダー膜の大きな断裂への対応．3または4壁性の抜歯窩で移植材料上を覆う場合．インプラントの同時埋入併用時，非併用時に歯槽堤がわずかに不足している場合．
Gore-Tex	e-PTFE	8	NA	$$$	最初にできたメンブレンのひとつ．現在はより効果的で安価な製品がある．
Resolut Adapt	PLA/PGA	8	3か月	$$$	上顎洞移植術後の側方開窓部の被覆．歯槽堤増大術にとっては十分な硬さがない．
Resolut Adapt LT	PLA/PGA	8	4か月	$$$	上顎洞移植術後の側方開窓部の被覆．歯槽堤増大術にとっては十分な硬さがない．
BioGide	ブタ皮膚由来コラーゲン	7	3-4か月	$$-$$$	上顎洞移植術後の側方開窓部の被覆．歯槽堤増大術にとっては十分な硬さがない．
Epi-Guide	PLA/PGA	7	4か月	$$	インプラントの同時埋入併用時，非併用時に歯槽堤がわずかに不足している場合．
Ossix	ウシ腱由来コラーゲン	7	6か月	$$	上顎洞移植術後の側方開窓部の被覆．歯槽堤増大術にとっては十分な硬さがない．

*1=最小の効果；10=最大の効果
#1単位でのバリアメンブレンの相対経費．$=低い相対経費；$$=中等度の相対経費；$$$=高い相対経費
NA=非吸収性

表3-1　（つづき）

メンブレン(商標名)	成分	骨，軟組織の成長への相対的効果*	吸収期間	相対費用#	適応症／禁忌症
Reguarde	ウシ腱由来コラーゲン	7	4か月	$$	シュナイダー膜の大きな断裂への対応．3または4壁性の抜歯窩で移植材料上を覆う場合．インプラントの同時埋入併用時，非併用時に歯槽堤がわずかに不足している場合．
Resolut	PLA/PGA	7	3か月	$$	インプラントの同時埋入併用時，非併用時に歯槽堤がわずかに不足している場合．
Resolut XT	PLA/PGA	7	4か月	$$	インプラントの同時埋入併用時，非併用時に歯槽堤がわずかに不足している場合．
Titanium	チタン	6-7	NA	$$	粒状の移植材料およびピン固定法と併用して歯槽堤の幅と高さを増大させる場合．しかし，材料操作に関連して危険性があり，軟組織の裂開の可能性もあるため，十分に経験のある術者が行う場合に限る．
CapSet	医療用焼石膏	6	2か月	$	移植を伴った3から5壁性の抜歯窩の被覆．移植材料と併用しての歯周組織への応用もまた推奨される．歯根表面との密着に適した硬さ．
Lambone	DFDBAの薄片	6	5か月	$$	大小さまざまな欠損に対する，粒状の移植材料とピン固定法とを併用した歯槽堤の幅と高さの増大．この材料は商標登録されているが，類似製品は保証された組織バンクである多くのAmerican Association of Tissue Bankで入手可能である．
Lyodura	凍結乾燥ヒト硬膜	5	2-3か月	$$	Creutzfeldt-Jacob病の伝染の可能性への懸念から，臨床での使用は推奨されない．
OsseoQuest	PLA/PGA	5	6か月	$$$	露出しやすい，硬すぎる，値段が高すぎるなどの理由から臨床での使用は推奨できない．
Regentex GBR-200	PTFE	4	NA	$	推奨できない．成功報告は限られている．
Vicryl Periodontal Mesh	織ったVicryl	2	1か月	$	吸収が早く洩えい作用があるので推奨されない．
Colla Tape	ウシ腱由来コラーゲン	NA	2週間	$	小，中程度のシュナイダー膜の断裂への対応．小さな粒状の移植片上を覆って粒子の流出を防ぐ場合．短期間で吸収されるので真の意味でのメンブレンではない．

参考文献

1. Melcher AH. On the repair potential of periodontal tissues. J Periodontol 1976;47:256–260.
2. Gottlow J. Guided tissue regeneration using bioresorbable and non-resorbable devices: Initial healing and long-term results. J Periodontol 1993;64(11 suppl):1157–1165.
3. Caton JG, Greenstein G. Factors related to periodontal regeneration. Periodontol 2000 1993;1:9–15.
4. Rowe DJ, Leung WW, Del Carlo DL. Osteoclast inhibition by factors from cells associated with regenerative tissue. J Periodontol 1996;67:414–421.
5. Pecora G, Baek SH, Rethnam S, Kim S. Barrier membrane techniques in endodontic microsurgery. Dent Clin North Am 1997;41:585–602.
6. Caffesse RG. Regeneration of soft and hard tissue defects. Medicine Meets Millennium: World Congress on Medicine and Health, 21 July–31 August 2000, Hanover, Denmark. Available at: http://www.mhhannover.de/aktuelles/projekte/mmm/englishversion/fs_programme/speech/Caffesse_V.html. Accessed 6 Aug 2003.
7. Froum SJ, Gomez C, Breault MR. Current concepts of periodontal regeneration. A review of the literature. N Y State Dent J 2002;68:14–22.
8. Payne JM, Cobb CM, Rapley JW, Killoy WJ, Spencer P. Migration of human gingival fibroblasts over guided tissue regeneration barrier materials. J Periodontol 1996;67:236–244.
9. Linde A, Alberius P, Dahlin C, Bjurstam K, Sundin Y. Osteopromotion: A soft-tissue exclusion principle using a membrane for bone healing and bone neogenesis. J Periodontol 1993;64(11 suppl):1116–1128.
10. Assenza B, Piattelli M, Scarano A, Lezzi G, Petrone G, Piattelli A. Localized ridge augmentation using titanium micromesh. J Oral Implantol 2001;27:287–292.
11. Hammerle CH, Jung RE, Feloutzis A. A systematic review of the survival of implants in bone sites augmented with barrier membranes (guided bone regeneration) in partially edentulous patients. J Clin Periodontol 2002;29(suppl 3):226–231.
12. Lorenzoni M, Pertl C, Polansky RA, Jakse N, Wegscheider WA. Evaluation of implants placed with barrier membranes. A retrospective follow-up study up to five years. Clin Oral Implants Res 2002;13:274–280.
13. Nemcovsky CE, Artzi Z. Comparative study of buccal dehiscence defects in immediate, delayed, and late maxillary implant placement with collagen membranes: Clinical healing between placement and second-stage surgery. J Periodontol 2002;73:754–761.
14. Kohal RJ, Hurzeler MB. Bioresorbable barrier membranes for guided bone regeneration around dental implants [in German]. Schweiz Monatsschr Zahnmed 2002;112:1222–1229.
15. Mellonig JT, Triplett RG. Guided tissue regeneration and endosseous dental implants. Int J Periodontics Restorative Dent 1993;13:108–119.
16. Magnusson I, Stenberg WV, Batich C, Egelberg J. Connective tissue repair in circumferential periodontal defects in dogs following use of a biodegradable membrane. J Clin Periodontol 1990;17:243–248.
17. Blumenthal NM. A clinical comparison of collagen membranes with e-PTFE membranes in the treatment of human mandibular buccal class II furcation defects. J Periodontol 1993;64:925–933.
18. Hardwick R, Hayes BK, Flynn C. Devices for dentoalveolar regeneration: An up-to-date literature review. J Periodontol 1995;66:495–505.
19. Karring T, Nyman S, Gottlow J, Laurell L. Development of the biological concept of guided tissue regeneration—animal and human studies. Periodontol 2000 1993;1:26–35.
20. Caffesse RG, Quinones CR. Guided tissue regeneration: Biologic rationale, surgical technique, and clinical results. Compendium 1992;13:166, 168, 170 passim.
21. Lang NP, Karring T. Proceedings of the 1st European Workshop on Periodontology. London: Quintessence, 1994.
22. Scantlebury TV. 1982-1992: A decade of technology development for guided tissue regeneration. J Periodontol 1993;64(11 suppl):1129–1137.
23. Meffert RM. Guided tissue regeneration/guided bone regeneration: A review of the barrier membranes. Pract Periodontics Aesthet Dent 1996;8:142–144.
24. Becker W, Becker BE, Mellonig J, et al. A prospective multi-center study evaluating periodontal regeneration for Class II furcation invasions and intrabony defects after treatment with a bioabsorbable barrier membrane: 1-year results. J Periodontol 1996;67:641–649.

25. Bartee BK. The use of high-density polytetrafluoroethylene membrane to treat osseous defects: Clinical reports. Implant Dent 1995;4:21–26.
26. Yukna CN, Yukna RA. Multi-center evaluation of bioabsorbable collagen membrane for guided tissue regeneration in human Class II furcations. J Periodontol 1996;67:650–657.
27. Adachi M, Yamada T, Kimura Y, Fukaya M, Enomoto M, Yamada S. Mandibular reconstruction using the skeletal pin fixation system. Aichi Gakuin Dent Sci 1991;4:45–52.
28. Juodzbalys G. Instrument for extraction socket measurement in immediate implant installation. Clin Oral Implants Res 2003;14:144–149.
29. Gaggl A, Schultes G. Titanium foil-guided tissue regeneration in the treatment of peri-implant bone defects. Implant Dent 1999;8:368–375.
30. Wang HL, Miyauchi M, Takata T. Initial attachment of osteoblasts to various guided bone regeneration membranes: An in vitro study. J Periodontal Res 2002;37:340–344.
31. Nyman S, Lindhe J, Karring T, Rylander H. New attachment following surgical treatment of human periodontal disease. J Clin Periodontol 1982;9:290–296.
32. Gore-Tex Regenerative Material Manual. Flagstaff, AZ: W. L. Gore; 1986:6–12.
33. Tinti C, Vincenzi GP. Expanded polytetrafluoroethylene titanium-reinforced membranes for regeneration of mucogingival recession defects. A 12-case report. J Periodontol 1994;65:1088–1094.
34. Lins LH, de Lima AF, Sallum AW. Root coverage: Comparison of coronally positioned flap with and without titanium-reinforced barrier membrane. J Periodontol 2003;74:168–174.
35. Sigurdsson TJ, Hardwick R, Bogle GC, Wikesjo UM. Periodontal repair in dogs: Space provision by reinforced ePTFE membranes enhances bone and cementum regeneration in large supraalveolar defects. J Periodontol 1994;65:350–356.
36. Schenk RK, Buser D, Hardwick WR, Dahlin C. Healing pattern of bone regeneration in membrane-protected defects: A histologic study in the canine mandible. Int J Oral Maxillofac Implants 1994;9:13–29.
37. Cortellini P, Prato GP. Guided tissue regeneration with a rubber dam: A five-case report. Int J Periodontics Restorative Dent 1994;14:8–15.
38. Salama H, Rigotti F, Gianserra R, Seibert J. The utilization of rubber dam as a barrier membrane for the simultaneous treatment of multiple periodontal defects by the biologic principle of guided tissue regeneration: Case reports. Int J Periodontics Restorative Dent 1994;14:16–33.
39. D'Archivio D, Di Placido G, Tumini V, Paolantonio M. Periodontal guided tissue regeneration with a rubber dam: Short term clinical study [in Italian]. Minerva Stomatol 1998;47:103–110.
40. Paolantonio M, D'Archivio D, Di Placido G, et al. Expanded polytetrafluoroethylene and dental rubber dam barrier membranes in the treatment of periodontal intrabony defects. A comparative clinical trial. J Clin Periodontol 1998;25(11 pt 1):920–928.
41. Apinhasmit W, Swasdison S, Tamsailom S, Suppipat N. Connective tissue and bacterial deposits on rubber dam sheet and ePTFE barrier membranes in guided periodontal tissue regeneration. J Int Acad Periodontol 2002;4:19–25.
42. Schopper C, Goriwoda W, Moser D, Spassova E, Watzinger F, Ewers R. Long-term results after guided bone regeneration with resorbable and microporous titanium membranes. Atlas Oral Maxillofac Surg Clin North Am 2001;13:3–12.
43. Anson D. Calcium sulfate: A 4-year observation of its use as a resorbable barrier in guided tissue regeneration of periodontal defects. Compend Contin Educ Dent 1996;17:895–899.
44. Greenstein G, Caton JG. Biodegradable barriers and guided tissue regeneration. Periodontol 2000 1993;1:36–45.
45. Hyder PR, Dowell P, Singh G, Dolby AE. Freeze-dried, cross-linked bovine type I collagen: Analysis of properties. J Periodontol 1992;63:182–186.
46. Pitaru S, Tal H, Soldinger M, Grosskopf A, Noff M. Partial regeneration of periodontal tissues using collagen barriers. Initial observations in the canine. J Periodontol 1988;59:380–386.
47. Pitaru S, Tal H, Soldinger M, Noff M. Collagen membranes prevent apical migration of epithelium and support new connective tissue attachment during periodontal wound healing in dogs. J Periodontal Res 1989;24:247–253.

48. Pitaru S, Noff M, Grosskopf A, Moses O, Tal H, Savion N. Heparan sulfate and fibronectin improve the capacity of collagen barriers to prevent apical migration of the junctional epithelium. J Periodontol 1991;62:598–601.
49. Blumenthal N, Steinberg J. The use of collagen membrane barriers in conjunction with combined demineralized bone-collagen gel implants in human infrabony defects. J Periodontol 1990;61:319–327.
50. Pruthi VK, Gelskey SC, Mirbod SM. Furcation therapy with bioabsorbable collagen membrane: A clinical trial. J Can Dent Assoc 2002;68:610–615.
51. BioMend Absorbable Collagen Membrane Manual. Carlsbad, CA: Calcitek, 1995:12–18.
52. Bunyaratavej P, Wang HL. Collagen membranes: A review. J Periodontol 2001;72:215–229.
53. Oh TJ, Meraw SJ, Lee EJ, Giannobile WV, Wang HL. Comparative analysis of collagen membranes for the treatment of implant dehiscence defects. Clin Oral Implants Res 2003;14:80–90.
54. Zimmer Dental (formerly Centerpulse) website. Available at: http://www.calcitek.com/rg_bmMaterial.asp. Accessed 5 Apr 2004.
55. Sela MN, Kohavi D, Krausz E, Steinberg D, Rosen G. Enzymatic degradation of collagen-guided tissue regeneration membranes by periodontal bacteria. Clin Oral Implants Res 2003;14:263–268.
56. Friedmann A, Strietzel FP, Maretzki B, Pitaru S, Bernimoulin JP. Observations on a new collagen barrier membrane in 16 consecutively treated patients. Clinical and histological findings. J Periodontol 2001;72:1616–1623 [erratum 2002;73:352].
57. Friedmann A, Strietzel FP, Maretzki B, Pitaru S, Bernimoulin JP. Histological assessment of augmented jaw bone utilizing a new collagen barrier membrane compared to a standard barrier membrane to protect a granular bone substitute material. Clin Oral Implants Res 2002;13:587-94.
58. Schlegel AK, Mohler H, Busch F, Mehl A. Preclinical and clinical studies of a collagen membrane (Bio-Gide). Biomaterials 1997;18:535–538.
59. Zitzmann NU, Naef R, Scharer P. Resorbable versus nonresorbable membranes in combination with Bio-Oss for guided bone regeneration. Int J Oral Maxillofac Implants 1997;12:844–852 [erratum 1998;13:576].
60. Camelo M, Nevins ML, Schenk RK, et al. Clinical, radiographic, and histologic evaluation of human periodontal defects treated with Bio-Oss and Bio-Gide. Int J Periodontics Restorative Dent 1998;18:321–331.
61. Hockers T, Abensur D, Valentini P, Legrand R, Hammerle CH. The combined use of bioresorbable membranes and xenografts or autografts in the treatment of bone defects around implants. A study in beagle dogs. Clin Oral Implants Res 1999;10:487–498.
62. Camelo M, Nevins ML, Lynch SE, Schenk RK, Simion M, Nevins M. Periodontal regeneration with an autogenous bone–Bio-Oss composite graft and a Bio-Gide membrane. Int J Periodontics Restorative Dent 2001;21:109–119.
63. Tawil G, El-Ghoule G, Mawla M. Clinical evaluation of a bilayered collagen membrane (Bio-Gide) supported by autografts in the treatment of bone defects around implants. Int J Oral Maxillofac Implants 2001;16:857–863.
64. Carmagnola D, Adriaens P, Berglundh T. Healing of human extraction sockets filled with Bio-Oss. Clin Oral Implants Res 2003;14:137–143.
65. Dietrich T, Zunker P, Dietrich D, Bernimoulin JP. Periapical and periodontal healing after osseous grafting and guided tissue regeneration treatment of apicomarginal defects in periradicular surgery: Results after 12 months. Oral Surg Oral Med Oral Pathol Oral Radiol Endod 2003;95:474–482.
66. Roccuzzo M, Lungo M, Corrente G, Gandolfo S. Comparative study of a bioresorbable and a non-resorbable membrane in the treatment of human buccal gingival recessions. J Periodontol 1996;67:7–14.
67. Lundgren D, Laurell L, Gottlow J, et al. The influence of the design of two different bioresorbable barriers on the results of guided tissue regeneration therapy. An intra-individual comparative study in the monkey. J Periodontol 1995;66:605–612.
68. Laurell L, Falk H, Fornell J, Johard G, Gottlow J. Clinical use of a bioresorbable matrix barrier in guided tissue regeneration therapy. Case series. J Periodontol 1994;65:967–975.
69. Gottlow J, Lundgren D, Nyman S, Laurell L, Rylander H. New attachment formation in the monkey using Guidor, a bioresorbable GTR-device [abstract 1535]. J Dent Res 1992;71:297.

70. Gottlow J, Nyman S, Laurell L, Falk H, Fornell J, Johard G. Clinical results of GTR-therapy using a bioabsorbable device (Guidor) [abstract 1537]. J Dent Res 1992;71:298.
71. Laurell L, Gottlow J, Nyman S, Falk H, Fornell J, Johard G. Gingival response to Guidor, a bioresorbable device in GTR-therapy [abstract 1536]. J Dent Res 1992;71:298.
72. Christgau M, Bader N, Felden A, Gradl J, Wenzel A, Schmalz G. Guided tissue regeneration in intrabony defects using an experimental bioresorbable polydioxanon (PDS) membrane. A 24-month split-mouth study. J Clin Periodontol 2002;29:710–723.
73. Magnusson I, Batich C, Collins BR. New attachment formation following controlled tissue regeneration using biodegradable membranes. J Periodontol 1988;59:1–6.
74. Warrer K, Karring T, Nyman S, Gogolewski S. Guided tissue regeneration using biodegradable membranes of polylactic acid or polyurethane. J Clin Periodontol 1992;19(9 pt 1):633–640.
75. Laurell L, Gottlow J, Rylander H, Lundgren D, Rask M, Norlindh B. Gingival response to GTR therapy in monkeys using two bioresorbable devices [abstract 824]. J Dent Res 1993;72:206.
76. Hugoson A, Ravald N, Fornell J, Johard G, Teiwik A, Gottlow J. Treatment of class II furcation involvements in humans with bioresorbable and nonresorbable guided tissue regeneration barriers. A randomized multicenter study. J Periodontol 1995;66:624–34.
77. Gottlow J, Laurell L, Rylander H, Lundgren D, Rudolfsson L, Nyman S. Treatment of infrabony defects in monkeys with bioresorbable and nonresorbable GTR devices [abstract 823]. J Dent Res 1993;72:206.
78. Rudiger SG, Ehmke B, Hommens A, Karch H, Flemmig TF. Guided tissue regeneration using a polylactic acid barrier. Part I: Environmental effects on bacterial colonization. J Clin Periodontol 2003;30:19–25.
79. Ehmke B, Rudiger SG, Hommens A, Karch H, Flemmig TF. Guided tissue regeneration using a polylactic acid barrier. J Clin Periodontol 2003;30:368–374.
80. Vuddhakanok S, Solt CW, Mitchell JC, Foreman DW, Alger FA. Histologic evaluation of periodontal attachment apparatus following the insertion of a biodegradable copolymer barrier in humans. J Periodontol 1993;64:202–210.
81. Simion M, Scarano A, Gionso L, Piattelli A. Guided bone regeneration using resorbable and nonresorbable membranes: A comparative histologic study in humans. Int J Oral Maxillofac Implants 1996;11:735–742.
82. Polson AM, Garrett S, Stoller NH, et al. Guided tissue regeneration in human furcation defects after using a biodegradable barrier: A multi-center feasibility study. J Periodontol 1995;66:377–385.
83. Polson AM, Southard GL, Dunn RL, Polson AP, Billen JR, Laster LL. Initial study of guided tissue regeneration in Class II furcation defects after use of a biodegradable barrier. Int J Periodontics Restorative Dent 1995;15:42–55.
84. Polson AM, Southard GL, Dunn RL, et al. Periodontal healing after guided tissue regeneration with Atrisorb barriers in beagle dogs. Int J Periodontics Restorative Dent 1995;15:574–589.
85. Fleisher N, de Waal H, Bloom A. Regeneration of lost attachment apparatus in the dog using Vicryl absorbable mesh (Polyglactin 910). Int J Periodontics Restorative Dent 1988;8:44–55.
86. Sottosanti JS. Calcium sulfate: A valuable addition to the implant/bone regeneration complex. Dent Implantol Update 1997;8:25–29.
87. Sottosanti J, Anson D. Using calcium sulfate as a graft enhancer and membrane barrier [interview]. Dent Implantol Update 2003;14:1–8.
88. Maze GI, Hinkson DW, Collins BH, Garbin C. Bone regeneration capacity of a combination calcium sulfate-demineralized freeze dried bone allograft. Presented at the American Academy of Periodontology Annual Meeting, October 1994, San Francisco, CA.
89. Couri CJ, Maze GI, Hinkson DW, Collins BH 3rd, Dawson DV. Medical grade calcium sulfate hemihydrate versus expanded polytetrafluoroethylene in the treatment of mandibular class II furcations. J Periodontol 2002;73:1352–1359.
90. LifeCell Biomedical Manual. Woodland, TX: LifeCell, 1995:4–7.
91. Sottosanti JS. Calcium sulfate-aided bone regeneration: A case report. Periodontal Clin Investig 1995;17:10–15.
92. Livesey SA, Herndon DN, Hollyoak MA, Atkinson YH, Nag A. Transplanted acellular allograft dermal matrix. Potential as a template for the reconstruction of viable dermis. Transplantation 1995;60:1–9.

93. Batista EL Jr, Batista FC, Novaes AB Jr. Management of soft tissue ridge deformities with acellular dermal matrix. Clinical approach and outcome after 6 months of treatment. J Periodontol 2001;72:265–273.
94. Wei PC, Laurell L, Geivelis M, Lingen MW, Maddalozzo D. Acellular dermal matrix allografts to achieve increased attached gingiva. Part 1. A clinical study. J Periodontol 2000;71:1297–1305.
95. The acellular dermal matrix: Soft tissue development for dental implants. Dent Implantol Update 2001;12:65–71.
96. AlloDerm Universal Soft Tissue Graft Manual. Woodland, TX: LifeCell Corporation, 1996:7.
97. Shulman J. Clinical evaluation of an acellular dermal allograft for increasing the zone of attached gingiva. Pract Periodontics Aesthet Dent 1996;8:201–208.
98. Mishkin DJ, Shelley LR Jr, Neville BW. Histologic study of a freeze-dried skin allograft in a human. A case report. J Periodontol 1983;54: 534–537.
99. Harris RJ. Root coverage with a connective tissue with partial thickness double pedicle graft and an acellular dermal matrix graft: A clinical and histological evaluation of a case report. J Periodontol 1998;69:1305–1311.
100. Woodyard AG, Greenwell H, Hill M, Drisko C, Iasella JM, Scheetz J. The clinical effect of acellular dermal matrix on gingival thickness and root coverage compared to coronally positioned flap alone. J Periodontal 2004;75:44–56.
101. Tal H. Subgingival acellular dermal matrix allograft for the treatment of gingival recession: A case report. J Periodontol 1999;70:1118–1124.
102. Henderson RD, Greenwell H, Drisko C, et al. Predictable multiple site root coverage using an acellular dermal matrix allograft. J Periodontol 2001;72:571–582.
103. Harris RJ. Clinical evaluation of 3 techniques to augment keratinized tissue without root coverage. J Periodontol 2001;72:932–938.
104. Mahn DH. Treatment of gingival recession with a modified tunnel technique and an acellular dermal connective tissue allograft. Pract Proced Aesthet Dent 2001;13:69–74.
105. Harris RJ. Cellular dermal matrix used for root coverage: 18-month follow-up observation. Int J Periodontics Restorative Dent 2002;22:156–163.
106. Tozum TF. A promising periodontal procedure for the treatment of adjacent gingival recession defects. J Can Dent Assoc 2003;69:155–159.
107. Harris RJ. A comparative study of root coverage obtained with an acellular dermal matrix versus a connective tissue graft: Results of 107 recession defects in 50 consecutively treated patients. Int J Periodontics Restorative Dent 2000;20:51–59.
108. Novaes AB Jr, Grisi DC, Molina GO, Souza SL, Taba M Jr, Grisi MF. Comparative 6-month clinical study of a subepithelial connective tissue graft and acellular dermal matrix graft for the treatment of gingival recession. J Periodontol 2001;72:1477–1484.
109. Aichelmann-Reidy ME, Yukna RA, Evans GH, Nasr HF, Mayer ET. Clinical evaluation of acellular allograft dermis for the treatment of human gingival recession. J Periodontol 2001;72:998–1005.
110. Fugazzotto PA. The use of demineralized laminar bone sheets in guided bone regeneration procedures: Report of three cases. Int J Oral Maxillofac Implants 1996;11:239–244.
111. Scott TA, Towle HJ, Assad DA, Nicoll BK. Comparison of bioabsorbable laminar bone membrane and non-resorbable ePTFE membrane in mandibular furcations. J Periodontol 1997;68:679–686.
112. Majzoub Z, Cordioli G, Aramouni PK, Vigolo P, Piattelli A. Guided bone regeneration using demineralized laminar bone sheets versus GTAM membranes in the treatment of implant-associated defects. A clinical and histological study. Clin Oral Implants Res 1999;10:406–414.
113. Kassolis JD, Bowers GM. Supracrestal bone regeneration: A pilot study. Int J Periodontics Restorative Dent 1999;19:131–139 [erratum 1999;19:314].
114. Chogle S, Mickel AK. An in vitro evaluation of the antibacterial properties of barriers used in guided tissue regeneration. J Endod 2003;29:1–3.
115. Federal Drug Administration website. Available at: http://www.fda.gov/ora/fiars/ora_import_ia8403.html. Accessed 5 Apr 2004.
116. Croes EA, Jansen GH, Lemstra AW, Frijns CJ, van Gool WA, van Duijn CM. The first two patients with dura mater associated Creutzfeldt-Jakob disease in the Netherlands. J Neurol 2001;248:877–880.

117. Hamada C, Sadaike T, Fukushima M. Projection of creutzfeldt-jakob disease frequency based on cadaveric dura transplantation in Japan. Neuroepidemiology 2003;22:57–64.
118. Peleg M, Chaushu G, Blinder D, Taicher S. Use of Lyodura for bone augmentation of osseous defects around dental implants. J Periodontol 1999;70:853–860.
119. Degenshein G, Hurwitz A, Ribacoff S. Experience with regenerated oxidized cellulose. N Y State J Med 1963;63:2639-2643.
120. Galgut PN. Oxidized cellulose mesh used as a biodegradable barrier membrane in the technique of guided tissue regeneration. A case report. J Periodontol 1990;61:766–768.
121. Selvig KA, Nilveus RE, Fitzmorris L, Kersten B, Khorsandi SS. Scanning electron microscopic observations of cell populations and bacterial contamination of membranes used for guided periodontal tissue regeneration in humans. J Periodontol 1990;61:515–520.
122. Nowzari H, Slots J. Microorganisms in polytetrafluoroethylene barrier membranes for guided tissue regeneration. J Clin Periodontol 1994;21:203–210.
123. Yumet JA, Polson AM. Gingival wound healing in the presence of plaque-induced inflammation. J Periodontol 1985;56:107–119.
124. Fritz ME, Eke PI, Malmquist J, Hardwick R. Clinical and microbiological observations of early polytetrafluoroethylene membrane exposure in guided bone regeneration. Case reports in primates. J Periodontol 1996;67:245–249.
125. Wang HL, Yuan K, Burgett F, Shyr Y, Syed S. Adherence of oral microorganisms to guided tissue membranes: An in vitro study. J Periodontol 1994;65:211–218.
126. Ricci G, Rasperini G, Silvestri M, Cocconcelli PS. In vitro permeability evaluation and colonization of membranes for periodontal regeneration by Porphyromonas gingivalis. J Periodontol 1996;67:490–496.

CHAPTER 4

抜歯後の歯槽堤の保存

　抜歯時および抜歯後に骨質と骨量を維持することは，審美的，機能的により良い結果をもたらし，移植処置を最小限にするためにもインプラントの埋入より重要である[1-3]．そのうえ，既存の歯槽骨を保存することはインプラントのオッセオインテグレーションの成功を確実にし，固定式，可撤式の補綴物を支持するための助けとなる．軟組織の形態は硬組織の形態に支持され，臨床家は骨欠損の防止のみならず治療の早い段階でどんな骨欠損も修復すべきである．骨移植が必要な場合，その成功と最終歯肉辺縁形態を形成するためには適切なテクニックが重要になる．

歯槽骨辺縁の吸収

　通常普通に抜歯を行った場合の抜歯窩はたいした問題もなく治癒する．しかしながら，抜歯窩の自然な治癒は，その過程によって骨の高さと幅が減少する[4]．抜歯による多くの異なった骨吸収のタイプは下顎骨で認められる[5]が，骨吸収で一番問題になるのは審美的部位もしくは，抜歯する前から歯槽骨量が少ない部位である．上顎前歯部では薄い骨板と抜歯時に非可逆的な外傷を受けやすいため非常にリスクが高い[6,7]．臼歯部領域は厚い歯槽骨縁があり，骨吸収しにくい．大事なのは治癒過程の中でいか

に速く抜歯窩が治癒するかということと，抜歯窩にどれだけ多くの結合組織が進入しているかということである．結果として生じる歯槽骨の減少は抜歯だけではなく，通常の歯槽骨欠損周囲で起こる治癒過程に関係があるように思われる．血餅の吸収に伴う結合組織の進入が骨の形成を妨げる．

非侵襲的な抜歯

　抜歯時に軟組織の喪失を防ぐことが歯槽骨保存には重要である．後の骨再生や骨移植の必要性を最小限とするためにもこのことを最優先にしなければならない．さらに，硬組織の保存は軟組織欠損治療に関連した処置に直接的な助けとなる[8]．歯内療法処置されている脆弱な根や，破折歯根また抜歯時に器具をかけるための歯冠部歯質がわずかしかないというようなさまざまな状況が抜歯を困難にさせる．このような場合抜歯後即時埋入は無理である．しかしながら適切な器具の扱いとテクニックにより良い結果をもたらすであろう．抜歯時には基本的なことを守らなければならない．歯と歯周組織に付着している歯周靱帯を切断するためには，小さくてシャープなペリオトームを使用する．エステティックゾーンでは可能であればなるべく歯間乳頭を傷つけないようにする．実際の抜歯時には骨にダメージを与えず骨形態を保存するためにヘーベルとフォーセップスを適切に使用しなくてはならない．ゆっくりとそして力をコントロールすることが重要であり，歯根を分割することも骨の吸収を減らす助けとなる．抜歯後は抜歯窩の残存歯周組織や不良肉芽を除去しなければならない．状態の良い血餅形成は骨の治癒の第1段階と抜歯窩への骨の充填を誘導する．

歯槽骨辺縁の保存

　歯間部歯槽骨が厚く残存する周囲骨の厚みがある場合，非侵襲的に抜歯を行うことで，抜歯後の抜歯窩は通常どおり問題なく治癒する．また文献によれば条件がそろえばインプラントの抜歯窩即時埋入は問題ないことを示唆している[9]．通常抜歯窩は縫合なしで問題なく治癒するが，損傷の防止や歯冠乳頭の外形の変形を防ぐために必要なときもある．抜歯の結果もしくは外傷により抜歯窩に損傷がある場合[10]，その壁は骨伝導性もしくは骨誘導性を有する移植材により支持されなければならない[11-13]．さらに骨原性細胞を含む十分な血液供給が必要であり，骨からの出血を促すために小さいバーで抜歯窩内の骨を穿孔する．

　歯槽堤増大法として骨移植を選択した場合，抜歯窩即時埋入と骨移植を同時に行うか，骨移植後十分期間をおき骨の成熟を待ってインプラント埋入を行うか選択しなければならない．Beckerらは，歯槽骨吸収は抜歯窩即時埋入と同時にメンブレンを用いて骨増生を行う際問題ではないと述べているが[9]，問題であるという他の報告もある[14,15]．インプラント埋入と骨移植にメンブレンを使用するかどうかは個々の患者の状態に左右される．

骨移植材料

　第2章で詳しく述べたことや論文等で発表されているとおり[16]，骨移植材料は3グループに分類される．自家骨，同種他家骨，人工骨か異種骨である．さらにその4つの特徴に基づき分類され，すべて理想的な骨移植材料により構成される．：オッセオインテグレーション（骨表面との間に線維層なしに化学的に結合する）．骨伝導（骨成長の足

場になる）．骨誘導（万能幹細胞の分化を促進する）．そして骨形成（骨芽細胞による新生骨形成）[17]．PRP[18-22]のような補足的な効果を利用してもしなくても，自家骨移植が最高の移植材であり，安定した結果を得るための最も確実な移植材料である．しばしば移植材としてゴールドスタンダードといわれ，骨芽細胞の骨再生能の量において無比の自家骨は，骨再生を促進し生体親和性の問題を回避できる．歯槽堤保存術として自家骨は通常下顎骨オトガイ部や下顎枝または上顎結節などの口腔内の他の部位から採取する[23-27]．小規模の移植には実用的ではないが口腔外供給側として腸骨，肋骨，頭蓋骨，や脛骨などがある[28,29]．

凍結乾燥骨および凍結脱灰乾燥骨などの同種他家骨移植骨（DFDBA，FDBA）はドナーサイトや他部位の切開を必要とせず，大量の骨移植が必要な際に便利なためしばしば移植材として使用される．同種他家骨には粉末状のものとパテ状のものがあり，とくにパテ状のものがこのような状態では使用しやすい．これらの材料は骨伝道と骨誘導もしくは両方の過程による骨の治癒を誘引するだろう．

骨移植材第3の分類は合成された代替骨材料である人工骨と，他の動物から採取された異種骨を含む．人工骨材は生体活性ガラス，グラスアイオノマー，酸化アルミニウム，硫酸カルシウム，β3燐酸カルシウム，合成ハイドロキシアパタイト，さんご礁由来のハイドロキシアパタイト，硫酸カルシウムセメントから構成される[17,30]．合成骨は抜歯窩即時骨移植後の歯槽堤吸収防止のために使用する[31-34]．最新の最もポピュラーな異種骨移植材は牛由来である．これらの材料はその有機的特性を除去し，抗原物質などの可能性を減少させるためにタンパク質を除去する．異種骨移植は，事実上患者自身の骨が血球由来の細胞の分化を通して成長するための足場となるという骨伝導の過程により治癒する．異種骨と人工骨には骨誘導能はない．つまりその材料自体では骨成長は誘引されない．しかしながら最近，天然の骨と同様に細胞の移動，分化，増殖能のあるタイプⅠコラーゲンを持つ細胞結合に似た短いペプチドチェイン構造を持つPepGen P-15[Dentsply Friadent Ceramed, Lakewood, CO][35-39]を含んだ牛由来の骨ミネラルからなる材料が紹介されている．この材料は（歯槽堤保存術に使いやすい水溶性ジェル状）自家骨と同じように無機物および有機物を含んだ合成移植材料に良いであろう．

移植材料の選択

歯槽堤保存の難しい点のひとつは移植部位に対する適切な移植材料の選択である．どの移植材料が必要か診断し，欠損の大きさと形態を見極めその欠損組織に対して必要な骨量を算出しなければならない．骨欠損が大きい場合，新組織の骨誘導を生じさせるタンパク質や細胞を含んだ大量の細胞性と構造移植骨を提供可能な自家骨が必要である．その一方で骨欠損が小さい場合，他家骨，人工骨，異種骨どれも適切であろう．

歯槽堤保存や抜歯窩の骨増大の最も適切な時期は抜歯と同時に行うことである．そうすれば唇側の骨吸収に伴う複雑な問題を簡単な術式で行えたり審美的要素を解決する．初期の診査時に骨量不足と判断できたら，抜歯と骨増大を1回の来院で行う予定を立てるのが適切である．しかしながら，骨移植予定部位に化膿，新生物（異常組織），嚢胞が存在したり，感染や移植の失敗を起こす可能性のある症例には行ってはいけない．

4 抜歯後の歯槽堤の保存

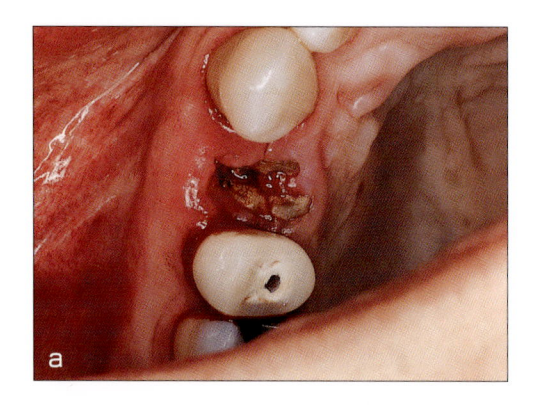

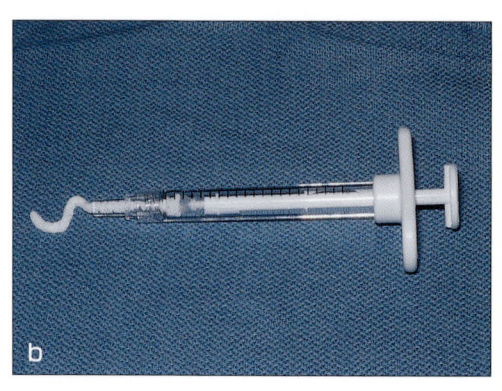

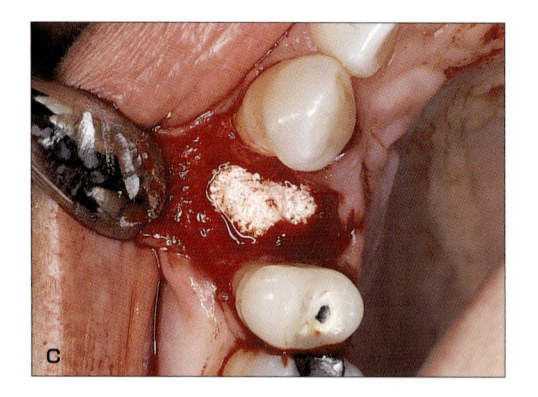

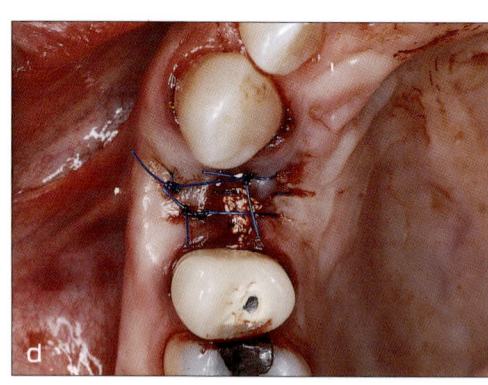

図4-1
組織工学的に作られたハイドロジェルキャリアーに入った異種骨移植材（牛由来）（eg, PepGen P-15 Flow）は5壁性の抜歯窩骨欠損におけるポピュラーな移植材である.

(**a**) 残根の咬合面. 骨壁を破損させてしまうようなオステオトミーや鈍的な脱臼など通常の方法で抜歯を行ってはならない. このような場合は非外傷的に抜歯を行うことが望ましい.

(**b**) 非侵襲的に抜歯を行い抜歯窩周囲の骨壁を完全に残した状態. この抜歯窩は骨移植材が状態の良い骨壁にサポートされる状態なので流動状のPepGen P-15 Flow（ハイドロコロイド内に浮遊する微粒子）を選択する.

(**c**) 抜歯窩は骨頂レベルまで十分に充填されている.

(**d**) フラップを可能な限り閉鎖し縫合した. 材料のジェル性状により, かならずしも初期閉鎖は必要ではない.

　診断を行うとき, 現在の骨欠損のタイプを確認しなくてはならず, この診断は術式の選択に大きく影響する. たとえば抜歯窩の残存壁数に基づき骨欠損の分類ができ, それぞれの骨欠損のタイプにより歯槽堤保存と治療方法は変化する.

5壁性骨欠損

　もし歯槽中隔に十分な骨量があり, 厚い5壁性の完全な抜歯窩の場合, 移植材料を必要としない. しかし抜歯と同時に骨移植を必要な場合, どの移植材にしても骨壁のサポートとしてパテ状もしくは粘性のあるジェル状にて使用する. 一番ポピュラーな方法のひとつとして組織工学的に作られたハイドロジェルキャリアーに入った異種骨（牛由来）移植材の使用である（たとえばPepGen P-15 Flow）[38]. この治療法は骨伝導的な治癒と軟組織外形の保存を考慮して

移植材料の選択 **4**

図4-2
抜歯窩骨壁が非常に薄い場合，抜歯と同時に骨移植をしたほうがよい．

(**a**)将来のインプラント埋入を計画する際，多数歯の抜歯はその抜歯窩の治癒過程で適切な骨移植材の重要性がわかる．

(**b**)抜歯窩に充填されたPepGen P-15 Flowが歯槽堤の幅と高さを保つ．

(**c**)術後10日目，若干の腫脹を認めるが，将来インプラントを埋入する部位は理想的になっている．インプラント埋入予定部位の理想的な歯槽堤の幅と高さは，通常の抜歯窩骨移植のような簡単な術式では歯槽堤は保存できなかっただろう．

(**d**)抜歯窩骨移植により可撤式補綴物を装着する部位に適切に3次元的な位置にインプラントを12本埋入することが可能になった．

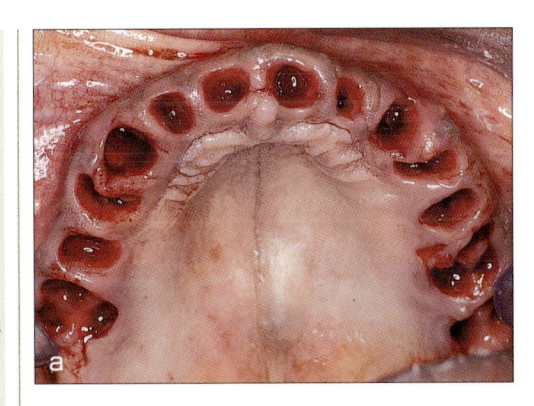

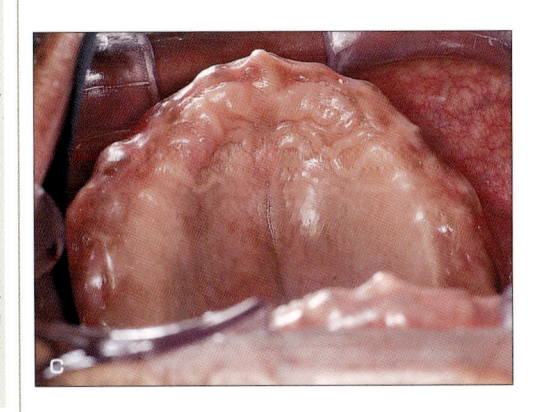

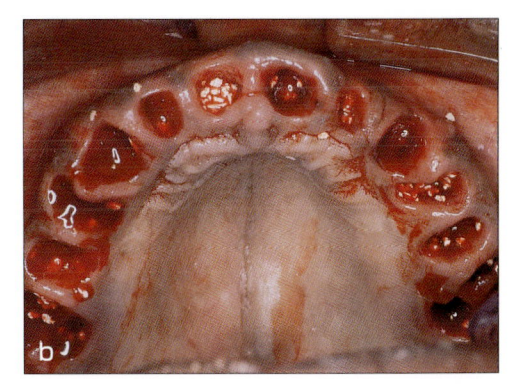

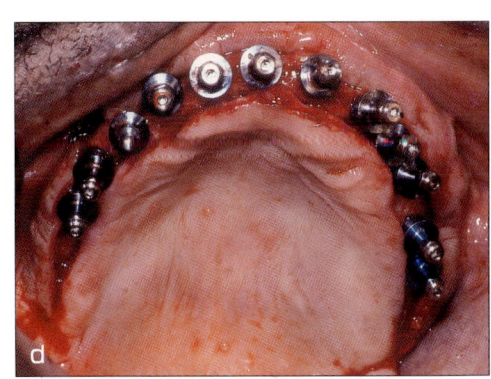

行う．この際，ディスペンサーから注意深く移植材を抜歯窩の骨頂部まで注入し，粘膜に減張切開を行い閉鎖するか，コラーゲンプラグもしくはコラーゲンバリアーを使用して抜歯窩頸部を縫合する．その後通常2〜6か月後インプラント埋入を行う．

最近の研究ではPepGen P-15 Flowは骨形成を高め速やかに少しずつ吸収すると報告されている．Pepgen P-15 FlowはPepGen P-15 particulateと比較してナトリウム，カルボキシメチルセルロース，グリセロール，水を含んだ生体適合性の不活性ハイドロジェルの微粒子からなる(**図4-1〜3**)[40]．

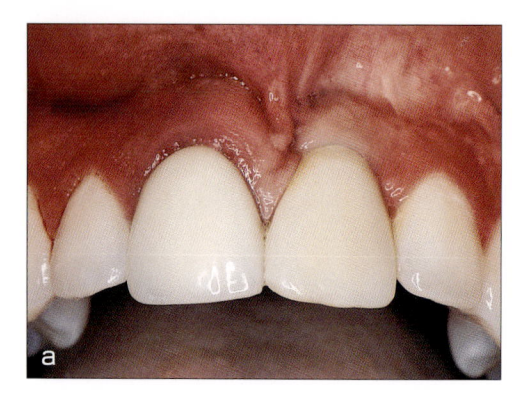

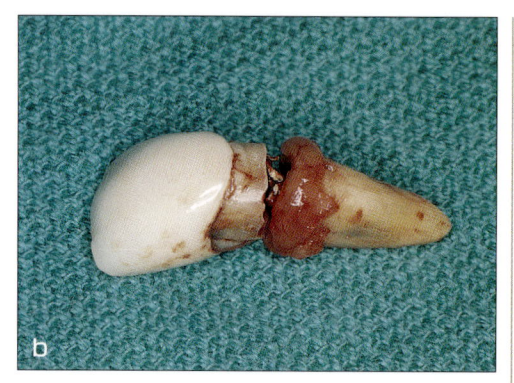

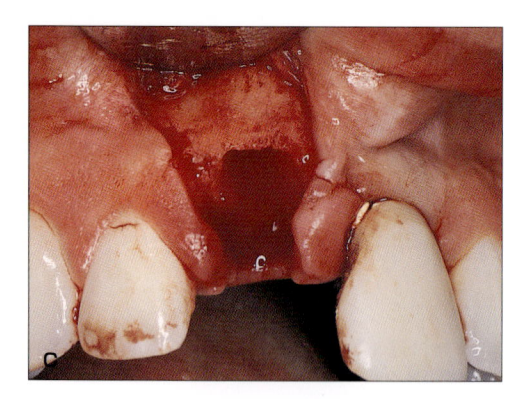

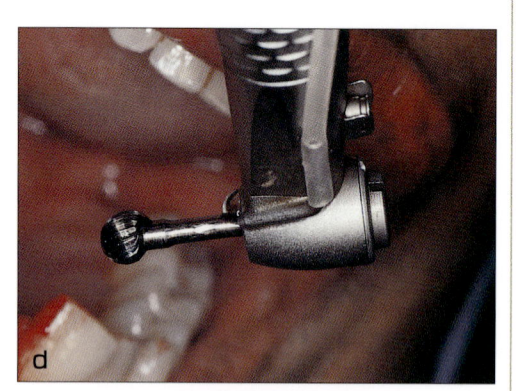

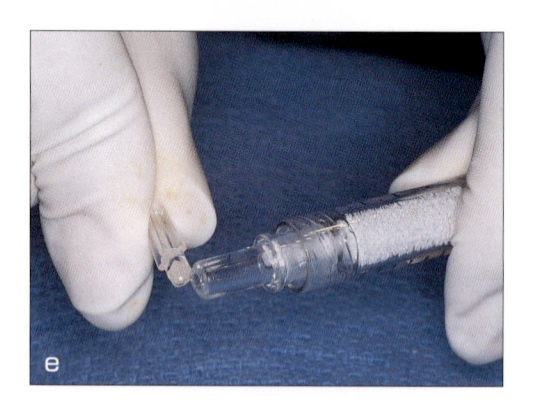

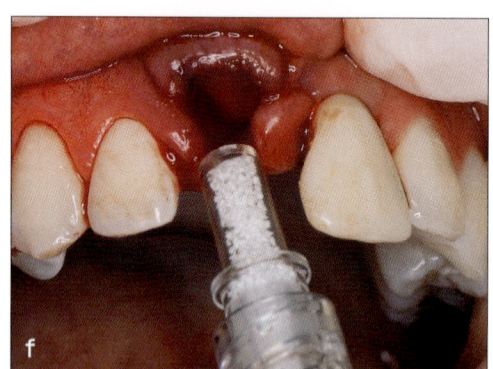

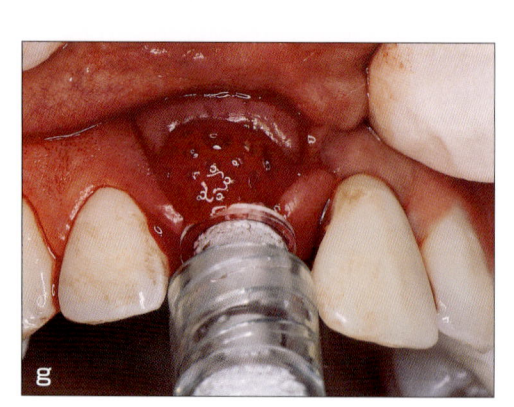

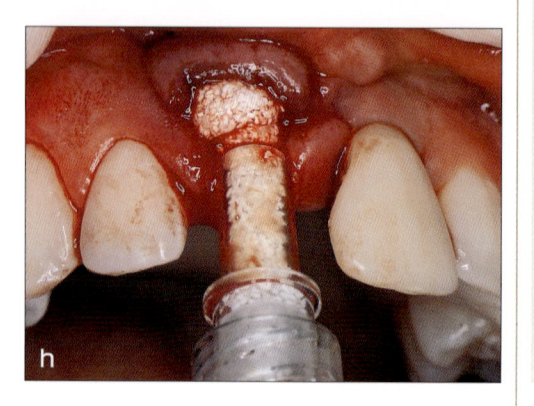

4 抜歯後の歯槽堤の保存

図4-3
PepGen P-15 Flow はインプラント埋入前の抜歯窩骨移植に使用される．この材料は骨形成能を高め微粒子の吸収を引き起こす．

(a)歯根破折により抜歯が必要な上顎右側中切歯．上顎左側中切歯は4年前にインプラント補綴が施されている．

(b)歯冠側3/1で歯根破折している．

(c)抜歯後，抜歯窩側壁の状態を注意深く診査してふさわしい移植材を選択する．

(d)長いカーバイトラウンドバーを使用し抜歯窩骨壁に付着した残存歯周靱帯を掻爬する．

(e)Flow のシリンジの先のチップを取り外す．

(f)シリンジの先は欠損部に容易に適合し歯根側から歯冠側に移動させながら充塡しやすくなっている．

(g)骨移植材 Flow を抜歯窩に充塡する．術式は簡単である．

(h)抜歯窩のサイズによりシリンジの先にチップを装着可能である．

図 4-3（つづき）
(i) テンションによる移植材の露出防止のため事前に減張切開を行い縫合する．

(j) 術前の骨移植の結果と同様インプラント埋入は問題ない．右上切歯の頬側骨壁は左側と同等になるだろう．

(k) 骨移植部位のインプラントに最終補綴物が装着された．歯槽堤の頬舌的幅径の維持に注目．

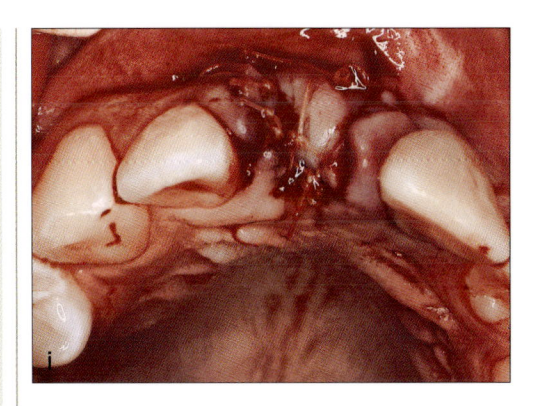

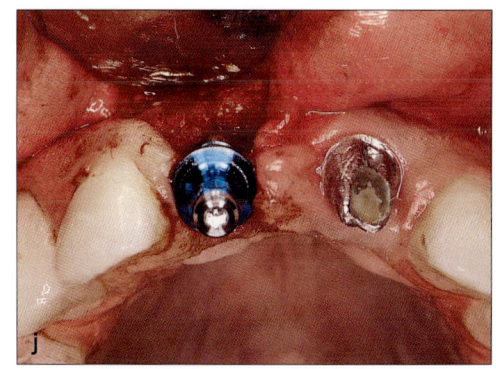

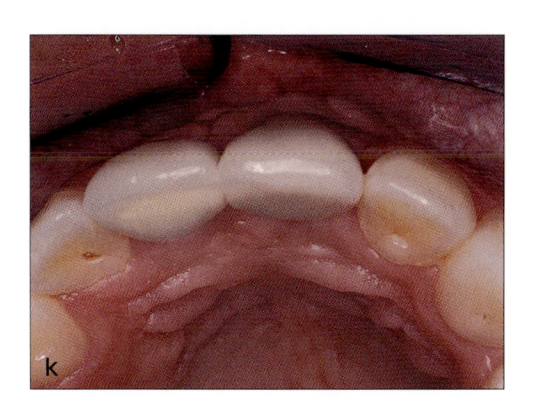

4壁性骨欠損

　1壁もしくは2壁の骨壁がない抜歯窩もしくは骨壁が非常に薄い部位には通常抜歯と同時に骨移植を行うことが好ましい．もし骨移植を行わなかった場合には，通常インプラント埋入には適さない細い歯槽堤幅の状態に治癒する．4壁性の骨欠損の場合，すべての骨壁を再建させるため自家骨移植が望ましい．十分な自家骨が存在しない場合，パテ状の同種他家骨移植材（OrthoBlast II [The Clinician's Preference, Golden, CO]，DBX [Musculoskeletal Transplant Foundation, Edison, NJ]，Dyna-Graft II [IsoTis Ortho-Biologics, Irvine, CA], or Grafton [Osteotech, Eaton town, NJ]）もしくは自家骨とパテ状同種他家骨を併用することも可能である（図4-4～8）[41-48]．欠損もしくは残存した薄い骨（通常唇頬側）の再建と被覆粘膜のサポートのためには十分な量の移植材が必要である．軟組織の内部への進入の防止と移植の予知性の向上のためにGBR法にメンブレンの使用を推奨する臨床家もいるが，フラップの初期閉鎖は簡単な減張切開を行えば通常十分である[49]．

　OrthoBlast IIは非脱灰骨と治癒中期海面骨の共同体である．OrthoBlast IIは人間の非脱灰骨から作られ骨誘導を起こすことが証明されている（in vitro）．それは海綿骨から作られ骨伝導の足場となり骨の堆積と骨

4 抜歯後の歯槽堤の保存

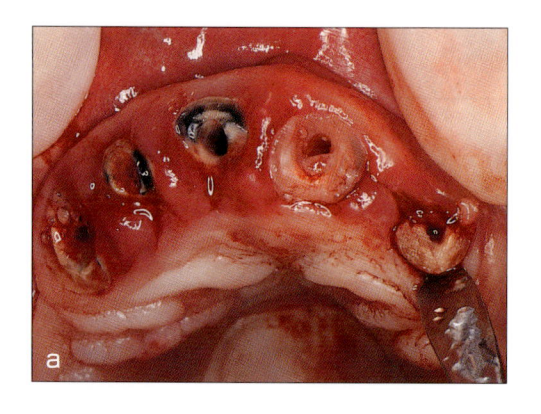

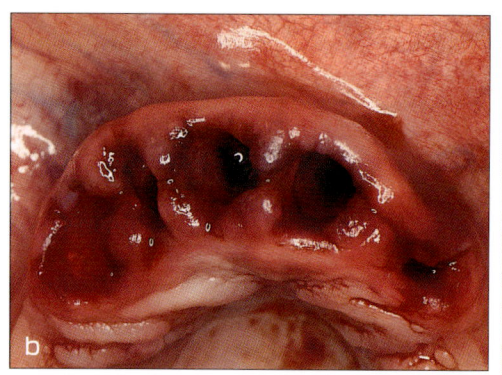

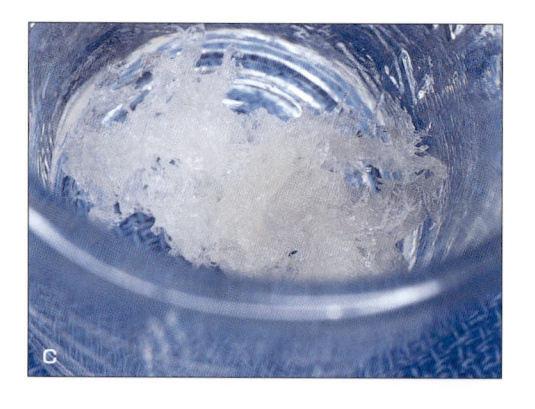

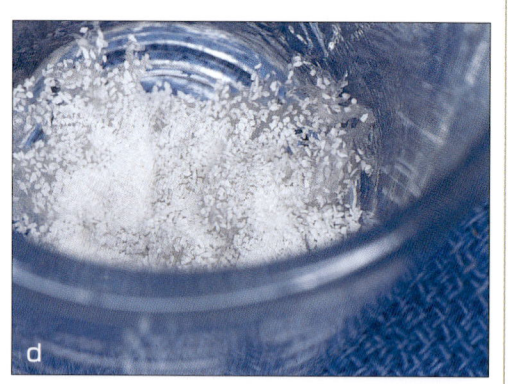

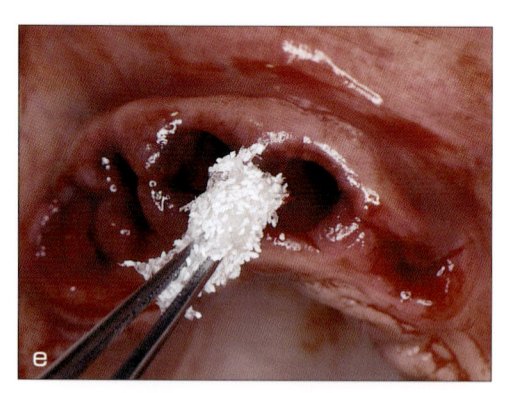

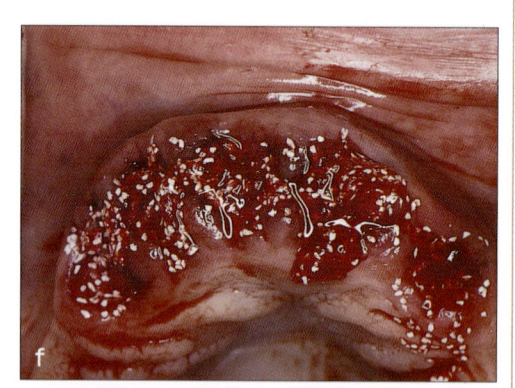

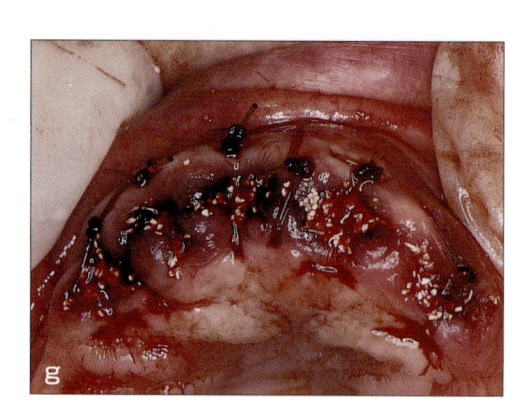

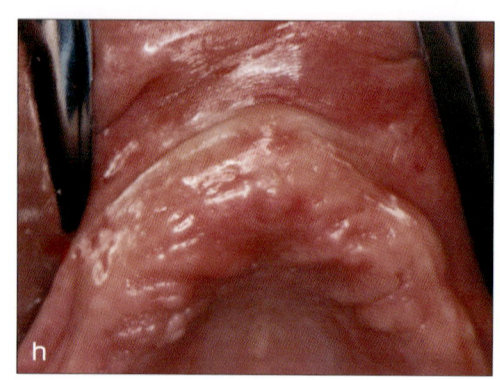

図4-4
パテ状の人工骨は4壁性骨欠損の骨移植に利用される.

(a)保存不可能である歯根を残し状態の悪い固定性ブリッジを除去した．非侵襲的な抜歯とその後の抜歯窩骨移植が必要なことがわかる．

(b)もし抜歯窩骨移植をしなければ頬側の薄い骨壁は確実に吸収するだろう．

(c)パテ状凍結脱灰乾燥骨(Grafton)を使用した．

(d)パテを凍結脱灰乾燥骨に加え局所にミネラルを供給するために人工ミネラル材料と混和する．混和後の粘度は非常に扱いやすくなる．

(e)移植材料は運びやすく抜歯窩に徐々に圧縮しながら充填する．

(f)移植材料は骨壁の頂部までしか充填しないため，余剰材料を除去する．

(g)術後，材料の流出を防ぐために治療用即時義歯を使用する場合，初期閉鎖は必要ない．

(h)インプラント埋入可能な歯槽堤が保存されている．後にさらに複雑な移植術式の可能性を避けるため移植時期に簡単な方法で移植を行う．このケースでもし抜歯と同時に骨移植をしなかった場合おそらく自家骨ブロック移植が必要になっていただろう．

図 4-5
4 壁性欠損の部位は抜歯窩骨移植を行わなかった場合，創傷治癒期間の間に細くなりインプラント埋入には不十分な骨幅になる．

(a) 要抜歯の残根．インプラント埋入に備えて歯槽頂縁の吸収防止のために抜歯窩骨移植が必要である．

(b) 抜歯後，可能な限り骨量を維持するために非侵襲的に抜歯を行ったとしても頰側壁の一部は喪失し残った骨は非常に薄くなる．

(c) 抜歯窩移植に DBX putty を選択した．

(d) パテ状形態．この人工骨移植材は抜歯した歯根形態に近似した形態を作れる性質を持つ．

(e) 移植材料に歯根形態を付与することにより抜歯窩に死腔を作ることなくより完全に移植材を充塡できる．

(f) 理想的な移植材料を使用したことにより十分な骨量の維持が予測できる．移植材は骨壁頂部まで充塡する．

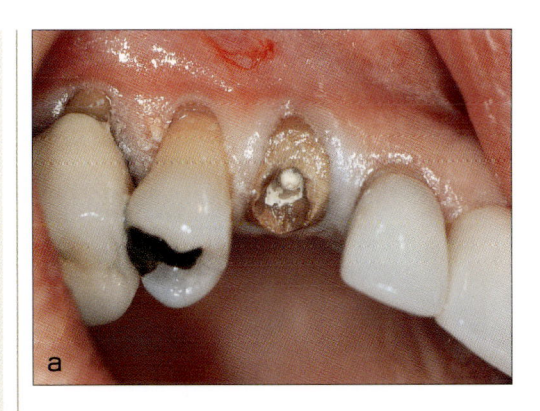

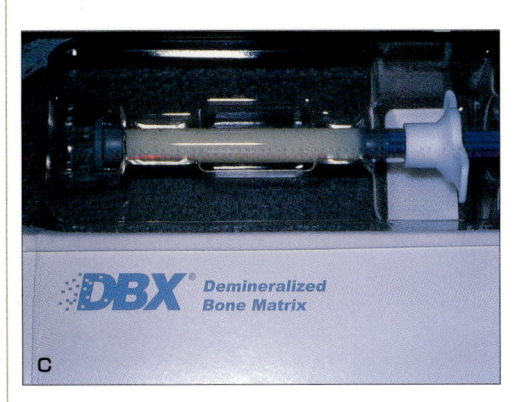

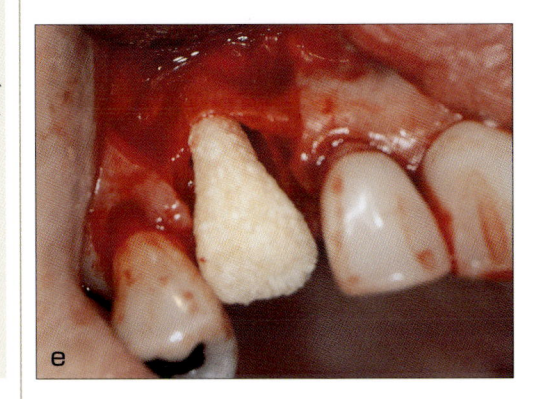

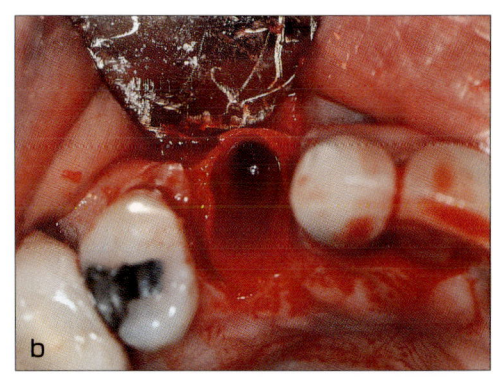

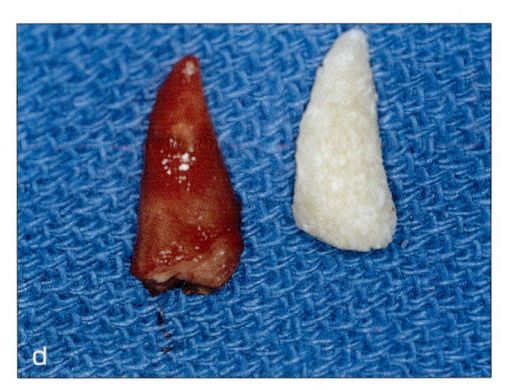

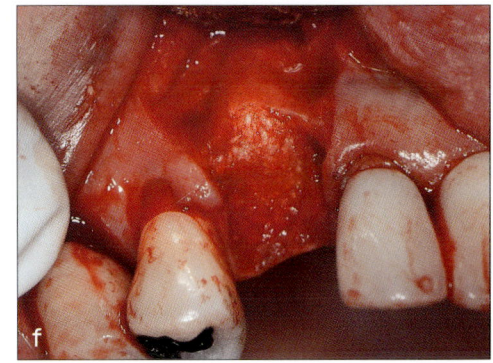

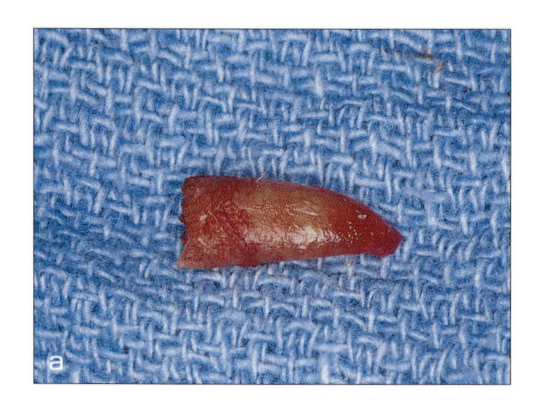

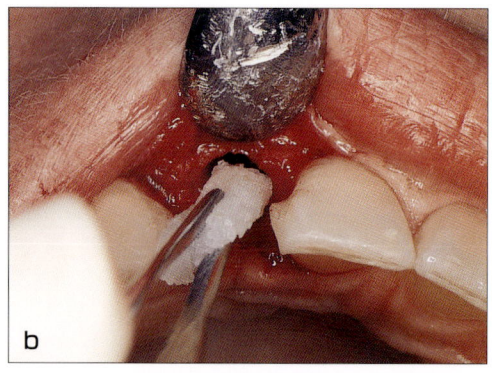

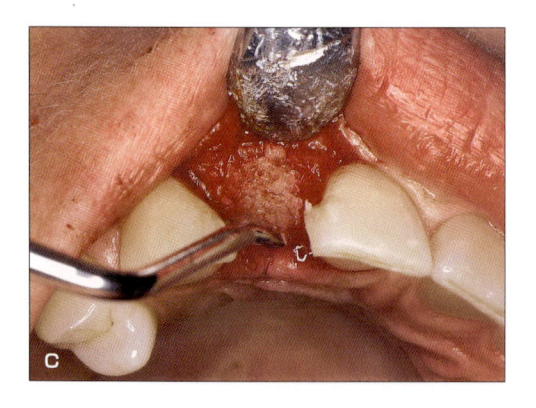

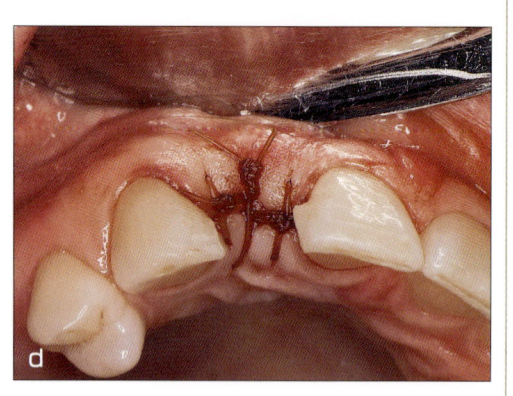

図4-6
この4壁性骨欠損には移植材料として，脱灰骨と非脱灰骨他家骨から構成されるパテ状の人工骨のOrthoBlast Ⅱを選択した．

(a)上顎右側側切歯は抜歯され，インプラント埋入に備えて骨移植を行う．

(b)OrthoBlast Ⅱを抜歯窩に充填した．骨移植を行わない場合おそらく抜歯窩骨壁は吸収しインプラント埋入は難しくなるだろう．

(c)抜歯窩の骨頂レベルまで移植材を充填する．

(d)臨床的ではないが骨膜に何箇所か切開を行い，初期閉鎖をした．

改造を促進するからである．そのうえ，体温でより粘着性を増すそのユニークなリバースフェイズキャリアーは，洗浄と吸引によるロスを最小限にし，取り扱いを容易にする．OrthoBlast Ⅱは1 mlと3 mlのシリンジと大きい移植術用の5 mlの容器がある．

DynaGraft Ⅱはリバースフェイズ媒体中のDFDBAから構成される．各々多くのDFDBAは新生骨形成刺激の可能性を評価するため量的試験が行われている(in vitro)．DynaGraft Ⅱはとても扱いやすく骨欠損に築盛，充填がしやすい．DynaGraft Ⅱは体温により厚さを増し洗浄により骨移植部位からの移植材の流出の可能性を最小限にする．

GBR法を行うか行わないかは骨欠損のタイプと選択した移植材の種類による(**図4-6，7**)[50-53]．さらにGBR法は抜歯後の十分に歯槽骨が残存している部位の骨鋭縁部における変形防止のために行われる．なぜなら自家骨移植は軟組織が内部増殖する期間よりも血管の再生が相対的に早く，バリアーメンブレンはその予知性に対し必ずしも必要ではない．それにもかかわらず必要のないケースにバリアーメンブレンを使用する臨床家がいる．一方，創部感染リスクの増加を避けるために自家骨移植を行うときにはメンブレンを使用しない臨床家もいる．人工骨移植や異種骨移植を行う場合その治癒期間は長期になるので，骨成長のためのスペースメイキングを維持するためにメンブレンが必要になる．吸収性メンブレンは創部感染の危険は少ないが術後の移植部の安定したボリュームを維持することはむずかしい．GBR法を行う際はメンブ

図4-7
上顎中切歯抜歯窩にパテ状同種他家骨移植材 DynaGraft II を用いた．

(a) 上顎左側中切歯抜歯窩．

(b) 抜歯された歯根と同じ形態を付与し，DynaGraft II を抜歯窩に最大限になるよう充填する．

(c) 抜歯窩が完全に充填された後，余剰な移植材を除去し縫合を行った．

(d) 軟組織を寄せるためと歯肉形態を維持するために八の字縫合を行った．

(e) 暫間補綴物により移植材は保護されている．歯肉形態を付与し維持するため暫間補綴物の形態を改良する．

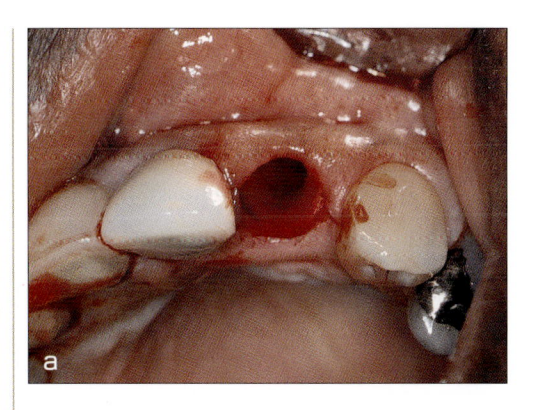

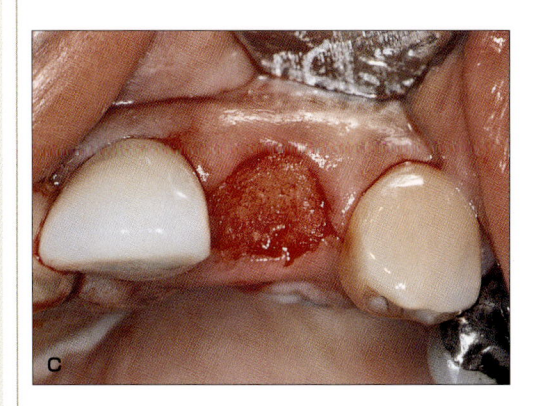

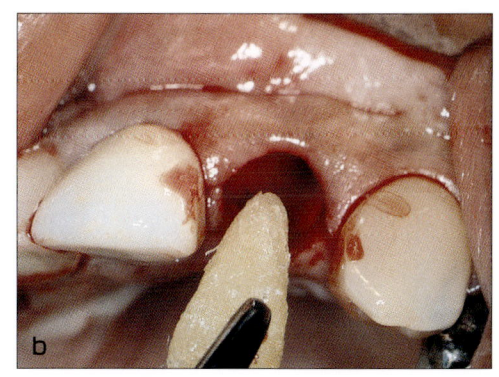

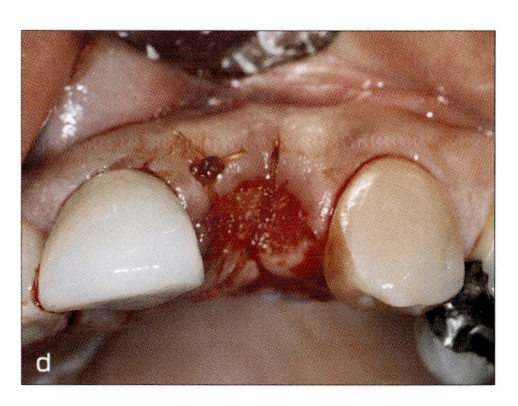

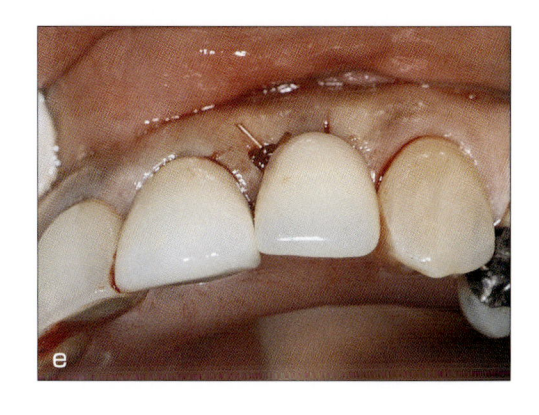

レンを切開線から離れたところに設置しなければならない．第3章で使用可能な多種類のメンブレンを包括的に再評価している[53, 55-66]．

　抜歯窩の初期閉鎖をすることは理想的だが，抜歯直後の抜歯窩は必ずしも閉鎖ができるとは限らない．ほとんどの抜歯窩については，単純に縫合を行い歯肉のマージンを接近させることが適切である．しかしながら，臼歯の抜歯窩については，フラップを減張し伸展するか軟組織閉鎖を得るために軟組織移植を行うことが有効である．どちらにしても緊張のない初期閉鎖が望まれる[67, 68]．理想的な治癒と線維芽細胞をサポートする軟組織の初期閉鎖を考慮して粘膜どうしを近づける．通常インプラント埋入まで3〜6か月の治癒期間が必要である．

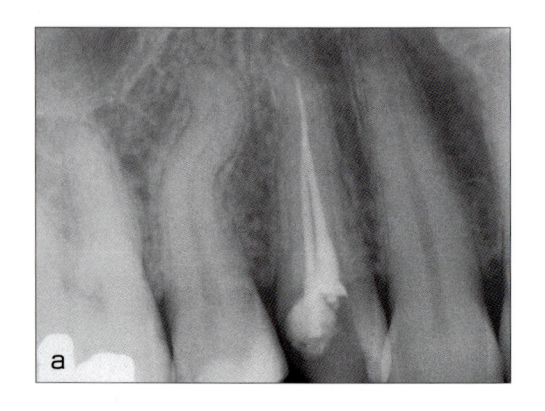

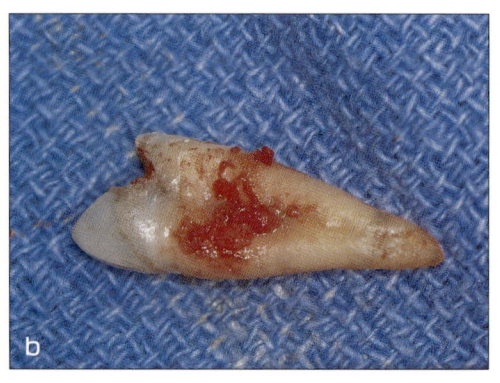

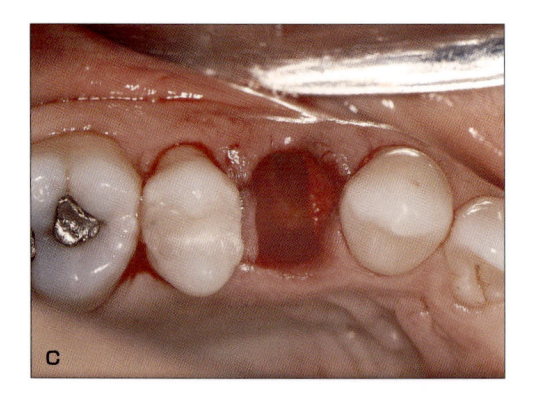

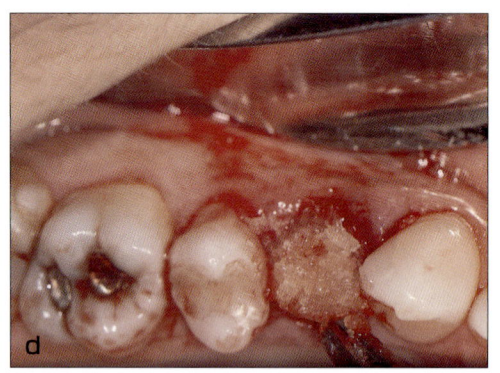

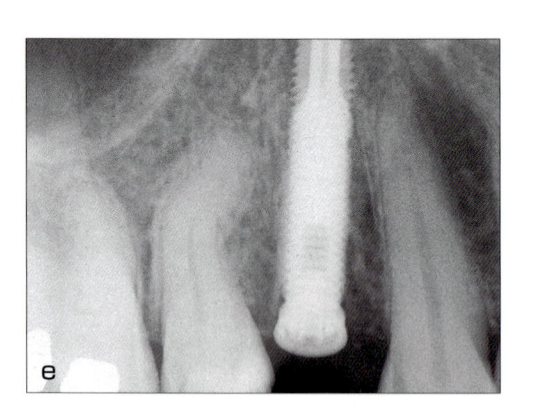

図4-8
インプラントを埋入する十分な骨幅を維持するため抜歯と同時に抜歯窩骨移植が必要と思われた.

(a)修復処置が難しいと診断され,歯内療法処置された第一小臼歯.抜歯,抜歯窩骨移植,およびインプラント埋入を必要と診断した.

(b)抜歯窩骨壁の損傷をできるだけ少なくするため時間をかけ非侵襲的に第一小臼歯を抜歯する.

(c)抜歯窩骨壁は頬側,口蓋側とも薄く骨移植が必要である.

(d)大きな抜歯窩に対し幅の広いアマルガムキャリアーにて移植材を根尖部から充填していく.移植材料はOrthoBlast Ⅱである.

(e)インプラント埋入6週後,周囲骨の理想的な高さを確認できる.

3壁性骨欠損

抜歯窩壁のうち2壁欠損していたり,2壁もしくはそれより多くの薄い骨壁を有する部位は抜歯と同時に骨移植することを強く薦める.もし抜歯窩骨移植を行わない場合,創傷治癒過程骨はしばしば細くなりインプラントを埋入できるだけの骨幅は残らない.3壁性の骨欠損の場合,完全な骨壁の再生が必要なため自家骨移植が最も推奨される材料である.もし十分な自家骨が足りない場合,移植骨の辺縁にほぞ穴を開け,その周囲をパテを用いて充填する(eg, Grafton DBM Flex)またはPuros (Zimmer Dental)でほぞつぎされたJ-Block (Zimmer Dental), OrthoBlast Ⅱ, Grafton, DynaGraft Ⅱ, DBXなどを使用することも可能である(図4-9).同種他家ブロック骨移植材を

図4-9
同種他家ブロック骨は抜歯と同時に3壁性骨欠損に移植.

(a) 上顎中切歯は5年前脱臼後再植されていた. フラップを剥離することにより, 骨吸収量を把握できる.

(b) 中切歯の根は吸収し, 感染は拡大している.

(c) 抜歯窩周囲骨吸収にもかかわらず, 歯間部歯槽骨頂の高さは良い状態であった. すべての肉芽組織を除去するために大きいバーを使い抜歯窩を完全に掻爬, 洗浄, 郭清した.

(d) 頬側骨の構築とその足場を作るために他家骨移植材(Grafton DBM Flex)を選択した. ブロック骨移植材は頬側骨構築のために使用し, パテ状のものは(Grafton DBM Putty)ブロック骨と周囲とのつなぎと抜歯窩への充塡に使用する.

(e) 欠損に適合するよう Grafton DBM Flex を適当な大きさと形状に修正する.

(f) Grafton DBM Putty を抜歯窩に密に充塡する.

(g) Flex を頬側面に設置する. Flex の安定のために骨膜懸垂縫合を行うことが重要である. 移植材設置直後, 直ちに想定された生理学的外観に注目. 同種他家移植骨ブロックで移植する場合, 初期閉鎖をしなければならない.

(h) インプラント埋入のための理想的な歯槽骨の高さと幅を得ることができた.

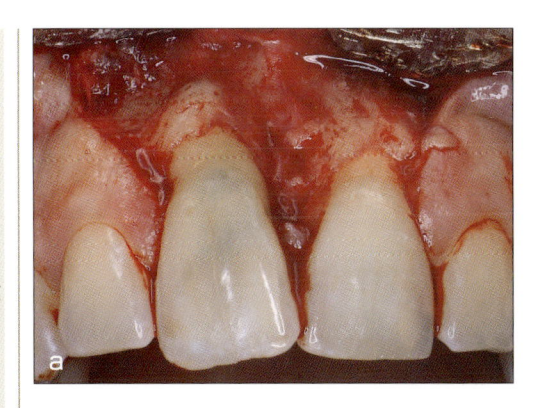

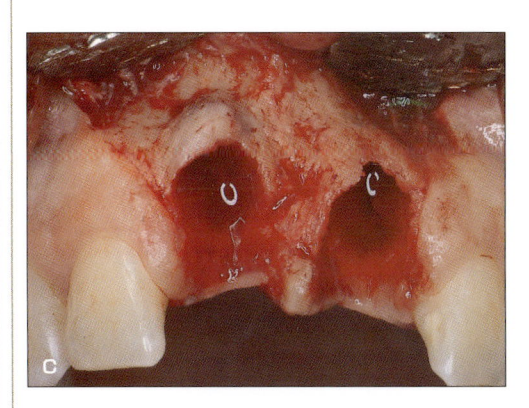

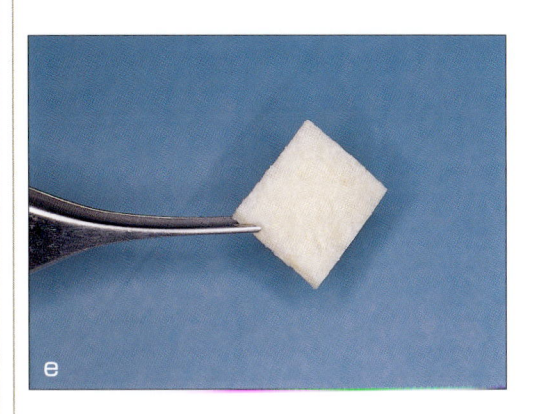

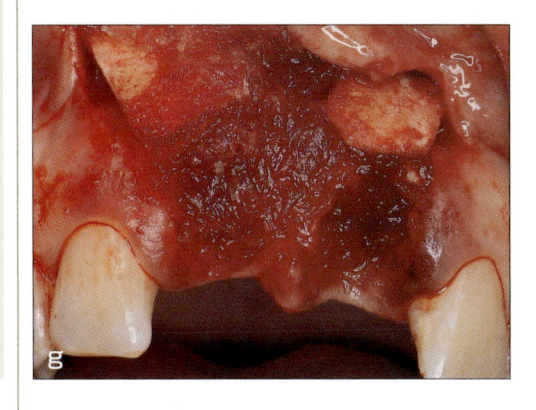

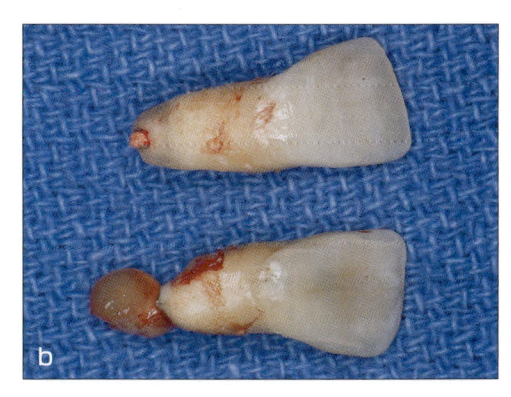

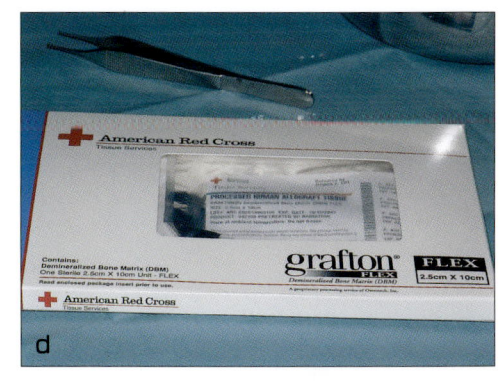

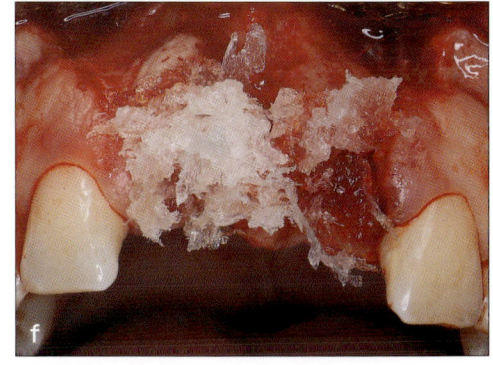

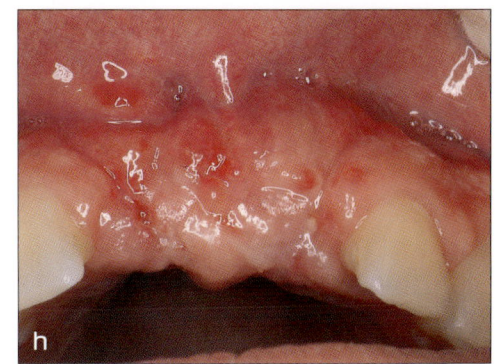

使用するときは，骨欠損上もしくは周囲の適切な位置に設置し，パテ状の骨で欠損部を満たしモルタルのように辺縁を封鎖する．軟組織の内部侵入を防ぎ，骨再生を誘導し，骨移植を向上させるためにバリアーメンブレンを使用する臨床家がいるが，簡単なフラップの延長で初期閉鎖することができれば通常はそれで十分である．しかしながら人工骨を固定させることは重要である．使用する材料の硬さによるが，固定にはスクリュー固定か懸垂縫合が必要だろう．インプラント埋入まで通常5～6か月の治癒期間が必要である．

2壁性骨欠損

抜歯後2壁性骨欠損を呈する患者に対しては2段階の骨移植術が必要である．これらのグループに対する骨移植材の選択としてはバリアーメンブレンを併用した粉砕自家骨（GTAM［Gore-Tex, W, L, Gore, Flagstaff, AZ］）か，他の強度のある安全なメンブレンをピンかスクリューで固定する（図4-10）．このタイプの骨移植術は慎重に外科処置の計画を立てることと，またフラップのデザインが最も重要になる[69]．少量の自家骨が必要な際は，通常隣接した場所か上顎結節からトレフィンバーやMX-Grafter（Maxilon Laboratories, Hollis, NH）もしくはEbner grafter（Maxilon Laboratories）などを使用して骨採取を行う．欠損に対して多量に自家骨が必要な場合は，第5，6，7章で説明しているような他の場所から骨採取を行う．初期安定性は術後の結果にとって最大の重要事項であり骨膜を元通りに戻すことにより通常可能である．移植の予知性を最大限にするためにメンブレンを使用する．初期閉鎖はテンションフリーの縫合により行わなければならない．インプラント埋入まで通常5～6か月の治癒期間が必要である．

1壁性骨欠損

1壁性の骨欠損はしばしばナイフの刃のような骨欠損状態を呈し2段階の骨移植術が必要である．これらのケースに選択する骨移植材料は自家骨ブロックであり，通常患者の下顎枝か下顎前歯オトガイ部から採取される．骨構造的なサポートのために粉砕骨よりもブロック骨をそのままブロックとして設置する．皮質骨へのスクリュー固定により移植骨を固定する（図4-11）．またこのタイプの移植は注意深い外科的治療計画が必要である．フラップデザインは最も重要である．ブロック骨移植は欠損に対し十分な量と均一な厚さの自家骨採取が必要である．術式の詳細は第5と6章で述べる．良好な結果を得るためには初期安定性は最も重要である．初期閉鎖後，次の処置までに5～6か月の治癒期間が必要である．

図 4-10
2壁性の骨欠損は2段階における骨移植が必要である．材料はバリアーメンブレンを併用した粉砕自家骨移植が必要である．

(a) フラップを剝離し抜歯を行い，残存している骨の診査を行う．歯槽骨頂欠損と抜歯窩に，粉砕した自家骨を移植しメンブレンをピンで固定しなければならない．

(b) 移植材を圧縮し受領側に運びやすくするために粉砕自家骨移植材を滅菌したプラスティックのシリンジに充塡する．シリンジの先は骨を圧縮した後プラガーを用いて切断する．治癒と適応性の向上のために移植材に多血小板血漿(PRP)を混ぜる．

(c) 術後の吸収を見越して骨移植材を多めに設置する．バリアーメンブレンには強度が必要である．口蓋側の適切な部位にボーンタックで固定してある．

(d) 強度のあるバリアーメンブレン移植材を被覆し頰側の適切な箇所をボーンタックにて固定する．

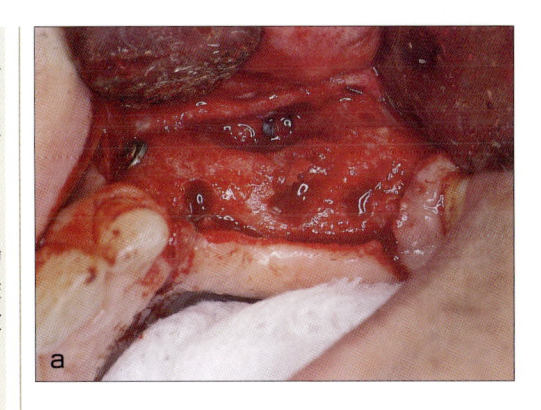

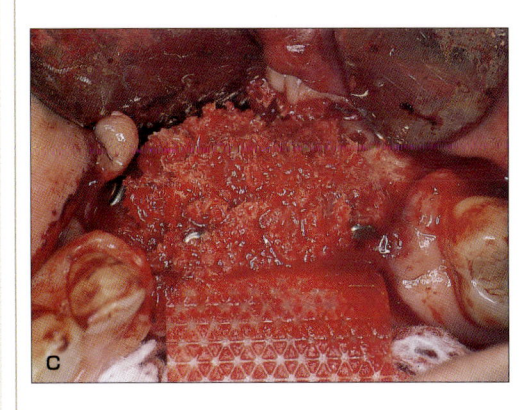

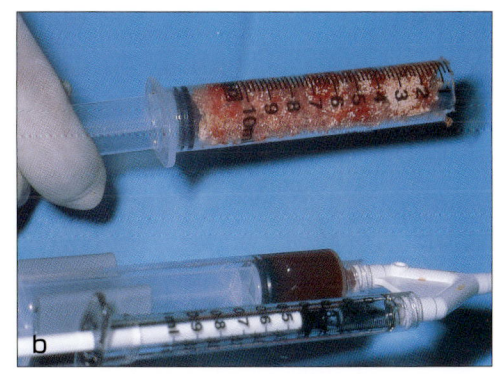

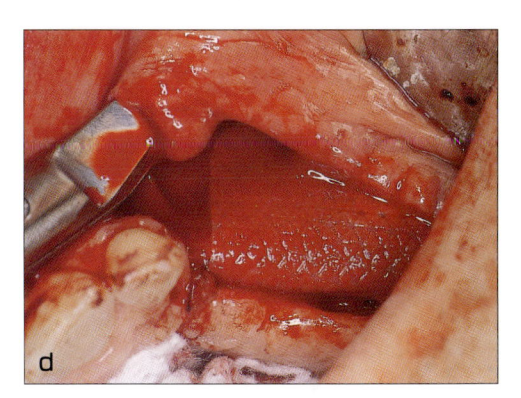

図 4-11
(a) 抜歯後の1壁性の骨欠損に対しインプラント埋入のために最適なボリュームを回復させる唯一の有効な方法は下顎前歯部もしくは下顎枝から採取したブロック骨の移植である．

(b) ブロック骨をスクリュー固定し周囲は粉砕骨で充塡する．

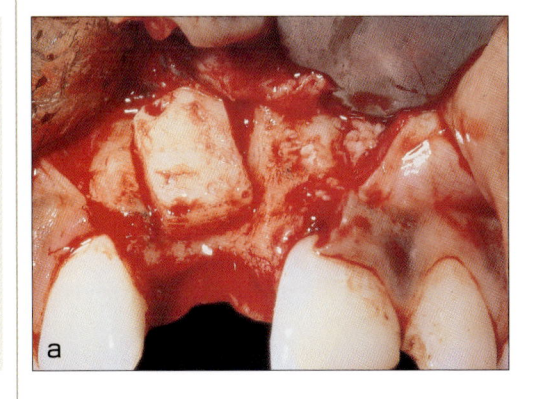

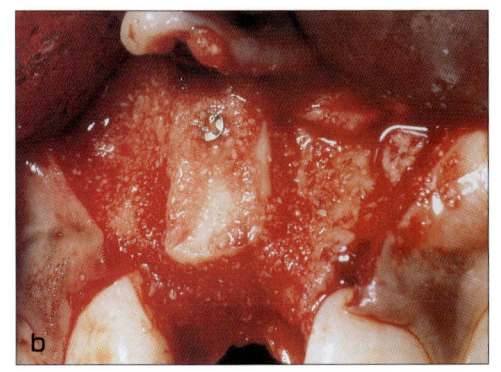

歯槽堤保存プロセスにおける補綴物のマネージメント

　抜歯後または1回もしくは2回の処置によりにより歯槽頂が修復された後，その抜歯窩や骨移植術を行った部位を覆う補綴物は適切に管理しなければならない．固定式，可徹式にかかわらず適合の良い暫間修復は最終的な粘膜の外形を決定するのに助けになる．多くの患者はリッジラップ型，抜歯窩に合わせたオベートポンティック型の可徹式暫間修復物を装着する．ポンティック下の粘膜を圧迫し粘膜外形を平らにしないようリッジラップ型を製作する．修復物が抜歯窩内に適合して移植材を圧縮し，減張切開による縫合の必要性もないためオベートポンティック型のほうが好ましい．

　補綴修復のゴールは天然歯形態に相似にすべきである．動揺等が骨の適切な成熟を阻害し移植の失敗の可能性が増大するため，暫間修復物の安定性は重要である．軟組織と骨の最適な成熟と審美，予知性のためには隣在歯とのコンタクトポイントは歯間部歯槽骨頂から5 mm 上に設定すべきである．垂直的，水平的動揺は最小限にすべきである．

　プロビジョナルレストレーションのもう一つの方法として接着性レジンにて暫間修復物を固定する．抜歯した歯の歯冠部分は審美的，機能的にその条件を十分満たしている．この方法は可徹式の修復物を必要としないため多くの患者はとくにこの方法を好む．固定性の暫間修復物の欠点はその作製と設置位置が難しいことである．また軟組織の形態をチェックするのが難しく，軟組織の裂開が起こると非審美的な結果をもたらす．

歯槽堤保存における軟組織の考慮点

　将来インプラント埋入のために歯槽堤を最適化するために，硬組織だけでなく軟組織の保存および維持は重要である．この理由のために，抜歯は絶対に非侵襲的に行わなくてはならず，軟組織構造と同様に骨の構造も維持しなくてはならない．抜歯窩の骨移植後の閉鎖のために，フラップはわずかに縫合で伸展される．ゲルまたはパテ状の移植材を使用するとき数ミリメートル程度の移植材の露出が起こる．しかし移植材が自家骨である場合，移植材はパテもしくはジェル状ではなく単に微粒子である，また抜歯窩の幅径が広く軟組織による初期閉鎖は重要であり，これはフラップの減張および伸展(**図4-10, 11を参照**)，もしくは採取した結合組織移植によって行うことが可能である(**図4-12**)．

歯槽堤保存プロセスにおける補綴物のマネージメント 4

図4-12
移植を行った抜歯窩を完全に覆いきれず数ミリメートル開いている場合，単に頬舌側の軟組織を縫合しても露出することが予想され，軟組織移植が重要である．移植材料の量を最小限にする．

(a) 抜歯が必要な上顎第一大臼歯の残根．

(b) 抜歯後，抜歯窩は骨移植を行うが軟組織が不足している．

(c) 抜歯窩に十分に移植材で充填したが軟組織を近接させることができない．

(d) 口蓋から結合組織を採取した．

(e) 結合組織を抜歯窩の頬側および口蓋側粘膜の下に挟むように移植骨の上に設置し縫合した．

(f) 将来のインプラント埋入部位のために，状態の良い軟・硬組織の形成は，歯槽堤のボリュームが維持され付着歯肉の色もよく調和している．

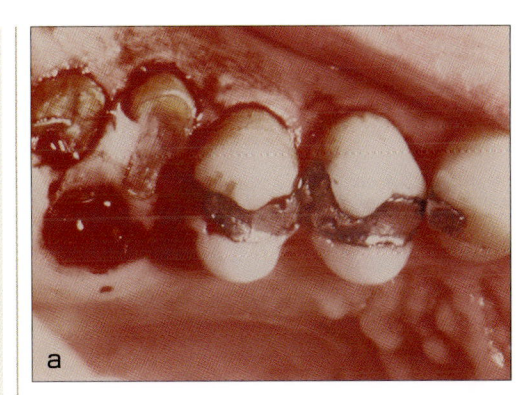

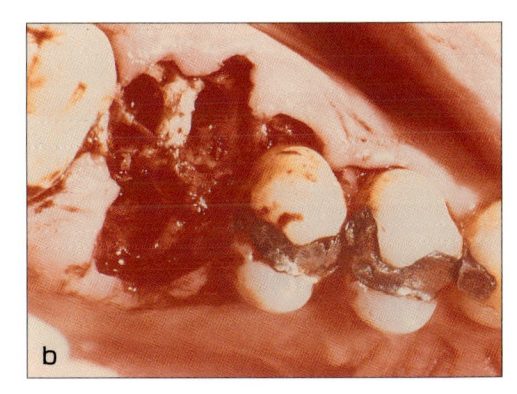

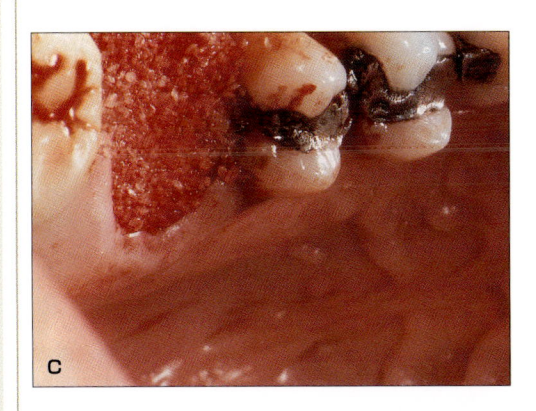

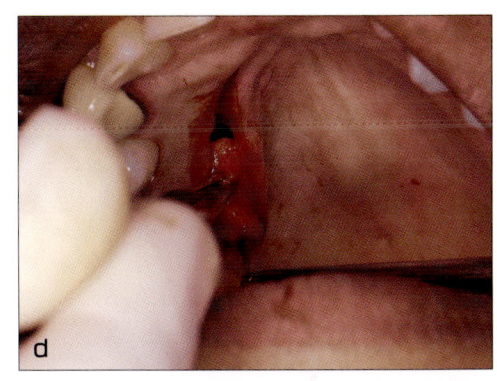

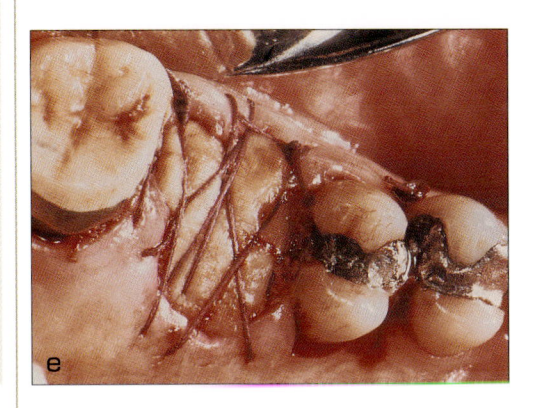

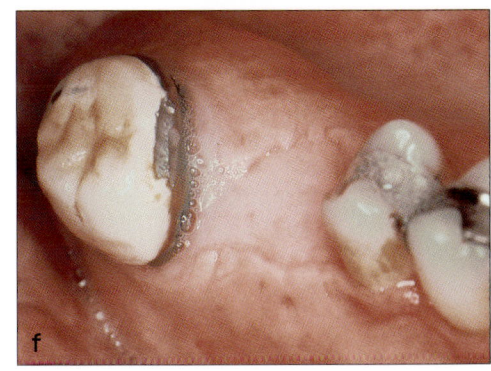

113

インプラント埋入後の歯槽堤保存

歯槽堤増大後その維持管理に問題なければ，すべての治療計画の中で最終的に重要なステップとしてインプラント埋入を行う．理想的な結果のために切開の技術とフラップデザインはとくに重要である．外科処置部位への適切な血液供給がフラップデザイン，最終的にはインプラントのオッセオインテグレーションの成功を決定づける．

歯槽頂切開による全層粘膜骨膜弁が処置部位へのアクセス法として最もよく用いられる．この切開は術野の確保と最適な位置へのインプラント埋入を考慮して行う．切開は歯冠乳頭を含んでも含まなくてもよいが，垂直方向の瘢痕形成の可能性に注意が必要である．

リエントリー時には軟組織が最適の状態でなくてはならず，また骨の成熟のために適切に期間が経過していれば受領側は骨移植材で満たされている．リエントリー時期の基準は移植材の成熟の程度に左右される．切開のデザインはインプラント埋入部位の初期閉鎖と軟組織による堅密な閉鎖を考慮しなければならず，インプラントのオッセオインテグレーションのために最適な環境を確保しなければならない．

良好な口腔内清掃と上部構造の保護のために角化歯肉の維持は重要である．角化歯肉を縮小させるどのようなテクニックもインプラント修復を危険にさらすだろう．パンチテクニックを主張する臨床家がいるが，インプラントの位置もよくわからず処置をしても硬・軟組織の外形に問題をきたし，また骨吸収や開窓を引き起こす．この方法は角化歯肉の減少を引き起こすだろう．しかし，歯槽堤の幅が十分で（通常，頬舌幅が10mm）十分な付着歯肉が存在すれば，この方法は簡単で効果的な方法である．

将来の方向性

歯槽堤保存の未来は刺激的である．GBRについてはいまだに答えが見つからない点も多くあり，それは代用骨と成長因子の使用と同様バリアーメンブレンを併用したインプラント埋入の成功率を含んでいる[51]．さらに硫酸カルシウムのような従来のバリアーメンブレンの拡張した使用を含むさらなる研究は整っている[61]．ある研究者は幹細胞移植およびティッシュエンジニアリングを含む研究を通じて一般における再生研究および項目における骨再生研究が進むと信じている[70,71]．

第11章で説明したように自己由来のタンパク質が骨移植材と併用される新しく高度に発展したテクニックは移植材を増強し，成熟期間を減少させることが可能である[17,30]．たとえば薬剤や最も有効なタイプのキャリアーの研究等は必要であろう．Geesinkらは人間の再結合の骨形成タンパク質(OP-1)の使用を通じて骨誘導を実証した[72]．さらに抜歯による局所の骨欠損の骨成長を促す骨タンパク質を提供するために，組み替え遺伝子が遺伝子工学を応用して開発されている．骨欠損ができて早期に，その欠損を完全に満たすため骨を再び成長させるために，宿主の抜歯窩壁から万能幹細胞もしくは前駆細胞を誘導することが可能な場合には，このタンパク質を使用することができる．第11章で説明しているように，これらのタンパク質は歯科や口腔外科目的のための商業的使用は現在利用不可能だが，将来的には骨の治療，歯槽堤保存および骨移植に使用されるであろう．

参考文献

1. Seibert JS, Salama H. Alveolar ridge preservation and reconstruction. Periodontol 2000 1996;11:69-84.
2. Garg AK. Alveolar ridge preservation during and after surgical tooth removal. Dent Implantol Update 2001;11:57-62.
3. Garg AK. Preservation, augmentation, and reconstruction of the alveolar ridge. Dent Implantol Update 2001;12:81-85.
4. Bartee BK. Extraction site reconstruction for alveolar ridge preservation. Part 1: Rationale and materials selection. J Oral Implantol 2001; 27:187-193.
5. Atwood D. Post-extraction changes in adult mandible as illustrated by microradiograph of midsagittal section and serial cephalometric roentgenograms. J Prosthet Dent 1963;13: 810-824.
6. Carlsson H, Thilander H, Hedegard B. Histologic changes in the upper alveolar process after extractions with or without insertion of an immediate full denture. Acta Odontol Scand 1967;25:21-43.
7. John V, Gossweiler M. Implant treatment planning and rehabilitation of the anterior maxilla: Part 1. J Indiana Dent Assoc 2001;80:20-24.
8. Caffesse RG, de la Rosa M, Mota LF. Regeneration of soft and hard tissue periodontal defects. Am J Dent 2002;15:339-345.
9. Becker W, Hujoel P, Becker BE. Effect of barrier membranes and autologous bone grafts on ridge width preservation around implants. Clin Implant Dent Relat Res 2002;4:143-149.
10. Oikarinen KS, Sandor GK, Kainulainen VT, Salonen-Kemppi M. Augmentation of the narrow traumatized anterior alveolar ridge to facilitate dental implant placement. Dent Traumatol 2003;19:19-29.
11. Froum SJ, Gomez C, Breault MR. Current concepts of periodontal regeneration. A review of the literature. N Y State Dent J 2002;68:14-22.
12. Gaggl A, Schultes G, Rainer H, Karcher H. Immediate alveolar ridge distraction after tooth extraction A preliminary report. Br J Oral Maxillofac Surg 2002;40:110-115.
13. Garcia AG, Martin MS, Vila PG, Maceiras JL. Minor complications arising in alveolar distraction osteogenesis. J Oral Maxillofac Surg 2002;60:496-501.
14. Hoexter DL. Osseous regeneration in compromised extraction sites: A ten-year case study. J Oral Implantol 2002;28:19-24.
15. Lorenzoni M, Pertl C, Polansky RA, Jakse N, Wegscheider WA. Evaluation of implants placed with barrier membranes. A retrospective follow-up study up to five years. Clin Oral Implants Res 2002;13:274-280.
16. Hoexter DL. Bone regeneration graft materials. J Oral Implantol 2002;28:290-294.
17. Moore WR, Graves SE, Bain GI. Synthetic bone graft substitutes. ANZ J Surg 2001;71: 354-361.
18. Garg AK. The future role of growth factors in bone grafting. Dent Implantol Update 1999; 10:5-7.
19. Garg AK. The use of platelet-rich plasma to enhance the success of bone grafts around dental implants. Dent Implantol Update 2000; 11:17-21.
20. Shanaman R, Filstein MR, Danesh-Meyer MJ. Localized ridge augmentation using GBR and platelet-rich plasma: Case reports. Int J Periodontics Restorative Dent 2001;21:345-355.
21. Sanchez AR, Sheridan PJ, Kupp LI. Is platelet-rich plasma the perfect enhancement factor? A current review. Int J Oral Maxillofac Implants 2003;18:93-103.
22. Wojtowicz A, Chaberek S, Kryst L, Urbanowska E, Ciechowicz K, Ostrowski K. Fourier and fractal analysis of maxillary alveolar ridge repair using platelet rich plasma (PRP) and inorganic bovine bone. Int J Oral Maxillofac Surg 2003;32:84-86.
23. Misch CE, Dietsh-Misch F, Misch CM. A modified socket seal surgery with composite graft approach. J Oral Implantol 1999;25: 244-250.
24. Bedrossian E, Tawfilis A, Alijanian A. Veneer grafting: A technique for augmentation of the resorbed alveolus prior to implant placement. A clinical report. Int J Oral Maxillofac Implants 2000;15:853-858.
25. Zeiter DJ, Ries WL, Sanders JJ. The use of a bone block graft from the chin for alveolar ridge augmentation. Int J Periodontics Restorative Dent 2000;20:618-627.
26. Sethi A, Kaus T. Ridge augmentation using mandibular block bone grafts: Preliminary results of an ongoing prospective study. Int J Oral Maxillofac Implants 2001;16:378-388.
27. John V, Gossweiler M. Implant treatment planning and rehabilitation of the anterior maxilla, part 2: The role of autogenous grafts. J Indiana Dent Assoc 2002;81:33-38.

28. Maiorana C, Santoro F, Rabagliati M, Salina S. Evaluation of the use of iliac cancellous bone and anorganic bovine bone in the reconstruction of the atrophic maxilla with titanium mesh: A clinical and histologic investigation. Int J Oral Maxillofac Implants 2001;16:427–432.
29. Lozada J, Proussaefs P. Clinical radiographic, and histologic evaluation of maxillary bone reconstruction by using a titanium mesh and autogenous iliac graft: A case report. J Oral Implantol 2002;28:9–14.
30. Vaccaro AR. The role of the osteoconductive scaffold in synthetic bone graft. Orthopedics 2002;25(5 suppl):s571–s578 [erratum 2002;25:1224].
31. Ashman A, Bruins P. Prevention of alveolar bone loss postextraction with HTR grafting material. Oral Surg Oral Med Oral Pathol 1985;60:146–153.
32. Grisdale J. The clinical applications of synthetic bone alloplast. J Can Dent Assoc 1999;65:559–562.
33. Bolouri A, Haghighat N, Frederiksen N. Evaluation of the effect of immediate grafting of mandibular postextraction sockets with synthetic bone. Compend Contin Educ Dent 2001;22:955–958, 960, 962 passim.
34. Sy IP. Alveolar ridge preservation using a bioactive glass particulate graft in extraction site defects. Gen Dent 2002;50:66–68.
35. Krauser JT, Rohrer MD, Wallace SS. Human histologic and histomorphometric analysis comparing OsteoGraf/N with PepGen P-15 in the maxillary sinus elevation procedure: A case report. Implant Dent 2000;9:298–302.
36. Lallier TE, Yukna R, St Marie S, Moses R. The putative collagen binding peptide hastens periodontal ligament cell attachment to bone replacement graft materials. J Periodontol 2001;72:990–997.
37. Acil Y, Springer IN, Broek V, Terheyden H, Jepsen S. Effects of bone morphogenetic protein-7 stimulation on osteoblasts cultured on different biomaterials. J Cell Biochem 2002;86:90–98.
38. Yukna R, Salinas TJ, Carr RF. Periodontal regeneration following use of ABM/P-1 5: A case report. Int J Periodontics Restorative Dent 2002;22:146–155.
39. Barboza EP, de Souza RO, Caula AL, Neto LG, Caula Fde O, Duarte ME. Bone regeneration of localized chronic alveolar defects utilizing cell binding peptide associated with anorganic bovine-derived bone mineral: A clinical and histological study. J Periodontol 2002;73:1153–1159.
40. Hahn J, Rohrer MD, Tofe AJ. Clinical, radiographic, histologic, and histomorphometric comparison of PepGen P-15 particulate and PepGen P-15 flow in extraction sockets: A same-mouth case study. Implant Dent 2003;12:170-174.
41. Feighan JE, Davy D, Prewett AB, Stevenson S. Induction of bone by a demineralized bone matrix gel: A study in a rat femoral defect model. J Orthop Res 1995;13:881–891.
42. Martin GJ Jr, Boden SD, Titus L, Scarborough NL. New formulations of demineralized bone matrix as a more effective graft alternative in experimental posterolateral lumbar spine arthrodesis. Spine 1999;24:637–645.
43. Callan DP, Salkeld SL, Scarborough N. Histologic analysis of implant sites after grafting with demineralized bone matrix putty and sheets. Implant Dent 2000;9:36–44.
44. Callan DP. Regenerating the ridge: Performance of the Grafton allograft. Dent Implantol Update 2000;11:9–14.
45. Shermak MA, Wong L, Inoue N, Nicol T. Reconstruction of complex cranial wounds with demineralized bone matrix and bilayer artificial skin. J Craniofac Surg 2000;11:224–231.
46. Russell JL. Grafton demineralized bone matrix: Performance consistency, utility, and value. Tissue Eng 2000;6:435–440.
47. Leatherman BD, Dornhoffer JL, Fan CY, Mukunyadzi P. Demineralized bone matrix as an alternative for mastoid obliteration and posterior canal wall reconstruction: Results in an animal model. Otol Neurotol 2001;22:731–736.
48. Takikawa S, Bauer TW, Kambic H, Togawa D. Comparative evaluation of the osteoinductivity of two formulations of human demineralized bone matrix. J Biomed Mater Res 2003;65A:37–42.
49. Hammerle CH, Jung RE, Feloutzis A. A systematic review of the survival of implants in bone sites augmented with barrier membranes (guided bone regeneration) in partially edentulous patients. J Clin Periodontol 2002;29(suppl 3):226–231.

50. Fugazzotto PA. Ridge augmentation with titanium screws and guided tissue regeneration: Technique and report of a case. Int J Oral Maxillofac Implants 1993;8:335–339.
51. Hermann JS, Buser D. Guided bone regeneration for dental implants. Curr Opin Periodontol 1996;3:168–77.
52. Peleg M, Chaushu G, Blinder D, Taicher S. Use of lyodura for bone augmentation of osseous defects around dental implants. J Periodontol 1999;70:853–60.
53. Sottosanti J, Anson D. Using calcium sulfate as a graft enhancer and membrane barrier [interview]. Dent Implantol Update 2003;14:1–8.
54. O'Brien TP, Hinrichs JE, Schaffer EM. The prevention of localized ridge deformities using guided tissue regeneration. J Periodontol 1994;65:17–24.
55. Lekovic V, Kenney EB, Weinlaender M, et al. A bone regenerative approach to alveolar ridge maintenance following tooth extraction. Report of 10 cases. J Periodontol 1997;68:563–570.
56. Lekovic V, Camargo PM, Klokkevold PR, et al. Preservation of alveolar bone in extraction sockets using bioabsorbable membranes. J Periodontol 1998;69:1044–1049.
57. Yang J, Lee HM, Vernino A. Ridge preservation of dentition with severe periodontitis. Compend Contin Educ Dent 2000;21:579–583.
58. Rosen PS, Reynolds MA. Guided bone regeneration for dehiscence and fenestration defects on implants using an absorbable polymer barrier. J Periodontol 2001;72:250–256.
59. Bartee BK. Extraction site reconstruction for alveolar ridge preservation. Part 2: Membrane-assisted surgical technique. J Oral Implantol 2001;27:194–197.
60. Wang HL, Carroll MJ. Guided bone regeneration using bone grafts and collagen membranes. Quintessence Int 2001;32:504–515.
61. Yoshikawa G, Murashima Y, Wadachi R, Sawada N, Suda H. Guided bone regeneration (GBR) using membranes and calcium sulphate after apicectomy: A comparative histomorphometrical study. Int Endod J 2002;35:255–263.
62. Donos N, Kostopoulos L, Karring T. Alveolar ridge augmentation by combining autogenous mandibular bone grafts and non-resorbable membranes. Clin Oral Implants Res 2002;13:185–191.
63. Patino MG, Neiders ME, Andreana S, Noble B, Cohen RE. Collagen as an implantable material in medicine and dentistry. J Oral Implantol 2002;28:220–225.
64. Pruthi VK, Gelskey SC, Mirbod SM. Furcation therapy with bioabsorbable collagen membrane: A clinical trial. J Can Dent Assoc 2002;68:610–615.
65. Degidi M, Scarano A, Piattelli A. Regeneration of the alveolar crest using titanium micromesh with autologous bone and a resorbable membrane. J Oral Implantol 2003;29:86–90.
66. Oh TJ, Meraw SJ, Lee EJ, Giannobile WV, Wang HL. Comparative analysis of collagen membranes for the treatment of implant dehiscence defects. Clin Oral Implants Res 2003;14:80–90.
67. Nemcovsky CE, Artzi Z. Split palatal flap. I. A surgical approach for primary soft tissue healing in ridge augmentation procedures: Technique and clinical results. Int J Periodontics Restorative Dent 1999;19:175–181.
68. Nemcovsky CE, Artzi Z. Split palatal flap. II. A surgical approach for maxillary implant uncovering in cases with reduced keratinized tissue: Technique and clinical results. Int J Periodontics Restorative Dent 1999;19:385–393.
69. Pripatnanont P, Nuntanaranont T, Chungpanich S. Two uncommon uses of Bio-Oss for GTR and ridge augmentation following extractions: Two case reports. Int J Periodontics Restorative Dent 2002;22:279–285.
70. Boyne PJ. Current developments with growth factors and bone proteins. Dent Implantol Update 1999;10:25–27.
71. Jadlowiec JA, Celil AB, Hollinger JO. Bone tissue engineering: Recent advances and promising therapeutic agents. Expert Opin Biol Ther 2003;3:409–423.
72. Geesink RG, Hoefnagels NH, Bulstra SK. Osteogenic activity of OP-1 bone morphogenetic protein (BMP-7) in a human fibular defect. J Bone Joint Surg Br 1999;81:710–718.

PART II

骨採取

CHAPTER 5 下顎枝からの骨採取

　オトガイ部や下顎枝周囲からは多量の採骨が可能である．これら下顎骨移植組織は，インプラント埋入手術前の歯槽の骨増大術のために非常に有効である．下顎皮質骨の移植骨は，インプラントの埋入部位の骨のボリュームの増加を可能にし，短い治癒期間で，インプラント埋入に適した高密度の良好な骨を造成することが可能である[1]．骨採取部位と移植部位が近接しているために，手術および麻酔時間を短縮し，患者の不快感を軽減することができる[2,3]．骨移植は局所麻酔と静脈内鎮静法を用いて外来で行うことが可能である．

　本章は，骨移植のための下顎枝の骨採取について記述する．

　下顎枝から採取されたブロック状の皮質骨は，骨髄や海綿骨から採取された顆粒状の骨よりも形態がしっかりしているために，ブロック骨移植を必要とする症例に適している．一般的には，下顎枝は長方形の1片の厚さ約4mm，長さ3cm，高さ1cm以上である(図5-1)．この移植片の形態はベニアグラフトとしての用途に非常に有効で，1〜4歯分の骨増大に適している[3]．もしこの量の2倍の骨が必要な場合には，両側の下顎枝から採取する必要がある．下顎枝上方の骨はインプラント埋入前の骨増大[3-8]，サイナスグラフト[9,10]，顔面骨の増大[11,12]，外科矯正[13]，腫瘍切除後の再建[14]に使用することができる．

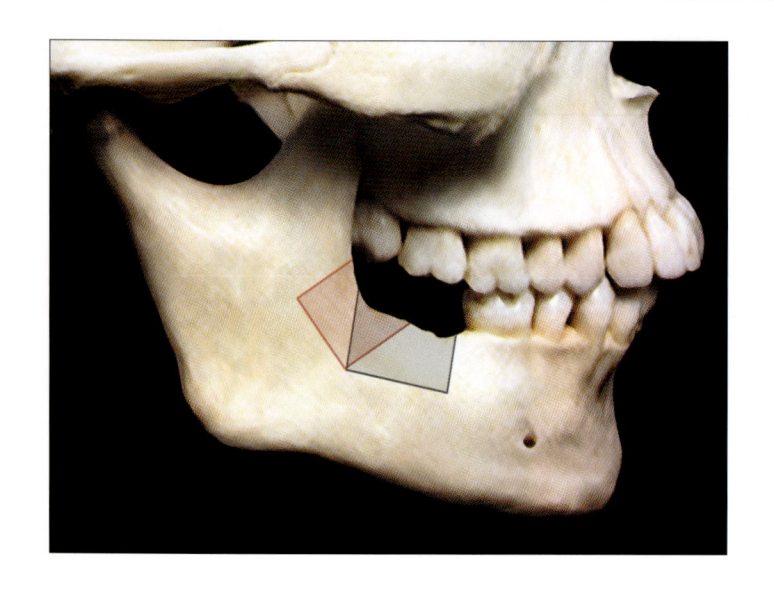

図5-1
口腔内の中でも下顎枝前縁は皮質骨をブロック状に採取できる部位のひとつである．より多量の移植骨が必要な場合は同時にオトガイ部より採取する．通常，図の赤もしくは青で示す部位より骨採取を行う．必要に応じて赤，青双方の領域より採取することもある．

手術術式

　ドナーサイトから骨採取を行う前に，骨採取を行う部位と移植する部位を注意深く診査し，術者は歯槽骨の形態を復元するために必要な移植骨の大きさと形態を決定する．理想的にはブロック骨は骨の欠損部を完成に復元する大きさであるべきで，それは手術時間を短縮することにもなる(**図5-2**)．

　この手術を行う前に2つの考慮する点がある．（1）下顎枝からの骨採取は，オトガイ部からの骨採取よりアクセスがより困難である．切開線は下顎枝の上方に位置させなくてはならない．（2）神経束を損傷しないように十分に注意することが必要である．

　下顎枝から骨採取を行うときの切開線は頬前庭中央から始まり，外斜線から前方に伸ばし，レトロモラーパッドの横まで切開する．下顎枝へのアクセスのための切開線を咬合平面より低い位置で切開を始めることにより，頬動脈の切断の危険性と頬の脂肪体の露出を最小限にとどめることができる．そして大臼歯部の頬側の歯肉溝へと切開を行い，大臼歯部の歯が欠損している症例では，歯槽頂に切開を行う．下顎枝側面から粘膜骨膜弁を剥離する．剥離は外斜線から筋突起基部まで行う．

　下顎枝の骨切りは咬合平面の高さまたは下顎枝が十分に厚いポイントから始める(**図5-3**)．レシプロケイティングソーまたは1702のフィッシャーバー(Brasseler, Savannah,GA)を，ストレートハンドピースを用いて下顎枝の前縁中央約3～4mm内側から外斜線までの皮質骨を切断する．水平的な骨切りの範囲は第一大臼歯部遠心部までとし，垂直的な骨切りの範囲は水平切断の前方部から下顎骨体下部まで行う．骨切りの長さは必要とされる移植骨の大きさと下顎管の位置によって決まる．骨切りは皮質骨のみに行う．遠心部の垂直的骨切りは下顎枝の側面の後方で外斜線部の骨切りに対して直角に切断する．近心と遠心の垂直切断部を結んだ線に底部の骨切りを行い，オスシレーティングソー(oscilating saw)またはNo.8カーバイトラウンドバーをストレートハンドピースを用いて使用する．底部の骨切りを行うときには器具の到達性と

図5-2
骨移植を行う部位は移植骨を採取する前によく診査し，準備をしておく．

(a) この症例は，下顎枝より骨採取し上顎の骨欠損部に骨移植を施術するに理想的な症例である．上顎のロングスパンの固定性ブリッジは十分な維持が得られずに脱離した．この症例では下口唇周囲の口輪筋や頤筋の過緊張を認め，オトガイからのブロック骨採取は選択しなかった．下歯槽神経の位置は高位であるが，採取部位を近心よりとすることで骨採取は可能である．

(b) 長期間における正中を越えた片側性の歯の欠損部は頬舌的に5 mm以上に及ぶ骨吸収が認められる

(c) 切開は下顎枝上方の前縁，上顎の咬合平面の高さより開始し，前方へ進め，臼後三角の頬側へ伸ばす．この切開線は大臼歯部の歯肉溝へ延長，または，臼歯部が欠損している症例では歯槽頂部を前方に延長する場合もある．切開線を前方へ延長することにより，ブロック骨を採取するのに必要な作業スペースと十分な視野が確保される．

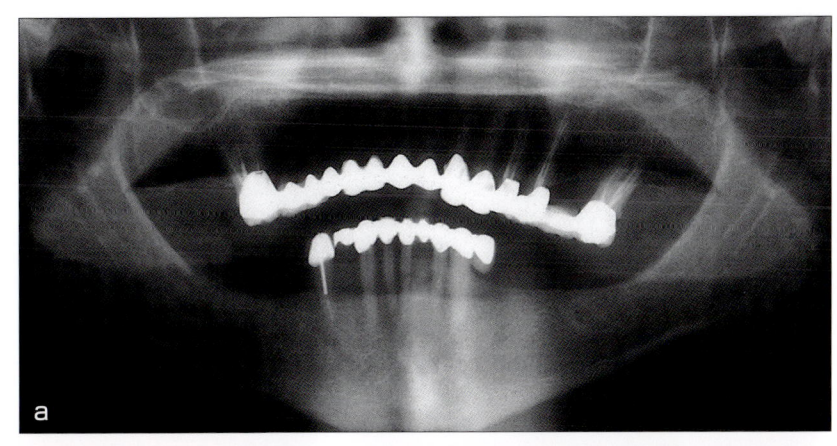

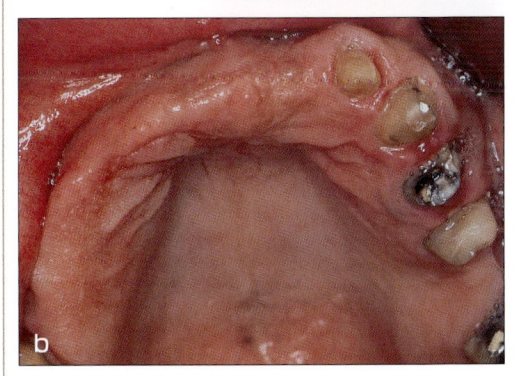

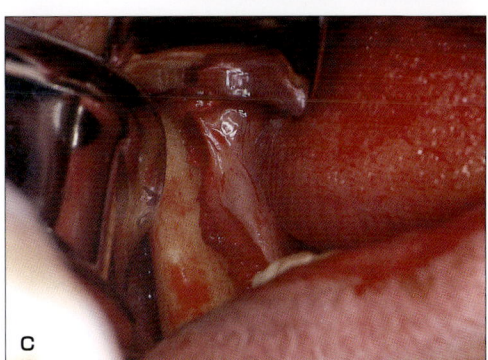

視野が制限されるため，皮質骨に浅い切り込みを入れ，骨ノミを用いて1回で骨を骨折させる．

　薄い骨ノミを愛護的に使用して，外斜線の長さ全体の骨を分割する．下顎枝の側壁に平行に行うことで，下顎神経への損傷を防止することができる．幅の広いクサビ状の骨ノミあるいはPottsエレベータを骨の亀裂の部分に挿入して，テコの作用を利用してこじあけ，頬側部分を分離し移植骨を取り出す．骨移植片の除去後に，下顎枝の周囲のすべての骨縁端をバーあるいはファイルで滑らかにする(図5-4)．そして移植骨を採取した部分にはすみやかにDBX(Musculoskeletal Transplant Foundation, Edison, NJ)あるいはGlafton(Osteotech, Eatontown, NJ)骨パテで満たす．骨採取部位の初期閉鎖は，骨移植の採取後すみやかに行う．採取した移植骨は無菌の生理食塩水やPRPのような適切な溶液に入れて保管し，移植はすみやかに行うべきである．

5 下顎枝からの骨採取

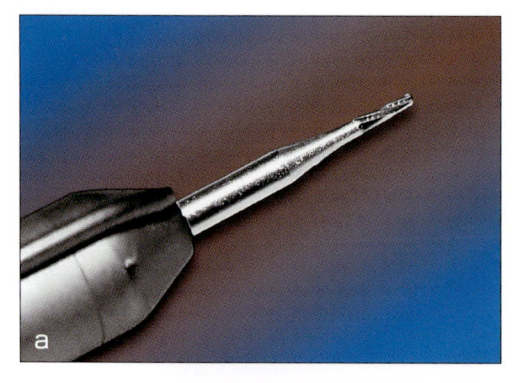

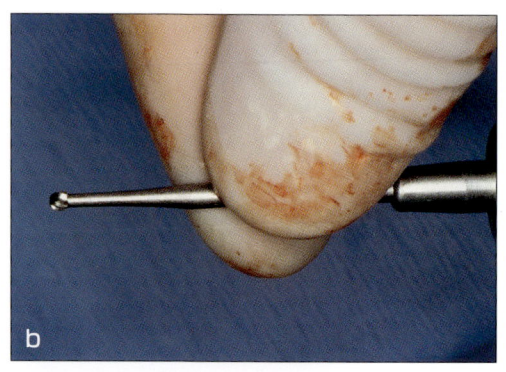

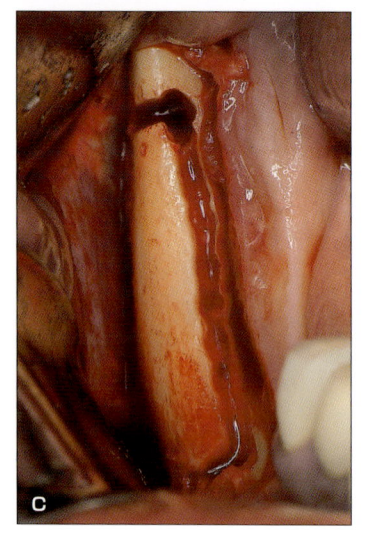

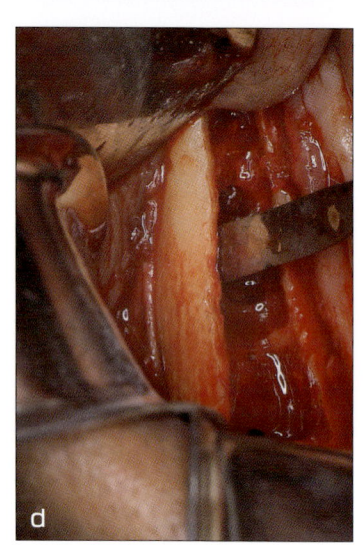

図5-3
下顎枝部の骨切りは咬合平面の高さもしくは十分な骨の厚みを有する部位から始める．

(a) ストレートのハンドピースにNo.1702のフィッシャーバーを用いることにより効率的に皮質骨を切断することができる．

(b) ストレートハンドピースにNo.8のラウンドバーの組み合わせは下顎枝側面の骨切りに有効である．下顎枝部のフラップの伸展には限界があり，下顎枝側壁に対して垂直にバーを当てることは困難であるが，この種類のバーは壁面に対して平行に使用し，グルーブを形成することができる．

(c) 骨採取量は上顎骨の喪失した骨量すなわち回復に当たって必要な骨量を考慮し採取する．骨採取部位は舌神経の損傷を避けるため，舌側皮質骨は避ける．採取するブロック骨の厚さは下歯槽神経の位置に影響される．また，上方，後方，前方の骨切りはNo.1702のバーを用いる．

(d) 骨ノミを軽打し骨片を下顎枝より分離する際，マレッティングには注意を払い，滑って周囲組織を損傷しないようにフラップを牽引し，鉤で保護するようにする．

　上述のとおり，下顎枝からの骨を採取する場合，神経損傷を防ぐことが重要であり，下顎管の解剖学的位置を熟知する必要がある．下顎管の頬舌的な位置は症例によって異なるが，下顎管から頬側の皮質骨（骨髄の厚さ）までの厚みは，第一大臼歯の遠心側半分の部分が最も厚い[15]．神経血管束への損傷が，移植骨を採取中に生じることがあり，これを回避するために，骨ノミは下顎枝側面の表面に平行に使用するべきである(図5-5)．下顎枝の骨切りの位置が下顎管より低い位置の場合，神経血管束が損傷していないことを確認するまで，移植骨は骨採取部位から分割してはならない．

　下顎枝の骨採取部位から採取された骨を移植部位に固定する前に，移植部位の皮質骨は血管再生を増強させるために穿孔すべきであり，また，移植骨は移植床との緊密な接触状態を保っていなければならない．移植骨の固定には小さな直径のネジを用い

図5-4
下顎枝から採取したブロック骨.

(a) ブロック骨を採取することによってできた下顎枝の骨欠損部は治癒するであろう.しかしながら,より完璧に欠損を残さず再生させるには,市販されている同種異系骨を用いる.また,必要に応じて凍結乾燥骨やPRPも応用する.

(b) 切り離したブロック骨.骨片はその下部で蝶番状に動くが,実際には分離されている.

(c) 採取した3×1cmのブロック骨を示す.この後,形態修正を行い,必要ならば分割する.

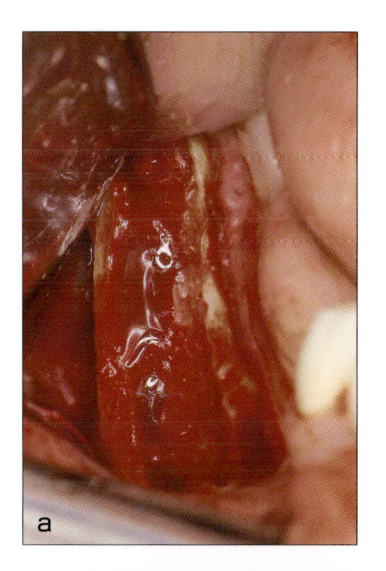

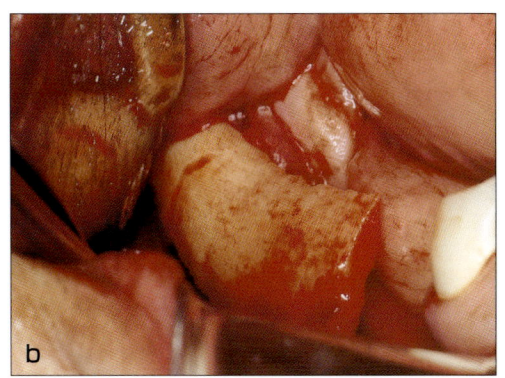

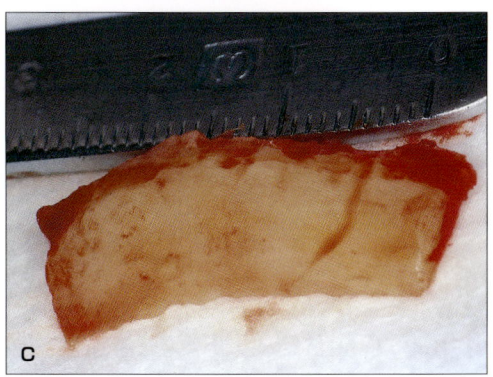

る.創面の閉鎖は軟組織に緊張のかからないテンションフリーの状態で縫合しなければならない.テンションフリーの縫合は絶対に必要で,オンレーグラフトの主な失敗の原因は移植部位の軟組織の裂開である[1].たとえメンブレンが自家骨移植吸収を最小に留めることができても,移植骨は治癒期間中に吸収を起こすので,皮質骨の移植にメンブレンの必要はない[7,16].メンブレンは創傷離開や移植骨の感染の危険性を増加させる可能性がある(図5-6).

下顎枝からの口腔内の骨移植は通常,上顎の埋入部で最低4か月,そして下顎では5,6か月間の成熟を要する.下顎骨におけるより長期の治癒期間をとることで,移植骨とホスト骨のより強固な皮質骨間での結合を可能にする.インプラントの埋入は,移植骨が完全に治癒してから行うべきである(図5-7).

5 下顎枝からの骨採取

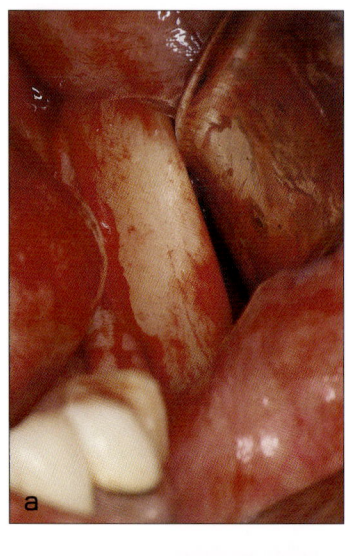

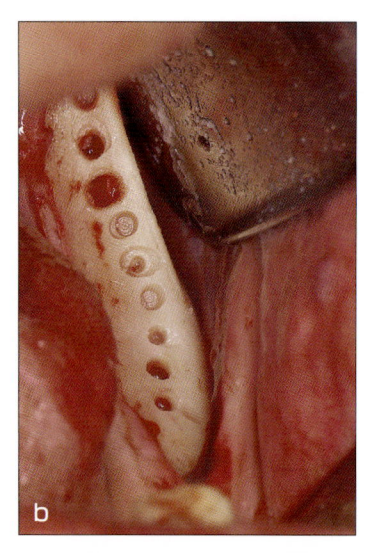

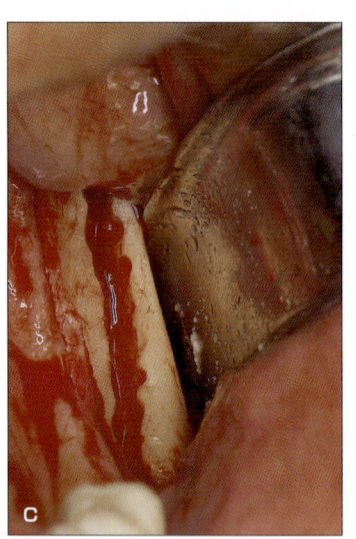

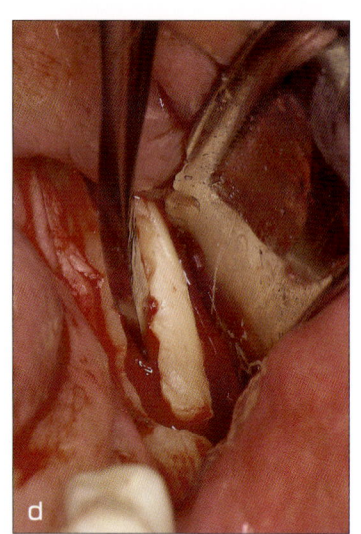

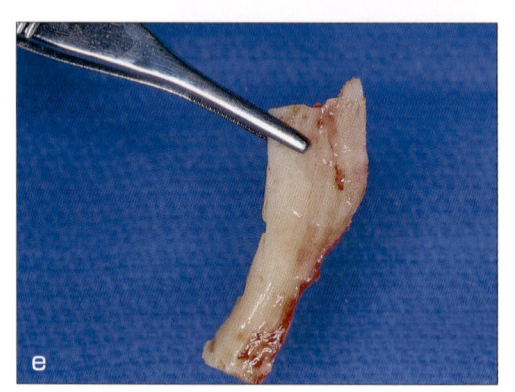

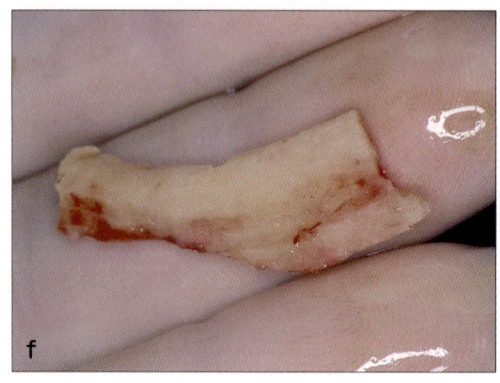

図5-5
左側(反対側)下顎枝からのブロック骨採取．神経血管束の損傷を避けるように注意深く骨を採取した．

(a)左側下顎枝での術式も基本的に前述の右側と同様である．切開は上顎後方臼歯部と前歯部を結ぶ咬合平面の高さより始め，通常，外斜線とレトロモラーパッド側方部の中間の骨上に行う．ミネソタリトラクターのような幅の広い鉤を下顎枝側壁と骨膜の間に挿入し保護する．図に示す程度剥離すれば，切り離している骨片の厚さを確認するに十分な術野が得られる．

(b)左側からは右側より大きな骨片が採取できた．切開を始める前に，採取する骨片の大きさを予測しておくべきである．

(c)No.1702のブラッサーバーで穿孔部を連続させる．このバーで皮質骨部を完全に離断する．

(d)四辺を骨切り後，上方より骨ノミを挿入する．このとき，下歯槽管が近接していることがあるので，慎重に行う．

(e)採取したブロック骨の内壁には下歯槽管の跡が認められる．この術式中に下歯槽管への侵襲がなければ術後の障害がないことは保証されるであろう．ブロック骨を採取するときは，可能な限り必ず下顎管の側方で上方の部位から採骨する．本症例においては下顎管の上方部位からの採骨は不可能であったので，やむを得ず行った．

(f)採取したブロック骨は移植部位に適合するように整形する．

図 5-6
移植骨片の設置．

(a) 骨片は移植部位に適合するように分割する．いずれの骨片も最低2つのスクリューで固定できる大きさとする．

(b) 骨片は上顎移植部の彎曲に沿った形に整形する．それぞれの骨片が適切に配置されるように位置や形態に配慮する．尖っている骨の辺縁は軟組織を損傷するため，事前に丸めておく．

(c) すべての骨片をそれぞれの理想的な位置に配置し，回転防止のためにひとつの骨片に対し最低2つのスクリューで固定する．

(d) 移植骨片によって十分な頬舌的幅径が得られた．術後の移植骨の吸収量を予測しなければならないが，足りないよりはむしろ過剰なほうが好ましい．余剰分は埋入手術時に整形することができる．

(e) 約2週間で吸収する1枚の吸収性コラーゲンメンブレンで移植骨を被覆し，初期治癒期間における繊維性組織の進入を阻止する．長期間かけて吸収するメンブレンや非吸収性のメンブレンは多量の顆粒状の骨でブロック骨周囲を覆う場合に使用する．

(f) メンブレンは移植部を十分に被覆し，フラップを閉じても動かないように設置する．

(g) 術後のエックス線写真．骨採取部位は透過像が認められるが徐々に新生骨で満たされてくる．骨移植部位には金属製のスクリューが認められ，これらはインプラント埋入時に摘出する．

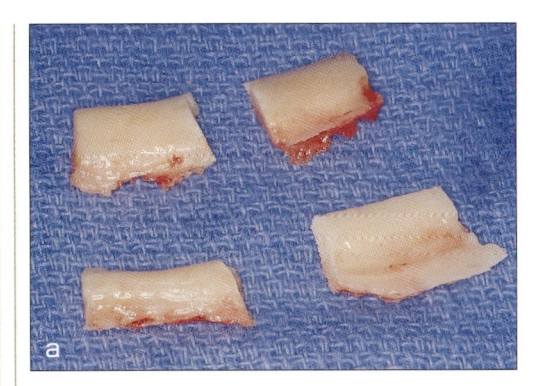

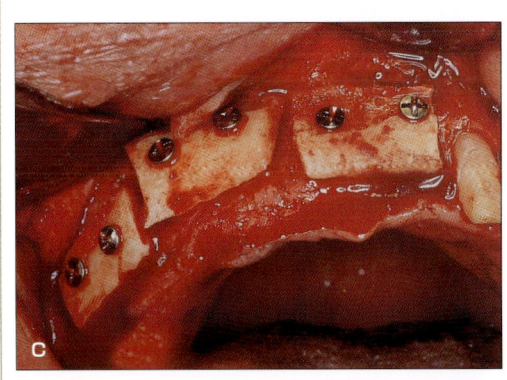

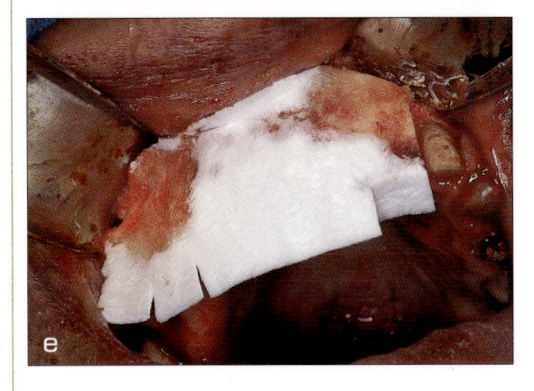

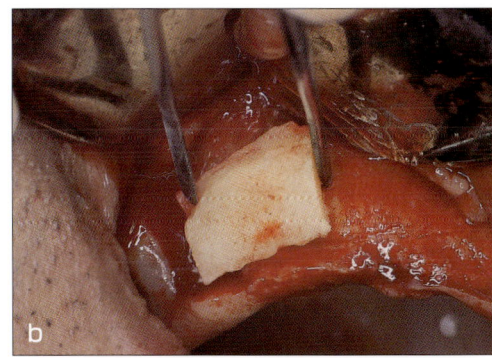

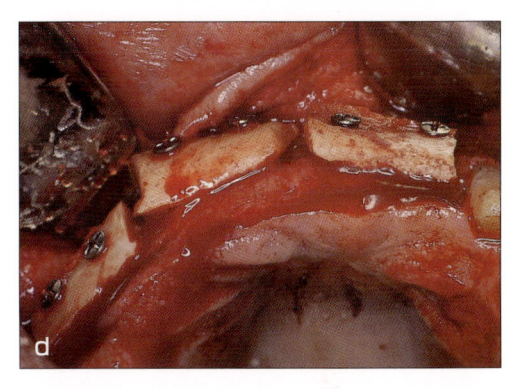

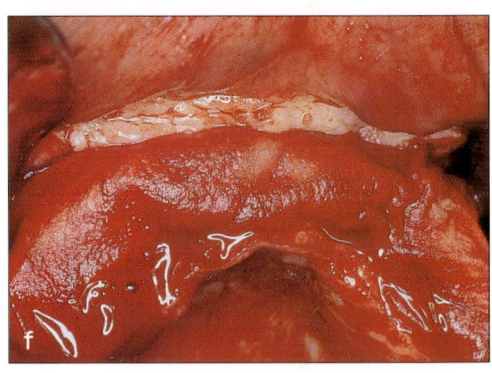

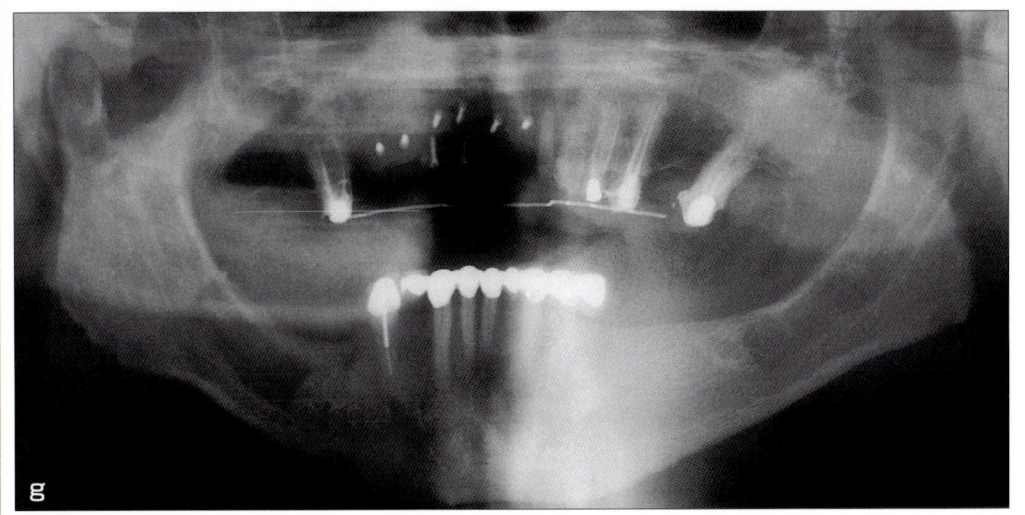

5 下顎枝からの骨採取

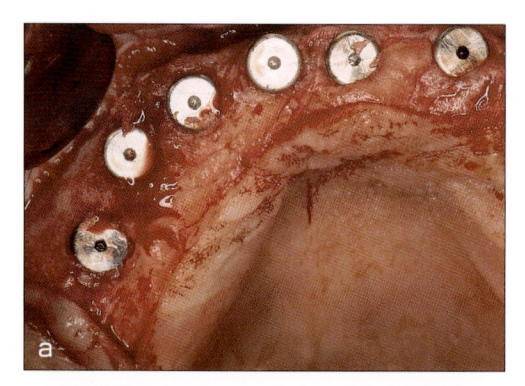

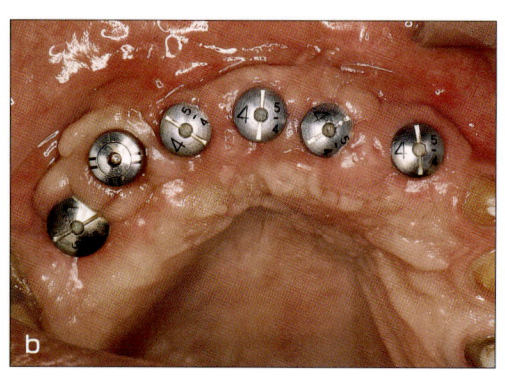

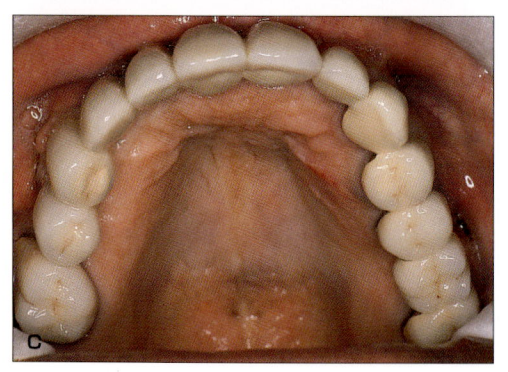

図5-7
骨移植を行った部位へインプラントを埋入した状態．口腔内より採取した移植骨は上顎へ移植した場合，通常，4か月で成熟する．

(a)骨増大によりインプラントを頬舌的に適切な位置に埋入することができた．

(b)インプラント埋入後4か月で二次手術を行いその1週間後の所見．アバットメント周囲の歯肉は治りつつあり，結合組織の量も許容範囲内と思われる．

(c)最終補綴物装着時の状態．適切な歯列の幅径や高径は綿密な治療計画と段階を経て各手技を施術することにより成し得る．

合併症

　初期の合併症を予防するには，骨採取後十分に圧迫止血を行うこと，氷で十分に局所を冷やすこと，そして抗生剤を処方することで腫脹を軽減することができる．鎮痛剤を処方し，患者には口腔衛生状態に細心の注意をはらうようによく説明をする．手術後の腫脹は程度の差はあるものの非常によく発現する．腫脹は多くの症例において術後2日後にすみやかに減少していく．そして1週間以内に完全に消失する．**表5-1**に他の合併症と発生原因について記述した．手術を正確に迅速に行うことで，合併症を最小限にとどめることができる．

表5-1 下顎枝からの骨採取時に起こりうる合併症

合併症	原因	予防措置
下歯槽神経の損傷の可能性	下歯槽神経が高位に位置する	下顎管の解剖学的形態を把握し，皮質骨ブロック骨の採取する範囲を下歯槽管より上方に限定する
移植骨の大きさと形態の不足	下歯槽管の損傷を避けるために皮質骨を薄めに採取する傾向がある	正確なレントゲン撮影から安全域を確保した最大の骨採取量を術前に計測する
骨採取部の創の裂開	術後の浮腫，血腫，創の閉鎖不良	氷嚢および消炎剤を用いる．また，軟組織の縫合は慎重に行い，腫脹を最小限にするために術後のステロイド剤投与も検討する
開口障害	骨採取時の筋突起周囲に付着する筋繊維への過剰な外傷	軟組織の剥離は骨採取に必要最小限の範囲とする
切開時の舌神経損傷の可能性	レトロモラーパッド部での切開を舌側寄りに入れる	舌神経の走行部位と解剖を把握し，切開線は骨頂部より頬側寄りとする

参考文献

1. Misch C. The use of ramus grafts for ridge augmentation. Dent Implantol Update 1998;9:41-44.
2. Sindet-Pedersen S, Enemark H. Reconstruction of alveolar clefts with mandibular or iliac crest bone grafts. A comparative study. J Oral Maxillofac Surg 1990;48:554-558.
3. Misch CM. Comparison of intraoral donor sites for onlay grafting prior to implant placement. Int J Oral Maxillofac Implants 1997;12:767-776.
4. Misch CM. Ridge augmentation using mandibular ramus bone grafts for the placement of dental implants: Presentation of a technique. Pract Periodont Aesthet Dent 1996;8:127-135.
5. Buser D, Dula K, Hirt HP, Schenk RK. Lateral ridge augmentation using autografts and barrier membranes: A clinical study with 40 partially edentulous patients. J Oral Maxillofac Surg 1996;54:420-433.
6. Buser D, Dula K, Belser UC, Hirt HP, Berthold H. Localized ridge augmentation using guided bone regeneration. II. Surgical procedure in the mandible. Int J Periodontics Restorative Dent 1995;15:10-29.
7. Jensen J, Sindet-Pedersen S, Oliver AJ. Varying treatment strategies for reconstruction of maxillary atrophy with implants. Results in 98 patients. J Oral Maxillofac Surg 1994;52:210-216.
8. Collins TA. Onlay bone grafting in combination with Bråemark implants. Oral Maxillofac Surg Clin North Am 1991;3:893-898.
9. Wheeler SL, Holmes RE, Calhoun CJ. Six-year clinical and histologic study of sinus-lift grafts. Int J Oral Maxillofac Implants 1996;11:26-34.
10. Lundgren S, Moy P, Johansson C, Nilsson H. Augmentation of the maxillary sinus floor with particulated mandible: A histologic and histomorphometric study. Int J Oral Maxillofac Implants 1996;11:760-766.

11. Heggie AA. The use of mandibular buccal cortical grafts in bimaxillary surgery. J Oral Maxillofac Surg 1993;51:1282-1283.
12. Jensen J, Reiche-Fischel O, Sindet-Pedersen S. Autogenous mandibular bone grafts for malar augmentation. J Oral Maxillofac Surg 1995;53:88-90.
13. Braun TW, Sotereanos GC. Autogenous regional bone grafting as an adjunct in orthognathic surgery. J Oral Maxillofac Surg 1984;42:43-48.
14. Muto T, Kanazawa M. Mandibular reconstruction using the anterior part of ascending ramus: Report of two cases. J Oral Maxillofac Surg 1997;55:1152-1156.
15. Rajchel J, Ellis E 3rd, Fonseca RJ. The anatomical location of the mandibular canal: Its relationship to the sagittal ramus osteotomy. Int J Adult Orthodont Orthognath Surg 1986;1:37-47.
16. Marx RE. The science of reconstruction. In: Bell WH (ed). Modern Practice in Orthognathic and Reconstructive Surgery. Philadelphia: Saunders, 1992:1449-1452.

CHAPTER 6 オトガイ部からの骨採取

　インプラントのさまざまな術式では骨移植が併用されるが，一般にはオトガイ部から少量の骨が採取されることが多い[1,2]．下顎前歯部からはブロック状，あるいは顆粒状に粉砕された骨片を採取することができる．ブロック状の骨片では幅4～7mm，長さ15～20mm（およそ1歯～3歯），高さ10mm程度の骨造成が可能である．献体標本での研究ではオトガイ部から採取可能な骨片は平均，21×10×7mmあるいはそれ以上であると報告されている[3,4]．下顎枝からはより多くの移植骨を採取することができるが，オトガイ部から採取された骨ブロックは海綿骨に富み，移植片としては口腔内のいずれの部位よりも海綿骨の含有量が多いとされている[5]．下顎枝は顎堤増大術に必要とされる自家移植骨の有用な供給源であるが[6-9]，オトガイ部からはブロック状の骨片のほかに顆粒状の移植材料を採取することができる．顆粒状の骨片には皮質骨と海綿骨がともに含まれている．供給側としての下顎前歯部は術後の負担が少なく[10]，また移植後の骨片の吸収も最小限に留まるとされている[11-16]．オトガイ部から採取された自家骨は，さまざまな種類の欠損の修復に使用されてきた．上顎前歯部にみられるⅢ級の骨欠損（垂直的ならびに頬側の骨欠損）やその他の部位の欠損の修復（ブロック状の骨片を使用）[17-21]，あるいは顆粒状の移植材料として上顎洞底挙上術などに広く使用されてきた[11,22-29]．

6 オトガイ部からの骨採取

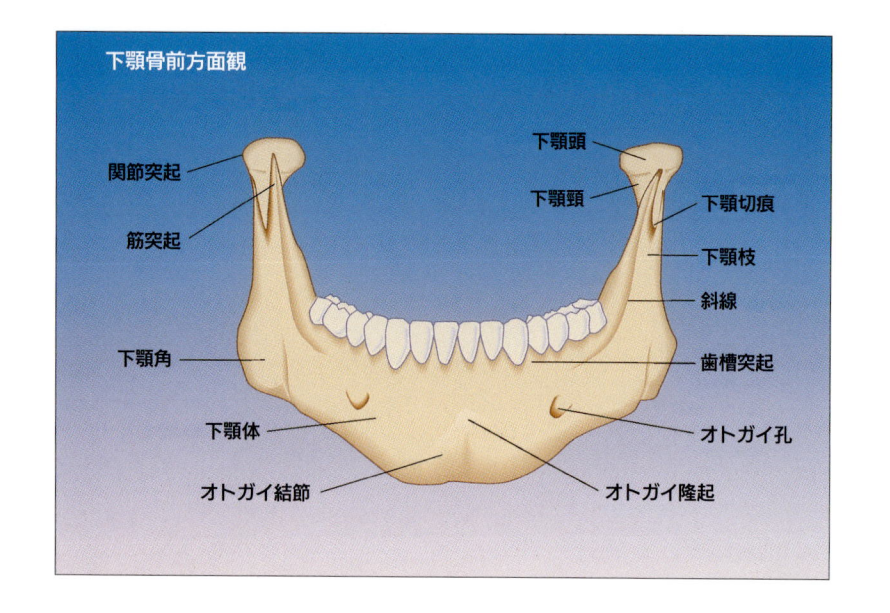

下顎骨前方面観（図中ラベル：関節突起、筋突起、下顎角、下顎体、オトガイ結節、下顎頭、下顎頸、下顎切痕、下顎枝、斜線、歯槽突起、オトガイ孔、オトガイ隆起）

図6-1
オトガイ部からブロック状の骨片を採取するに当たっては，オトガイ部の解剖学的な標識を十分に理解しなくてはならない．すなわち下歯槽神経の走行と前方へのループ状の湾曲，オトガイ孔，切歯神経，下顎の幅などを把握する．またこれらの標識には個人差があることも承知しておかねばならない．

供給側としてのオトガイ部の生物学的特性

　オトガイ部の生物学，力学，ならびに性状を十分に理解し，自家骨の供給源としての構造を正しく理解しなければならない（図6-1）[30-33]．オトガイ部が至適な骨採取部位とされる最大の理由は海綿骨の細胞密度が高いことであり，またブロックとして使用された場合には堅固な構造支持体となりうるからである．骨内膜の骨芽細胞，ならびに海綿骨骨髄の幹細胞は温存された状態で顎骨に移植されねばならない．さらに母床には十分な血行が維持され，新たな血管系が完成するまで移植された細胞に栄養が補給されねばならない．新しい毛細血管が移植骨片に進入するようになると，より恒久的な血管系が形成される．骨再生を担う骨髄の細胞には柔軟性があり，適正な保存環境下では生体外でも最低，4時間は生存することができる．この時点でも本来の生命力の喪失量は5％未満である[14]．

　皮質骨由来の膜様移植片は，軟骨内骨由来の移植片よりも早く血流が再開され，より緻密な海綿骨を含有し[34]，また吸収が緩慢である[35-37]．オトガイから採取された骨片は主として皮質骨であり，骨形成性の細胞を含むものである．腸骨由来の移植片に比べてオトガイ由来の骨片が生態に取り込まれやすく，移植骨片の体積があまり減少せずに短期間で治癒するのは，以上のような特性によるものと思われる．オトガイ部と顎顔面部の骨にみられる生体力学的な類似性からも，これらの部位から供給される移植骨片が生体に取り込まれやすいことが理解できる[14]．オトガイならびに腸骨稜由来の骨片を比較した研究では両者間に差がないとの報告もあり[38]，また腸骨稜では予後の負担が軽いとされている[39]．しかし移植材料としての上顎骨，オトガイ骨ならびに腸骨に対する組織学的な検討では，再生骨の骨質が最も優れていたのはオトガイ骨であった[18]．

　オトガイ部を供給側として使用すること

132

図6-2

(a) 下顎前歯の根尖を正確に計測する．エックス線写真上で計測し，下顎前歯部での安全な採取部位を決定する．

(b) パノラマエックス線，歯根周囲のデンタルフィルム，ならびに頭部エックス線規格側貌写真を参考にして骨採取部位を決定する．歯の根尖，オトガイ孔，下顎下縁を避けて安全な領域を選択する．エックス線写真上で避けるべき構造物を計測し，赤で印をつける．緑の印は安全な作業領域を示す．

(c) ブロック状骨片の採取を予定している部位，すなわち下顎前歯部の形状と厚さを正確に判定しなければならない．側貌セファロ写真の矢状面観，ならびに頬側と舌側の骨壁の触診で顎骨の形状と厚さを調べる．採取領域が限定されている場合はコンピュータ断層写真が有用である．

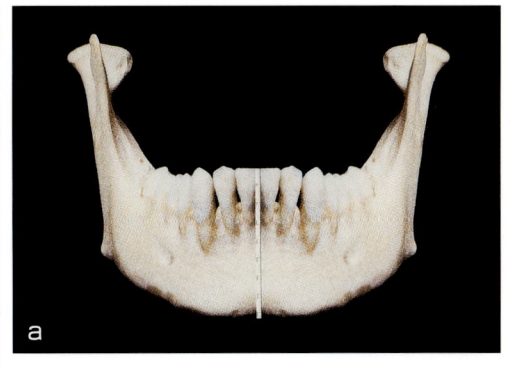

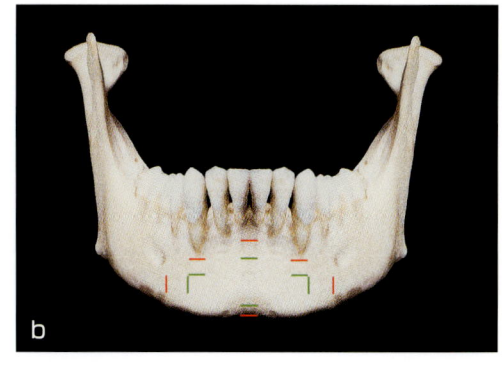

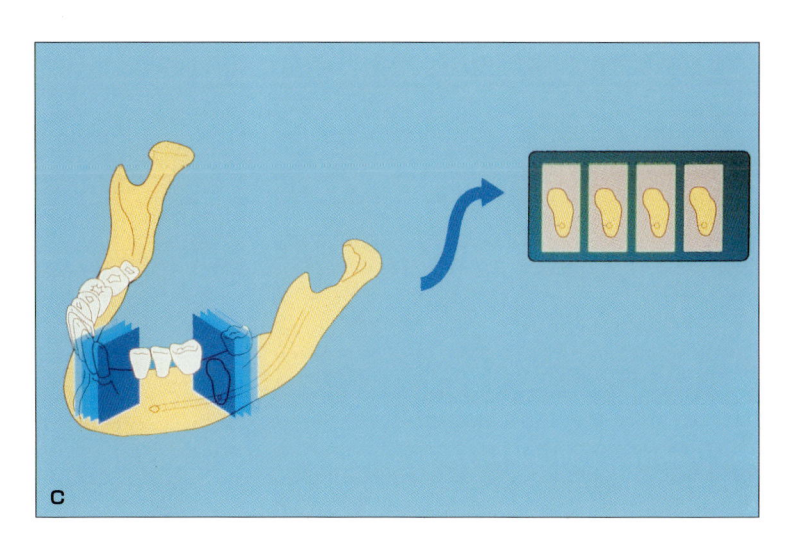

は，移植片の受給側と同じ術野で作業することになる．このことは患者，とくに部分欠損の患者にとっては重要な利点となる．口腔内で移植片を採取するので皮膚の瘢痕は回避されるが，術後のオトガイ部の変形を心配する患者もいる．通常の術式ではオトガイ部の変形は問題とはならないが，採取後に補填材を使用するとよい．オトガイの下垂を回避するためには下顎を完全に露出しないように留意し，翻転した組織を元の位置に戻して縫合することが重要である．

オトガイ部から骨を採取すると，術後にオトガイあるいは下顎前歯部の知覚鈍麻を訴える患者が多い．このような状態は一般には軽度に経過し，いずれは消失するが，患者には事前に説明しておかねばならない[40,41]．知覚鈍麻の主たる原因はオトガイ神経の伸展，あるいは切歯管の内容物の撹乱である．前歯の根尖から適正な距離を維持して骨片を採取しても術後の知覚鈍麻に至ることがある[11,18]．骨採取の術式については後述するが，正しい術式の習得と患者選択によって術後の問題を最小限に留めねばならない（図6-2）．

オトガイ部からの骨採取が適応とならない患者は以下のとおりである．（1）下顎前歯の歯根が長い；（2）下顎骨の幅と高さが足りなくて骨が採取できない；（3）下顎骨の重度の垂直的欠損，あるいは4歯以上にわたって歯槽骨の水平的増多が必要とされる場合である．

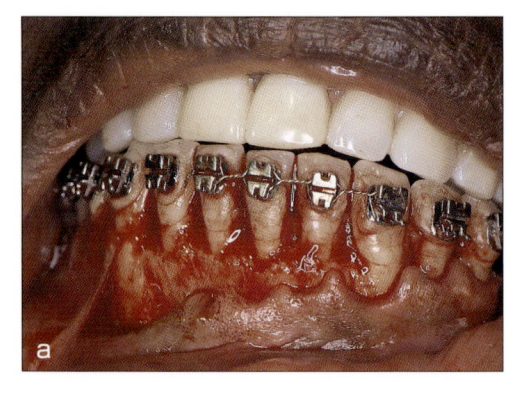

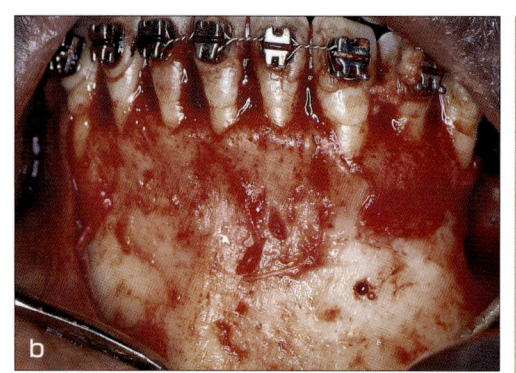

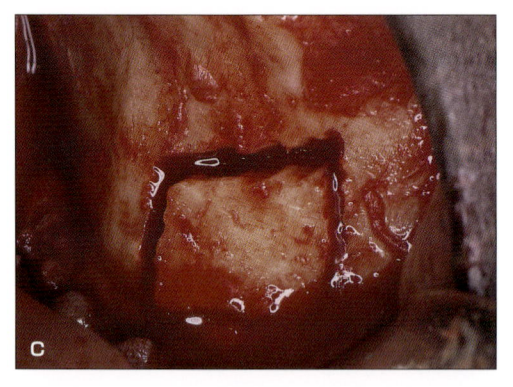

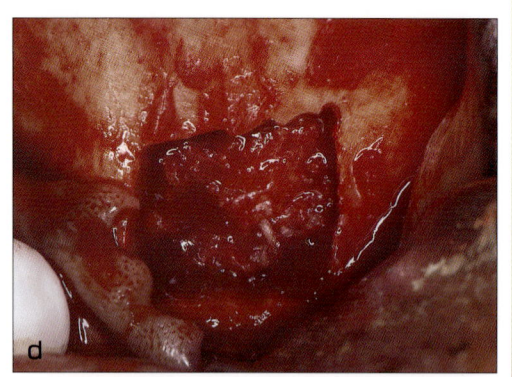

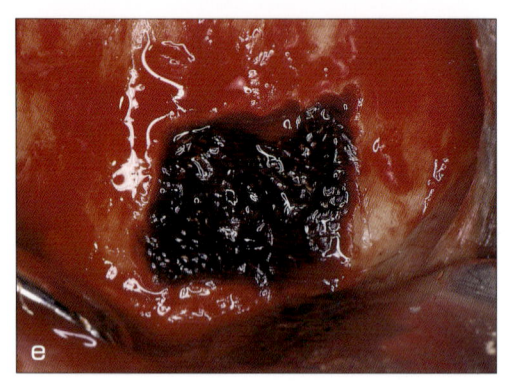

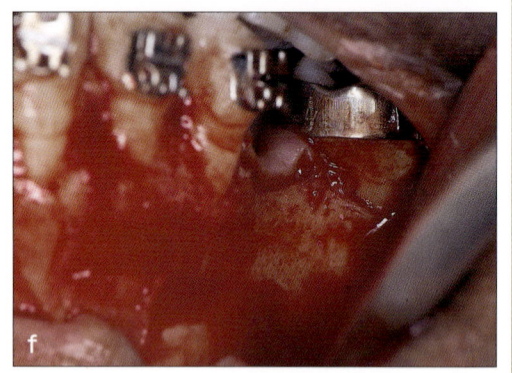

6 オトガイ部からの骨採取

図6-3
歯肉溝内切開法は前庭部が低くオトガイ筋に緊張があり，供給部位の歯周組織に異常が認められない患者に適用される術式である．

(a) この患者は歯間乳頭が厚くて平坦になっている．歯牙のコンタクトが長く，下顎臼歯部に骨移植が必要とされる症例である．歯肉溝内を切開し，単独の皮弁で供給部位と移植部位の両方に到達できるようにした．皮弁を挙上するときにはオトガイ神経を保護しておかねばならない．

(b) 供給部位と移植部位が同時に露出され，十分な術野が確保されている．ブロックを採取するときに軟組織に対する損傷が少ない．

(c) 移植部位のテンプレートを作製し，適正な大きさのブロックを採取する．

(d) ブロックを取り出した後，さらに海綿骨様の骨髄を採取する．No. 2のMoltキュレット(G. Hartzell & Son. Concord, CA)を使用する．

(e) 骨髄の採取が完了したら供給部位にAvitene(MedChem Products, Woburn, MA)を塗布し，止血する．その後パテ状の骨材料，あるいは同種他家骨の移植材料を充填する．

(f) 下顎左側第一大臼歯の欠損部に骨移植を行う．インプラントを埋入するには骨幅が不足しており，顎堤増大術が必要とされる症例である．

オトガイ部からのモノコルチカルブロックの採取法

　移植骨片は下顎前歯ならびに犬歯の根尖よりも下方から採取する．パノラマエックス線写真，ならびに頭部エックス線規格側貌写真から供給側の状態を検討する．オトガイ孔ならびに前歯の形状とサイズを確認し，採取可能な骨量を決定する．下顎前歯部の前後的な大きさは頭部エックス線規格側貌写真で決定する．さらに根尖周囲のデンタルフィルム上で下顎歯の歯根を計測する．移植骨片を採取する前に母床の状態を確認しておかなければならない．すなわち必要とされる移植骨の量を把握し，フラップの切開線やデザインを考慮する．また骨採取が禁忌となるような問題が存在しないことを確認する．局所麻酔は下顎両側の伝達麻酔で，0.5％のブピバカインと1：

図6-3（つづき）

(g) 母床の形状を整え，ブロックを受け入れる準備をする．骨面にドリルで小さな穴を開ける．骨内から骨芽細胞を誘導し，移植骨片の治癒を促進するためである．

(h) 欠損部に適合するようにブロックの形を修正する．

(i) ブロックを移植部位に置いて適合の状態を確認する．問題がなければブロックを固定するためのネジ穴を形成する．

(j) 骨片をネジで固定する．骨面との間の隙間には粒子状の移植材料を充填する．供給部位を移植材料で補填し，形態を整え，皮弁を元の位置に戻して縫合する．

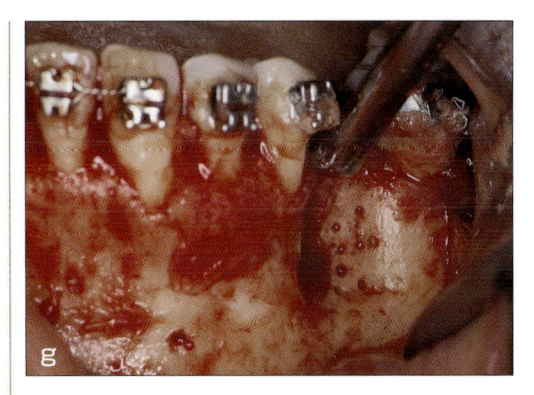

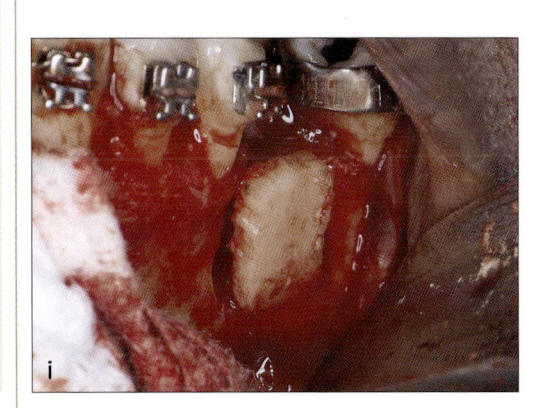

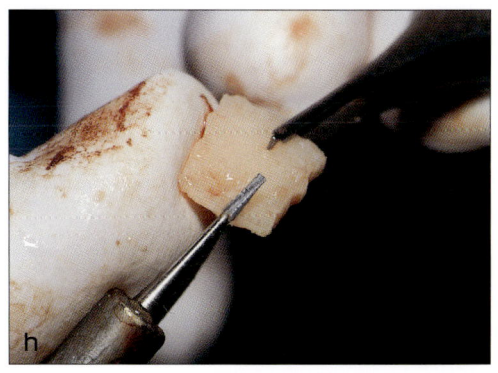

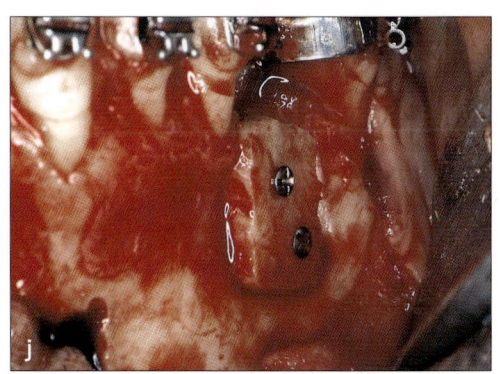

200,000のエピネフリンならびに2％リドカインと1：100,000のエピネフリンあるいはアルチカインと1：100,000のエピネフリンを使用する．唇側頬側の前庭部に注入する．

供給部への進入には3つの切開法があり，下顎の筋肉ならびに下顎前歯の歯周組織の状態によって異なる[42,43]．各手技にはそれぞれ適応，長所，短所があり，明確に区別されている．

歯肉溝内切開法

この術式は前庭部が低く，オトガイ筋に緊張があり，供給部の歯周組織に異常が認められない患者に適用される．下顎前歯部唇側の歯肉溝内を犬歯まで切開する．線維性の骨膜を含んだ全層皮弁を根尖方向に翻転し，オトガイ部の前面を露出する．本法の利点は出血と外傷が少ないこと，ならびに皮弁の牽引がたやすいことである．問題点は縫合が難しいことと歯槽骨頂の退縮と骨喪失の可能性があることである．外科的な侵襲と，唇側の骨に対する骨膜からの血行が途絶えることが原因とされている．とくに歯の唇側の骨が薄くて皮質骨との間の骨髄腔が喪失しているような場合に起こりやすい（**図6-3**）[44]．

6 オトガイ部からの骨採取

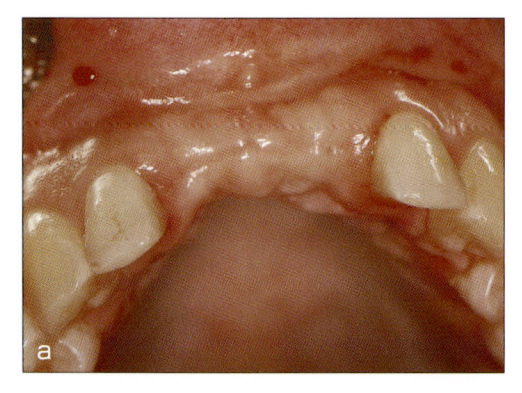

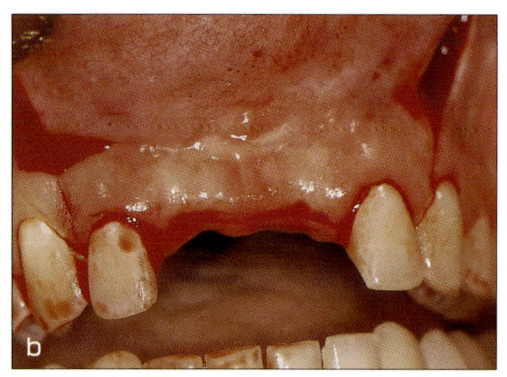

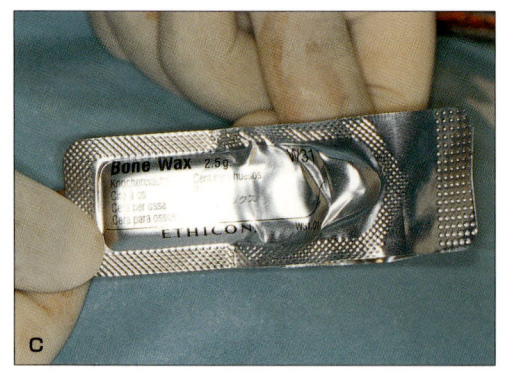

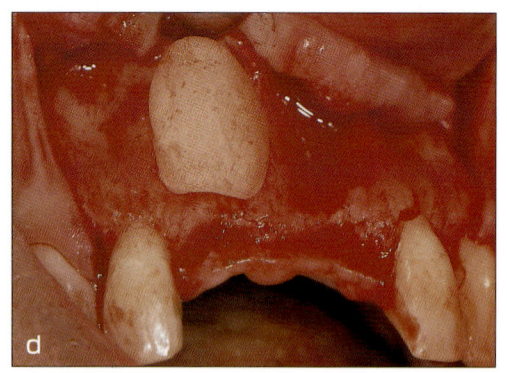

図6-4
前庭部切開法は辺縁歯肉の炎症や,切歯の周囲の歯槽骨に吸収が認められる場合に適用する手技である.

(a) 上顎中切歯と周囲の歯槽骨が外傷によって喪失している症例である.インプラントを埋入するには骨量が不足している.

(b) 欠損部の歯槽頂を切開する.両側の側切歯の遠心に縦の減張切開を加える.

(c) 滅菌包装されている骨ワックスを術野にのせて止血し,同時に欠損部の型を取る.

(d) 骨ワックスで欠損部の形状を採得し,必要とされる移植骨量を確認する.ワックスの型をテンプレートとして適正な量と形の骨を供給部位から採取する.

口腔前庭切開法

本法の適応は辺縁歯肉に炎症が認められる場合,あるいは切歯周囲の歯槽骨が喪失している場合である.小臼歯から小臼歯までの口腔前庭部を切開するが,歯肉歯槽粘膜移行部よりも5mm以上根尖側で,歯槽粘膜内を切開する.オトガイ神経束を回避することが本法の成功のカギである.必要な場合は神経を鈍的に剥離する.一時的なオトガイ神経の感覚異常を避けるために皮切線を犬歯までにとどめてもよい[13].オトガイ筋を骨面に沿って根尖舌側方向に切開し,全層皮弁を翻転して供給部を露出する[44].

本法の利点は以下のとおりである.下顎前歯部の歯肉に侵襲を加えない;オトガイ筋を剥離しない(元の位置に正確に戻すことができる);顔面下垂の危険が少ない;供給部近傍の歯根膜が温存されている;側方からの到達がたやすい;二層の縫合が可能である(最初に筋肉,つぎに粘膜組織を縫合する).問題点は最初に浅い切開をし,つぎにブレードの方向を転換するのに技術を要すること[19];出血が多くて浮腫ができやすいこと;ならびに目に見えない瘢痕が生じることである(図6-4).

オトガイ部からのモノコルチカルブロックの採取法 **6**

図6-4（つづき）
（**e**）ワックスの型（外科用テンプレート）を理想的な骨採取部位に置く．ワックスをはずし，採取すべき骨の大きさに沿って骨面に穴を開ける．採取部位では前庭部切開法が適用されている．

（**f**）最初の穿孔に使用する器具は，No. 1701のシリンダーバー（Brasseler, Savannah, GA）である．この時点でブロックの大きさや形状を修正してもかまわない．

（**g**）同じNo. 1701のバーで骨面の穴をつないで最終的なブロックの形が決まる．前方の垂直な骨切り以外は，バーを常に骨面に対して直角に立てて作業する．前方の垂直部分はバーを45度に傾けて骨切りを行う．ここにチゼルを挿入し，ブロックを押し上げる．

（**h**）ブロックを慎重に取り出す．十分な深さの骨切り（バーの切削部分の全長）が必要で，角も含めて全周にわたって完全に切り離しておかねばならない．

（**i**）Aviteneを使用して止血する．Aviteneはコラーゲン線維を主成分とし，扱いやすい素材である．

（**j**）止血を確認し，供給部位を縫合する．

（**k**）ブロックをチタンのネジで移植部位に固定する．皮弁の粘膜面を骨膜から十分に剝離し，緊張のない状態で元に戻す．

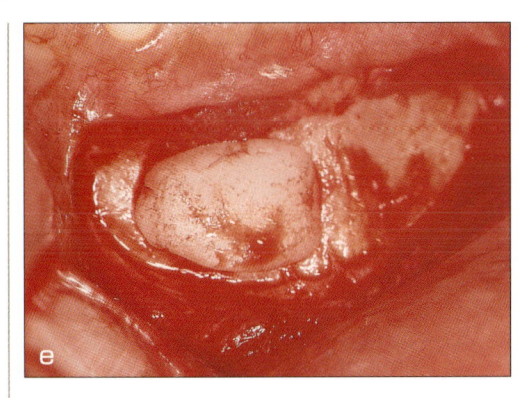

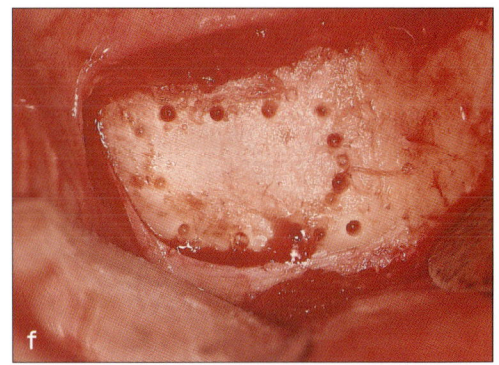

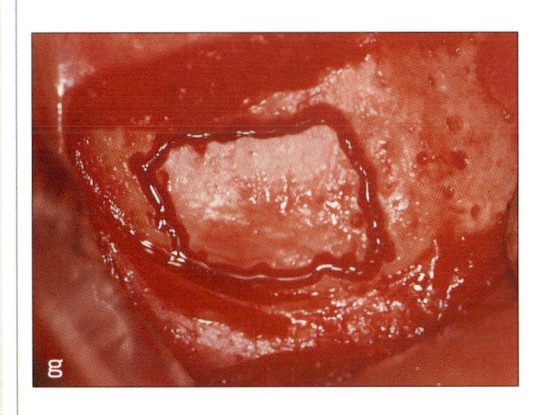

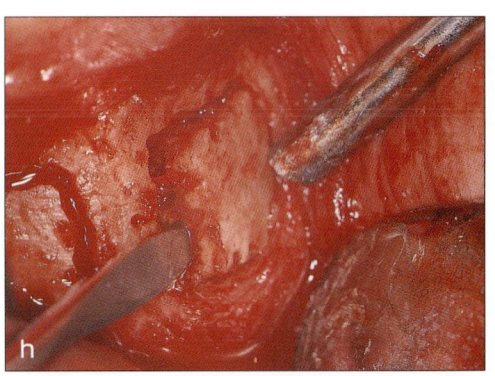

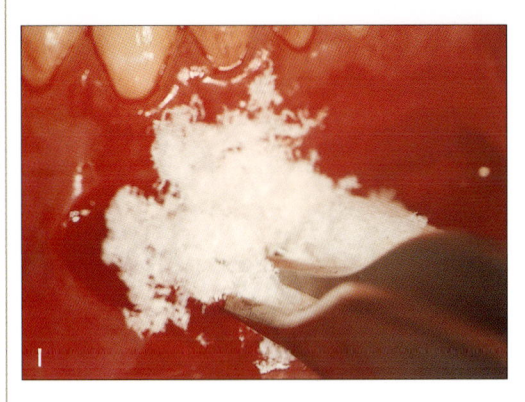

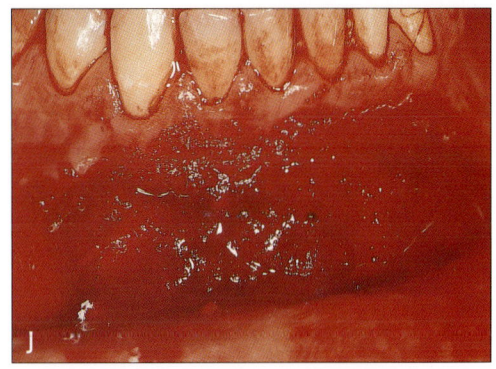

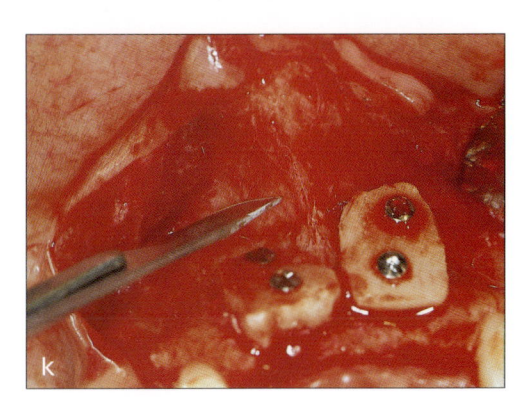

137

6 オトガイ部からの骨採取

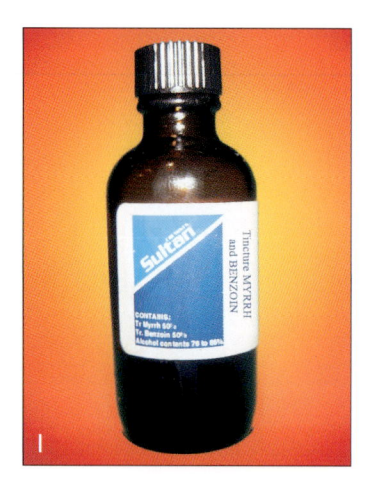

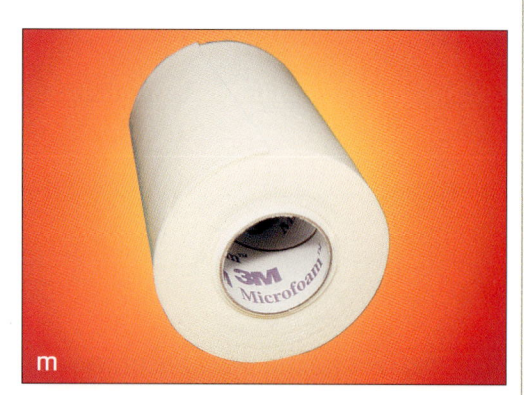

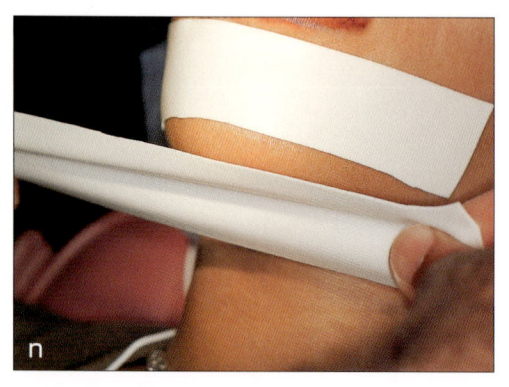

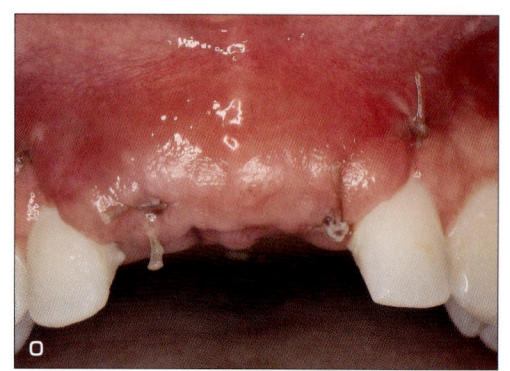

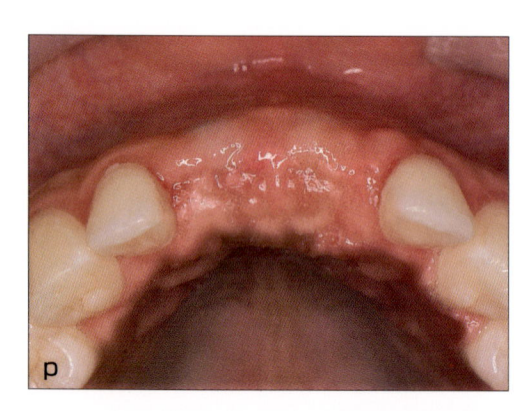

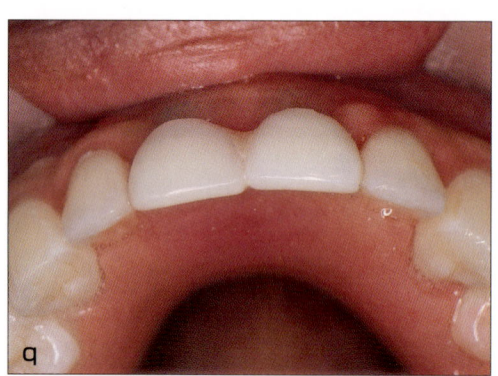

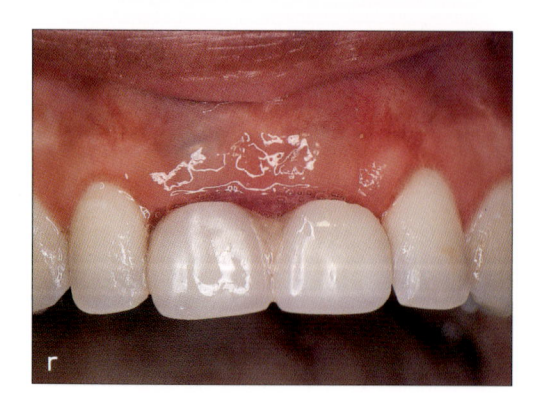

図6-4（つづき）
(l) オトガイ部に接着性の外科用包帯をつける．皮膚にミルラと安息香（myrrh and benzoin）のチンキを塗布して接着性を高め，また皮膚のかぶれを予防する．

(m,n) 伸縮性の microfoam のテープでオトガイ部の軟組織の安定を図る．伸縮性の包帯を下口唇の下部にあてがい，後方に引っ張る．もう1本の包帯をオトガイの下において上方に引っ張る．

(o) 1週間後の移植部位の所見で，縫合糸がまだ残っており，軽度の腫脹が認められる．緊張のない状態で皮弁を戻したので術野は完全に被覆されており，裂開も認められない．

(p) 術後1か月では移植部位の顎堤に完全な連続性が回復している．インプラントが2本埋入される予定である．

(q) アクリルの可撤式部分義歯を暫間修復物として挿入する．

(r) 暫間義歯は移植部位が圧迫されるように調整し，移植骨片の生体への統合を促進する．このような修復物は移植部位の治癒を侵害すべきではないが，審美的にも機能的にも妥当なものであることが望ましい．

138

オトガイ部からのモノコルチカルブロックの採取法 6

図6-5
付着歯肉内切開法は角化歯肉が少なくとも3mm存在し，切開の位置がある程度選択できる場合に適用される．

(**a**) 幅が3mm以上の付着歯肉の中を切開する．鋭利な骨膜挙上子で皮弁を挙上し，骨面を完全に露出する．軟組織を傷つけないように注意する．

(**b**) 外科用のマーカーで下顎前歯の歯根を避けるように輪郭を描き，骨切りを完了する．

(**c**) 供給部位はAvitene で止血し，さらに移植材料で充塡する (Grafton, Osteotech, Eatontown, NJ)．人工材料と混和して使用し，採取部位の骨再生を促進する．

(**d**) 術後1か月の所見であるが，瘢痕組織はほとんど認められない．付着歯肉内の切開では歯肉や歯槽骨の本来の形状を損なうことなく骨片を採取することができる．

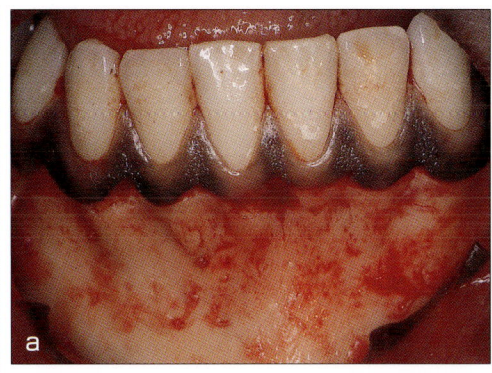

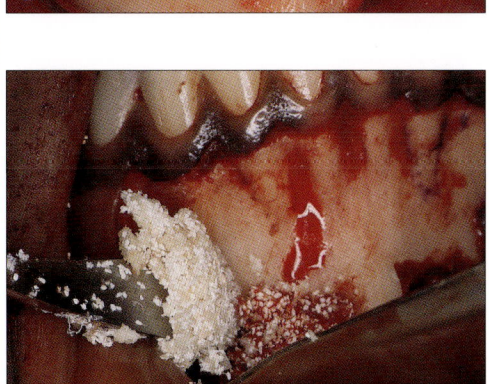

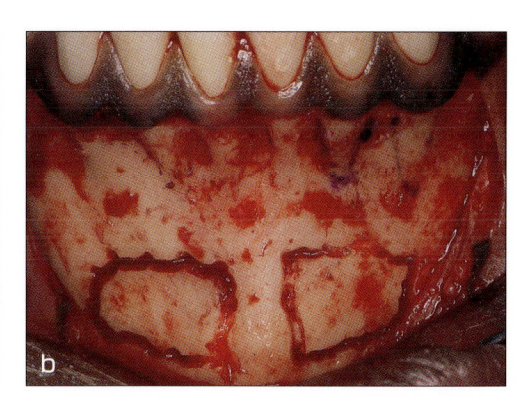

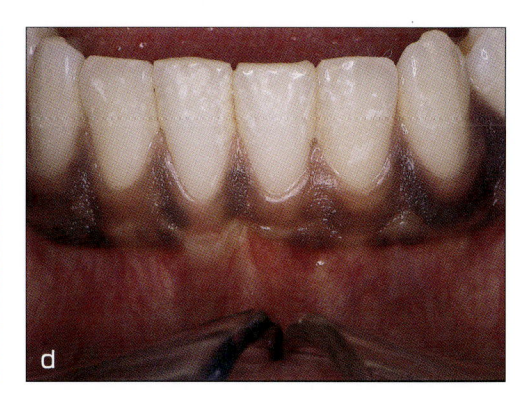

付着歯肉内切開法

　本法の適応は最低，3mm以上の角化歯肉が存在し，歯周組織が薄いスカロップ状になっている患者，あるいは小帯付着が高い患者である．歯周組織が薄い部位に歯肉溝内切開を施行すると歯間乳頭が崩壊し，また口腔前庭部を切開すると小帯が切除される危険がある．本法の利点は歯肉退縮，ならびに歯間乳頭の崩壊が避けられること，出血と侵襲の程度が低いことである．さらに歯肉溝内切開や口腔前庭切開に比べて歯槽骨頂での骨喪失が少ない．最大の難点はわずかな瘢痕が残ることと，骨採取後に細い縫合糸で正確に縫合しなければならないことである (図6-5)．

　歯肉縁から3mm下方で付着歯肉の中を切開する．第一小臼歯の遠心から反対側の第一小臼歯の遠心までを切開し，縦の減張切開は加えない．皮弁を挙上してオトガイ孔を確認し，骨面を露出する．ブロック状の骨片を採取するときにオトガイ神経を損傷しないように注意する．皮弁は下顎下縁より3mm上まで挙上する．骨片を採取した後にはパテ状の補塡材を充塡する．皮弁を戻し，滅菌生理食塩水を含ませたガーゼでしっかりと圧迫する．皮弁が元の位置にあることを確認し，5-0のProleneで縫合する (Ethicon, Somerville, NJ)．

顆粒状移植骨の採取

オトガイ部を露出しオトガイ孔を確認し，トレフィンを使用して円筒形の骨片を採取する．深さは採取部位の下顎骨の厚さによって決定する．オトガイの下縁から5 mm，歯列の根尖から5 mm，オトガイ孔の前方5 mmの部位が一般的な採取部位とされている[19]．

ドリルを前歯の根尖から4〜5 mmの位置に置き，十分な注水下で海綿骨まで侵入する．速度は50,000回転である．

直径が4.0 mmのトレフィンを使用するが，最初の皮質骨上での作業は慎重に行わなくてはならない．皮質骨上ではバーが飛び上がったりして周囲の軟組織を損傷する危険があるので注意しなければならない．ドリルはその全長を挿入し，やや傾けるとコアの尖端が破折する．小型の止血鉗子，プライヤー，ピンセットなどでコアをつまみ出す[15]．あるいはオステオトームでコアを取り出し，No. 2のMoltキュレットで海綿骨を採取してもよい．コアは唇側の皮質骨とそれに付着している海綿骨とが一体化した状態で採取される．骨鉗子，骨粉砕器，小型のボーンミルなどでコアを粒子状に砕く[21]．粉砕された骨材料は滅菌生理食塩水などに入れて保管し，できるだけ短時間で使用する[14]．

コアを採取するに当たっては下顎下縁までは侵入せず，また舌側の皮質骨を貫通してはならない．舌側の皮質骨の下を走行する血管を損傷すると，大量の出血や気道の閉塞に至ることがある[15]．同種他家骨，あるいは人工材料を採取部位に充填して形状を整える．コラーゲン系の吸収性メンブレンをかぶせてもよい．出血が止まったら軟組織を縫合する．供給部位の止血の目的でAvitene, Surgicel (Johnson & Johnson, New Brunswick, NJ)，あるいはPRP (platelet-rich plasma) を補塡材料と合わせて使用してもよい．オトガイ部の骨組織に対する汚染を避けるために供給部位は迅速に縫合しなければならない（図6-6）[12]．

顆粒状移植骨の採取 6

図6-6
顎骨の内部から骨を採取し，顆粒状に粉砕して即座に使用する．

(a) 下顎前歯部から骨を採取する場合には通常，静脈内鎮静を行う．

(b) とくにオトガイ筋を切開する場合には，止血のためのエピネフリンを含む局所麻酔薬を使用する．

(c) 直径4mmのトレフィンを適正な深さまで挿入し，皮質骨と海綿骨が一体となったコア状の骨片を採取する．

(d) トレフィンバーはきわめて鋭利な回転式の切削器具で，周囲の組織を十分に牽引しながらドリル操作を行う．最初に骨面に接触したときにはバーが骨面から飛び上がることがあるので，ハンドピースをしっかり把持していなくてはならない．作業中は生理食塩水を十分に注水し，高温による摩擦から骨細胞を保護しなくてはならない．

(e) トレフィンレバーでコアを採取する．連続した骨切りでもよいし，この写真にあるように個別のデザインでもかまわない．深さを示す目盛りのついたバーもある．シリンダー状の骨を採取するには8～10mmの深さで十分である．

(f) ドリルの全長を挿入し，やや傾けてコアの尖端を破折する．小型の止血鉗子，コットンプライヤー，ピンセットなどでコアをつまみ出す．

(g) 採取した骨の量を検討する．さらに必要な場合は，コアとコアの間の骨を骨鉗子で取り出す．

(h) コアの間の骨を採取すると，結果的には採取部の欠損が拡大することになる．しかし局所の解剖学に十分に配慮すれば，これは安全な骨採取法である．

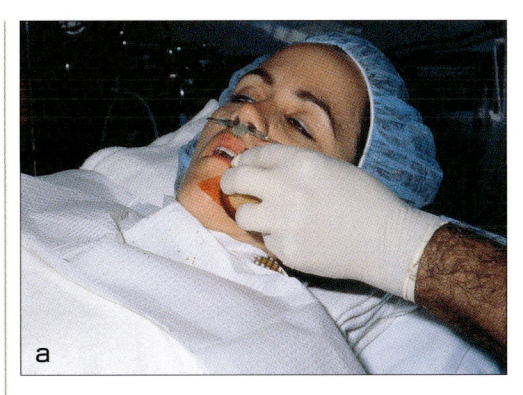

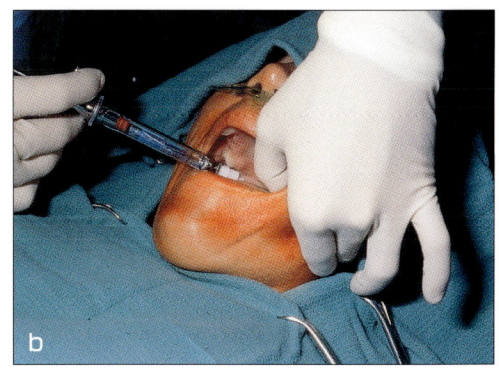

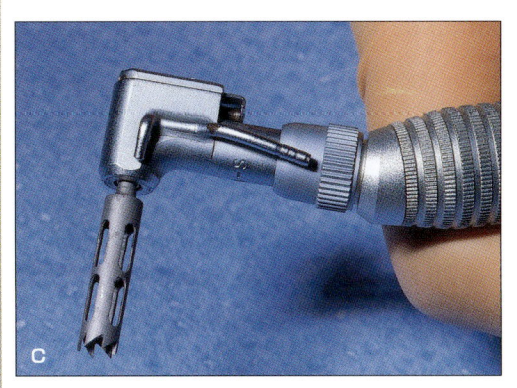

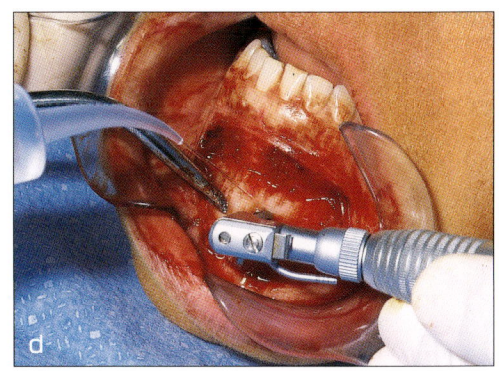

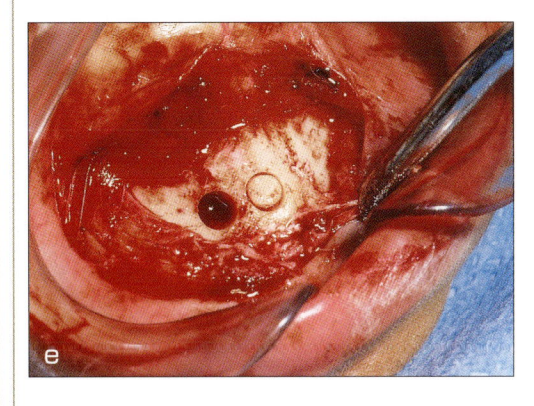

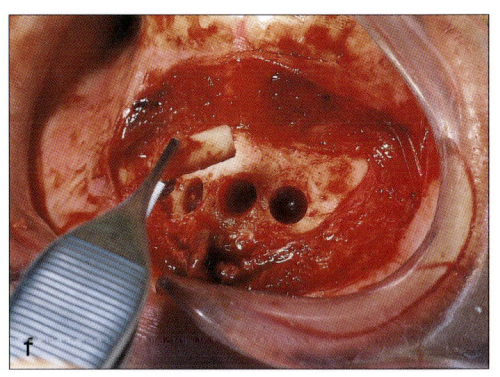

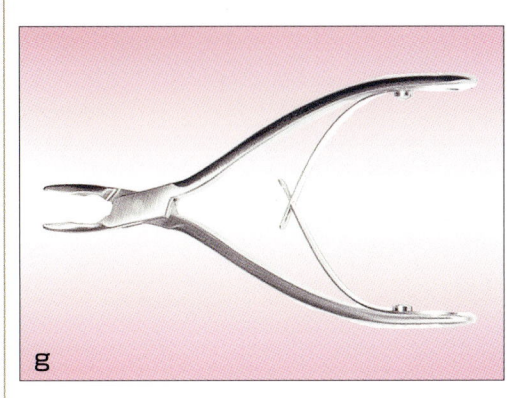

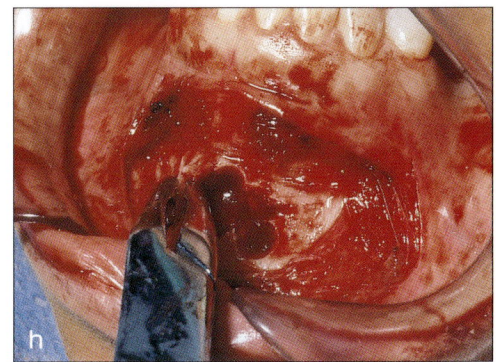

141

6　オトガイ部からの骨採取

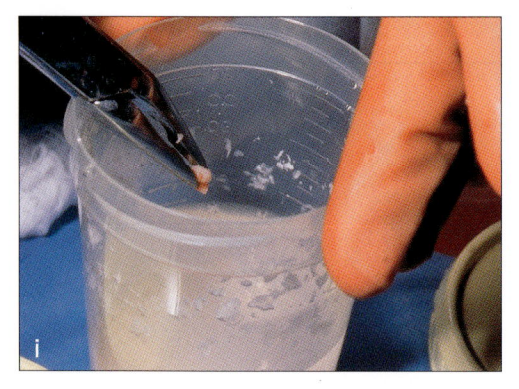

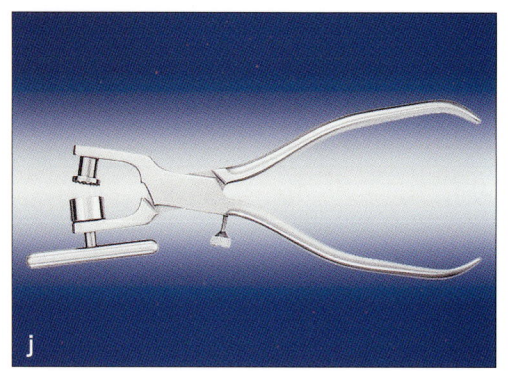

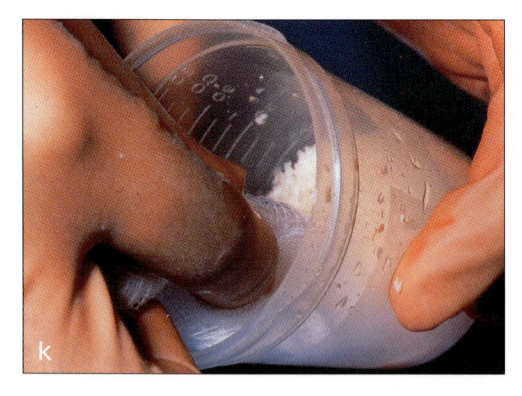

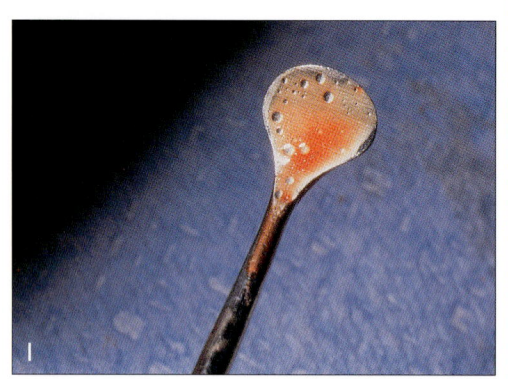

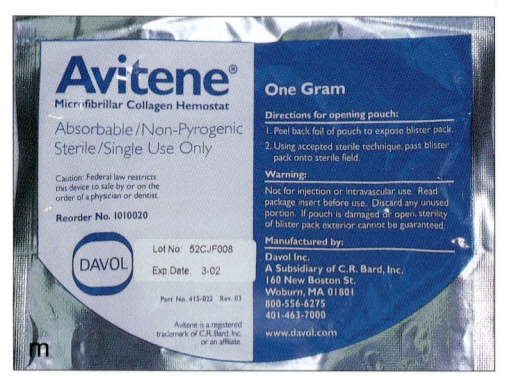

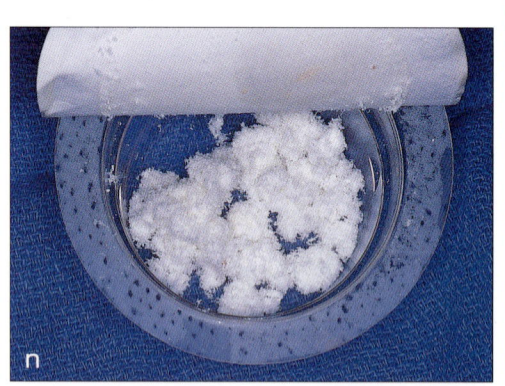

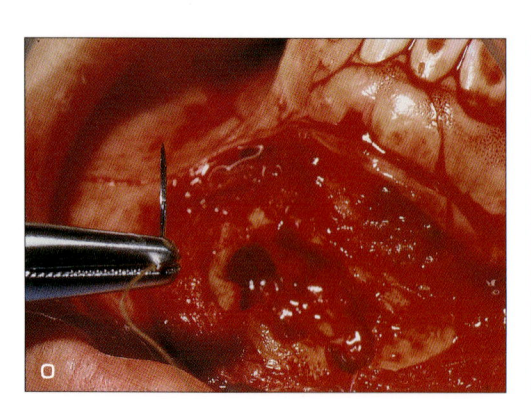

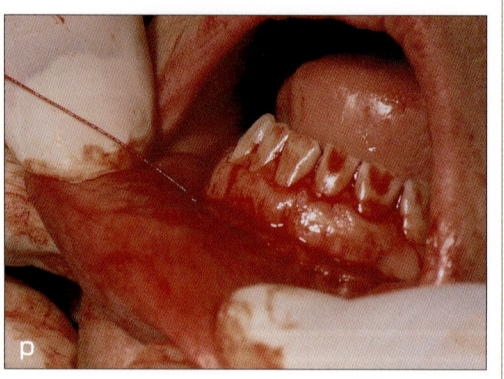

図6-6（つづき）

(i) 採取した骨は滅菌生理食塩水の中に入れておく．滅菌水では浸透圧効果が低くなるので骨細胞が崩壊する．

(j) 骨粉砕器を使用すると，無駄なくコアを粉砕することができる．骨鉗子や（空気中に粉砕した骨片が飛散する），ボーンミル（ブレードに顆粒状骨片が付着する）では無駄が出る．さらに骨粉砕器ではほどよいサイズに粉砕されるので骨成長が促進され，また臨床的にも扱いやすい状態となる．

(k) 余分な生理食塩水をガーゼで吸収する．

(l) 必要な場合は No.2 の Molt キュレットでさらに同じ場所から骨髄を採取する．

(m) Avitene のようなコラーゲン性の止血剤で出血を抑える．

(n) Avitene はその止血作用ならびに素材の性質から，このような欠損部に使用するには理想的な材料である．

(o) 止血を確認し，移植材料で欠損部を充填し，軟組織を元に戻す．吸収性の縫合糸で骨膜と筋肉をそれぞれ縫合する．

(p) 最後に粘膜を縫合する．正中，その他の部位を正しい位置に戻し，軟組織の本来の解剖学的構造を回復する．

142

図6-7

この患者は固定式の部分義歯を使用していたが，ポンティック部分の歯肉の形態修正を求めて来院した．ブロック状の骨片を移植することにした．患者の希望はインプラントと新しい補綴物である．皮弁を開けてみるとポンティックの下の組織が陥凹していた．

(a) 骨増多に必要とされる骨量を計測する．

(b) 口腔前庭が低く，オトガイ筋に高度の緊張がみられたので歯肉溝内切開法を適用した．

(c) 既製のプラスチックのシートで移植部位の欠損の大きさを測定する．その型の供給部位にのせて必要とされるブロックの大きさを判定する．

(d) 皮弁を十分に翻転し，No. 1701のバーで骨切りを行う．下顎切歯ならびに犬歯の根尖から5mm下方の位置を切る．

(e) 犬歯の歯根が長いのでブロックを並べて採取する．

(f) 骨ノミを打つときには下顎が動かないように支え，顎関節に影響が及ばないように注意する．

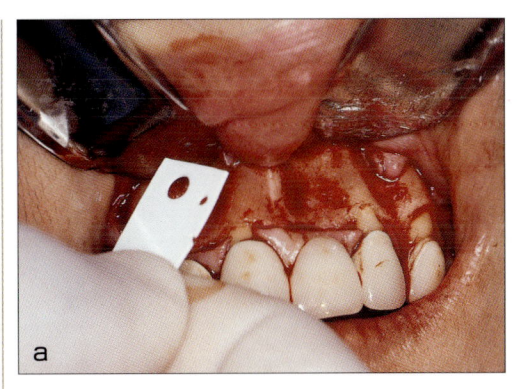

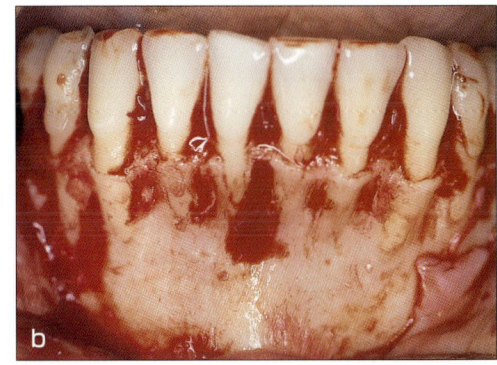

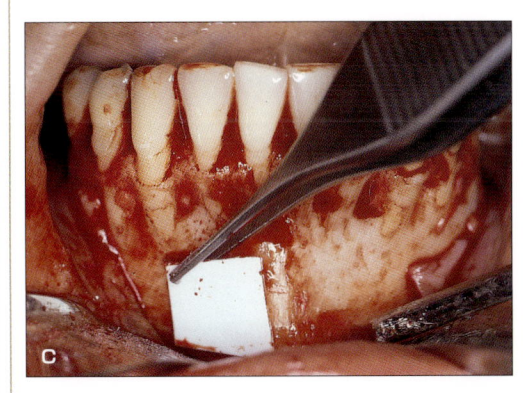

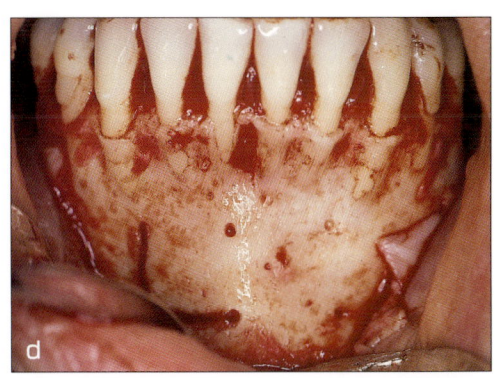

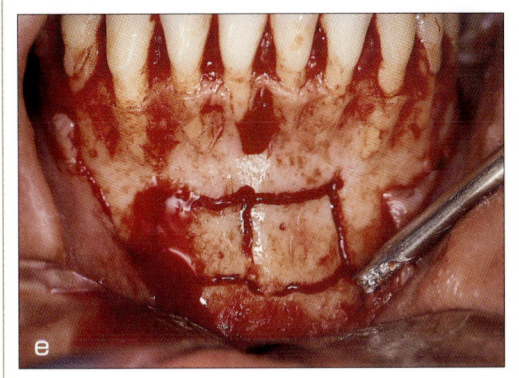

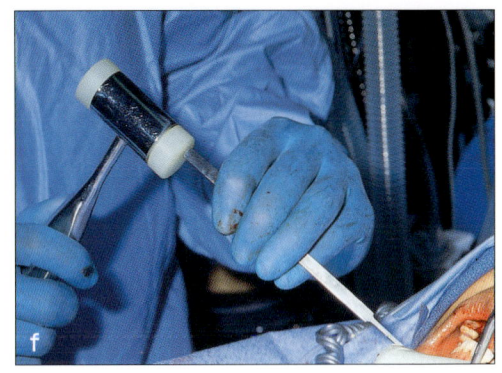

ブロック状骨片の採取

　オトガイ部を露出しオトガイ孔を確認した後に，欠損部を計測して必要とされる骨ブロックの大きさを決定する[45]．カリパスやテンプレートなどで計測する[46]．あるいはボーンワックスで移植部位の型を取り，そのワックスを供給部位にのせて骨採取のガイドとする．オトガイの下縁から3mm，歯列の根尖から5mm，オトガイ孔の前方5mmが一般的な採取部位である(図6-7)[19]．採取されるべき骨片の外形は，欠損部の実寸よりも全周で2～3mm大きくする．欠損部の形状に適合させるために移植

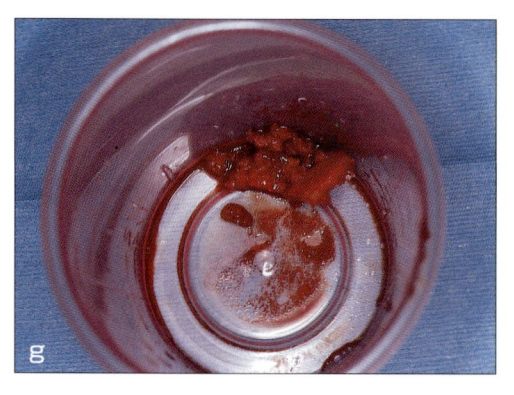

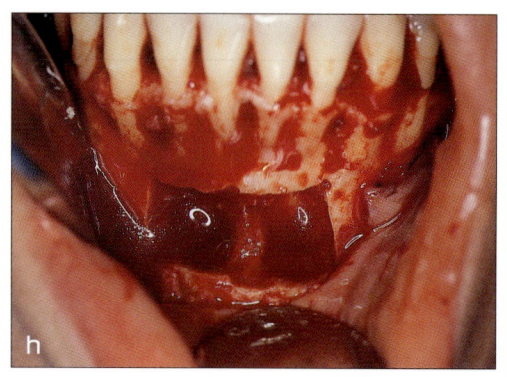

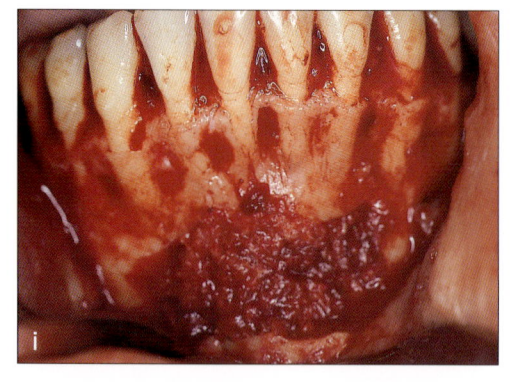

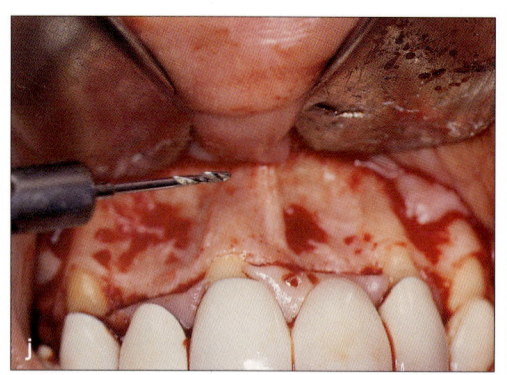

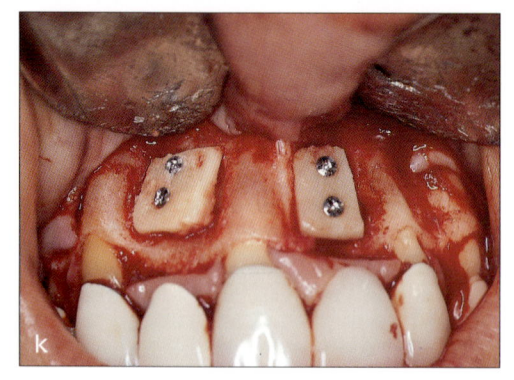

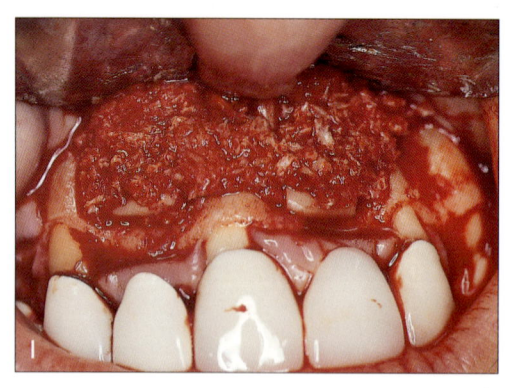

6 オトガイ部からの骨採取

図6-7（つづき）
(g) 骨ブロックは滅菌生理食塩水の中で保管し，供給部位を縫合する．

(h) 供給部位に大きな欠損ができても，周囲の解剖学的な構造が温存されていれば問題がない．

(i) 供給部位は微小なコラーゲン構造の材料で止血を図る．止血を確認してから移植材料で補塡し，縫合する．

(j) 母床の頬側の骨面を穿孔して出血させ，移植骨片への血行の再開を促進する．

(k) 採取されたブロックは欠損部に適合するように形成し，骨面と密着させてネジで固定する．ブロックには鋭利な角がないように丸みをつけておく．

(l) 顆粒状に粉砕した骨片をブロックの周囲，ならびに術野全体にのせて滑らかな形に整える．皮弁が筋肉に引っ張られないように骨膜から剝離し，緊張のない状態で縫合する．

ブロックの形態を整える必要があるからである．上顎の欠損部の大きさが決まったら，供給側の骨面にペンで外形を描く．あるいは十分に注水しながらバーで描いてもよい．速度はおよそ50,000回転である．

No. 1701のバーで作業を続け，移植ブロックの外形を描く．Frios MicroSaw (Dentsply, Lakewood, CO)を使用してもよい．切込みが浅く，無駄になる骨片が少ないので骨切りに使用されることが多い（**図6-8**）．骨切りの深さは必要とされる骨片の厚さによって異なる．オステオトームでブロック状の骨片を取り出し，海綿骨を採取する．皮質骨と骨髄を分離する作業は慎重に行わ

144

図6-8
下顎前歯部からの骨採取にはFrios MicroSawのような外科用の骨鋸を使用する．切削部のディスクはメタルのシールドで覆われており，使いやすい位置に回転しても軟組織を損傷する危険がない．バーよりも骨切りの線が細いので，より多くの骨を確保することができるが，ブロックを最後に取り出す作業が困難である．

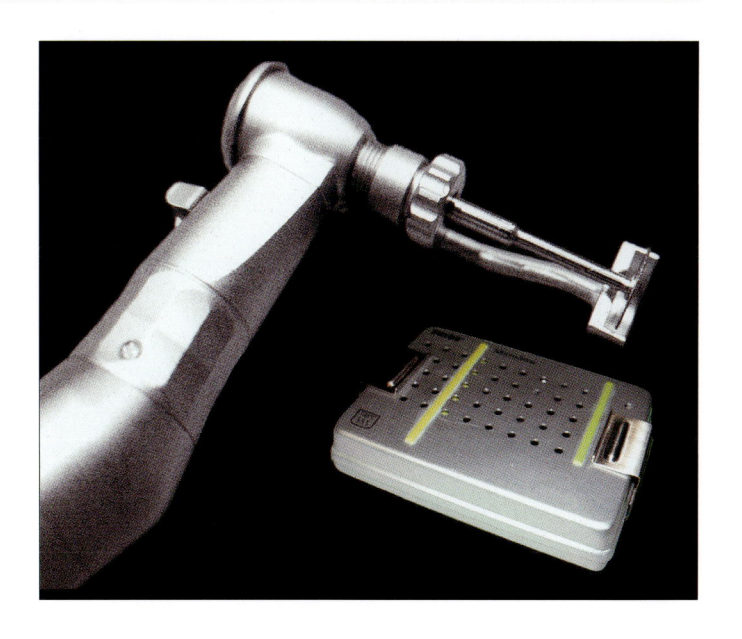

なければならない．助手がブロックをしっかりと押さえ，骨片が紛失しないように注意する[19]．必要な場合は骨鉗子や骨ノミを使用してさらに海綿骨を採取する[21]．ブロック状の骨片には唇側の皮質骨と，それに付随する海綿骨が含まれる．採取された骨片は滅菌生理食塩水などに入れて保管し，採取後なるべく早く使用する[14]．

　一般には下顎下縁までは到達せず，舌側の皮質骨を貫通しない．舌側の皮質骨の下を走行する血管を傷つけると大量の出血や気道閉鎖の危険がある[15]．同種他家骨や人工材料を採取部位に充填し，形態を整える．コラーゲン系の吸収性メンブレンをのせてもよい．出血が収まったら供給部位を縫合する．止血の目的でGelfoam(Pharmacia and Upjohn, Kalamazoo, MI)，あるいは吸収性の人工骨材料を添加してもよい．この供給部位は5壁性の骨欠損とみなされるので第2章で解説されている，いずれの骨移植材料を使用してもかまわない．本格的なバリアとしてのメンブレンは必要としない．しかしCollaTape(Zimmer Dental, Carlbad, CA)のようなコラーゲン系のものを使用し，移植材料の供給部位での安定を図るべきである．必要な場合はAvitene, Surgicel, PRPなどを移植材料に混和し，供給部位の止血を促進する．一般には1.0〜1.6mmのチタン合金のネジ(KLS Martin, Jacksonville, FL)でブロックを母床に固定する．移植骨片とのわずかな隙間には供給部位から採取し，顆粒状に粉砕された海綿骨を充填する．

　ブロック状の移植骨片とその周囲の骨との結合，ならびに結合の進行速度には2つの物理的な要素が関与している．すなわち移植骨片の安定性と母床との接触の程度が重要で，移植骨そのものの特性よりもはるかに予後に影響する．動物実験では移植骨と母床とが密接に接触し，骨片がしっかりと固定されていた場合にすべての界面で順調な治癒が認められた[47]．移植骨片が安定

していても母床と密着していなかった場合には，すべての界面での治癒が認められなかった．しかし移植骨の生物学的な特性による影響はほとんど皆無であった[48]．移植部位が不安定な事例では母床との結合はみられなかった[49]．さらに同じ動物実験では，移植骨片の安定性が低下するにつれて周囲の骨との結合が低下し，移植骨片の成熟も遅滞した．移植骨片の安定性が生体への取り込みの重要な因子であることが実験的にも[50]，臨床的にも[51]確認され，臨床現場での最重要事項として留意されねばならない．

顎堤増大術においては，下顎から採取された自家骨と非吸収性のメンブレンとの併用が移植術の成功を促進する，との報告がある[52,53]．著者の見解は以下のとおりである．移植部位の表面積の半分以上に粒子状の骨材料が使用される場合はメンブレンで被覆し，ピンで固定すべきである．半分以下の場合はとくにメンブレンを使用しなくてもよい．別の研究によれば移植後早期にインプラントを埋入したほうが骨片の吸収が阻止され，移植術の成功につながる，としている[54,55]．また自家骨の代わりに生体材料の使用を推奨している報告もある[56-58]．しかし術後あまり早い時期にインプラントを埋入するとブロック状の骨片が移植部位から剥がれてしまう危険がある．したがってブロック状の骨片を移植した場合は最低，5か月の治癒期間を設けるのが著者の見解である．さらに著者は生体材料ではなく，あくまで自家骨が最良の移植材料とみなすものである．しかし同種他家骨で成長因子を含むものがブロック状の移植材料として使用され，実験的にも臨床的にも良好な成績が報告されている．あまり重篤でない症例には適応があるものと思われる．

術後管理

術前1時間にアモキシシリンあるいはクリンダマイシンを投与し，さらに術後1週間服用する．デキサメタゾンは手術当日から開始し，術後数日間継続する．術後数時間はオトガイ部を圧迫する．出血を抑え，オトガイ筋を所定の部位に落ち着かせるためである．術後1日目はオトガイ部を氷で冷やしてもよい．供給部位の炎症や挫傷を防止するためにチンテープを48時間使用する[12]．術後2週間目からクロールヘキシジンで1日2回洗口する．これを2週間継続し感染を予防する．供給部位の術後の疼痛は通常，軽度から中等度で，必要に応じて麻酔性の鎮痛剤を処方する[18]．メンブレンの露出，感染，プラークコントロールなどは来院時に対応する．メンブレンが大きく露出した場合は再移植，あるいはメンブレンを撤去しなくてはならない．わずかな露出であれば抗菌剤を塗布するだけでよい（クロールヘキシジンなど）．

オトガイ部から採取されたブロック状骨片の移植術については第9章で詳述する．骨片が移植部位に適合するように丁寧に形成する．移植骨片を削りすぎてはいけない．骨片の周囲に角がないように滑らかに整え，皮弁を傷つけないように注意する．移植骨片が取り込まれ，血行が再開されるために必要な作業である．

表6-1　オトガイ部からの骨採取後に起こりうる合併症

合併症	原因	予防手段
オトガイ下，ならびに舌下動脈の損傷	下顎舌側皮質骨の重度の穿孔	骨採取前に下顎の頬舌的な厚みを確認する．ブロックの厚みやコアの長さは下顎の厚み以下でなければならない．
下顎歯の歯根の損傷	前歯の歯根が長い．下顎前歯部の歯槽骨が低い．	解剖学的な構造を正確に計測し，安全な領域からのみ採取する．
オトガイ神経の感覚異常	骨採取時の切開線がオトガイ孔まで延長された．皮弁の過度の翻転あるいは牽引	解剖学的な構造を正確に計測し，安全な領域からのみ採取する．皮弁の挙上や牽引時にオトガイ孔を保護する．
供給部の縫合部の裂開	術後の浮腫，強力なオトガイ筋，血腫，軟組織の縫合が不適切，あるいは不十分	術後3日間は圧迫包帯を使用する．できれば二層の縫合をする．術後5日間はオトガイ部の筋肉を引っ張らないように患者に注意する．
下顎歯の一時的な感覚異常	採取時の切開が根尖に近すぎる．一般に術後に起こりうる後遺症である．	術後に感覚異常が起こりうることを事前に患者に説明しておく．発生した場合は慎重に経過を観察する．
オトガイ下垂	オトガイ筋付着部への損傷．軟組織の縫合部位の誤り	皮弁を元の位置に戻して縫合する．できれば二層の縫合をする．

合併症

骨採取後初期の合併症予防措置としては，腫脹を軽減するための圧迫包帯の使用，氷嚢の適用，抗炎症剤の服用などがある．疼痛に対しては鎮痛剤を処方する．さらに徹底的な口腔衛生指導が大切である．術後の浮腫はめずらしくないが，その程度には個人差がある．一般に術後2日で腫脹は軽減し，1週間以内には完全に消失する．**表6-1**はその他の合併症，発生の原因，予防措置をまとめたものである．

参考文献

1. Cotter CJ, Maher A, Gallagher C, Sleeman D. Mandibular lower border: Donor site of choice for alveolar grafting. Br J Oral Maxillofac Surg 2002;40:429–432.
2. McCarthy C, Patel RR, Wragg PF, Brook IM. Dental implants and onlay bone grafts in the anterior maxilla: Analysis of clinical outcome. Int J Oral Maxillofac Implants 2003;18:238–241.
3. Montazem A, Valauri DV, St-Hilaire H, Buchbinder D. The mandibular symphysis as a donor site in maxillofacial bone grafting: A quantitative anatomic study. J Oral Maxillofac Surg 2000;58:1368–1371.
4. Gungormus M, Yilmaz AB, Ertas U, Akgul HM, Yavuz MS, Harorli A. Evaluation of the mandible as an alternative autogenous bone source for oral and maxillofacial reconstruction. J Int Med Res 2002;30:260–264.
5. Pikos MA. Facilitating implant placement with chin grafts as donor sites for maxillary bone augmentation—Part I. Dent Implantol Update 1995;6:89–92.
6. Proussaefs P, Lozada J, Kleinman A, Rohrer MD. The use of ramus autogenous block grafts for vertical alveolar ridge augmentation and implant placement: A pilot study. Int J Oral Maxillofac Implants 2002;17:238–248.
7. Sauvigne T, Fusari JP, Monnier A, Breton P, Freidel M. The retromolar area, an alternative for the mandibular symphysis graft in implant surgery: Quantitative and qualitative analysis of 52 samples [in French]. Rev Stomatol Chir Maxillofac 2002;103:264–268.
8. Gungormus M, Yavuz MS. The ascending ramus of the mandible as a donor site in maxillofacial bone grafting. J Oral Maxillofac Surg 2002;60:1316–1318.
9. Capelli M. Autogenous bone graft from the mandibular ramus: A technique for bone augmentation. Int J Periodontics Restorative Dent 2003;23:277–285.
10. Herford AS, King BJ, Audia F, Becktor J. Medial approach for tibial bone graft: Anatomic study and clinical technique. J Oral Maxillofac Surg 2003;61:358–363.
11. Jensen J, Sindet-Pedersen S. Autogenous mandibular bone grafts and osseointegrated implants for reconstruction of the severely atrophied maxilla: A preliminary report. J Oral Maxillofac Surg 1991;49:1277–1287.
12. Jensen J, Sindet-Pedersen S, Oliver AJ. Varying treatment strategies for reconstruction of maxillary atrophy with implants: Results in 98 patients. J Oral Maxillofac Surg 1994;52:210–216.
13. Jensen J, Reiche-Fischel O, Sindet-Pedersen S. Autogenous mandibular bone grafts for malar augmentation. J Oral Maxillofac Surg 1995;53:88–90.
14. Misch CM, Misch CE. The repair of localized severe ridge defects for implant placement using mandibular bone grafts. Implant Dent 1995;4:261–267.
15. Smiler DG. Small-segment symphysis graft: Augmentation of the maxillary anterior ridge. Pract Periodontics Aesthet Dent 1996;8:479–483.
16. Schwartz-Arad D, Dori S. Intraoral autogenous onlay block bone grafting for implant dentistry [in Hebrew]. Refuat Hapeh Vehashinayim 2002;19:35–39, 77.
17. Misch CM, Misch CE, Resnik RR, Ismail YH. Reconstruction of maxillary alveolar defects with mandibular symphysis grafts for dental implants: A preliminary procedural report. Int J Oral Maxillofac Implants 1992;7:360–366.
18. Garg AK, Morales MJ, Navarro I, Duarte F. Autogenous mandibular bone grafts in the treatment of the resorbed maxillary anterior alveolar ridge: Rationale and approach. Implant Dent 1998;7:169–176.
19. Hunt DR, Jovanovic SA. Autogenous bone harvesting: A chin graft technique for particulate and monocortical bone blocks. Int J Periodontics Restorative Dent 1999;19:165–173.
20. Cordaro L, Amade DS, Cordaro M. Clinical results of alveolar ridge augmentation with mandibular block bone grafts in partially edentulous patients prior to implant placement. Clin Oral Implants Res 2002;13:103–111.
21. John V, Gossweiler M. Implant treatment planning and rehabilitation of the anterior maxilla, part 2: The role of autogenous grafts. J Indiana Dent Assoc 2002;81:33–38.
22. Khoury F. Augmentation of the sinus floor with mandibular bone block and simultaneous implantation: A 6-year clinical investigation. Int J Oral Maxillofac Implants 1999;14:557–564.
23. De Andrade E, Otomo-Corgel J, Pucher J, Ranganath KA, St George N Jr. The intraosseous course of the mandibular incisive nerve in the mandibular symphysis. Int J Periodontics Restorative Dent 2001;21:591–597.

24. Armand S, Kirsch A, Sergent C, Kemoun P, Brunel G. Radiographic and histologic evaluation of a sinus augmentation with composite bone graft: A clinical case report. J Periodontol 2002;73:1082–1088.
25. Wang PD, Klein S, Kaufman E. One-stage maxillary sinus elevation using a bone core containing a preosseointegrated implant from the mandibular symphysis. Int J Periodontics Restorative Dent 2002;22:435–439.
26. Schwartz-Dabney CL, Dechow PC. Variations in cortical material properties throughout the human dentate mandible. Am J Phys Anthropol 2003;120:252–277.
27. Chuenchompoonut V, Ida M, Honda E, Kurabayashi T, Sasaki T. Accuracy of panoramic radiography in assessing the dimensions of radiolucent jaw lesions with distinct or indistinct borders. Dentomaxillofac Radiol 2003;32:80–86.
28. Cordaro L. Bilateral simultaneous augmentation of the maxillary sinus floor with particulated mandible. Report of a technique and preliminary results. Clin Oral Implants Res 2003;14:201–206.
29. McCarthy C, Patel RR, Wragg PF, Brook IM. Sinus augmentation bone grafts for the provision of dental implants: Report of clinical outcome. Int J Oral Maxillofac Implants 2003;18:377–382.
30. Jin H, Kim BG. Mandibular osteotomies after drawing out the inferior alveolar nerve along the canal. Aesthetic Plast Surg 2003;27:126–129.
31. da Fontoura RA, Vasconcellos HA, Campos AE. Morphologic basis for the intraoral vertical ramus osteotomy: Anatomic and radiographic localization of the mandibular foramen. J Oral Maxillofac Surg 2002;60:660–665.
32. Cutright B, Quillopa N, Schubert W. An anthropometric analysis of the key foramina for maxillofacial surgery. J Oral Maxillofac Surg 2003;61:354–357.
33. Nomura T, Gold E, Powers MP, Shingaki S, Katz JL. Micromechanics/structure relationships in the human mandible. Dent Mater 2003;19:167–173.
34. Fukuda M, Takahashi T, Yamaguchi T, Kochi S. Placement of endosteal implants combined with chin bone onlay graft for dental reconstruction in patients with grafted alveolar clefts. Int J Oral Maxillofac Surg 1998;27:440–444.
35. Alonso N, Machado de Almeida O, Jorgetti V, Amarante MT. Cranial versus iliac onlay bone grafts in the facial skeleton: A macroscopic and histomorphometric study. J Craniofac Surg 1995;6:113–118.
36. Bahr W, Coulon JP. Limits of the mandibular symphysis as a donor site for bone grafts in early secondary cleft palate osteoplasty. Int J Oral Maxillofac Surg 1996;25:389–393.
37. Misch CM. Comparison of intraoral donor sites for onlay grafting prior to implant placement. Int J Oral Maxillofac Implants 1997;12:767–776.
38. Matsumoto MA, Filho HN, Francischone E, Consolaro A. Microscopic analysis of reconstructed maxillary alveolar ridges using autogenous bone grafts from the chin and iliac crest. Int J Oral Maxillofac Implants 2002;17:507–516.
39. Kalk WW, Raghoebar GM, Jansma J, Boering G. Morbidity from iliac crest bone harvesting. J Oral Maxillofac Surg 1996;54:1424–1429.
40. Marx RE, Morales MJ. Morbidity from bone harvest in major jaw reconstruction: A randomized trial comparing the lateral anterior and posterior approaches to the ilium. J Oral Maxillofac Surg 1988;46:196–203.
41. Matsumoto MA, Filho HN, Francischone E, Consolaro A. Microscopic analysis of reconstructed maxillary alveolar ridges using autogenous bone grafts from the chin and iliac crest. Int J Oral Maxillofac Implants 2002;17:507–516.
42. Nkenke E, Schultze-Mosgau S, Radespiel-Troger M, Kloss F, Neukam FW. Morbidity of harvesting of chin grafts: A prospective study. Clin Oral Implants Res 2001;12:495–502.
43. Gapski R, Wang HL, Misch CE. Management of incision design in symphysis graft procedures: A review of the literature. J Oral Implantol 2001;27:134–142.
44. Raghoebar GM, Louwerse C, Kalk WW, Vissink A. Morbidity of chin bone harvesting. Clin Oral Implants Res 2001;12:503–507.
45. Zeiter DJ, Ries WL, Sanders JJ. The use of a bone block graft from the chin for alveolar ridge augmentation. Int J Periodontics Restorative Dent 2000;20:618–627.
46. Scher E, Holmes S. Simplified transfer of intraoral bone grafts in ridge-augmentation procedures. Implant Dent 2003;12:113–115.

47. Stevenson S, Li XQ, Martin B. The fate of cancellous and cortical bone after transplantation of fresh and frozen tissue-antigen-matched and mismatched osteochondral allografts in dogs. J Bone Joint Surg Am 1991; 73:1143-1156.
48. Stevenson S, Li XQ, Davy DT, Klein L, Goldberg VM. Critical biological determinants of incorporation of non-vascularized cortical bone grafts. Quantification of a complex process and structure. J Bone Joint Surg Am 1997; 79:1-16.
49. Feighan JE, Davy D, Prewett AB, Stevenson S. Induction of bone by a demineralized bone matrix gel: A study in a rat femoral defect model. J Orthop Res 1995;13:881-891.
50. Lin KY, Bartlett SP, Yaremchuk MJ, Fallon M, Grossman RF, Whitaker LA. The effect of rigid fixation on the survival of onlay bone grafts: An experimental study. Plast Reconstr Surg 1990;86:449-456.
51. Vander Griend RA. The effect of internal fixation on the healing of large allografts. J Bone Joint Surg Am 1994;76:657-663.
52. Donos N, Kostopoulos L, Karring T. Alveolar ridge augmentation by combining autogenous mandibular bone grafts and non-resorbable membranes. Clin Oral Implants Res 2002;13: 185-191.
53. Kaufman E, Wang PD. Localized vertical maxillary ridge augmentation using symphyseal bone cores: A technique and case report. Int J Oral Maxillofac Implants 2003;18: 293-298.
54. Dortbudak O, Haas R, Bernhart T, Mailath-Pokorny G. Inlay autograft of intra-membranous bone for lateral alveolar ridge augmentation: A new surgical technique. J Oral Rehabil 2002;29:835-841.
55. Bell RB, Blakey GH, White RP, Hillebrand DG, Molina A. Staged reconstruction of the severely atrophic mandible with autogenous bone graft and endosteal implants. J Oral Maxillofac Surg 2002;60:1135-1141.
56. Araujo MG, Sonohara M, Hayacibara R, Cardaropoli G, Lindhe J. Lateral ridge augmentation by the use of grafts comprised of autologous bone or a biomaterial. An experiment in the dog. J Clin Periodontol 2002;29:1122-1131.
57. Feuille F, Knapp CI, Brunsvold MA, Mellonig JT. Clinical and histologic evaluation of bone-replacement grafts in the treatment of localized alveolar ridge defects. Part 1: Mineralized freeze-dried bone allograft. Int J Periodontics Restorative Dent 2003;23:29-35.
58. Knapp CI, Feuille F, Cochran DL, Mellonig JT. Clinical and histologic evaluation of bone-replacement grafts in the treatment of localized alveolar ridge defects. Part 2: Bioactive glass particulate. Int J Periodontics Restorative Dent 2003;23:129-137.

CHAPTER 7 脛骨からの骨採取

　脛骨は，多くの骨量の自家骨採取に適している．それは，静脈内鎮静法併用の局所麻酔下における診療室や全身麻酔下における手術室いずれにおいても適応可能である[1]．本術式を施行するにあたって，州や国によるライセンスが必要であり，その地域の規則に従わざるを得ない．

　脛骨採骨は，一般的なすぐれた移植方法で，その手技により約20～40cm^{3}の細胞成分に富む海綿状骨が採骨可能である[2]．そのドナーとなる脛骨には，骨誘導細胞，鉱質豊富な細胞，凝固因子としてのフィブリン，血小板凝固因子などが含まれる．骨移植後数時間で，血小板は脱顆粒を行い，PDGF (platelet derived growth factor)，TGF-β_1 (transforming growth factors-beta$_1$)，TGF-β_2 (transforming growth factors-beta$_2$) や他の成長因子により骨再生過程が開始する[3]．しかしながら，個々の症例において，患者の既往歴を十分把握しておく必要がある[4,5]．また，他の重要な点は，患者の年齢，代謝性疾患の有無[6]，若年者での脛骨採骨時の注意点[7,8]などである．

適応と禁忌

　脛骨の基部側面からのアプローチによる骨採取法は，他の部位からの骨採取法と比較して，いくつかの利点がある．

1. 骨髄由来の20～40cm^{3}の海綿骨が，採取可能である．
2. 本術式は，静脈内鎮静法あるいは全身麻酔法による外来処置にも適応可能である．
3. 本術式に要する時間は，平均20～40分である．
4. 本術式に伴う出血量は少量で，骨採取部へのドレナージは必要としない．
5. 本術式に伴う患者の術後疼痛や機能障害は，少ないとされる．

6. 本術式後の日常の荷重は，比較的早期に可能である．
7. 本術式は，腸骨移植といった他の術式と比較して，術後発熱や歩行障害は少ないとされる[9,10]．脛骨移植で1.3〜3.8%，腸骨移植で8.6〜9.2%の率で合併症を認める．
8. 術後経過においても，術後出血や特別なこともなく，術野に瘢痕形成も認めず良好である．

本術式の禁忌事項としては
1. ブロック骨を必要とする症例（本術式は，海綿状骨のみの骨採取である）
2. 18歳以下の患者
3. 膝の外傷や膝の手術の既往歴のある患者
4. 関節リウマチや関節に異常を認める患者
5. 骨性の代謝性疾患を合併する患者

局所解剖

脛骨は，足の重要な構造上のささえである脛骨と腓骨の複合体である下肢の大きいほうの骨である．脛骨から移植骨を採取する場合，中央あるいは側面のどちらかから行うが，術者は，事前に脛骨の解剖学的指標をチェックすることが重要である[12,13]．

脛骨頭は，膝のすぐ下に触知され，そこに印を付ける．関節の間にある脛骨基部先端の前方表面に，脛骨粗面あるいはGerdy結節と呼ばれる楕円形の結節がある．その結節の位置を触知しよく確認し，しっかりと印を付けなければならない．Gerdy結節は，脛骨の側面前方部に隆起し，関節面下方の1.5〜2.0cmに位置する．腸脛靱帯は，Gerdy結節の上方に付着し，大腿筋膜張筋の腱が結節の最深部に付着している（図7-1）．腸脛靱帯は，大腿筋膜と大腿筋膜張筋に位置し，それは腸骨下方外面から始まり，腰部や膝部を横断し，Gerdy結節へ入る．Gerdy結節の下方に，前脛骨筋が付着している．この結節は，脛骨の側面にあり，腓骨の頭部と脛骨幹の中央線との間にある2〜3の溝は，容易に確認できる．

切開線を付与する前にGerdy結節を適確に確認することは，脛骨平坦部の関節包の損傷や膝関節の障害を回避するのに重要である（図7-2）．この解剖学的位置付けの確認は，腓骨頭の損傷回避となる．そしてそれらは皮下に位置し，適確に確認し，印を付与し，膝蓋骨や腸脛靱帯や大腿筋膜張筋に細心の注意を払わなければならない．

脛骨側方基部付近には，いくつかの微小血管が含まれている．
・内側上方と下方の膝状の動脈は，膝蓋靱帯の表層下を走行している．
・周囲には血管が豊富で，下側方の膝状の腓骨動脈や前方からくる脛骨動脈などがある．
・前方に脛骨動脈などがある．

これら血管からの出血量はわずかで，電気凝固を併用することにより容易に止血可能である．術野に関係する注意を要する血管は2つあり，脛骨回帰前動脈と側前方膝状動脈である．適切な切開線を付与することが，これら血管の損傷回避の秘訣である．

術野で最初に認める筋肉は，脛骨の側面に付着する前脛骨筋である．その筋線維は垂直に走り，脛骨基部で前脛骨動静脈と深腓骨神経が重なっている．これら神経は，腓骨と腓骨筋の間にある腓骨神経の分岐で，伸展長筋と骨間膜前面へと続く．これら神経の損傷は，最初の切開線を適切に行えば，容易に回避できる．

局所解剖 7

図7-1
術者にとって，脛骨を採取することよりも脛骨の解剖のポイントをマスターするのが重要である．

(a) 脛骨の正面観と側面観である．赤い丸印はGerdy結節で，骨採取するところを示す．

(b) 脛骨大腿骨と脛骨腓骨は献体標本では連結している．腓骨頭やGerdy結節(脛骨頭の真下にある隆起)や脛骨頭は，処置前に触診にてしっかりと確認しておくことが重要である．

(c) エックス線写真で写し出されている部分の前方は，Gerdy結節の部分と，脛骨頭部の内部にある髄質の容量を示す．

(d) 骨採取部の筋肉と付属器官．

(e) 骨採取部の血管網．

(f) 筋肉と付属器官，血管網，骨採取部，骨の角．この部分での骨採取は，血管網や筋肉の損傷を回避できる．

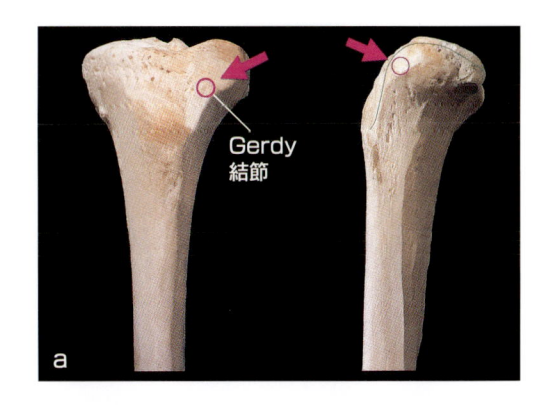

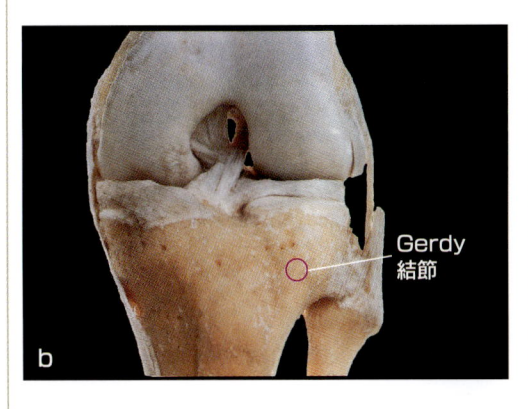

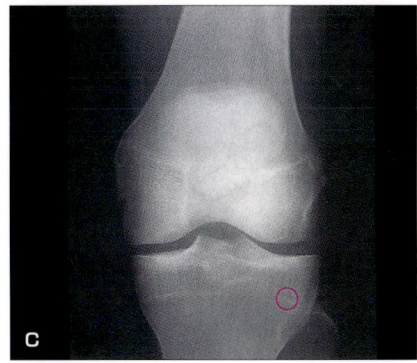

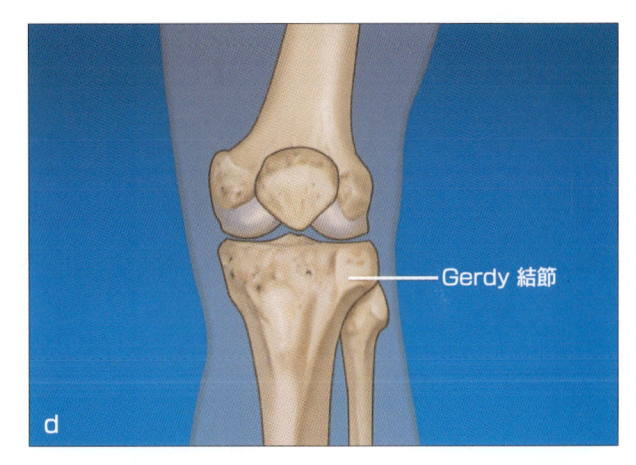

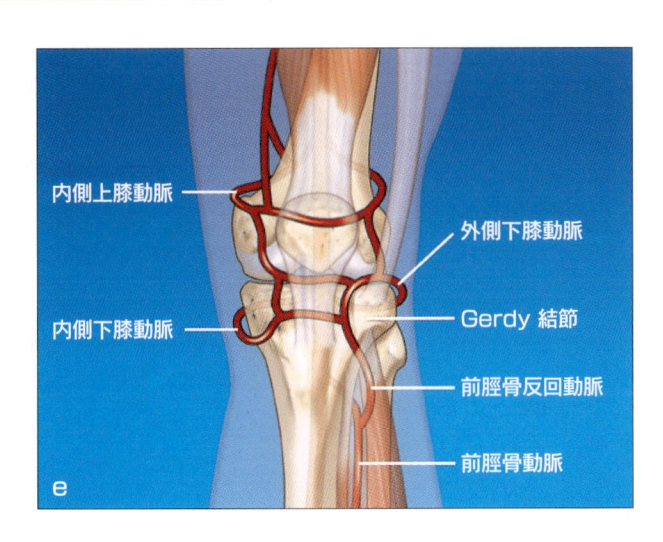

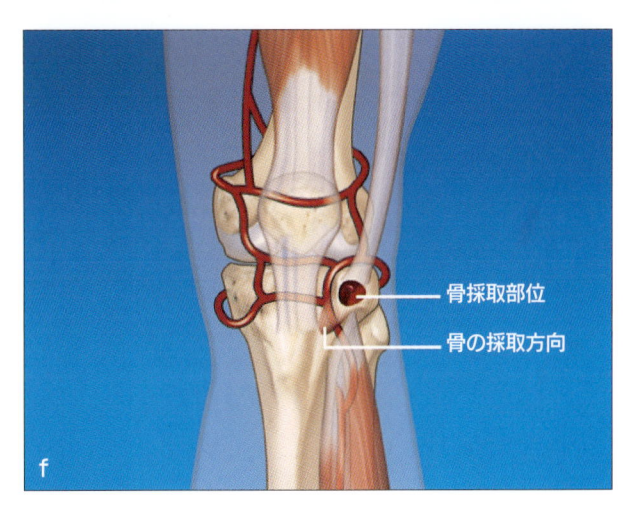

153

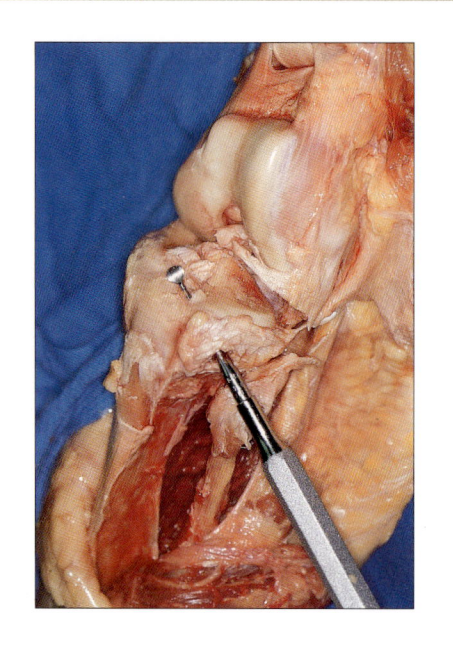

図7-2
Gerdy結節が突出しているのは，その部分に付着する筋肉が牽引するためである．この部分からの骨採取に使用する器具は，内側か下方の方向のみに使用しなければならない．さもなければ，図のように，脛骨のGerdy結節を穿孔させてしまう．キュレットは，膝関節の方向へ向けないように扱わなければならない．術者は，脛骨の関節の平坦な部分を穿孔させないように力加減に注意する必要がある．

手術術式

　はじめに，患者は仰臥位とする．ロール状のクッションは，手術側の腰ではなく，膝の下に置き，膝を曲げ易くし，脛骨を前側方へ上げる．しかし，膝をサポートするクッション(Crescect Products, North Minneapolis, MN)は，簡単に持ち上げたり，容易に膝を曲げられるようにする(図7-3a)．そのクッションは，簡単に消毒できるようにドレープで覆い，そのサイズは16インチで，標準的なデンタルチェアの幅であれば使用可能である．また，クッションの底面にはズレ防止のグリップが付けられている．

　骨採取部は剃毛を行い，ヨウ素液やポピドンヨード製剤で消毒を行った後，滅菌ドレープを準備する(図7-3b)．

　滅菌ベータダイン(Purdue Pharma, Stamford, CT)あるいは同様の滅菌ドレープ，グローブ，ガウンなどが必要である．ドレープは比較的広いものを使用し，術前に印記したアウトラインや術野全体が確認し易いものとする(図7-3c〜e)．

　一般的には左側の脛骨を使用する．それは，一人の術者が患者の左側の脛骨から骨採取を行い，もう一人の術者は患者の頭部の右側で骨移植を行う．右利きの術者は左側の脛骨から骨採取するのが自然な姿勢で，また，左利きの術者の場合は右側の脛骨から骨採取するのが自然な姿勢で骨採取できる(図7-3f)．

　その後，消毒を行い，ドレープで覆い，1/10万エピネフリン添加の2％リドカインを1〜2ml皮下に注射する(図7-3g)．皮下への麻酔から1〜2分後に，もう1〜2mlを骨膜に注射する(図7-3h)．骨髄にはほとんど神経線維がないので，この部分には局所麻酔を必要としない．しかしながら，骨膜と皮膚には神経線維があるので，それらには適切な局所麻酔が必要である．

図7-3
脛骨からの骨採取のための外科的アプローチ.

(a)三日月状の膝サポート枕は, 膝関節手術を行うために特別設計されたもので, 脛骨採取の間, 膝下に敷いて使用する.

(b)皮膚表面のバクテリアを取り除くためのベタジンで皮膚を消毒する.

(c)皮膚消毒の後, 滅菌外科用マーカーを用いる.

(d)皮膚に解剖学的指標を描くことにより, 手術がスムーズに行える.

(e)膝蓋骨, 脛骨頭部, Gerdy結節が皮膚に描かれている. 他の指標(腓骨や筋肉など)も正確に描くことができる.

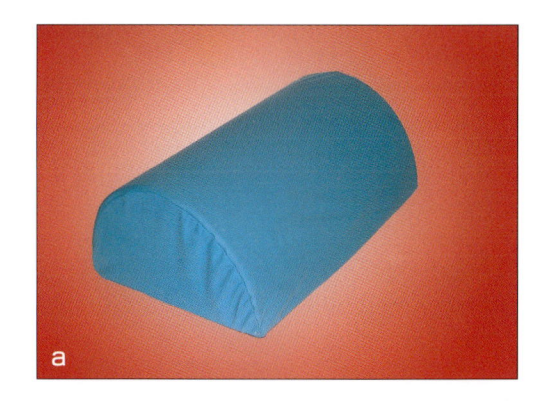

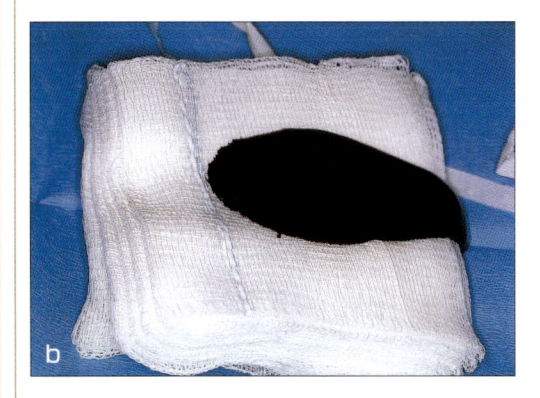

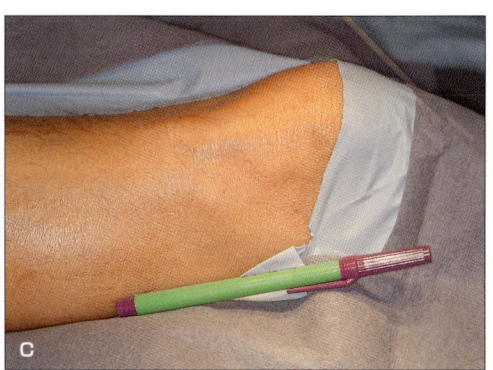

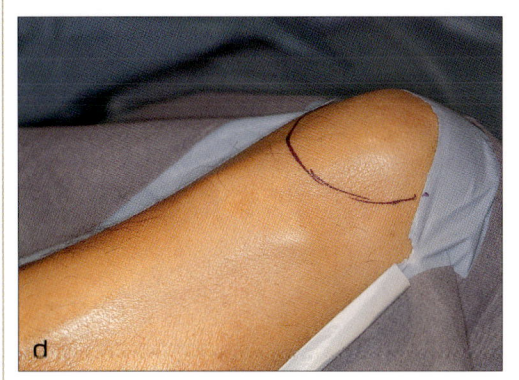

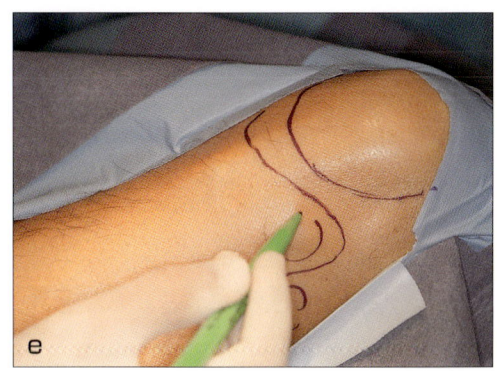

No. 15のメスにてGerdy結節直上を2〜3cmの切開線で, 皮膚および皮下組織を鋭的に切開する(図7-3i). 切開線はGerdy結節直上で頭側方向を限界に, 前脛骨筋の起始部の中央と, 膝蓋骨靱帯の側方へと下方の限界とする. 切開線は, 皮膚, 皮下組織, 腸脛靱帯の膜, 骨膜へと進む(図7-3j).

骨膜は骨表面にしっかりと付着しているため, 剥離の際には多少の工夫が必要である(図7-3k). 骨の開窓は, 約1〜1.5cmの直径で, 外科用ハンドピースあるいはストレートハンドピースにフィッシャーバー No. 702(Brasseler, Savannah, GA)を用いて輪郭を骨に付与する. その後, 輪郭に合わせてバーでいくつもの穴を開け, それらを連続させつなげる(図7-3l). 開窓の直径は, キュレットNo. 4 Molt(G. Havtzell & Son, Concord, CA)の先の直径よりもわずか

に大きく開ける.

　術者は, キュレット No. 4 Molt を使って開窓部の小さな皮質骨を除去し, そのキュレットで骨採取を始める(**図7-3 m**). 脛骨の海綿状骨髄を採取するべく, キュレットの自然な方向として下向きかあるいは脛骨を横切る方向に使用するために, 術者は膝のところかあるいはやや上方に位置しなければならない.

　この方法により, キュレットなどの器具が自然に膝関節から離れるように扱える. 骨髄が軟骨で密集してしまっていたり, あるいは不運にも穿孔してしまったとしても, この部位からの骨採取は可能で, 膝関節への影響は問題ない.

　キュレット No. 4 Molt による海綿骨の採取は, ストレート型キュレット(Lorenz No. 152, 153), カーブ型キュレット(Lorenz No. 157), 整形外科用キュレットでも可能である(**図7-3 n**). 柄でもっと奥の海綿骨を採取するには, カーブ型の整形外科用キュレットを使用するとよい. 脛骨頭の中心部から骨採取すると間葉細胞の豊富な骨を採取できるので好ましい.

　通常, 20〜40 ml の海綿骨が脛骨から採取できる. この方法は, 皮質骨の削除を最小限にとどめているのと, 皮質骨の連続性が破壊されていないので, 脛骨に外力が加わっても骨折を起こすことはない. また, 脛骨自体を脆弱化することもない(**図7-3 o〜p**). 手用器具を使用して骨採取を行うことを推奨する. また, 脛骨基部のすぐ下にある軟骨を回避するようにキュレットを操作すべきである. トレフィンバーや他の動力器具をこの部位で使用するのは推奨されない. しかし, Sandor らは, パワードライブトレフィンの使用による下腸骨稜からの骨採取で良好な結果を得たと報告している[4].

移植骨の取り扱い

　採取した骨の貯蔵時間や骨採取と移植までの時間は調整可能である. 骨移植のための海綿状組織の骨細胞は比較的丈夫で, 生存能を失うことなく長時間生きることが可能である[15]. 海綿状組織が豊富な移植骨は, 30〜180分以内に移植されれば, 骨の細胞活性は失われない. 移植床は, 移植骨の細胞に栄養を供給しなおかつ毛細血管の再生機構を促す豊富な血液循環が必須条件である.

　採取された移植骨は, 少量の無菌生理食塩水の中に貯蔵するのが好ましい. 他の代用移植材を追加するのは, このときに可能である. 多血小板血漿(PRP)に関しては, 移植床に移植骨を移植するときに添加する.

　骨採取時に暫間的に骨を浸しておく保存方法がテストされている. 一つは室温の生理食塩水ともう一つは組織培養培地で, いずれも最良の細胞活性を保つことができた[6]. また, 冷却した組織培養培地では, 細胞活性の寿命を延ばすことができたが, 室温においてはその寿命は短くなった[15]. また滅菌水や他の低張液などでは, 細胞が融解したり分離した[6].

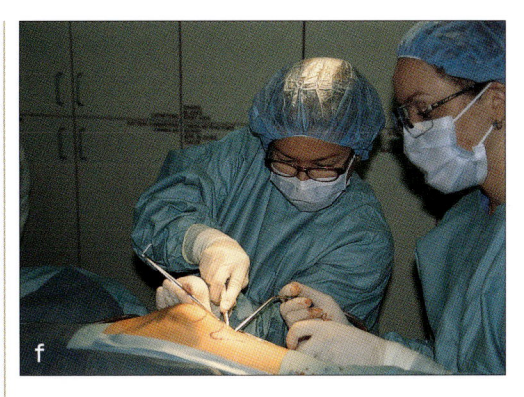

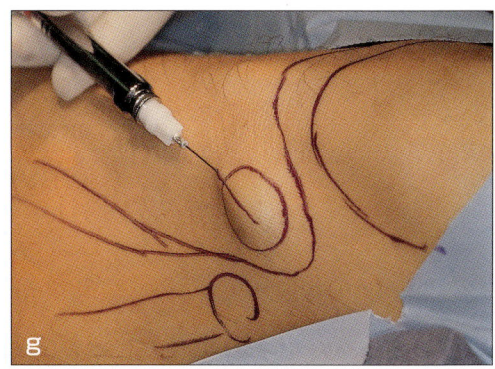

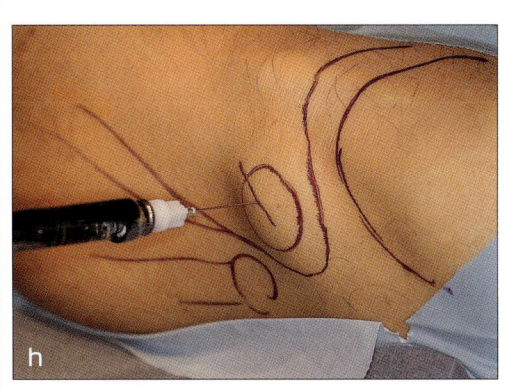

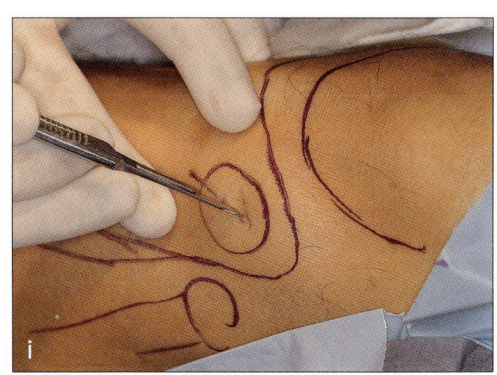

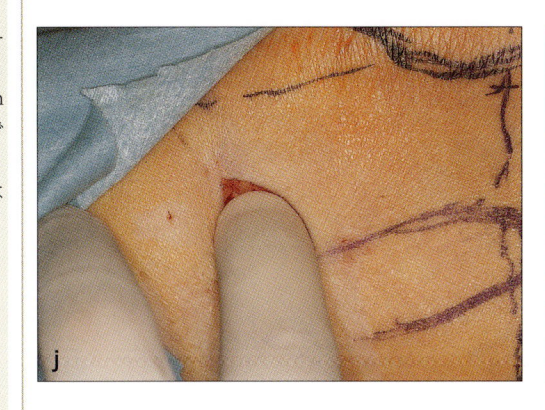

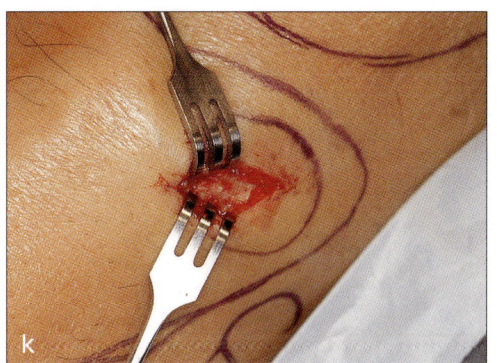

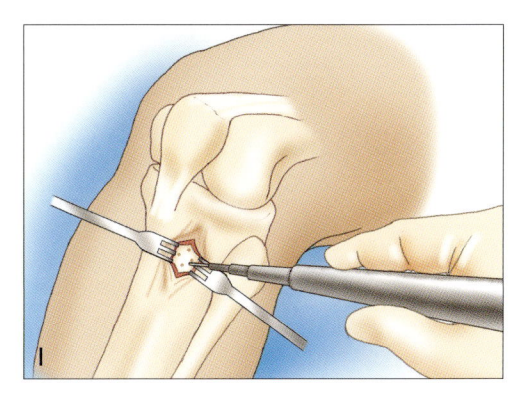

図 7-3（つづき）

(f) 右利きの術者は，左側脛骨を骨採取部とする．それは，関節からキュレットをかき出す方向に操作が自然に行える．

(g) 血管収縮剤添加の局所麻酔薬を脛骨部と口腔内の移植床部に使用する．最初は皮下に，次に切開する部位へ直接行う．

(h) 針は結節に垂直に骨膜を貫通する．

(i) No. 15メスは2〜3 cm の切開線を付与し，皮膚，皮下組織，筋線維，骨膜へと至る．

(j) 切開を進めていくとき，切開線がGerdy結節直上であることを触診で確かめながら続ける．

(k) 鋭い骨膜起子で，骨面にしっかりと付着した骨膜を剥離し，骨面を露出させる．

(l) 骨切りは，No. 701バー（Brasseler）で，穴開けの位置は12時，3時，6時，9時の部位に付与し，1 cm以下の幅で円を描き，同じバーでそれらをつなげる．そして，No. 4 Moltキュレットで皮質骨の蓋をはずす．

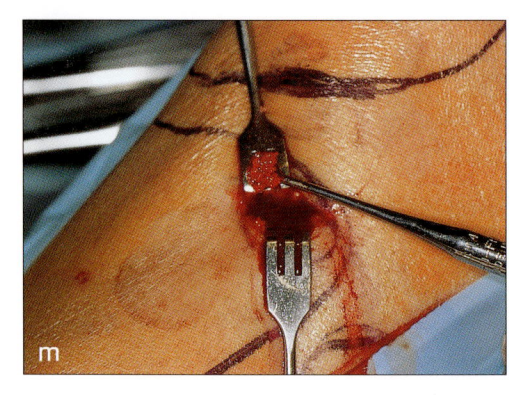

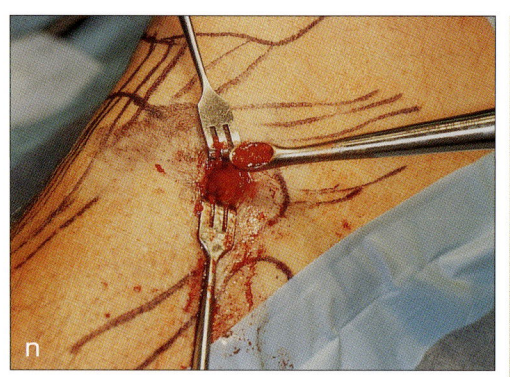

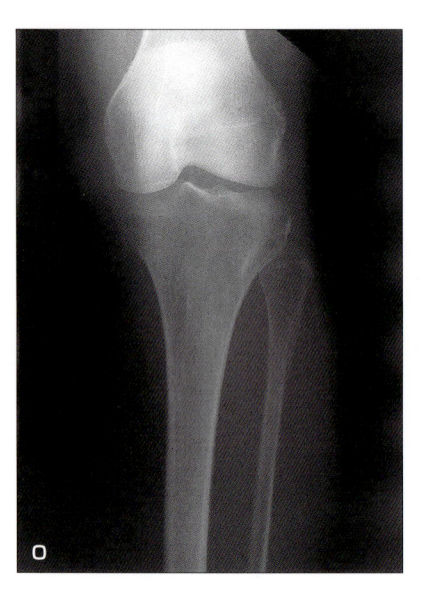

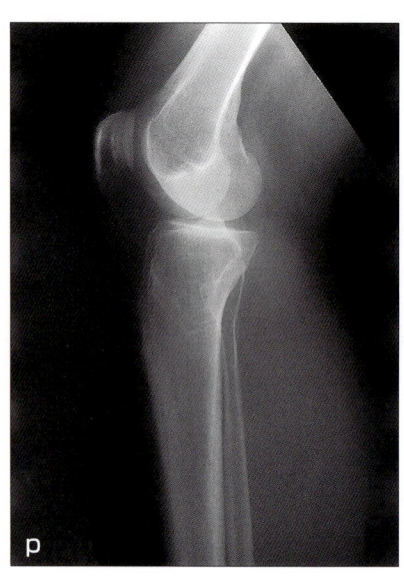

図7-3（つづき）

(m) 海綿骨は，シャープでスプーンのような形の No. 4 Molt キュレットを使用して脛骨から採取する．

(n) いくつかの症例では，いろいろな角度の整形外科用のキュレットで骨採取するとよい．しかし，操作時に過剰な力でキュレットを扱ってはならない．

(o) 術後4か月の脛骨の正面観エックス線写真で，脛骨頭全体が良好な骨密度を示す．

(p) 術後4か月の脛骨の側面観エックス線写真で，エックス線透過像は認められない．

術後創の取り扱いについて

骨端にできた骨髄内の死腔には，他の素材で充填する必要はない．しかし，止血を目的とする材料であれば，骨採取腔に充填してもよい．止血材料としては，Avitene（MedChem Products, Woburn, MA）や Surgicel（Johnson & Johnson, New Brunswick, NJ）や多血小板血漿（PRP）あるいは乏血小板血漿（PPP）などいずれも創部に対して有効である．PRPが，もし移植床に使用した後残ったならば，骨採取部に使用するのも推奨される．もし PRP が余らなければ，PPP でも止血目的で骨採取部に使用可能である（**図7-4a, b**）．

創部はドレナージを必要とせず，各層ごとに閉鎖創とする．骨膜は3-0バイクリル（Ethicon, Somerville, NJ）で縫合し，筋層は4-0で縫合する．皮膚層は，審美性を

術後創の取り扱いについて 7

図7-4
術後創は，止血剤，縫合，抗菌剤含有軟膏を使用する．創部は，ドレナージを必要とせず，また死腔を異物で埋める必要もない．

(a) 脛骨の骨採取部を閉鎖する前に，止血剤(Avitene, Surgicel, PPPあるいはPPP)を死腔に填入する．

(b) PPPを，プラスチックシリンジで填入する．非常に効果的であり，PPPはゲル状の都合のよい止血剤で，死腔を満たし，その部位にとどまる．

(c) 吸収性の縫合糸(3-0バイクリル)で層ごとに縫合を行う．骨膜から始める．

(d) 筋肉は，吸収がわずかに早い4-0クロムガットで縫合する．

(e) 皮膚の縫合は，5-0 Proleneで行うのが好ましい．異なった縫合方法も有効である．連続縫合は，図で示すように，審美的にも良好な結果をもたらす．

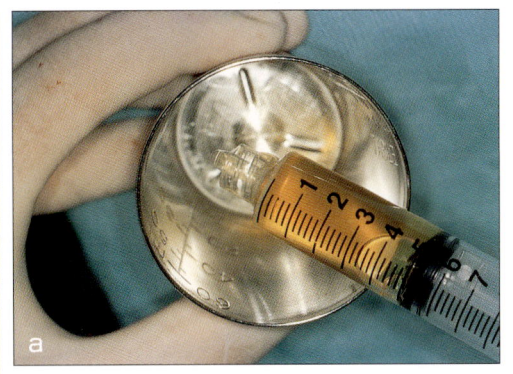

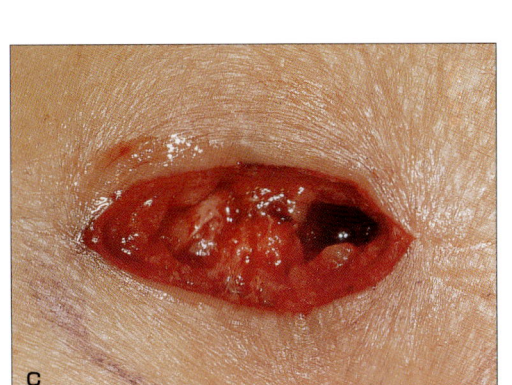

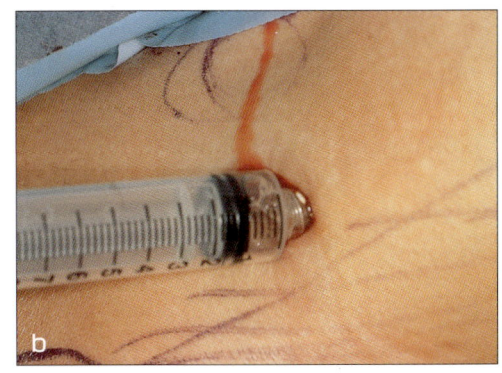

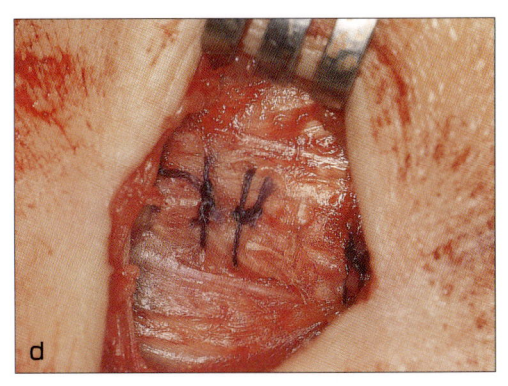

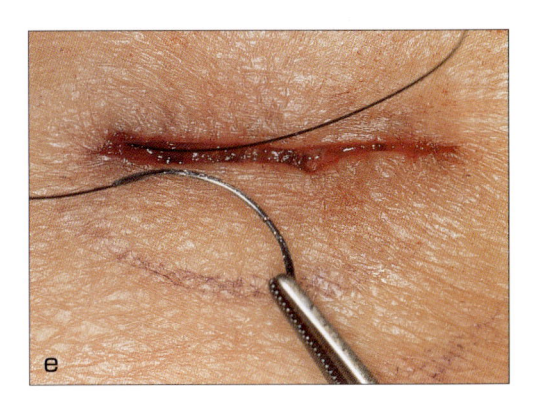

配慮して，5-0 Prolene(Ethicon)で連続縫合もしくは埋没縫合を行う．抗生剤含有の軟膏は，切開線上に塗布し，そして，滅菌テープ(3 M, St Paul, MN)を貼る(**図7-4c〜h**)．この部位に圧迫は必要としない．

すべての患者において，二次感染防止目的で，抗生剤の点滴静注あるいは内服投与を行う必要がある．患者の術後の経過は，比較的苦痛もなく良好である[5, 9]．患者は最初の術後の2日間はできるだけベッドで休養をとり，歩くのはほんのわずかにとどめる(たとえばバスルームへ歩く程度内)．患者は，術後3日で仕事に復帰できるが，歩いたり立ったりは制限する必要がある．歩くのは，1週間は短い距離に限る必要があり，スポーツや活発な行動は，6週間は控える必要がある．患者は，シャワーや入浴時に骨採取部をできるだけ乾燥状態に保つようにする必要がある．皮膚の抜糸は，術後5〜7日後に行う(**図7-4i, j**)．腫脹と

7 脛骨からの骨採取

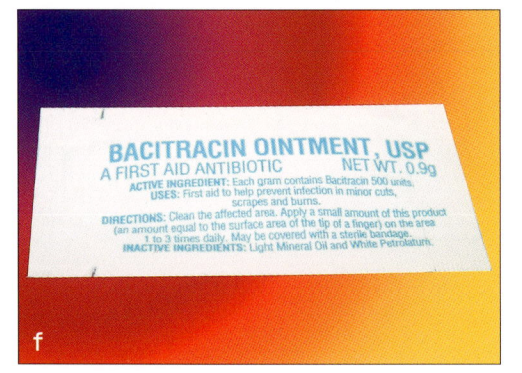

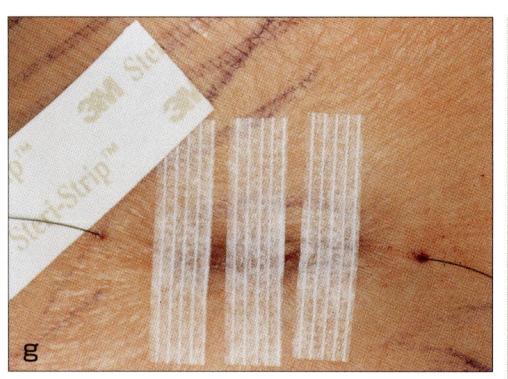

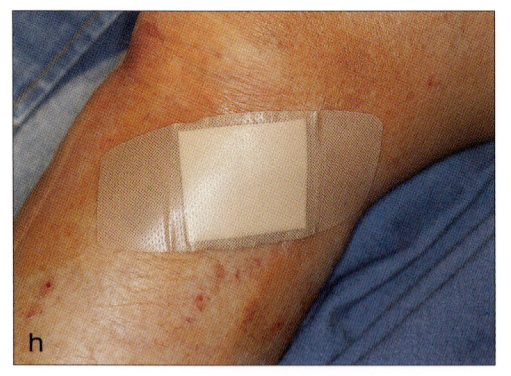

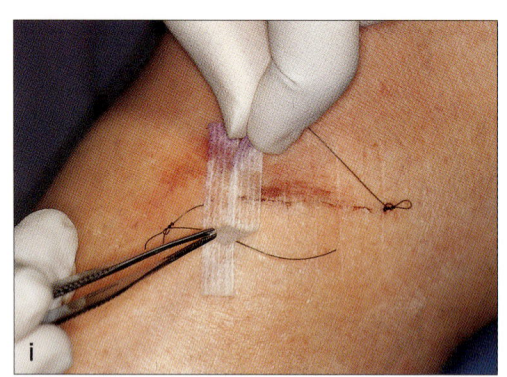

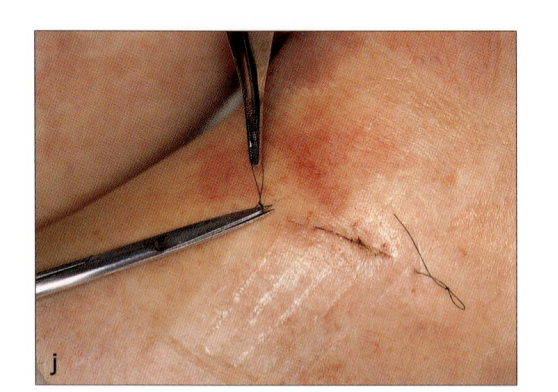

図7-4（つづき）

(f)抗菌剤含有軟膏（バシトラシン）は，縫合後に塗布する．軟膏は，切開線に一致して塗布しないと，皮膚に食出してよくない．

(g)滅菌テープは，縫合創を近づけるように，切開線に対して垂直に貼る．

(h)大きめの包帯は，術後，創を保護するのに都合がよい．

(i)抜糸を行うときは（術後7日目），創をオキシドールで消毒し，バクテリアのかさぶたは取り除くようである．局所麻酔薬は必要ない．

(j)抗菌剤含有軟膏は，抜糸後数日間は塗布するほうがよい．

出血斑は，大腿部からくるぶしにまで至ることがある．そういった症状は，術後よく発現することであると術前に話して，患者に説明しておく必要がある．

合併症

骨移植術の合併症の早期予防策としては，圧迫を併用したり，クーリングをしたり，腫脹軽減のための抗炎症剤の投与などを行う．また，鎮痛剤を処方し，しっかりとした口腔内衛生管理の重要性を患者によく認識させておく．腫脹は程度の差はあるものの，外科処置に付きもので，ほとんどの症例において，腫脹は術後2日後に減少し，1週間以内には消失する．**表7-1**は合併症としての一般的な所見を示す．

表7-1　脛骨からの骨髄採取の合併症

合併症	原因	予防策
・関節腔への穿孔	・術野の指標を見失う ・器具の誤った角度の使用 ・トレフィンバーや回転器具の使用(バーや器具がすべって,誤った部位や角度の使用)	・Gerdy結節とその隣接部の解剖を熟知すること ・骨髄採取量の限界と器具取り扱い角度として45°を厳守
・限られた移植の大きさと形	・術式が不慣れであったり,鎮静が効いてないため骨採取が不十分 ・患者の骨髄の質がよくない	・鎮静を確実に効かせる ・指導を受け手技をマスターする ・質のよくない骨を含む場合は,移植材を混ぜる
・脛骨頭ではなく腓骨頭を穿孔した	・不注意にGerdy結節として脛骨を印記した	・Gerdy結節やその周囲の解剖を熟知する 術野にしっかりと指標を印す
・術後の腫脹と出血斑	・Gerdy結節に付着する筋肉の手術侵襲 一般的合併症で2週間で消失する	・骨採取時の皮下組織の剥離を最小限にとどめる 術後創をクーリングしたり,抗炎症剤や副腎皮質ステロイド剤を使用する
・瘢痕	・直線的でない切開線(U字形の切開線など) 不適切な縫合	・皮膚割線に沿わせた切開線の付与と内層縫合と滅菌テープの使用 使用可能であれば切開線部にPRPを使用

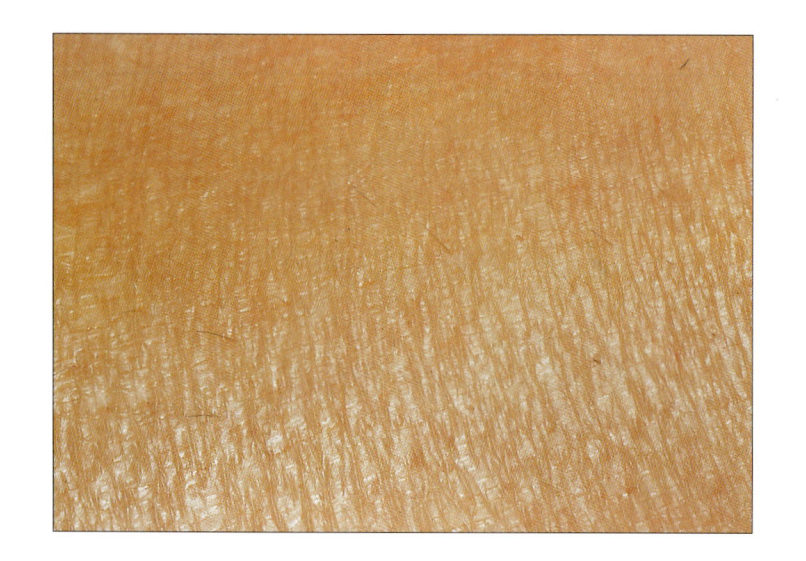

図7-5
脛骨からのアプローチによる傷は，患者ごとにさまざまであるが，注意深い操作で傷跡は軽減できる．患者は，4か月後に良好な結果が得られる．

結論

　合併症が少なく，患者の不安も少なく，切開も少なく，瘢痕はわずかであり，デンタルインプラントのための移植骨として脛骨基部側面からは実用的で活性のある骨を採取することができる(**図7-5**)．移植材として同種移植材や合成移植材を使用する間は，移植材として実用的でコスト的にも有用なものが開発されるであろう[16-20]．また，脛骨からの海綿状移植骨は，臨床家の移植材の選択肢として重要な位置を占めるであろう．実際は，移植骨として脛骨[21]だけではなく腸骨[12,22]も選択肢として存在し続けると考えられる．

　脛骨基部側面骨中間部は，最小限の負担で有効な海綿状骨を採取するのに適している．脛骨基部側面からの移植骨は，術者が下肢の局所解剖を十分理解していれば，簡単に採取できる．生理食塩水に採取骨を保存し，骨採取と骨移植の時間を短縮することが，成功の秘訣である．外来でこの処置を行う場合は，静脈内鎮静法を併用すると，よりスムーズに行える．

　図7-6と**図7-7**の症例は，この章に記述された手順で説明する．

図 7-6
両側サイナスグラフト症例の脛骨採取.

(a) 剃毛後,脛骨の側面の皮膚をベタダイン付のガーゼで,円を描くように中心から同円心状に広げて消毒を行う.ベタダインは,乾くまで放置する.

(b) 鎮静を始めた後,局所麻酔薬を皮下組織に注入し,その後,局所麻酔薬を徐々に拡散させて膨隆させる.

(c) 針は骨面へ垂直に刺入し,骨膜内へ局所麻酔薬を注入させる.

(d) 斜めの切開線でGerdy結節に到達する.皮膚は反対の手で緊張させた状態に保つ.

(e) 切開線は,骨面に到達させ,視野を良好に保つために2〜3cmとするのがよい.しかしながら,この部分の皮膚は,上下に移動し易いので,良好な視野を保つために,深部に切開を付与するときは,ときどき触診し確認する必要がある.

(f) 骨の表面を露出させた後,No.701円筒状バーで,骨切りを始める.円形状の骨穿孔をした後,それらを連結するように形成する.

(g) 骨切りした皮質骨は,No.4 Moltキュレットを使って,辺縁から除去する.このキュレットあるいは異なったサイズの整形外科用キュレットを使用して,移植に必要な骨量を,掻爬し採取する.

(h) 両側のサイナスグラフトの症例では,18mlの骨を使用し,PRPを使用した.

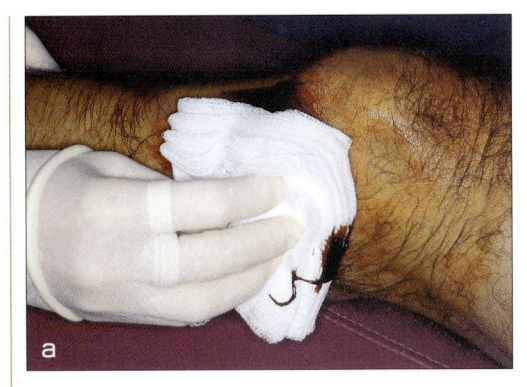

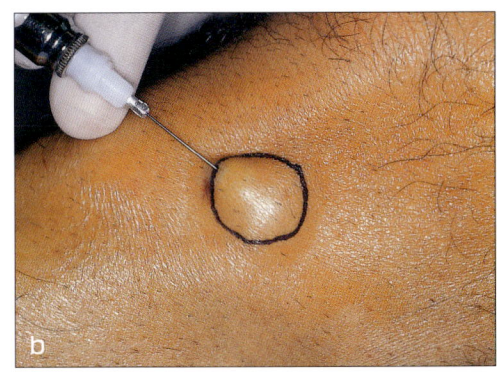

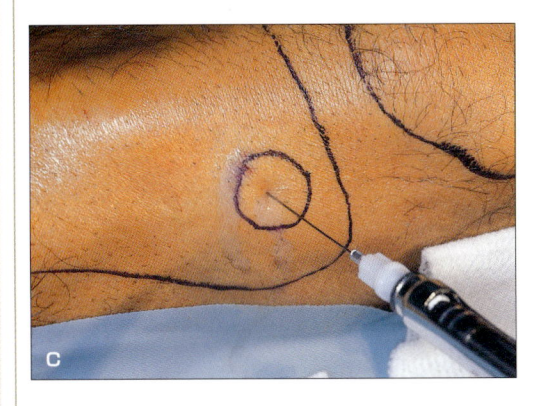

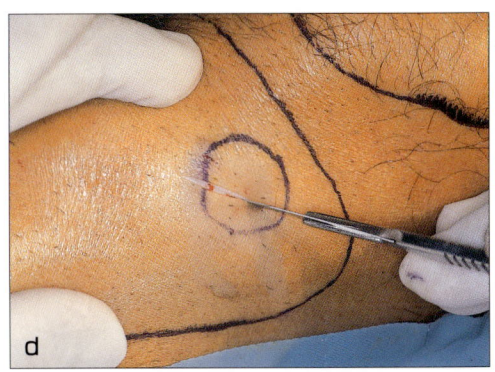

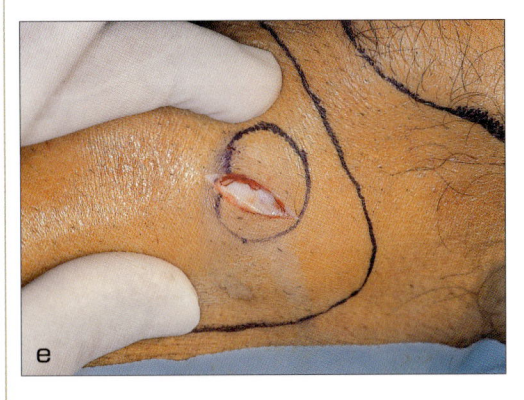

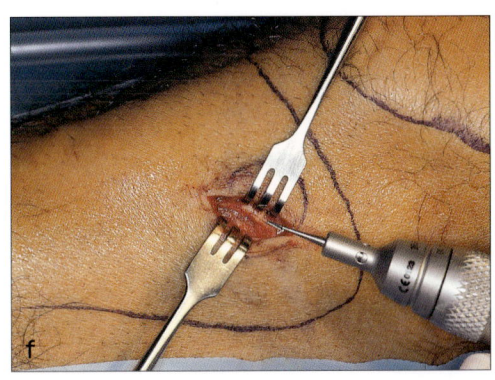

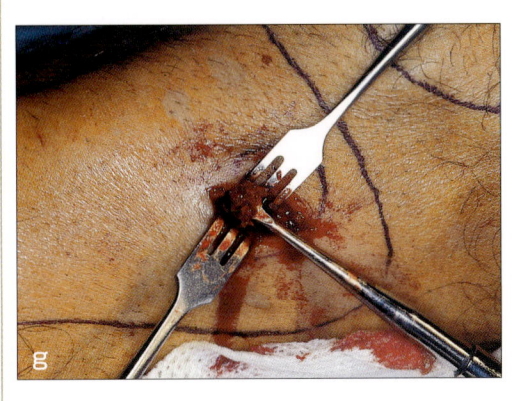

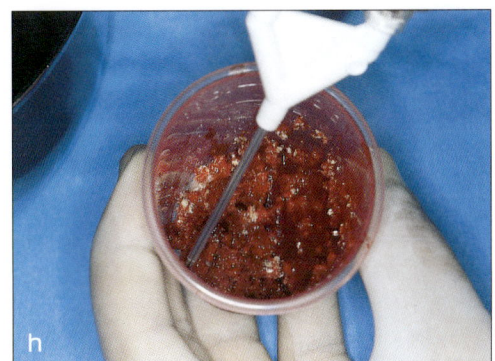

7 脛骨からの骨採取

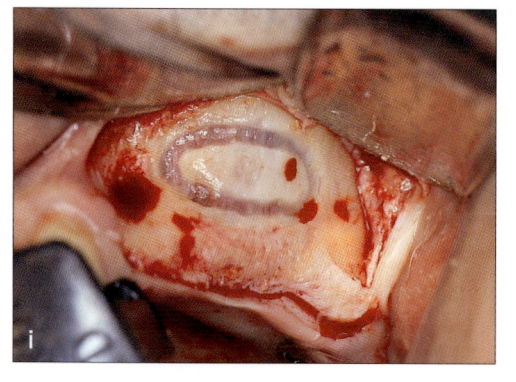

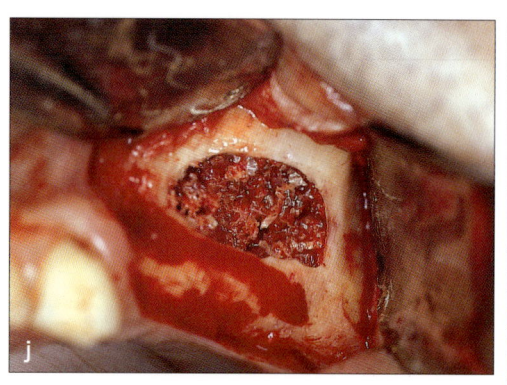

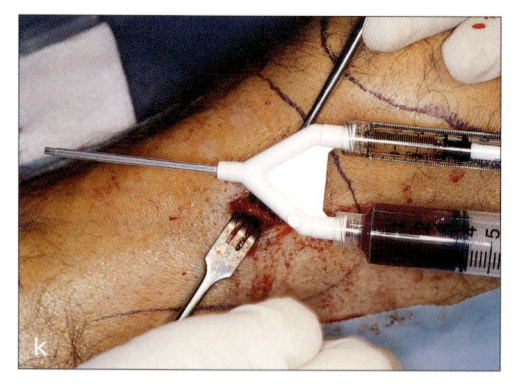

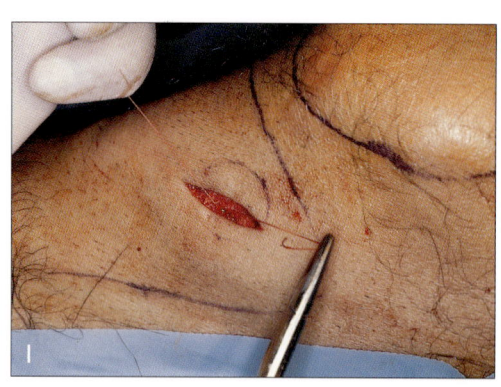

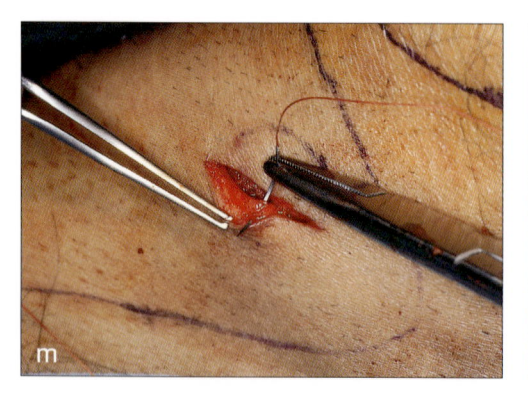

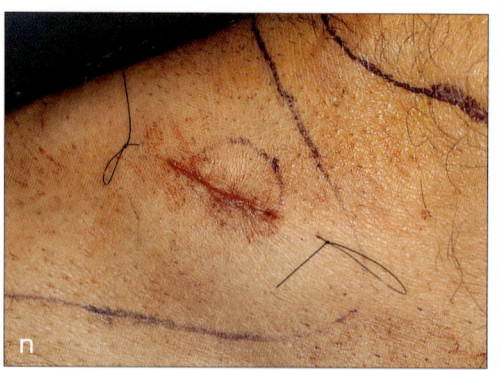

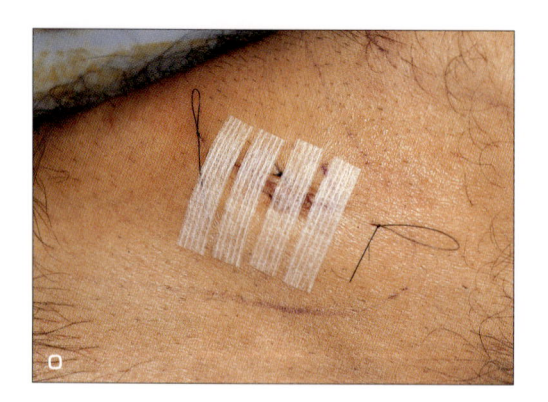

図7-6（つづき）

(i)サイナスリフトの手技は，脛骨の骨切りと同時に行う．

(j)両側の上顎洞底部に骨が満たされたら，脛骨部の縫合を開始する．

(k)本症例では，上顎洞底部と左側脛骨の死腔を満たすのに十分なPRPがあった．PRPは，PPPよりも止血効果が高く，回復を増進させる．

(l)縫合は層別に行う．筋肉は，3-0バイクリルで縫合する．

(m)皮下組織は，4-0クロムガットで寄せるように縫合する．

(n)皮膚は，5-0 Proleneで連続縫合を行う．

(o)滅菌テープは，縫合を強化するために，切開線に対して垂直に貼る．

164

図 7-6（つづき）

(p) 上顎洞底挙上術後4か月して，10本のインプラントが埋入された．埋入して6か月でインプラントは，骨結合する．カバースクリューを外して1週間後に，アトランティスアバットメント（Atlantis Components, Cambridge, MA）の印象を行うために，ヒーリングアバットメントを外す．

(q) キャストされたアトランティスアバットメントは，完璧な方向と位置にある．

(r) 両側のサイナスグラフト後のパノラマエックス線写真に，上顎臼歯部の10本のアトランティスアバットメントが装着されたインプラントが確認できる．

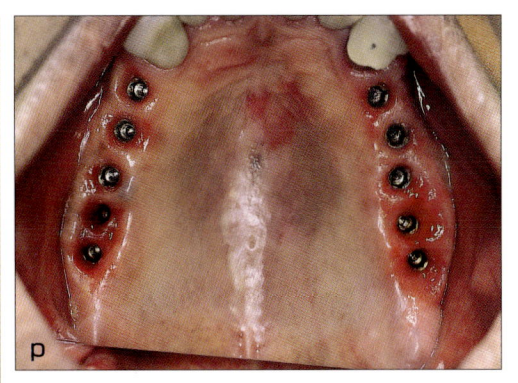

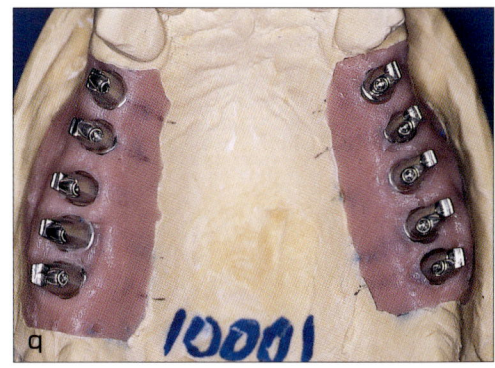

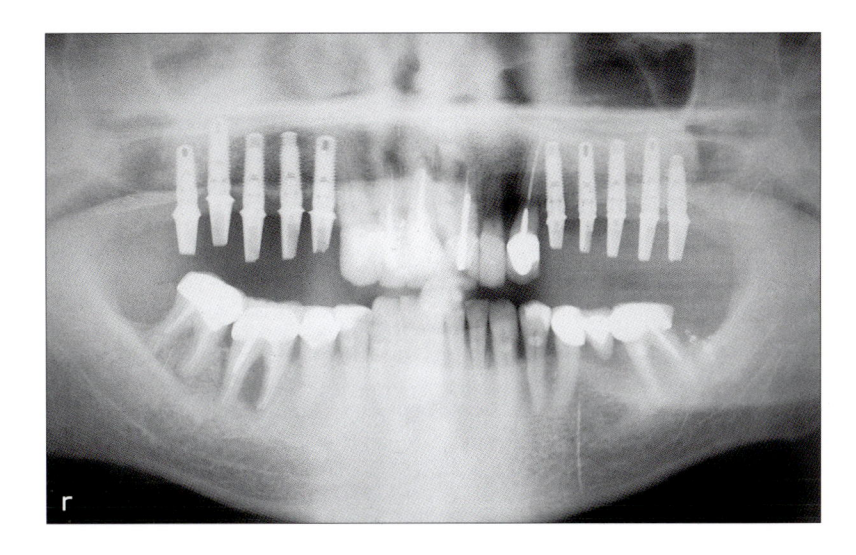

7 脛骨からの骨採取

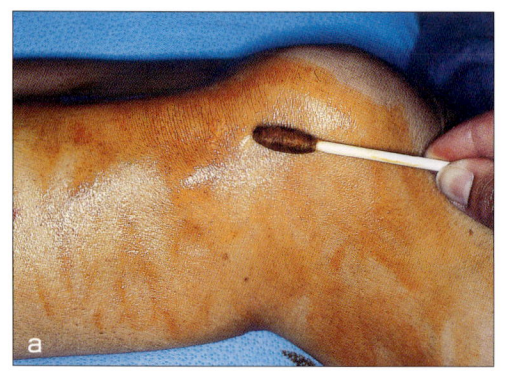

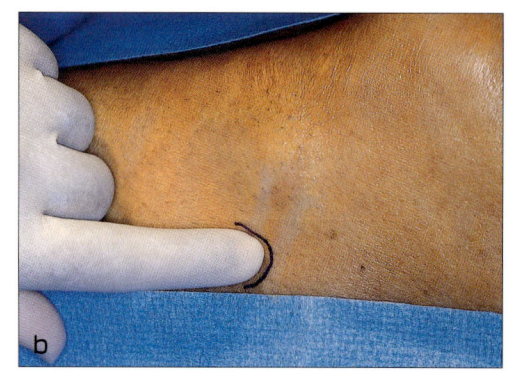

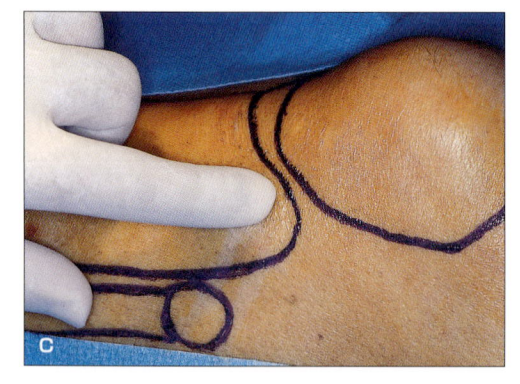

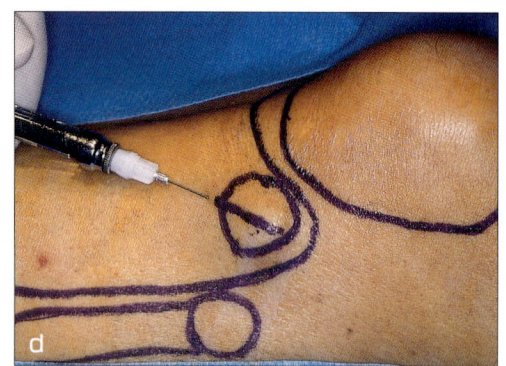

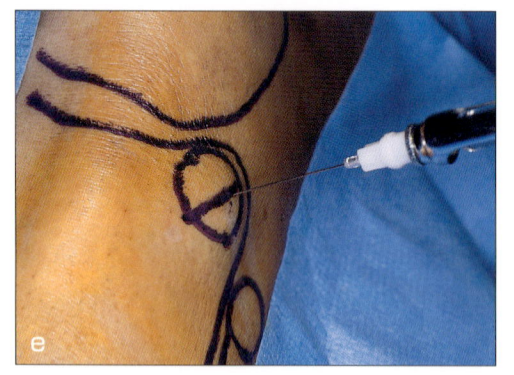

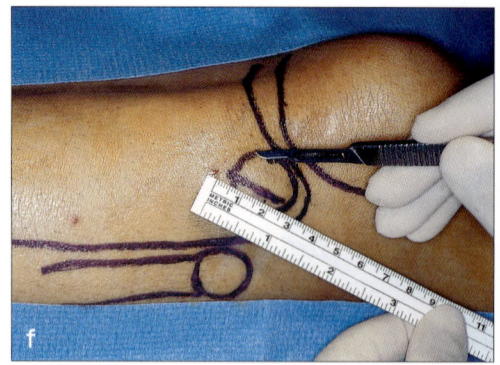

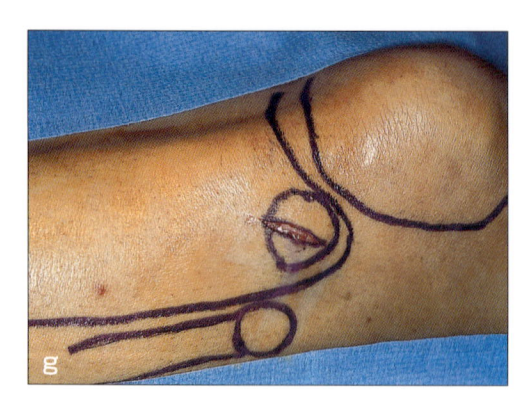

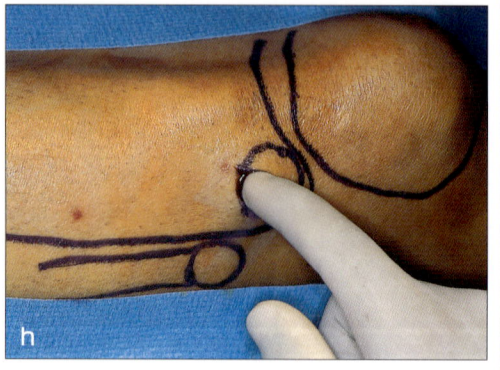

図7-7
海綿骨は移植の過程で、脛骨から骨採取される。

(a) 消毒の範囲は、術野の切開線よりも広くしなければならない。

(b) 非常に重要な解剖学的指標は、切開を始める前に注意深く確認する必要がある。術者は触診し、腓骨頭に印を付ける。

(c) 脛骨頭は、Gerdy結節を目安に印を付けるが、この手術において最も重要な指標となる。

(d) 切開部に印を付与した後、皮下組織に局所麻酔を注入する。針は深く刺入し、局所麻酔は針を抜くようにゆっくりと作用させる。

(e) 最終段階である、脛骨部への局所麻酔は、針を皮膚表面に対して垂直に刺入し、骨膜に作用させる。

(f) 切開線は、Gerdy結節直上に斜めに2〜3cmとする。

(g) 切開は、No.15メスで層別に切離する。もし必要であれば、電気メスによる焼灼も止血に有効である。

(h) 切開部位は、連続的に触診によって確かめる。

166

図7-7（つづき）

(i) レーキーは皮膚を引っ張り皮下組織を露出するのに有効である．厚く白い骨膜は，確認しやすい．メスは骨膜にしっかりと圧力をかけてまっすぐに切開しなければならない．

(j) 骨に到達したならば，No. 701外科用バーを適切な注水と吸引下に，骨切りで使用する．

(k) 直径1〜2 cmの円形の穿孔を骨に行い，皮質骨の蓋を外す．

(l) 海綿骨は，No. 4 Moltキュレットで骨窓からすくい出す．

(m) 移植骨は，移植床へすぐに移植可能である．この症例では，移植前に自家骨を混ぜて，PRPを併用した．

(n) 縫合前に，骨採取部の止血と成長因子の補充のために，PRPを注入する．それは，術者が必要とする骨の量と骨髄を採取してできた死腔を考慮してPRPを注入する．

(o) 縫合は，層別に行い，骨膜と骨，そして皮下組織へと続く．

(p) 創部の感染防止のためにバシトラシン軟膏を塗布する．滅菌テープを貼ることにより，切開線部の縫合糸を補助し保護できる．

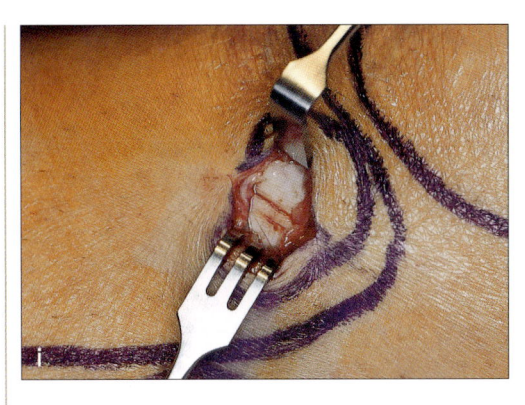

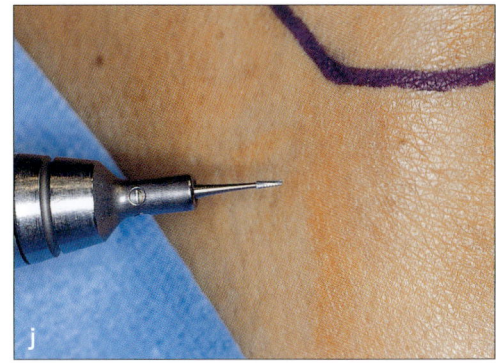

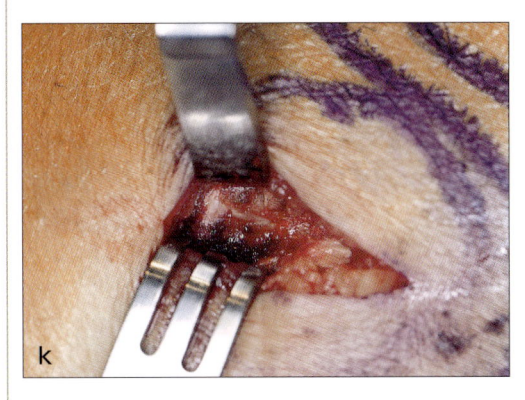

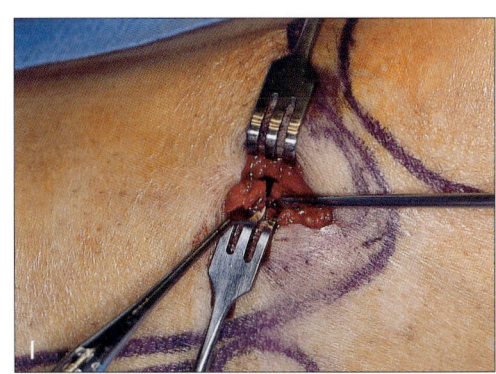

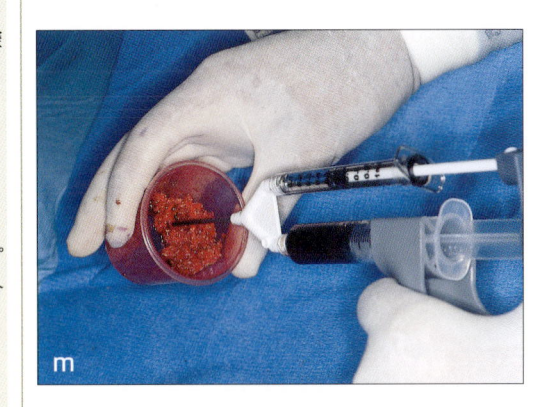

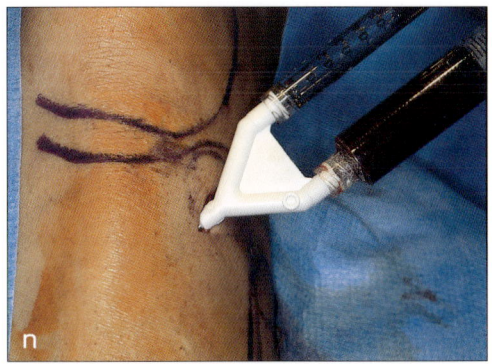

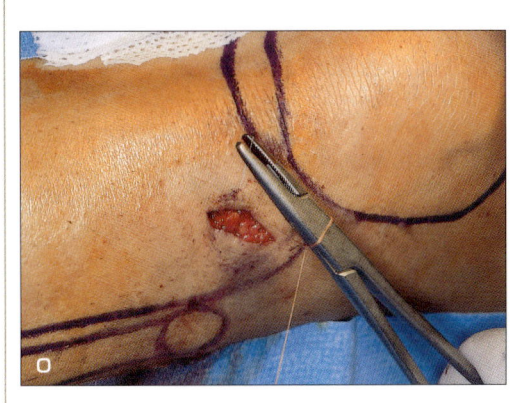

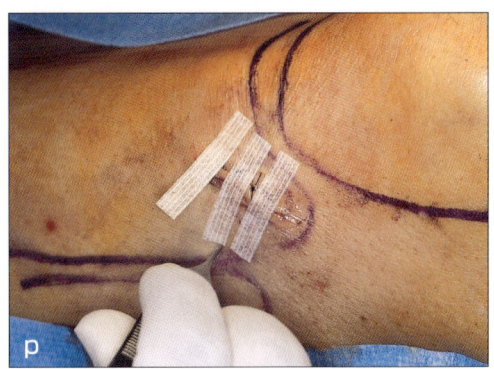

参考文献

1. Huizinga PJ, Kushner GM, Alpert B. Tibial Bone Graft Technique. Louisville, KY: University of Louisville, 2000:7–8.
2. Garg AK. Lateral proximal tibia bone harvest for use in augmentation procedures. Dent Implantol Update 2001;12:33–37.
3. Garg AK. The use of platelet-rich plasma to enhance the success of bone grafts around dental implants. Dent Implantol Update 2000;11:17–21.
4. Daffner RH. Case report 592: Bone graft donor site of tibia. Skeletal Radiol 1990;19:73–75.
5. Catone GA, Reimer BL, McNeir D, Ray R. Tibial autogenous cancellous bone as an alternative donor site in maxillofacial surgery: A preliminary report. J Oral Maxillofac Surg 1992;50:1258–1263.
6. Marx RE, Garg AK. Bone structure, metabolism, and physiology: Its impact on dental implantology. Implant Dent 1998;7:267–276.
7. Besly W, Ward Booth P. Technique for harvesting tibial cancellous bone modified for use in children. Br J Oral Maxillofac Surg 1999;37:129–133.
8. van Damme PA, Merkx MA. A modification of the tibial bone-graft-harvesting technique. Int J Oral Maxillofac Surg 1996;25:346–348.
9. Alt V, Nawab A, Seligson D. Bone grafting from the proximal tibia. J Trauma 1999;47:555–557.
10. Ilankovan V, Stronczek M, Telfer M, Peterson LJ, Stassen LF, Ward-Booth P. A prospective study of trephined bone grafts of the tibial shaft and iliac crest. Br J Oral Maxillofac Surg 1998;36:434–439.
11. O'Keeffe RM Jr, Riemer BL, Butterfield SL. Harvesting of autogenous cancellous bone graft from the proximal tibial metaphysis. A review of 230 cases. J Orthop Trauma 1991;5:469–474.
12. Herford AS, King BJ, Audia F, Becktor J. Medial approach for tibial bone graft: Anatomic study and clinical technique. J Oral Maxillofac Surg 2003;61:358–363.
13. Jakse N, Seibert FJ, Lorenzoni M, Eskici A, Pertl C. A modified technique of harvesting tibial cancellous bone and its use for sinus grafting. Clin Oral Implants Res 2001;12:488–494.
14. Sandor GK, Rittenberg BN, Clokie CM, Caminiti MF. Clinical success in harvesting autogenous bone using a minimally invasive trephine. J Oral Maxillofac Surg 2003;61:164–168.
15. Marx RE, Snyder RM, Kline SN. Cellular survival of human marrow during placement of marrow-cancellous bone grafts. J Oral Surg 1979;37:712–718.
16. Boeck-Neto RJ, Gabrielli M, Lia R, Marcantonio E, Shibli JA, Marcantonio E Jr. Histomorphometrical analysis of bone formed after maxillary sinus floor augmentation by grafting with a combination of autogenous bone and demineralized freeze-dried bone allograft or hydroxyapatite. J Periodontol 2002;73:266–270.
17. Valen M, Ganz SD. A synthetic bioactive resorbable graft for predictable implant reconstruction: Part one. J Oral Implantol 2002;28:167–177.
18. Ganz SD, Valen M. Predictable synthetic bone grafting procedures for implant reconstruction: Part two. J Oral Implantol 2002;28:178–183.
19. St John TA, Vaccaro AR, Sah AP, et al. Physical and monetary costs associated with autogenous bone graft harvesting. Am J Orthop 2003;32:18–23.
20. Turner TM, Urban RM, Hall DJ, Cheema N, Lim TH. Restoration of large bone defects using a hard-setting, injectable putty containing demineralized bone particles compared to cancellous autograft bone. Orthopedics 2003;26(5 suppl):561–565.
21. Marchena JM, Block MS, Stover JD. Tibial bone harvesting under intravenous sedation: Morbidity and patient experiences. J Oral Maxillofac Surg 2002;60:1151–1154.
22. Cowan N, Young J, Murphy D, Bladen C. Double-blind, randomized, controlled trial of local anesthetic use for iliac crest donor site pain. J Neurosci Nurs 2002;34:205–210.

PART

III

骨移植

CHAPTER 8 インプラント埋入のための上顎洞骨移植

　上顎臼歯部欠損の患者へのインプラント埋入にはいろいろな理由で困難が伴う．たとえば含気腔が増大している(そのために上顎洞底と歯槽頂が近接している)場合や歯槽堤の幅が不十分な場合である[1]．上顎洞の含気腔は通常加齢とともに増大し，しばしば骨内インプラント埋入のための歯槽骨を薄くするか，あるいはまったくなくしてしまう．歯槽粘膜と上顎洞との距離が1mm以下になっていることも，しばしば経験される(図8-1)[2]．

　1990年代の中頃から，上顎洞底に骨を移植して骨高径を増加させ，インプラント埋入のための骨質を改善する方法が次第に成功を収めるようになってきた．この方法は，著しく上顎臼歯部が萎縮した患者を治療する際に優れた方法でかつ予知性もある[3]．

　いろいろなタイプの骨において，インプラントの引き抜き試験を行ったあるひとつの実験の結果，移植した骨とインプラントとの接触率は通常の骨と同程度に高い割合を示し，また引き抜き試験はより大きな値を示した．したがって，骨量や骨密度が不足し，あるいはインプラント失敗の既往歴のあるような上顎臼歯部では骨移植をすることが薦められる[4]．

　上顎洞底部に骨を移植する方法は，はじめ1970年代にTatumにより開発され記述された(図8-2)[5-7]．当初は，上顎洞へ至るのに歯槽頂切開を用いていた(図8-3)．最終的には，Caldwell-Luc法の変法が用いられるようになったが，それは上顎洞側壁を線状に骨折させ，できた骨壁を上顎洞粘膜の挙上のために使用するものである．その後，自家骨を上顎洞の下方1/3の部分に移植する．この方法では上顎骨後方に十分な骨を供給できるので，種々のインプラント埋入のオプションに応えることができる．

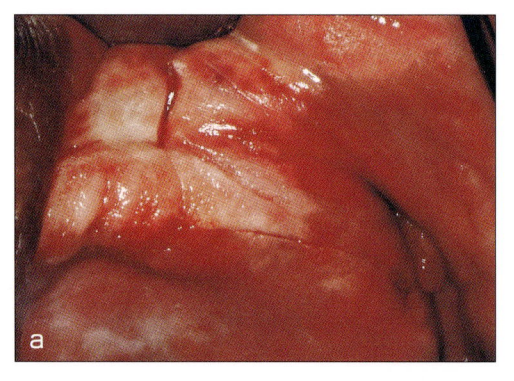

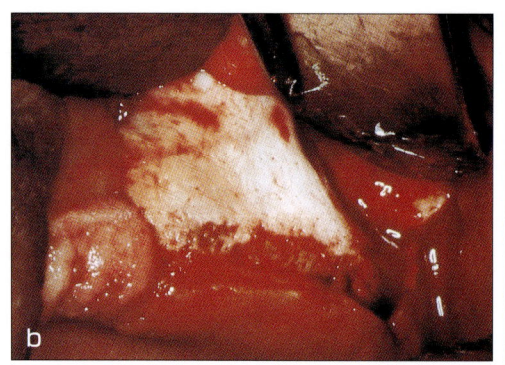

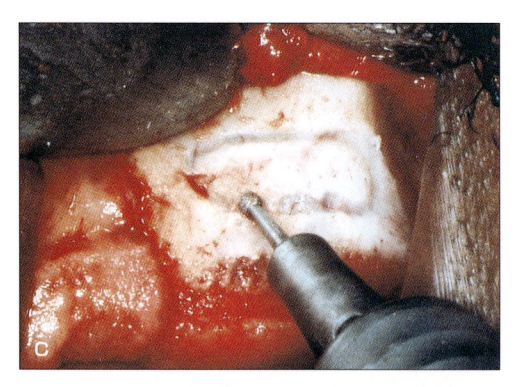

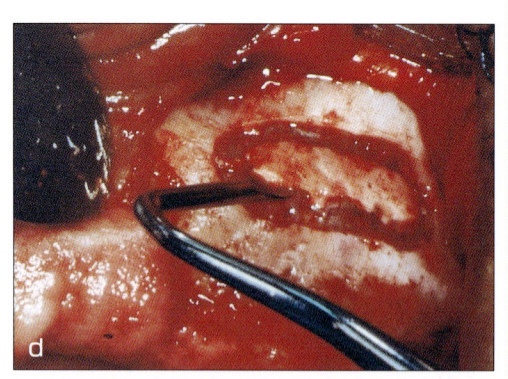

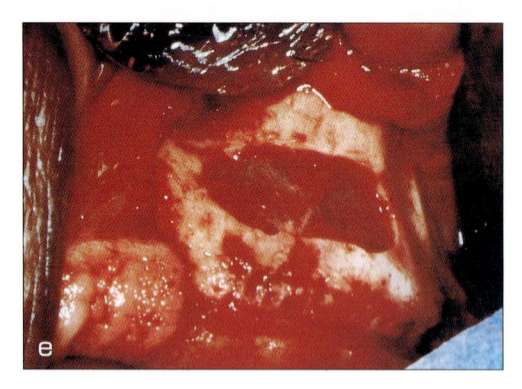

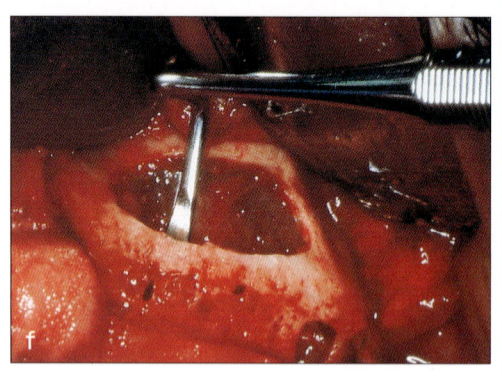

8 インプラント埋入のための上顎洞骨移植

図8-1
上顎洞含気腔の存在は，しばしば同部へのインプラント埋入に必要な骨高径を最小限にし，減少させるので，洞底部へ骨を移植し，垂直的骨高径と骨質を向上させることが必要となる．

(a) 上顎歯槽突起はインプラント埋入のために十分な幅を有しているが，上顎洞の含気化が過大となって高さが不足している．上顎洞側壁の厚さは1〜2mmである．鋭い15番のメスで，骨に達するように切開を行うと，組織全体がきれいに切開される．

(b) 粘膜骨膜弁を鋭い骨膜起子で断裂させないように剥離挙上する．縦切開を追加して，粘膜骨膜弁の挙上に余裕を持たせ，また上顎洞の側壁への視野を確保する．

(c) 骨切りは上顎洞の形態に応じた形で行う．この操作は，患者により骨の厚みがまちまちなので，慎重に行う．

(d) 骨切りにより形成された骨の"島"は注意深く除去する．残っている骨の抵抗はさまざまなので，粘膜の断裂を避けるために，ゆっくりと行う．骨の厚みが非常に薄いことに注目．

(e) 上顎洞粘膜を露出し，剥離の準備が完了したところ．辺縁がスムースだと次の操作がやりやすい．

(f) 上顎洞粘膜は特別にデザインされたキュレットで行う．残存する歯槽頂の高さは0mmの厚さであることに注目．

図8-2
(a)上顎洞底挙上術の古典的な骨開窓のデザイン．長方形ないし台形の骨切りを行い，上方部分は連続させない．変法と推奨する方法はこの章の後半で示す．

(b)骨の島をノミとハンマーを用いて骨折させ，下方にあるシュナイダー膜とともに上方へ折り上げる．

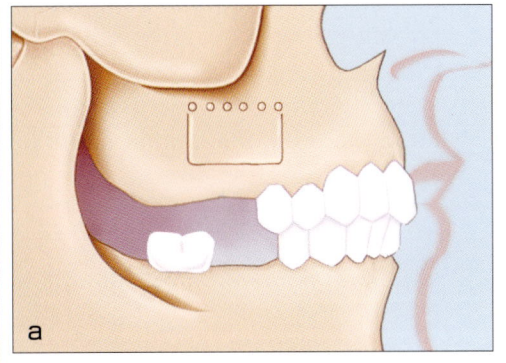

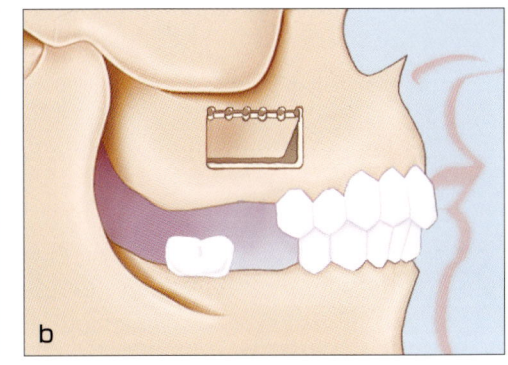

図8-3
上顎骨の側壁．眼窩下孔と上顎洞の位置関係に注意．また，骨切り部と頬骨との位置関係に注意．この部分が骨切りの設計をするときの目印になる．眼窩下神経をバーか鉤で損傷する危険性を最小限にするために，骨窓の位置を頬骨よりも下方に位置させることが重要である．

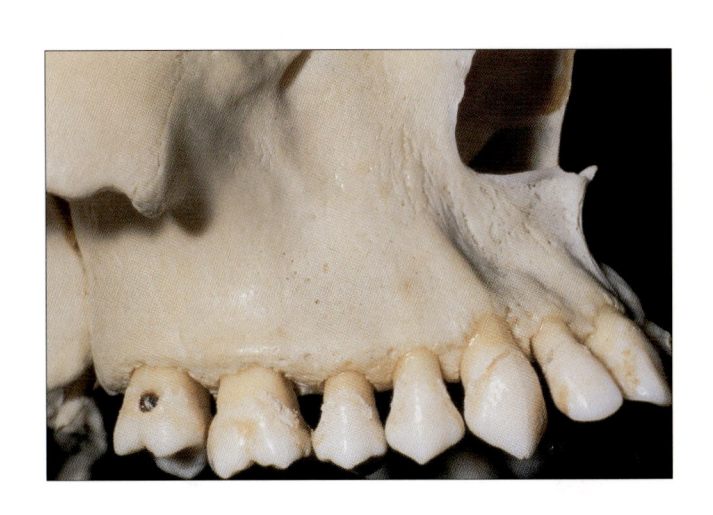

　1980年代になると，BoyneとJames[8]が似たような臨床的術式について記載し，自家海綿骨髄細片の洞底部への移植の結果，骨が形成されることを実証した．1984年に，Misch[9]は，上顎洞への骨移植とblade-ventインプラント埋入を同時に行う変法を発表した．1997年には，さらなる改良法がGargとQuinonesにより報告され，上顎洞底挙上術とラフサーフェスインプラントを併用すること，骨開窓の形態とデザインの変更，および適切な器具について記載された[10]（図8-4）．これらの方法は，最初の外科的アプローチと，移植材の種類と採骨部位．および埋入されるインプラントの種類が異なっている．

　上顎洞底挙上術とインプラント埋入は同時に行うこともできるし，二段階に行うこともある．多くの著者が両方の方法による良好な初期の結果を報告している[1,11-25,77]．もし，歯槽頂の幅が十分に厚く，上顎洞の含気腔の拡大が一部分であるならば，骨移植とインプラント埋入を同時に行うことが可能である．1回法では，2回目の手術を省き，またインプラント周囲の移植骨のコンデンスを調整することができる点で，有利である[1]（図8-5）．

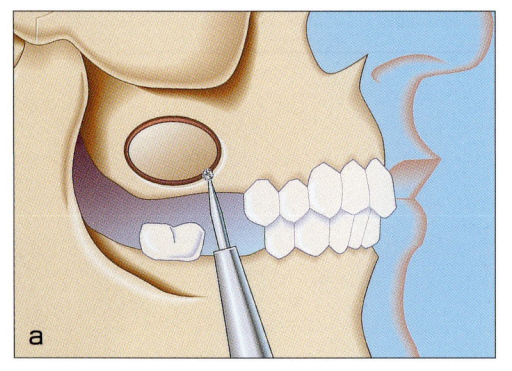

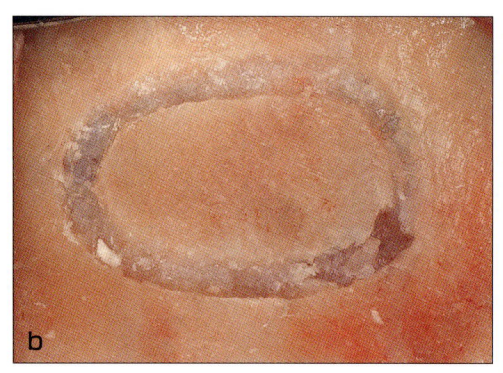

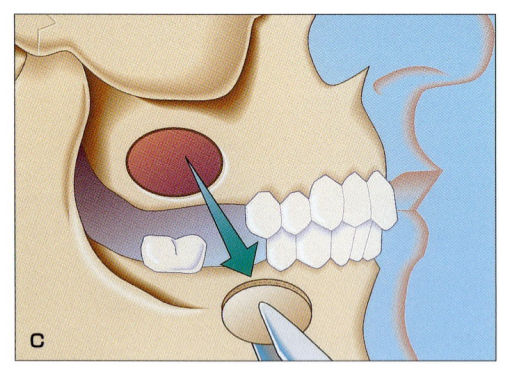

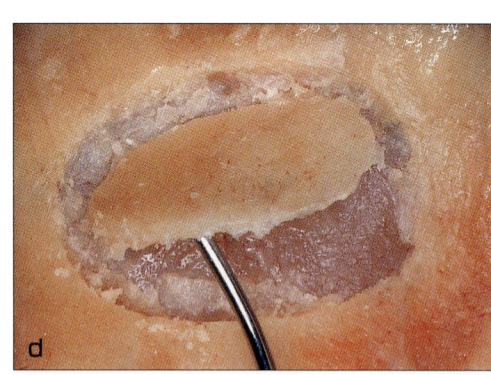

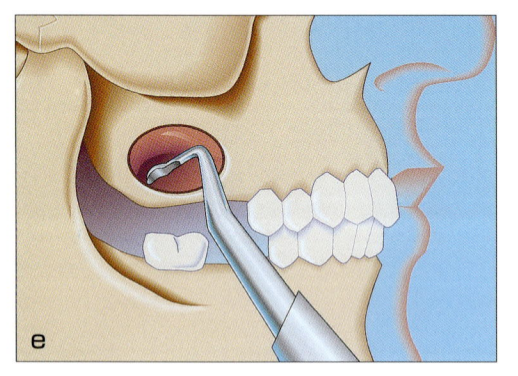

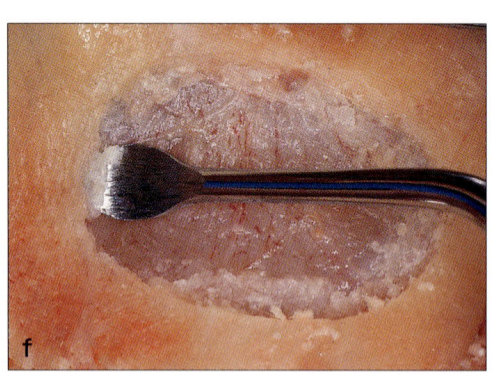

8 インプラント埋入のための上顎洞骨移植

図8-4
ラフサーフェスインプラントと骨開窓形態とデザインの変法を用いたサイナスリフト法．

(a)理想的な骨切りの形は卵円形である．この形にすると長方形や台形の場合に比べてとがった角によるシュナイダー膜を損傷する危険性は少なくなる．また，骨を上方に若木骨折させて折り上げることで鋭い縁が形成されて，粘膜を穿孔することを最小限にできる．

(b)死体標本で行われた骨切り．骨切りの大きさと形態は上顎洞の膨起に応じて決める．

(c)島状の骨の除去．下層にある粘膜を損傷しないようにていねいに行う．

(d)死体標本での骨の島の挙上．

(e)上顎洞粘膜の挙上は特別にデザインされたキュレットを用いて行う．鋭いキュレットを用いて単純に骨からはがすように押しながら骨から剝離する．

(f)キュレットを用いた死体標本での上顎洞粘膜の挙上．

174

図 8-4（つづき）

（g）上顎洞粘膜挙上の前頭断所見．骨窓の下縁は上顎洞底から約3 mm上方であることに注意．こうすることで術者は1〜2 mmの高さの隔壁を避けることができるし，また，移植材を保持することにもつながる．骨窓の上方の位置は埋入するインプラントの長さによって決まる．予定したインプラントの長さよりも少し上方になるように，歯槽頂からの高さを計測して決めておく．

（h）死体標本での粘膜の挙上．

（i）インプラント埋入に必要な量の移植材料を上顎洞の空洞に移植したところ．洞全体に詰めないことが重要である．

（j）この死体標本では，上顎洞に移植材料を充塡したら上顎洞顔面壁はもとのふくらみに戻った．

（k）移植後骨が成熟した段階での前頭断所見．

（l）インプラントを埋入した後の前頭断所見で，インプラントは十分な骨に支持されている．

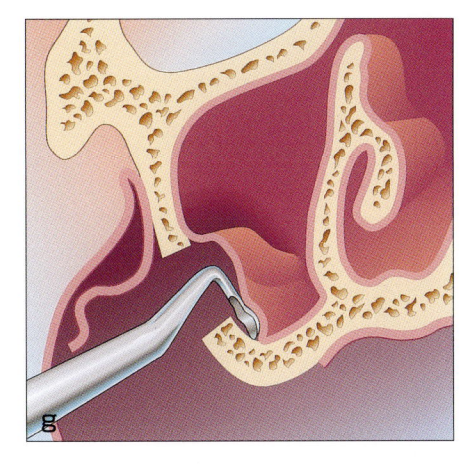

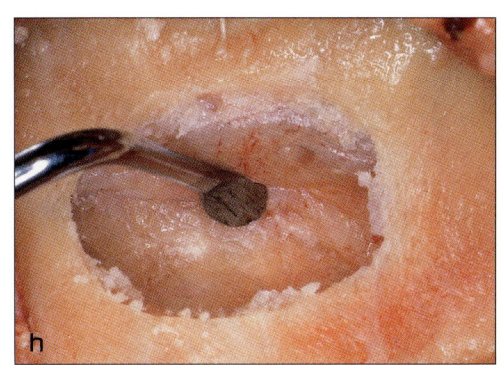

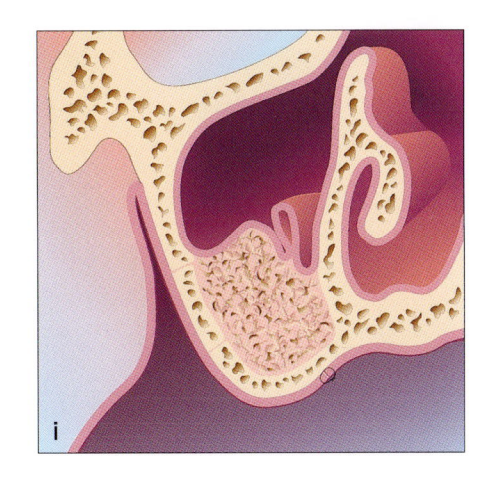

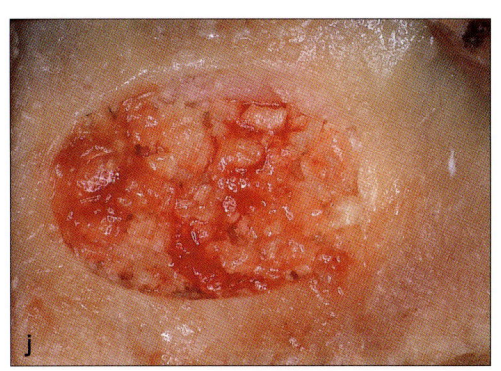

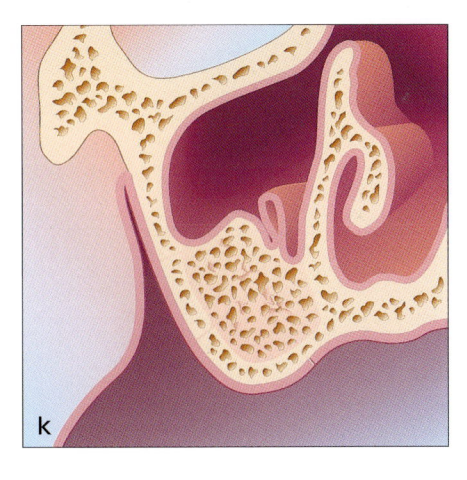

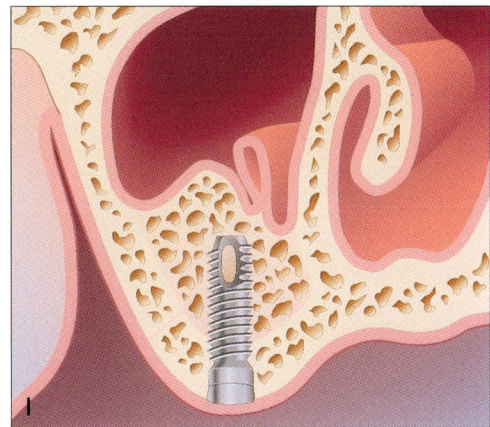

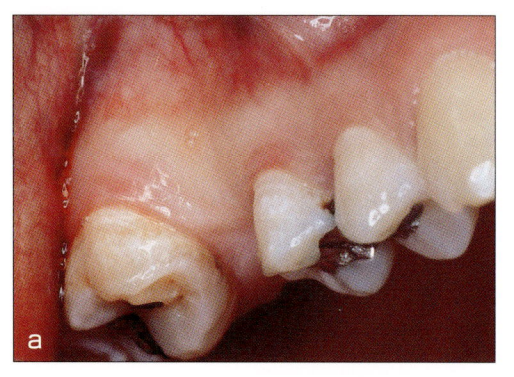

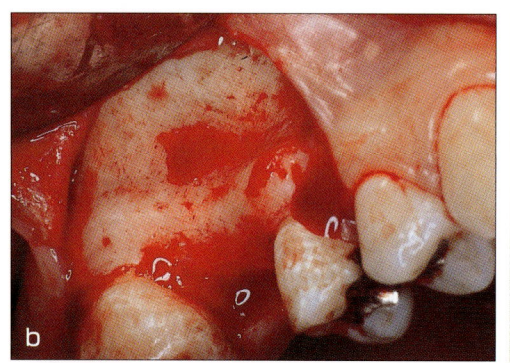

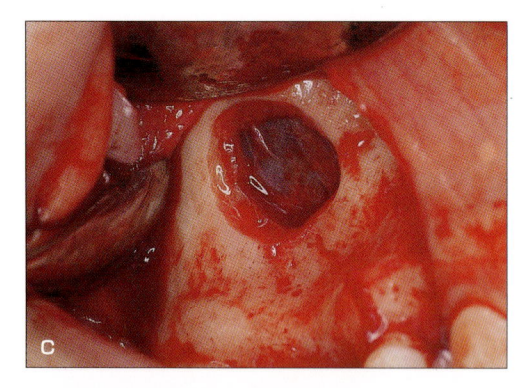

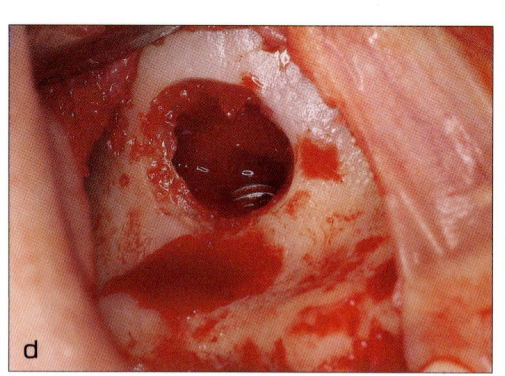

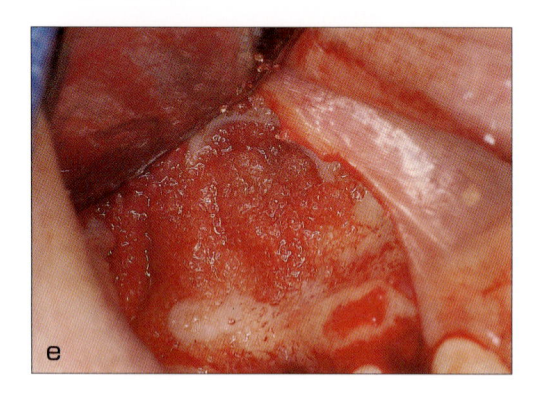

8 インプラント埋入のための上顎洞骨移植

図8-5
骨幅が十分にあり，洞の一部だけが下方にある症例では，骨移植とインプラント埋入を同時に行える．

(a) 1歯欠損でも上顎洞が大きく，このような症例では移植を必要とする．骨移植とインプラント埋入を同時に行う．垂直方向の減張切開を前庭部まで伸ばす．

(b) 切開線は局所の状態によって決めるが，常に良好な視野の確保を念頭に置く．

(c) 本症例は，骨切りを小さく行うことで，隣在歯の損傷を避けることができる．剥離がしやすいように辺縁は平滑にする．

(d) 粘膜が無傷かどうかは，患者に鼻で深呼吸を数回行わせて確認する．この段階でインプラント窩を形成し，内側半分に移植を行い，その後でインプラントを埋入する．

(e) 上顎洞が十分かつ適度な量の移植材で満たされている．開窓部の辺縁形態よりも3mm大きな吸収性のメンブレンでカバーし，粘膜を縫合閉鎖する．

　過去には，有効な母床骨の高さが5mm以下だと骨内インプラントを機械的に支持するのは困難だと思われていた．したがって，そのような場合には，骨移植とインプラント埋入を同時に行うことは禁忌で，骨移植後4～6か月後に埋入する，二段階法が好ましいとされていた[12,13]．最近は，この考えを変更しようとする試みがなされていて，洞底部の骨の厚みが1mm程度しかなくても，一段階法で行った成功の報告もある[2,26-29]．決定的な因子は，埋入しようとするインプラントに対して十分な骨幅があるかどうかのようである（図8-6）．

　手術部位に重要な解剖学的構造がほとんど存在していないので，上顎洞底挙上術による危険性は無視できるほどのものであり，術後合併症も相対的に医学的または外科的療法で容易に治療することが可能である．骨の反応は非常に良好で，異なった移植材料が骨を形成するのを組織学的に観察でき

図8-6

最近の研究で，洞底骨が1mm程度しかない症例でもサイナスリフトと同時に埋入を行っても高い成功率が得られることが証明されている．

(a)下顎骨前歯部から移植のための骨を採取する．著しく含気化した上顎洞に移植する場合は自家骨が望ましい．

(b)最近の研究では，洞底骨が1mmの高さしかないような症例でも，移植とインプラント埋入を同時に行って良好な成績が得られている．ただし経験のある術者が行い，歯槽突起の骨幅が8mm以上あることが必要．その後，頬側方面へ移植する．

(c)母床骨の高さが最小限しかなくても，多数のインプラントを移植と同時に埋入して，良好なインプラントの安定性が得られている1回法手術を行った症例．骨を注意深く，丁寧に上顎洞内とインプラント周囲に圧入することで，インプラントを正しい位置に保つことができる．

(d)5か月の成熟期間後の二次手術時．なんら合併症のないすばらしい結果が得られた．

(e)エックス線所見で，骨は石灰化を示し，インプラントは予定された位置に保たれている．

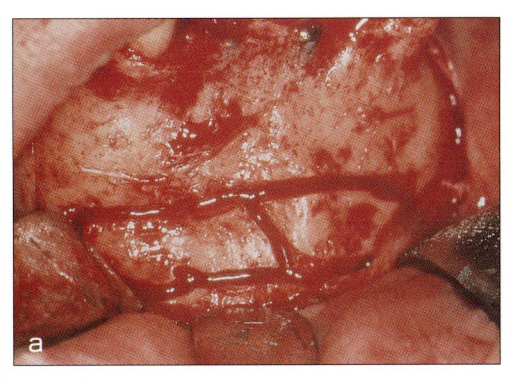

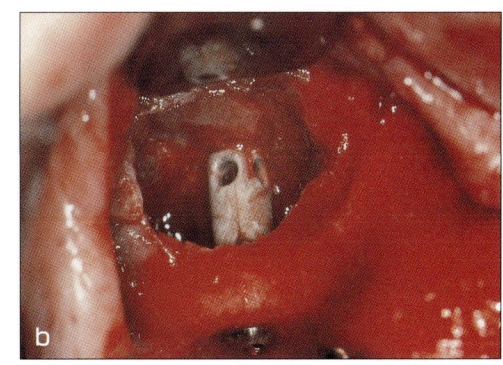

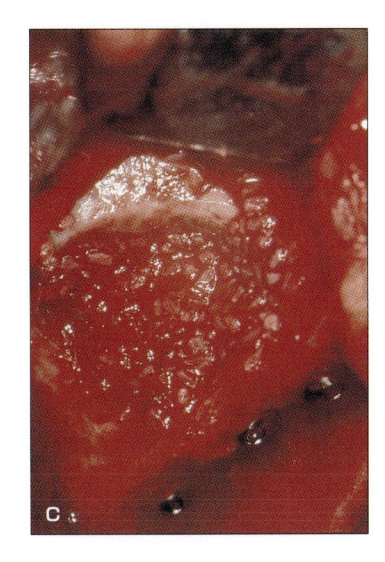

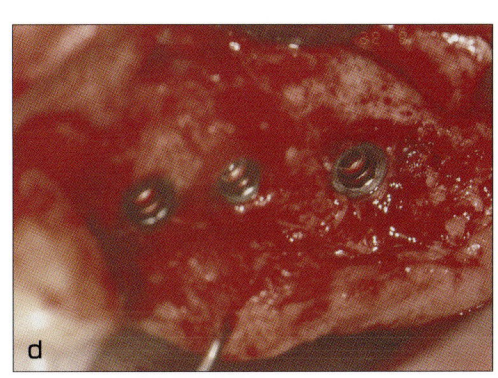

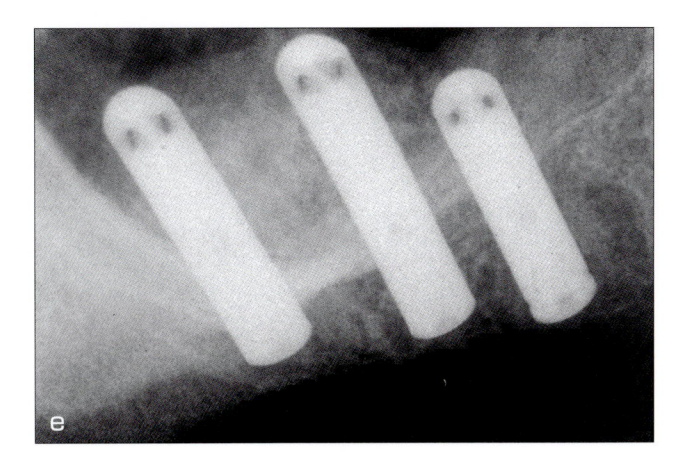

る[26]．移植材料も新生された骨も機能的荷重に対応してリモデリングしているように見える．種々の補綴方法もまた予知性が高く；固定性，固定性／可撤性，または可撤式補綴による修復が上顎洞底挙上術を施術した部位のインプラントに製作できる[1]．

上顎洞の解剖

　上顎骨は基本的には骨髄性(海綿状)であり(図8-7),繊細な小柱からなっている.骨の質と骨密度は,上顎前歯部や下顎骨に比して低い.皮質骨に取り囲まれてはいるが,一般にそれらは薄く,下顎骨を取り巻いている皮質骨に比べると強度も弱い.海綿骨からなっているので,インプラント周囲の荷重を負担する部分には,インプラントを安定して機能させ,支持骨に荷重を伝達することができるように,髄様骨が形成されると考えられる[5,30].

　上顎洞の含気容量はおおよそ15mlであるが,実際のサイズは骨吸収の生じた量による.その形は角錐型のペーパーウェイトに似ていて,最も広く平坦な面が内側壁(鼻腔側壁)である[31-33].隔壁があり,上顎洞を2つかそれ以上の互いに連続した部屋に分けていることがある.上顎洞は2,3歳で形成され始め,およそ8歳で完成する.内側壁の高いところに生理的でない排出口(自然孔)があり,中鼻道へ開いている.自然孔が生理的でないというのは,独自の完全なドレナージとしてでなく,溢れたときのドレナージとして働くからである.

　上顎洞の骨壁は,顔面壁と有歯顎の歯槽頂を除いて,薄い.無歯顎の人では,歯槽骨はしばしば萎縮して,たった1〜2mmしかないこともあり,適切な移植なしではインプラント埋入に適さない状態となっている.したがって,サイナスリフト手術の目的は,インプラントを成功裏に埋入できるように,十分な歯槽骨の量を回復することである.

　上顎洞は多列円柱上皮,いわゆるシュナイダー膜で被覆されている.上皮の下層は細胞が疎らであるが,血管が豊富な薄い組織である.この下には,すべてのところに骨膜がある.上顎洞の繊細な上皮が,その骨側で骨膜と接しているわけである.しかし,この特徴はサイナスリフトをする場合に重要な根拠とはならない.呼吸上皮の薄い層は,これがシュナイダー膜を作っているが,しっかりと骨膜と結合していて鑑別することができない.

　上顎骨は通常3つの主要な血管から血液供給を受けている.すなわち,上唇動脈,前篩骨動脈,ならびに主要な血管である顎動脈である.サイナスリフトの術野は,主に顎動脈の枝から血液供給を受けている.上顎洞底は,蝶口蓋動脈(この血管も顎動脈の枝である)の終末枝である切歯管動脈とともに,大・小口蓋動脈から血液供給を受けている.これらの血管は骨口蓋を貫通し,上顎洞底と内側,外側壁に分岐している.他の血管は,後上歯槽動脈であるが,これは上顎結節の上方で上顎骨に入り,後壁と側壁に血液を供給している.顎動脈の枝の眼窩下動脈は,上顎洞の上側方領域の血液供給を補助している.上篩骨動脈は,内頸動脈(眼動脈を経由する)の一部に所属する血管で,上顎洞の上内側部に血液を供給している(図8-8).

図8-7
上顎歯槽突起部の脱灰標本の組織像．上顎洞との関係を示している．また，骨がスポンジ状をしていることに着目．

図8-8
(a)上顎洞への血液供給は頸動脈から始まっている．

(b)顔面部からの静脈還流．

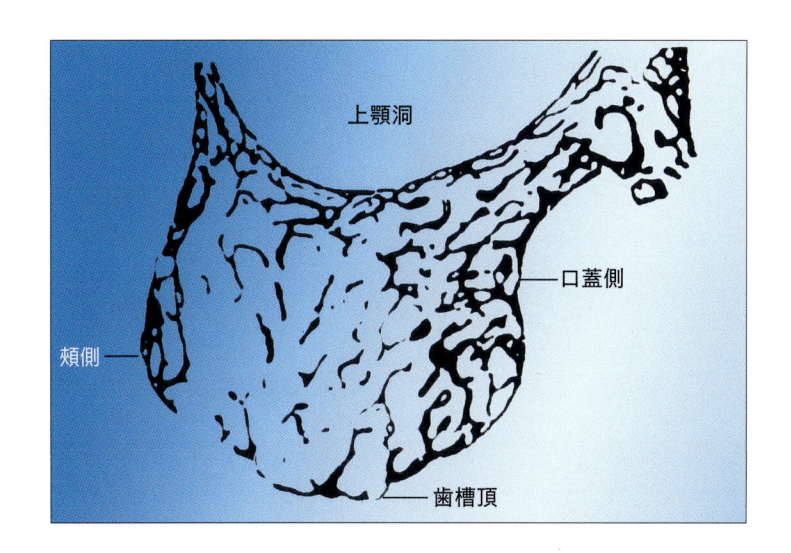

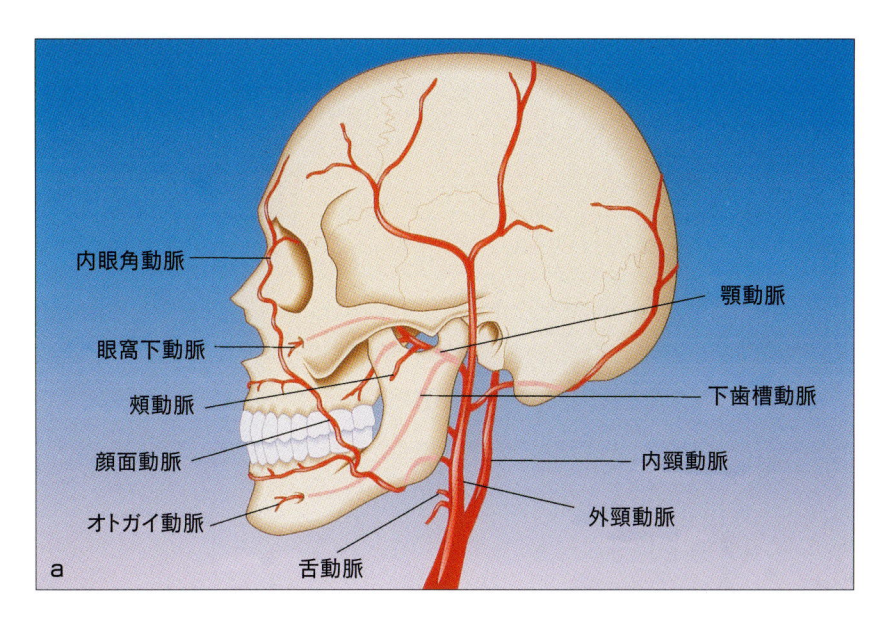

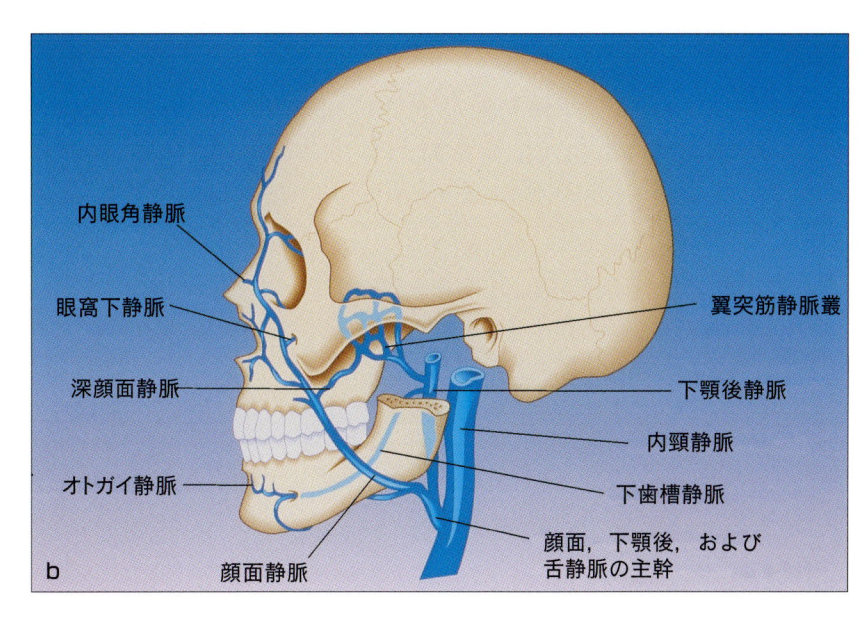

上顎洞の生理学

　上顎洞の機能は，空気を暖め，声の音響効果をもたらすものである．上顎洞はまた，頭蓋の静脈と頭蓋内の静脈洞が脳活動の代謝の結果もたらされた熱を，放散させるための補助的役割をするために合目的に発達してきたものである．

　上顎洞粘膜が血管に富むことはまた，リンパ球や免疫グロブリンの粘膜や上顎洞への到達を容易にして，健康状態を継持することに役立っている．健康な上顎洞には，固有の細菌叢があり，*Haemophilus* 属が最も一般的である．そのほかに，レンサ球菌族や，嫌気性のグラム陽性菌，それに好気性のグラム陰性桿菌が生息している．

骨移植のメカニズム

　"移植骨による骨新生"は骨移植のもう一つの定義である．この用語は，骨は活動的で細胞の再生によってもたらされるもので，それにより類骨が形成され，それが石灰化される．移植材は固定されて治癒する硬いブロックの骨ではない[33]．骨を移植すると，骨新生，骨誘導，そして，あるいは，骨伝導により完成される[35-38]．骨新生は骨形成細胞による骨が形成され成熟することをいう．骨形成移植材料は，自然に発育した，あるいは修復によってもたらされた組織に由来し，または含まれるが，軟組織内でも骨形成を促進し，またインプラント埋入部での迅速な骨の発育を刺激する．骨誘導は，周囲の骨組織から骨新生を刺激する細胞を動員して骨形成細胞に分化させ，骨新生を活性化させる過程をいう．骨伝導性の移植材は，骨再生を促進し，場合によっては骨が普通は存在しない場所にまで伸長したり，発育させたりすることもある．骨伝導は，移植材料が非活性の足場として働き，その上および内部に患者自身の自然の骨を成長させる．骨伝導性の材料は，骨の成長を導き，既存骨からの付加を可能にするが，軟組織中にいれても，それ自体は骨形成をしないし刺激もしない．

骨移植材料

　自家骨や[11-16]他家骨[17,35,38-43]と三リン酸(TCP)，また吸収性あるいは非吸収性のハイドロキシアパタイト(HA)のような人工材料，さらに牛骨由来の骨ミネラルや生体活性ガラスなど，多くの材料が，サイナスリフトのために使用されている．理想的な材料は，毒性がなく，抗原性がなく，発癌性がなく，強度があり，弾力性があり，形態調整が容易で，組織に接着でき，感染抵抗があり，使用が簡単で，高価でないものである[48]．

自家骨

　これまでのところ，サイナスリフトで作られた上顎洞腔に移植するのにどの材料が最も優れているかに関して統一的な見解は得られていない[1,49-51]．自家骨は，骨新生，骨誘導，骨伝導性が高く，その他の材料にはこれらをあわせ持つものがないので[52]，移植材の中の"ゴールドスタンダード"とされてきた．これらの特徴があるので，より迅速に，また大量に骨の増大や修復をさせる必要のある場合に，利用されてきた．1993年，上顎洞骨造成術をされた患者の組織形態学的検討という方法で，Moyらは4種類の移植材料を用いて形成された骨の割合を，インプラント埋入時に骨生検を行って調べている[49]．オトガイからの粉砕自家骨は，59.4％の骨を形成；HAとオ

トガイ骨の複合移植は44.4％；HA単独移植は20.3％；脱灰凍結乾燥骨単独は4.6％であったという．Lorenzettiらは，同様の検討を行い，オトガイ部自家骨は66％，自家腸骨は53％，自家オトガイ骨とHAの50対50の複合移植で44％の骨形成率であったと報告している[53].

腸骨からの海綿骨細片は，脛骨頭(方法については第7章で詳述する)からの海綿骨と同じく，相変わらず優れた移植材料である[54]．オトガイ部や上顎結節，下顎枝，骨瘤やインプラント窩形成時の骨切削片もまた失敗なく使用することができる[13,17,18,38,55]．下顎骨の移植では腸骨稜からの移植よりも吸収が少ないとされている[13,18]．さらに，口内法により採取したほうが，腸骨から採取するよりも合併症が少ないし，また静脈内鎮静法と局所麻酔(第2，5，6章で詳述)の併用で，外来診療室で簡単に実施することができる．したがって，入院の必要はなく，費用がかからないので患者の承諾を得やすい．

口内からの移植骨採取の欠点は，腸骨稜や脛骨頭からの採取に比べて，採骨量が少ないことである．典型的な上顎洞では，インプラント埋入のために，おおよそ4～5mlの移植骨を必要とする．必要となる全移植骨量は，手術時の患者の骨吸収量(上顎洞含気腔の発育状態と歯槽突起の吸収状態)による．通常は5mlの骨を下顎前歯部から，5～10mlの骨を下顎枝から，20～40mlの骨を脛骨頭から，70mlを前上腸骨部から，そして140mlの骨を後上腸骨稜から採取可能である．

皮質骨と皮質海綿骨のブロックを上顎洞底に適用する方法が報告されているが，粉砕骨に比較して治癒期感が長い[56]．洞底骨の厚みが1～5mmであった216の上顎洞にサイナスリフトを行い，同時に467本のインプラントを埋入した6年間の経過観察では，Khouryは，皮質骨を含む自家骨で完全に移植を行った場合に最もよい骨の形成が観察されたとしている[2]．

採取部位の選択は，通常必要な骨の量と骨のタイプによってなされる．まったく健康な患者で，上顎洞の骨吸収が最小限で，口腔外からの採骨を拒んだ場合は，口腔内から採取した自家骨の量を，他の移植材料，たとえば人工骨や他家骨を加えて増やすことも可能である．しかし，上顎洞に自家骨を移植した場合のほうが，自家骨と脱灰凍結乾燥骨(DFDBA)とを組み合わせて移植した場合よりも，形成された骨が著しく長期間に維持されると報告されている[57]．Lorenzettiらは上顎洞を自家骨とHAの顆粒で移植した場合は，骨の上に軟組織がはびこり，HA顆粒は移植後1年でもはっきりと識別でき，非常に薄い骨層に囲まれているだけであることを示している[53]．

同種他家骨移植

　凍結乾燥骨や脱灰凍結乾燥骨は皮質骨か小柱骨である．患者からではなく，死体や生きたドナーから採取され，完全な無菌下で処理され，骨バンクに保存される．新鮮な同種移植材料は最も抗原性が高いが，骨を凍結や乾燥凍結することにより，通常この抗原性はかなり低くなる[39]．

　骨からのこれらの移植材料が，骨誘導をするか，骨伝導をするか，またはその療法の作用をもたらすかは，今後議論する必要がある．1960年代に，Uristは，その中に骨形成蛋白(BMPs)が含まれるので，骨誘導による骨形成が生じる可能性について言及した[58]．FDBAは非脱灰でも脱灰でも使用できる．脱灰すると無機質が除去され，骨のコラーゲンと成長因子，とくにBMPが露出してくる[35,40,41]．DFDBAが予知性のない結果しか示していなかったので，ある研究者たちはこの理論を確認しようと挑戦したが，その結果，これらの同種移植材料は，操作や処理の過程によって影響され，一定しない，またしばしば不十分な量のBMPしか含んでいないだろうということを示唆する結果となった[59-62]．HAを併用したDFDBAについての唯一の研究のみが，多少の効果を示唆している[54]．このように結果はまちまちであるが，著者は骨移植材としてはDFDBAよりもFDBAを推奨する．これに関しては第2章で詳述している．

　放射線を照射した海綿骨を自家骨移植材料として使用する試みもなされた[42,43]．しかし，非脱灰のFDBAを使用すると，局所の無機質の基質が骨移植に利用され，脱灰の過程で生じるBMPsの破壊も起こらない．JensenとGreerは照射非脱灰同種移植骨を，上顎洞形成術を行い移植し，同時にスクリュータイプインプラントを埋入し，圧延加工したテフロン(e-PTFE)の膜を遮蔽膜として併用すると，脱灰海綿骨同種移植材料を使うよりも予知性が高いとしている[50]．さらにかれらは，この移植材料が自家骨よりも最良のものであると結論づけている．

　同種他家骨の利点は，入手が容易で，患者からの自家骨の採取量を最小限にすることができ，また麻酔時間と手術時間の短縮，出血量の軽減，および合併症を少なくすることができることである[38]．欠点は，自家骨に比して骨形成能が劣ることと，おそらく他人からの組織移植ということ(死体の骨は他の臓器や組織と同様拒絶される可能性がある)である[35,38,46]．技術的な問題として，多くの移植材料を挿入するので正確性が必要だし，母床骨にうまく生着させるためには確実な固定が要求され，感染する危険が高く，生着不良，移植材の破折などが生じることがある[35,39]．同種他家骨は骨新生能はなく，この材料を自家骨に混合することには，骨形成までの期間が長くなり，自家骨単独によるよりも形成される骨の量が少なくなることを意味する[38]．上顎洞底挙上術におけるDFDBAの使用では，移植床で完全には骨に置換されることはなく，たとえメンブレンを防御用に使用しても，つねに十分な量，あるいは良好な質の骨が形成されるとは限らないと報告されている[1,50,51]．

人工移植材料

　人工移植材料は，天然あるいは合成のものがあるが，骨伝導能のみを有している．最も一般的に使用されている人工材料は，生体活性ガラスであるが，合成のリン酸カルシウム材(たとえばHA)と天然の材料から得られたもの(たとえば非有機化した牛骨)である．HAなどのセラミックは安全で耐用性が高いが，新しく付着をもたらす能力はほとんどない[44]．非吸収性のHAも，インプラント埋入のためのサイナスリフトでの移植材としてはあまり評価が高くないとされている[63,64]．リン酸カルシウムセラミクスは，はじめは充填材として働き，その表面にそって新生骨の形成が生じる[45,46]．これらの材料を使用する目的は，骨組織の修復と再生を促進するための足場を提供することである．

　同種他家骨か人工移植材料を自家骨と混合することで，上顎洞底挙上術での自家骨の採取量を減少させることができるが[3]，前にも述べたが，自家骨単独を移植した場合より，骨形成は不完全となり，あるいは形成過程がゆっくりとなる．

生物学的成長因子と骨移植

　BMPや他の成長因子の適用は，骨再生を促進し，骨新生を含む骨移植にとってかわる可能性のある，最近よくみられるようになった研究の課題である．たとえば，Boyneらは，ヒト遺伝子組み換えBMP-2を種々の症例にコラーゲンスポンジを担体として使用し，その有用性，安全性および使用の可能性について報告している[65-67]．上顎洞底挙上術を含む動物での検討では，洞底部に著しい新生骨の形成がみられ，適用方法も何ら重篤な免疫反応や副作用をもたらさなかったとした報告もある[65,68]．

術前評価

　上顎洞底挙上術と移植術を行う前に，すべての病歴を把握する必要がある．とくに，季節性のアレルギーや，アレルギー性鼻炎，あるいは歩行時の鼻粘膜充血は，すべて上顎洞の病変の存在を示唆するので術前に診査しておく必要がある．上顎洞炎，上顎洞病変，また浸潤性の疾患の患者は，適切な医療機関に紹介し術前に治療をしておく．

　また，喫煙はこの手術が成功するかどうかに大きな影響を与えるので，その有無と術前術後に禁煙できるかどうかを確認しておく．ニコチンは骨の治癒を阻害し，骨芽細胞の機能を低下させるので，自家骨移植の失敗の原因となるし，移植材の生体力学的特性を低下させる[69]．

　パノラマエックス線写真撮影(図8-9)が必要で，それ以外に上顎洞撮影法やCT写真(図8-10)を補助的に撮影すれば，術者が残存する歯槽骨の高さや上顎洞底に存在する隔壁の位置，および開洞部の状況について把握できる．ライト付きの鼻腔鏡を使用すると，上顎洞を照明し，上顎洞壁のどこを開洞するかの目安をつけるのに役立つ．鼻腔鏡は経鼻的にあるいは口蓋側から口内法で使用する．また術後，層を閉じる前に，間隙や不均一な部分をすかして見ることができるので，移植材料の密度を確認するためにも使用できる．

　顎間距離は，歯肉と咬合面との距離として把握しておく．最低5mm以上は必要である．垂直距離が5mm以下の場合，補綴物が入るスペースがないので，歯肉切除術や上顎臼歯部垂直骨切り術，そしてあるいは同時に下顎の咬合平面の修正も必要となる[5,9]．もし，垂直的距離が20mm以上なら，歯槽堤増大術をサイナスリフトと同時に行うことを考慮する．また，活動性の病変や

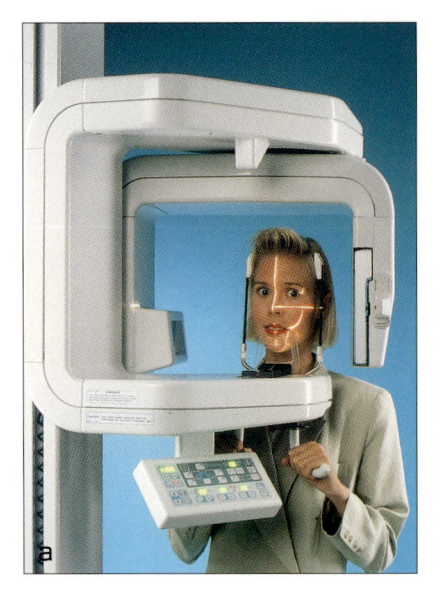

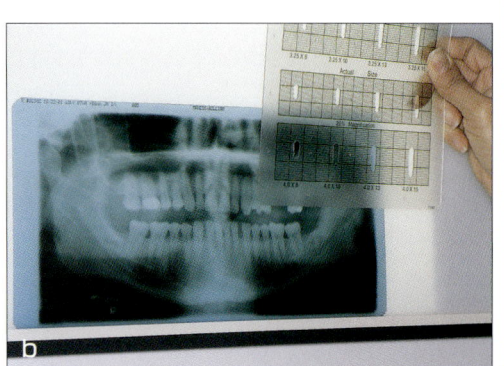

8 インプラント埋入のための上顎洞骨移植

図8-9
(a)パノラマエックス線写真は，上顎洞を診査するために真っ先に行う主となる検査手段である．

(b)パノラマエックス線写真から予測される平均的拡大率を示した格子状の定規が各社から入手できる．これにより手軽にかなり正確に高さと近遠心距離を計測できる．

疾患(たとえば急性上顎洞炎や残根，ポリープ，腫瘍，囊胞)が上顎洞に存在するかどうかを見極めることも重要である．歯周疾患のある患者では上顎洞病変の存在が多いことが判明しており，移植に影響を及ぼす可能性もある[71]．残存する上顎の歯はすべて精査し，歯から上顎洞に進展する歯周疾患がないことを確認する．これらの状態が存在するときは，それが改善されるまで手術は禁忌である．患者についての以上の一連の術前準備が終了したら，はじめて手術が可能となる．

184

図 8 -10

(a) 症例によっては CT 撮影がパノラマを兼ねるものがあり，CT では隔壁やポリープなどの解剖学的な異常を発見しやすい．

(b, c, d) 前額断，矢状断，軸方向像を撮影し，スキャンする．これらのデータをコンピュータで多種の画像に再構築する．

(e) 上顎骨を顔面に垂直な方向でスライスできる特別なソフトウェアによる断層像．上顎前歯部の歯槽部，臼歯部の歯槽部，および上顎洞が種々の形で診査できる．

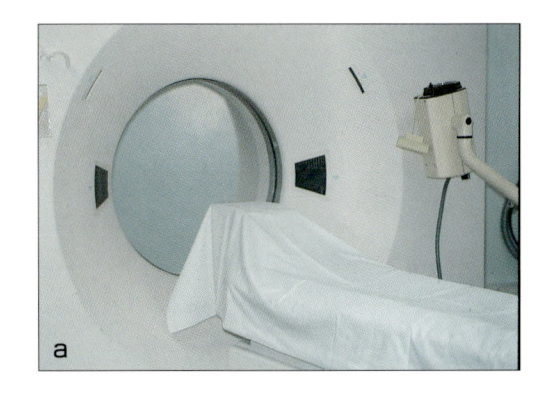

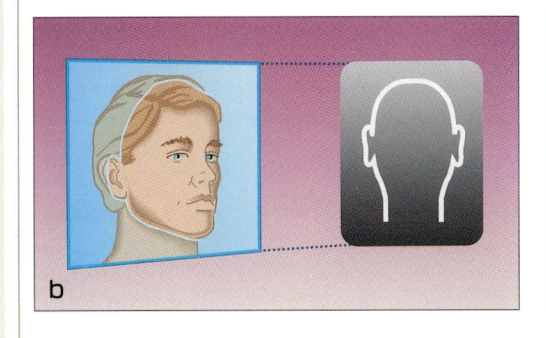

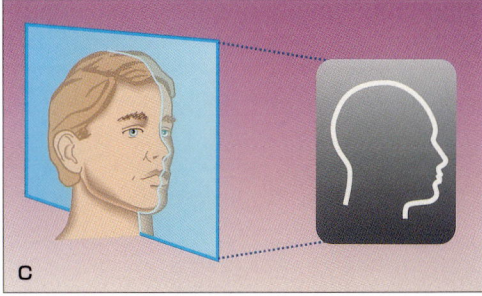

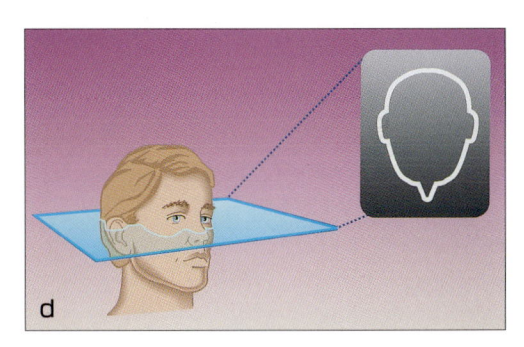

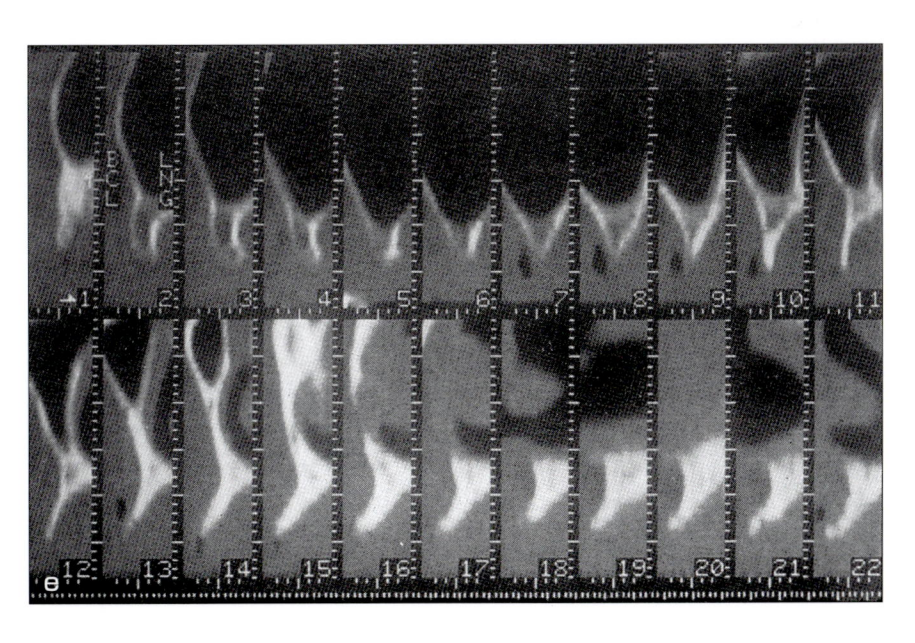

手術術式

術前に好気性菌にも嫌気性菌にも効果のある適切な抗生物質を投与し，術後も7～10日間継続する[72,73]．手術は，移植骨を全身麻酔下で腸骨を採取する場合を除いて，静脈内鎮静法下で行う．止血のための血管収縮薬を含有した局所麻酔薬を上顎洞部と口腔内の移植骨採取部位に注射する．上顎結節と大口蓋孔への伝達麻酔による局所麻酔でも手術は可能である．大口蓋孔を刺入点とした第2枝領域の神経ブロックも行うことができる．

歯槽頂か無歯顎部の口蓋側部に水平切開を施し，骨切り部を越えて，そして付着歯肉の範囲を考慮して切開を延長する．切開線は上顎洞の前縁を越えた近心まで延長する（図8-11）．減張のための縦切開を犬歯窩の口腔前庭部にまで行えば，弁の翻転と骨の露出が十分となり，軟組織による良好な創閉鎖が可能になる．上顎洞の側壁は粘膜骨膜弁を頬骨梁の高さまで剥離すると露出できる．インプラント埋入部に隣接する骨膜は，歯槽骨への血液供給を考慮して最小限とする．上顎洞開洞部の高さを考慮したところまで上方に骨膜を剥離する（だいたい頬骨の高さ）．

上顎洞の側壁が完全に露出したら，No.8のダイヤモンドラウンドバーを，ゆっくりとした高トルクで回転させて，上顎洞側壁に卵円形に骨切りを行う（図8-12）．もし上顎洞壁が厚いときは，はじめにNo.8のカーバイトラウンドバーを使用すると，迅速に骨切りが開始できるので，その後同じサイズのダイヤモンドのバーに変更する．そうすることでシュナイダー膜の損傷の危険性を最小限にすることができる．多少の変法が報告されている；縦にU字形に骨切りをして骨を折り込めるようにするのものや[11]，台形とし1701番のフィッシャーバーで行う方法もある[1]．卵円形の骨切りは，シュナイダー膜を損傷しやすい鋭端を作らないので推奨される[10]．同様に，ダイヤモンドのラウンドバーもシュナイダー膜の穿孔の危険性が最も少ないので薦められる．筆を運ぶようなタッチで行い，シュナイダー膜を穿孔せず，骨のみを削除するようにする．卵円形の全周にわたって骨切りが確実に行われると，骨を優しくたたくと動くようになる．この骨は，移植骨を支える天井にするために上方に折り上げるか，あるいは除去してしまえばより洞内の良好な視野を得ることができる．開洞部の骨に隔壁が付着しているときは，上顎洞が完全に2つないしそれ以上に分割されているのが見えるようになるまで骨壁を削りたおす（図8-13）．

ここで下にあるシュナイダー膜が露出してくる．穿孔しないように細心の注意を払って上方に剥離を行う．キュレットを開窓部の辺縁にそって，丸部分を粘膜に，鋭端のほうを骨に当てながらそっと挿入する（図8-14）．キュレットを開窓部の360度に渡って骨に沿わせながら滑らせる．その後，シュナイダー膜を注意深く洞底部から下方，上方，後方へと挙上していく．開窓が著しく小さいときは，この過程を小さなキュレットで行うべきである．通常の開窓なら，可能な限り大きめのキュレットを使用すると，シュナイダー膜の穿孔を防止でき，粘膜を剥離する効率が上がる．

シュナイダー膜の穿孔は，側壁が折り込まれているときに発生しやすいが，上顎洞の下壁と前壁から粘膜を剥離しているときにも生じることがある．最も穿孔が起きやすいのは，下方の骨切りの高さのところで，若木骨折を行った場合か，開窓部の下近心部である[1]．小さな粘膜の穿孔は，小さな

図8-11
歯槽部の解剖，歯槽骨の幅，それと付着歯肉の量は，切開を始める前に考慮しておくべき因子である．

(a)切開の位置は，普通歯槽頂の約3mm口蓋側に設定するが，それらの因子により影響を受ける．

(b)骨切りを行う部位の近心に縦切開を行う．切開は，弁の基底部が歯槽部よりも相対的に広くなるような形で行う．この切開は，骨切りを行われる部位により上方に延長されることもあるが，普通は前庭部までである．遠心にも小さな減張のための切開を追加すると，弁を翻転しやすくなる．

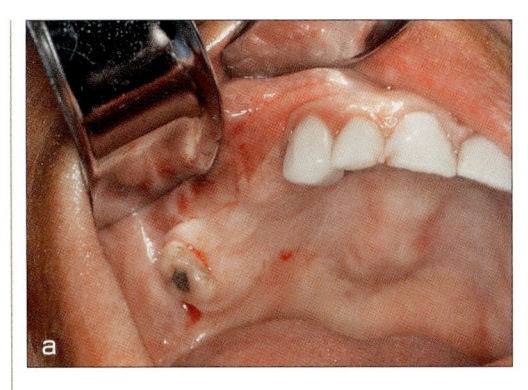

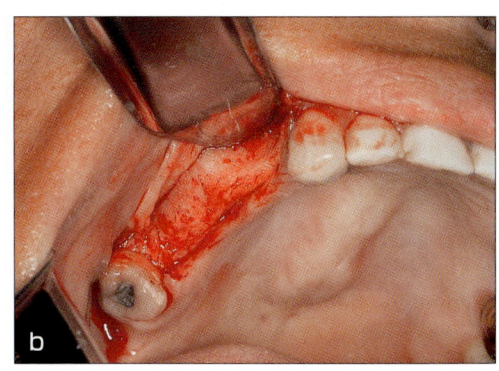

図8-12
上顎洞顔面壁の厚み，術者の好みと経験によって，骨切りに使用するバーが選択される．

(a)＃8のBrasseler卵円形バーは骨が厚く，大きく開窓する必要があり，慣れた術者にはよい選択となる．

(b)4.0の卵円形(B. S. GA)バーは，この手術を修練中で，あるいは薄い骨壁に小さな開窓を行う場合に選択するとよい．

(c)開窓の形態は普通卵円形である．骨切りが進んでいくと，粘膜が透けて見えるようになり，ドリルで削合されて骨が薄くなっていくのがわかる．ときどき削合をやめて粘膜が近いかどうかを確かめることは，穿孔を防止する意味で，よいことである．

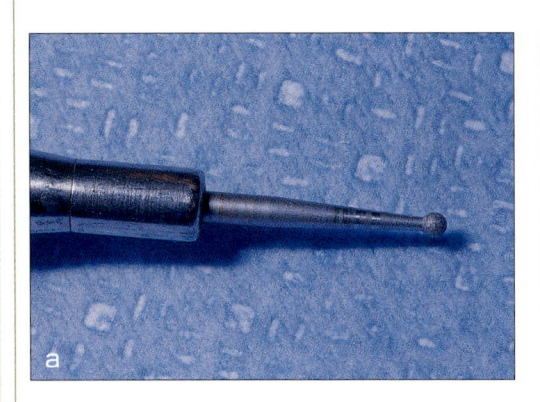

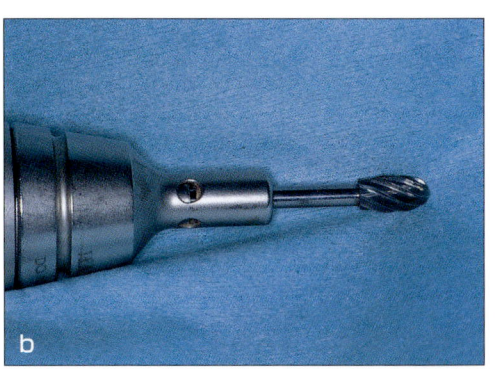

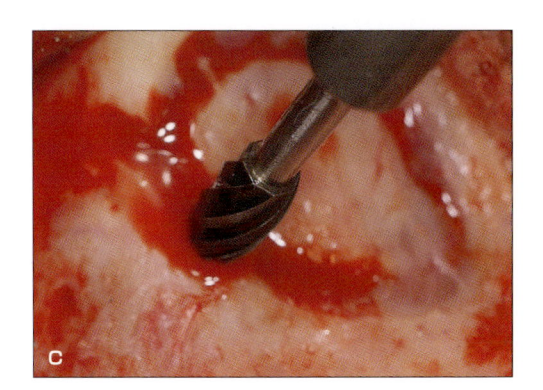

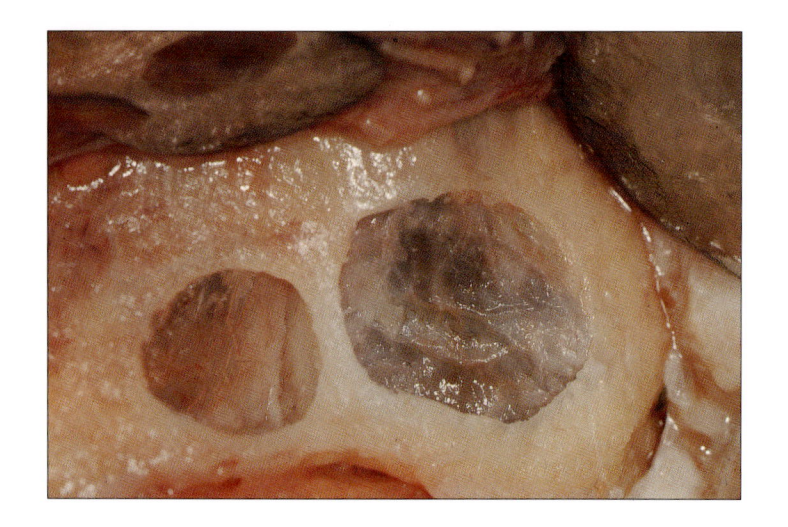

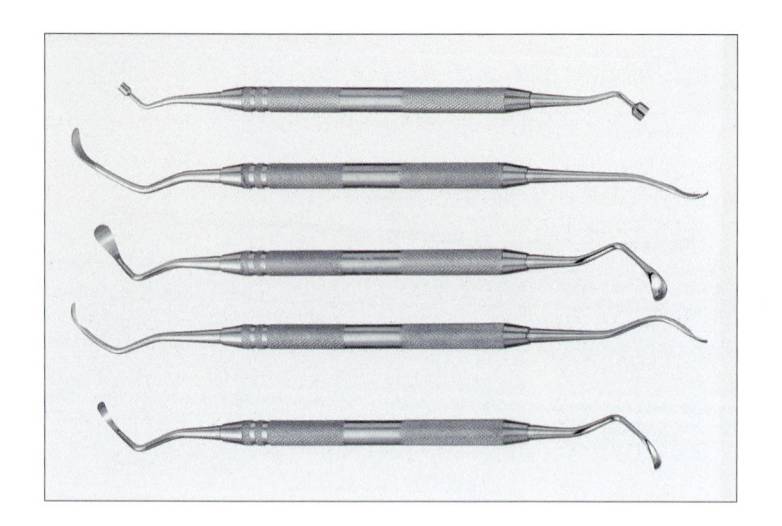

8 インプラント埋入のための上顎洞骨移植

図8-13
患者によっては，隔壁が存在することがある．高くない隔壁の場合は，一つの開窓で乗り越えて行くこともできる．高い隔壁では，大きな隔壁の前方と後方に，2つの窓をあけて粘膜の剥離挙上を可能にする必要がある．

図8-14
粘膜剥離のために使用するキュレットは，種々の形態を示す上顎洞に使いやすいように，いろいろな角度，いろいろな大きさのものを用意する．キュレットの辺縁は鋭利なものがよく，辺縁は常に骨面に接触させて使用する．剥離の仕方は"こすって押す"感じである．広い面をもったコンデンサー／プラガーも用意し，移植材を適切な位置に押して移動させ，また圧迫する．

コラーゲンのメンブレンを穿孔部にあてがうように挟み込み使用すると，自然に修復されるまでの時間を稼げる[1]．大きな穿孔では，より長期的効果のある，しっかりしたコラーゲン素材のメンブレンを，ドーム状に形づくり，穿孔した粘膜にメンブレンを置くように適用する．シュナイダー膜が上顎洞底のすべての部分で挙上され，移植材が粘膜上でなくむき出しの骨の上に接してていることを確認する必要がある．

上顎洞底の側壁は，そのままにしておく．多数の隔壁(藪状隔壁)があり上顎洞をいくつもの部屋に分かれていると，サイナスリフトは難しくなる[74,75]．隔壁の多くは，第二小臼歯と第一大臼歯の間にある．隔壁の形成は，抜歯後の歯槽突起部での含気化の時期の違いによるものかもしれない．隔壁による合併症を最小限にするために，骨切

りの下方部分を洞底から少なくとも3mm上方とすることを薦める．もし隔壁があり，洞底から3mm以上の高さなら（手術に影響を与えるので術前に把握しておくべきことであるが），卵円形の骨切り線を，隔壁の直前と直後に縦の骨切りを追加して3分割にすると，骨開窓部は左右に仕切られることになる．そして中隔より上方へシュナイダー膜を挙上する．また，中隔によって挙上量が不十分となるよりは，むしろバーを用いて中隔を整形し，十分に挙上したほうがよい．

術中出血

術野には大きな血管はないので，通常生じる出血は軟組織の静脈性か骨からの漏出性の出血である．上顎骨と上顎洞への血管網は血流が豊富で上顎洞手術の迅速な治癒をもたらす．しかし，術中に持続性の毛細血管性出血をきたすことがある．これには患者の血圧や局所の炎症などが関連しており，まれには出血性素因や凝固異常が含まれることがある．多くの出血性素因は患者がサイナスリフトを必要とする年齢までにはすでに診断されているか，術前の既往歴聴取のときに判明する．"血が止まりにくい"と訴える患者や，異常出血の既往が類推される患者では，簡単な一連の血液スクリーニング検査で98.5％が検出できる．これらの検査には，全血算，血小板数の計測と鑑別，出血時間，トロンビン時間および部分トロンボプラスチン時間が含まれる．

もし術中に持続性の漏出性の出血が生じたら，患者の血圧を測定する．高血圧のコントロールは通常局所麻酔を追加し，患者の不安を除去するように話しかけ，鎮静剤を追加することでできる．まれではあるが，未治療の高血圧症では処置を中止しなければならないことも起こりうる．局所的には，漏出性の出血はしばらくの間ガーゼで圧迫しておくとコントロールできる（図8-15）．ガーゼに10万分の1のエピネフリンを含有する2％リドカインを浸すか，4％の液状コカインを浸すと，とくに軟組織からの漏出性出血の場合，止血効果が上がる．もし漏出性の出血が骨からのもので，圧迫によっても止血できないときは，骨ロウを圧入すると通常効果的に止血できる．さらに，毛細繊維状の牛コラーゲン（Avitene, MedChem Products, Woburn, MA）は凝血を作り出す吸収性のすぐれた代替材料である．2つの"留置型"材料である，Gelfoam（Pharmacia and Upjohn, Kalamazoo, MI）とSurgicel（Johnson & Johnson, New Brunswick, NJ）もまた凝血塊を作り止血効果に役に立つ．しかし，サイナスリフトを完遂できるようになる最も効果的なコントロールの方法は，ゆっくりした骨からの漏出性出血にはAviteneを，早い骨からの出血には骨ロウを使うことである．第11章で，多血小板血漿の止血効果について述べるが，もし利用できるなら，ひとつの止血の方法となる．

移植術式

サイナスリフトを行っている間に，自家骨をあらかじめ決めていた部位から採取し，また適切な他の移植材料と混合する．この混合物をそのあと，1～3mlのシリンジに容れ，コンデンスし，準備しておく．

前述したとおり，1回法手術では，移植とインプラント埋入を同時に行う．この方法を行うときは，外科術式の変法が不可欠で，骨開窓部を大きくし，ボーンミルを使用して移植材を均一に粉砕する．移植材を注意深くコンデンスし，そしてインプラ

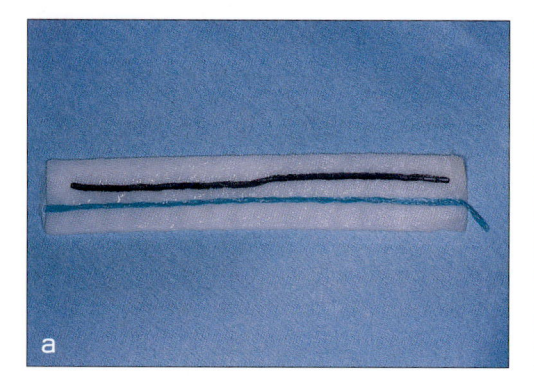

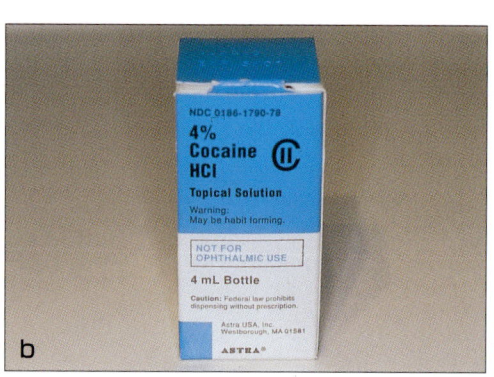

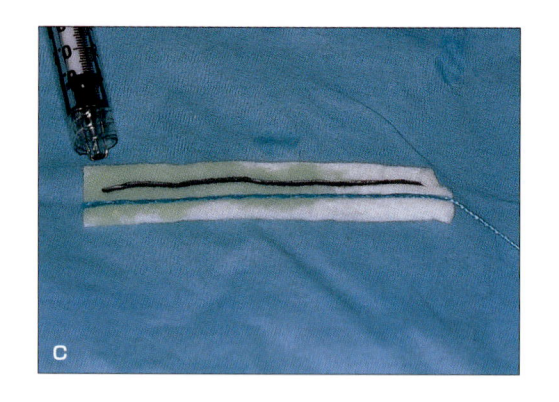

図8-15
勢いのよい術中の漏出性出血は，創部を一時的にパッキングすることでコントロールできる．

(a)上顎洞内の止血は，コットノイドストリップで行うことができる．これは，薄い1/2×3インチの高い吸収性のあるガーゼで，長い緑色のひもが付いており，血まみれになったときに判別しやすく，暗い色のエックス線不透過性のひもはエックス線診断が必要なときに造影性がある．

(b)コットノイドストリップスを上顎洞内に挿入する前に，4％コカイン溶液などの止血剤を染みこませておく．

(c)コットノイドストリップスが飽和されている．4％コカインの代わりに5万分の1エピネフリン含有のリドカインを使う方法もある．この場合，エピネフリンが止血剤として働く．

ントの平行性を確実にするために計測を行う[26]．インプラント埋入にはドリリングのガイドにサージカルステントを使用する．これを行う間は，メンブレンを保護する必要がある．インプラント窩を形成したら，シリンジの先端をはさみでカットし，混合した移植材を上顎洞内へ塡入し，健常な内側壁に向けて圧接する．

上顎洞の内側部分に移植が終わったら，インプラントを埋入する．それから，骨を上顎洞の前壁と後壁に向けて塡入し，インプラントの上に，10〜12mmの高さになるまで積み上げていく．この手技をやっている間は，上部構造の作製が煩雑にならないようにインプラントの方向性を正しく保つことが重要である．ついで，術野の側方部を移植骨でしっかりと充塡する．インプラントの直径が，歯槽突起の幅よりも太い場合は，上顎洞の外のインプラントの側面にも骨を追加して確実にしておく．開窓部は遮蔽膜で覆い，軟組織の侵入を防止してから，粘膜骨膜弁を元に戻し，結節縫合で切開線を閉鎖する．インプラントが骨結合するあいだに移植骨は成熟する．

2回法（移植とインプラント埋入を分けて行う）を行う場合は，上顎洞を望ましい高さまで完全に骨混合材料で満たし，1回法と同様に吸収性の遮蔽膜で覆う．粘膜骨膜

弁を復位し，吸収性の縫合糸で結節縫合を行い閉鎖する．骨が成熟してから(移植材の種類，移植材のサイズ，患者の全身状態によって変わるが，おおよそ4～12か月)，インプラント埋入に十分な高さの骨があるかどうかを診査する．そうすれば，インプラントを決められた方法で埋入することができ，骨結合が得られる．

術後関連事項

　サイナスリフトの術後処置は，他の口腔外科手術や上顎洞根治術のものと同じである．1週間経過したら，感染防止のため，クロルヘキシジンの含嗽を術後2週間，毎日2回行う．鼻をかむ，ストローで液体を吸う，および喫煙は，すべて陰圧の原因になるので，少なくとも術後2週間は禁止する．喫煙はまた治癒を阻害する．咳や鼻かみは，圧を解放するために，開口状態で行う．術野の圧迫，冷却，頭位高位および休息もまた薦められる．鎮痛剤は術後痛と不快感のコントロールのために使用される．抗炎症剤や抗ヒスタミン剤もまた有効である．術前に，予防的投与として，たとえばAugmentin 500mg(GlaxoSmith-Kline, Research Triangle Park, NC)か類似の適切な抗生物質を投与するが，術後も続けて1日3回，7～10日間投与する．鼻腔の充血除去剤の，Sudafed(Warner Lambert, Morris Plains, NJ)などを1日30～60mgおよびAfrin(Schering-Plough, Kenilworth, NJ)鼻腔噴霧剤を鼻閉の除去のために使用する．

　移植材の種類と患者の持つ骨形成能に応じて，インプラントと骨移植材が結合して，補綴処置が可能になるまでに3～12か月を要する．この間，患者は従来の装置を軟性材料でライニングして使用する．もし，口腔内から採骨していれば，1～2週間で回復する．

合併症

　手術後に起こりうる合併症には，鼻閉，移植材の感染，治癒不全および移植部に十分な量の良質な骨が形成されないこと，がある[76]．鼻閉と疼痛は鼻閉除去薬と鎮痛剤で対処する．もし移植材に感染が生じたら(相対的にまれであるが)，移植材を完全に除去して，上顎洞根治術で上顎洞粘膜を完全に除去し，さらに十分洗浄して，抗感染療法を行う．上顎洞根治術は通常必要はない．歯槽頂部の軟組織が治癒し，エックス線所見で上顎洞がきれいになったら，再移植を行うことができる．

　もし組織への血液供給が妨げられたり，傷害されると，創傷治癒は不良となり，移植骨かインプラントが早期に脱落する．術野が完全に閉鎖されていない場合，残っている移植材を除去し，粘膜の穿孔を確認し，上顎洞腔を洗浄する．適切な抗生物質を処方し，自然の創傷治癒を促す．

　もしインプラントを支持するのに必要な十分な量と質の骨が形成されなかった場合は，上顎洞腔に再移植を行うことが可能である．上顎洞の外側面を露出した後，移植材を除去し，術野をよく診査して，異なった組み合わせの移植材料で移植を行う[1]．治癒期間中のインプラントへの外傷や補綴物による異常な荷重が生じると，これもまたインプラントの早期喪失へつながる．上顎のインプラントが抜けると，口腔上顎洞瘻を形成し，その場合，閉鎖術が必要となる[17]．

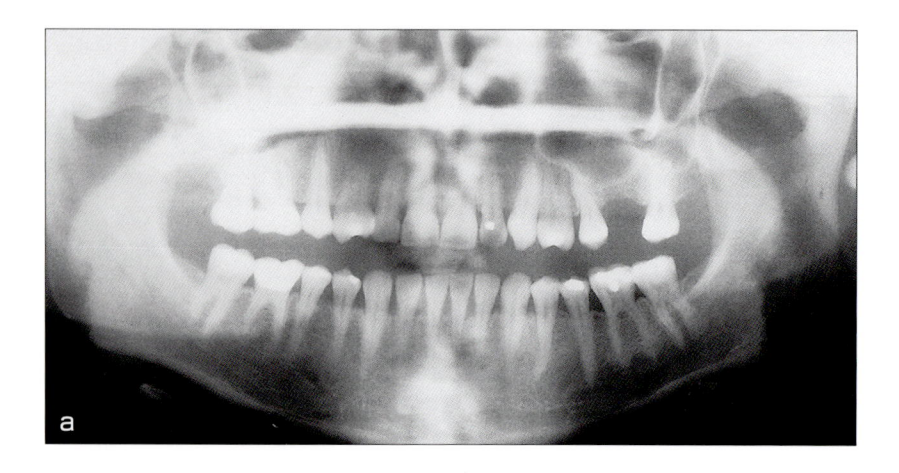

8 インプラント埋入のための上顎洞骨移植

図 8-16
1歯欠損の症例は，頻度の高いものであるが，もし患者が隣在歯を健全のまま保存することを望み，また部分床義歯にするための形成を避けたいという希望を持っていれば，サイナスリフトのよい適応である．

(a)この患者における歯槽堤の骨の高さは約4mmであった．

(b)隔壁は上顎洞にはしばしば存在する．これらは通常エックス線写真で診断することができるので，この症例のように小さな開窓を行うときは，術前に念頭に置いておき，適切な器具を用意する必要がある．

(c)小さな開窓で，かつ隔壁があるときは，特別に小さな器具，たとえばGraceyのペリオドルタルスケーラーを使用する．

(d)粘膜を上方および隔壁の周囲を挙上するときは，粘膜は隔壁に明らかに接触している．

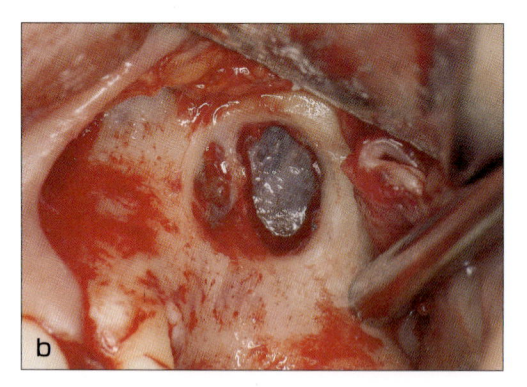

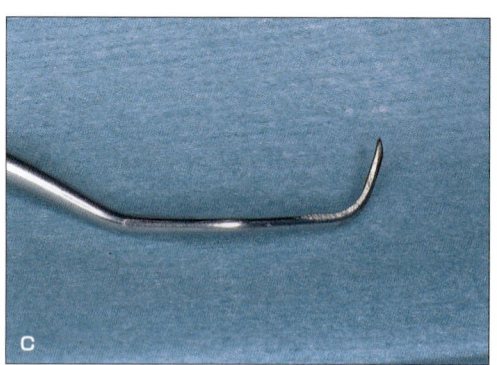

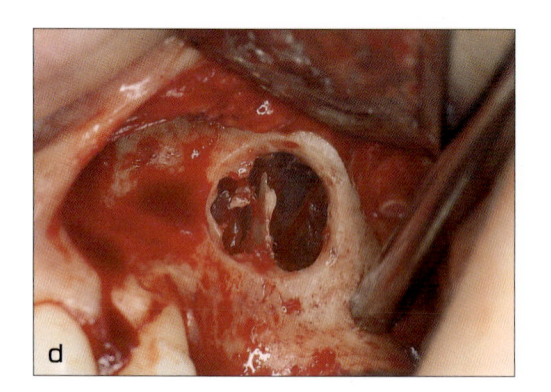

臨床例

以下の数症例で，この章で記載した術式を図示する(**図8-16〜23**).

図 8-16(つづき)

(e)移植材料．この症例では異種骨が，活性化される前の多血小板血漿（PRP）を加えて湿潤された．

(f)湿潤後，活性化された PRP と撹拌される．粒子が互いに付くので，操作がしやすくなる．

(g)移植とインプラント埋入を同時に行ったこの症例では，まず内側に移植を行ってからインプラントを埋入し，さらにその外側に移植材を移植する．場合によっては，この症例のように，陥凹部を補塡するために顔面壁を余計に膨らませておく必要がある．

(h)インプラント埋入と骨移植が同時に行われた．インプラント先端部にも骨が移植されていることに注目．移植とインプラント埋入を同時に行うことで，術者はインプラント埋入のために必要な部分に正確に骨を移植することができた．

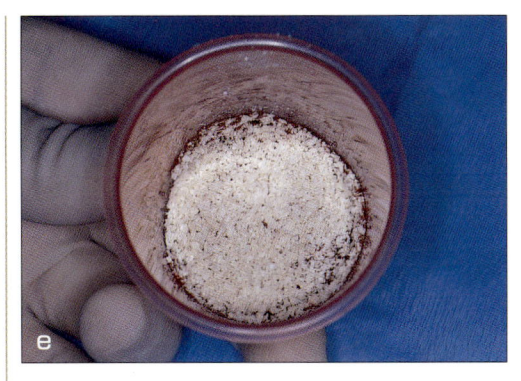

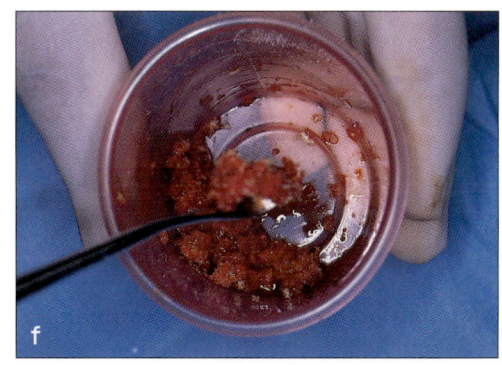

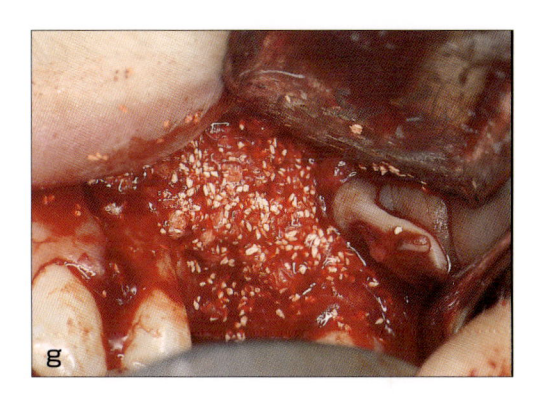

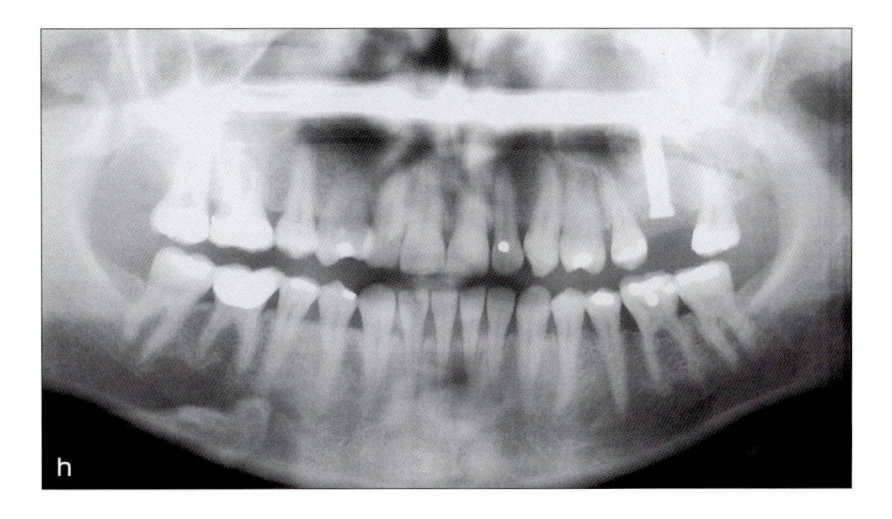

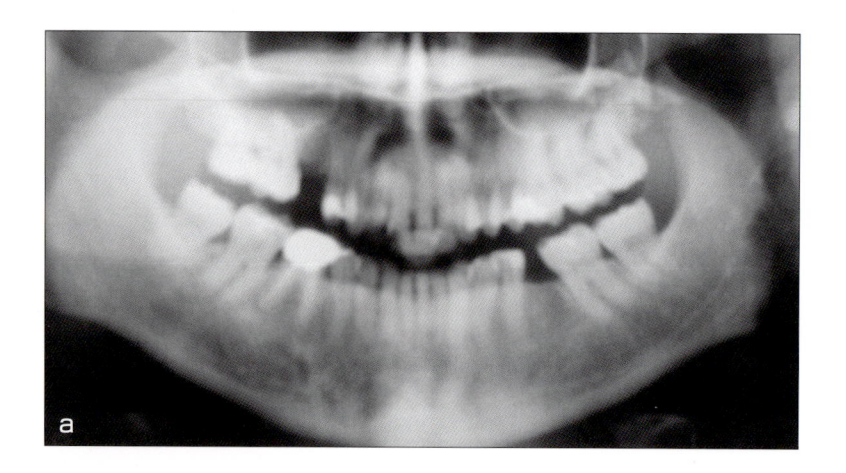

8 インプラント埋入のための上顎洞骨移植

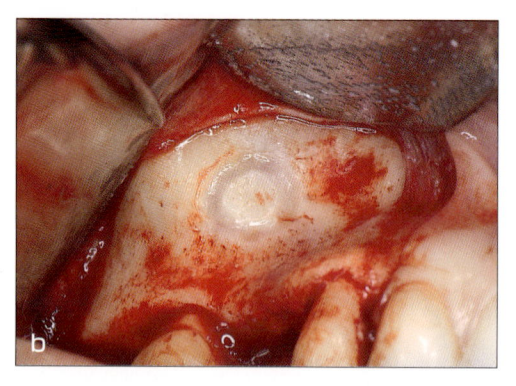

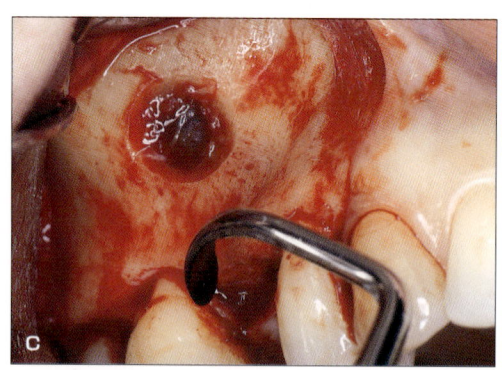

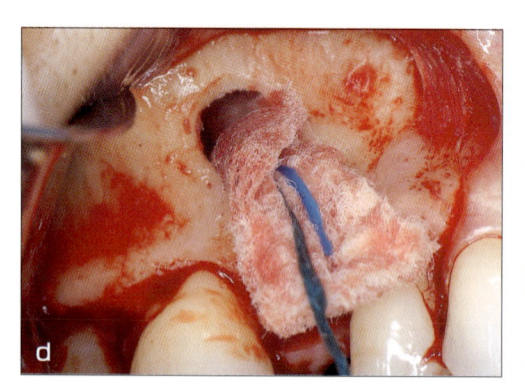

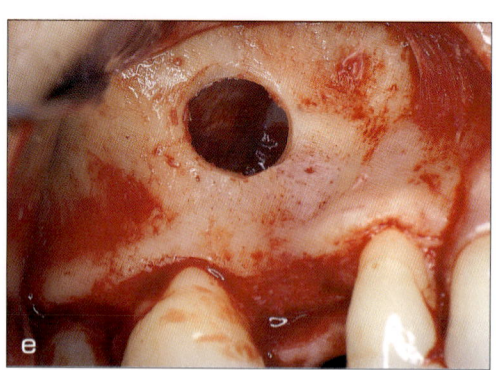

図8-17
単独歯欠損のための上顎洞底挙上術の症例.

(a)上顎第一大臼歯が欠損し,インプラント埋入のための骨が不足していることを示すパノラマエックス線写真.

(b)この単独植立インプラントのために,非常に小さな骨切りが行われたところ.術野と隣接部の良好な視野を確保できる,弁の大きさと形態に注目.

(c)角度のいろいろに違った小さなキュレットにより上顎洞のいろいろな部位に到達できる.

(d)コットノイドストリップスに,止血剤をしみこませ,注意深く詰め込む.止血効果とは別に,このストリップは,注意深く挿入し,シュナイダー膜をテント状に押し上げておくと,除去した後も粘膜を挙上させておくのに役立つ.

(e)コットノイドストリップスを除去した後,移植材の容積を見積り,剥離の範囲が十分かどうかを判断することが,容易になる.

図8-17(つづき)

(f) 移植材に，まさに移植しようとするそのときに，活性化したPRPをふりかける．特別な二重管になったシリンジ端を使用し，PRPをカルシウム／トロンビン混合液と混合する．

(g) 上顎洞に移植材を充填し，吸収性のメンブレンを置き，歯槽頂部と遠心減張切開部を縫合した後，さらに移植材を追加する．近心の縦切開を縫合しないで残しておくと，袋状になるので，顔面壁部の厚みを補填するために移植材を追加するのが容易になる．

(h) 移植材を注意深く押しつける．先の細い摂子で弁とメンブレンを，骨面から引っ張り上げておいて，袋状態を維持しておく．

(i) 十分に移植材料を充填したら，袋状にした近心部の縦切開を縫合する．

(j) 縫合が完了したら，指で上からさわり均等になるようにならし，また歯槽部の形を整える．

(k) この患者では，歯槽部の骨幅が十分になかったので，段階を踏んで骨の成熟後埋入を行った．パウチテクニックを用いたので，上顎洞に十分な高さの，また歯槽部に十分な幅の骨を形成することができ，適切な位置に，適切な長さの適切な太さのインプラントを埋入することができた．

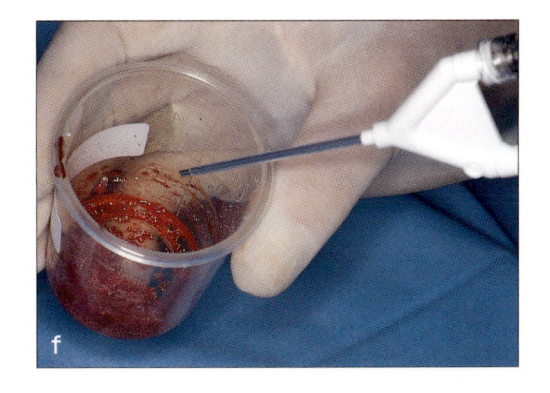

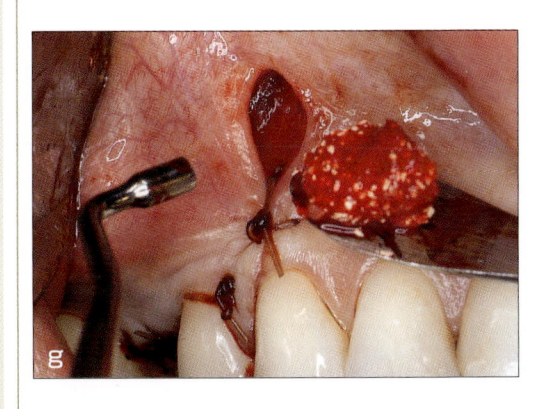

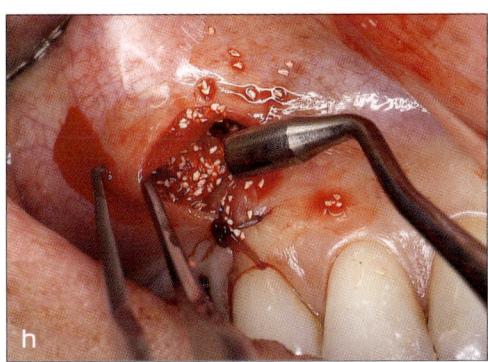

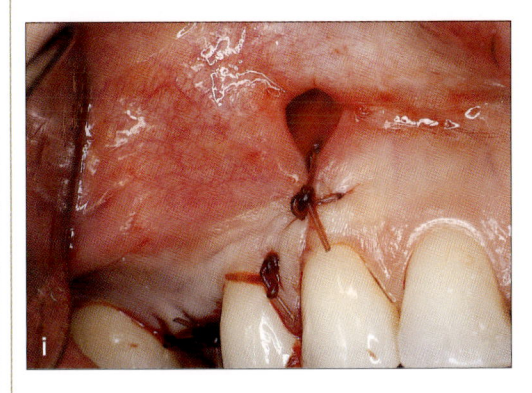

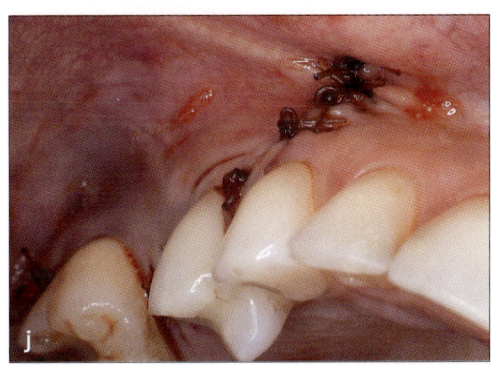

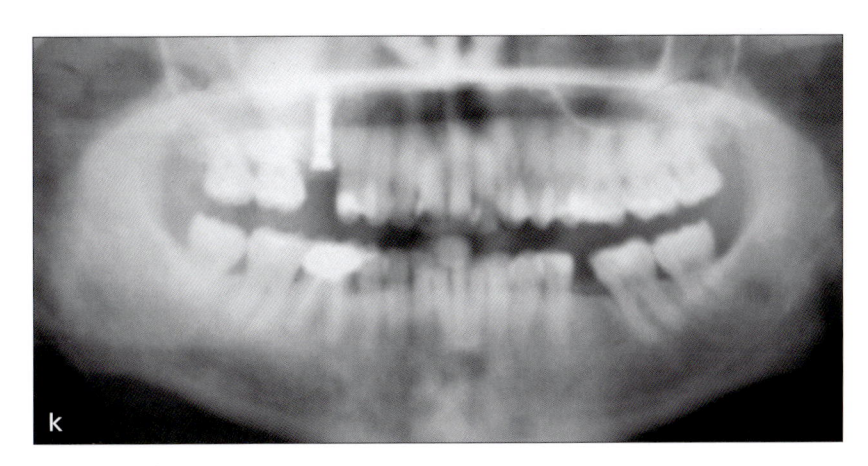

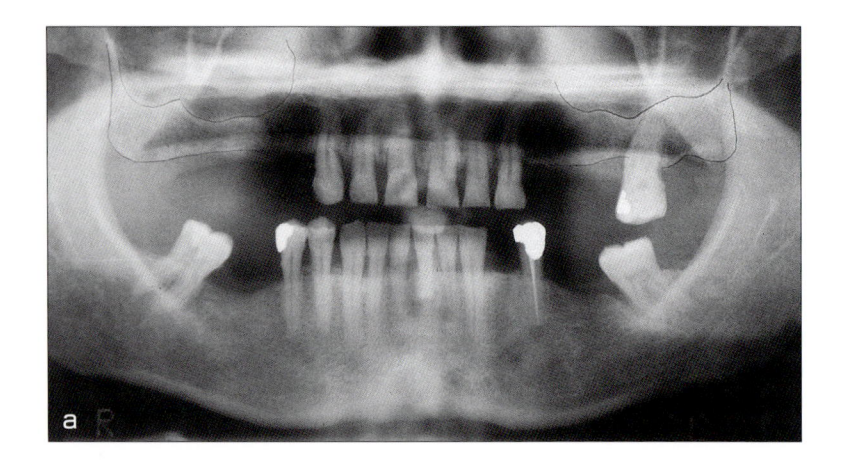

8 インプラント埋入のための上顎洞骨移植

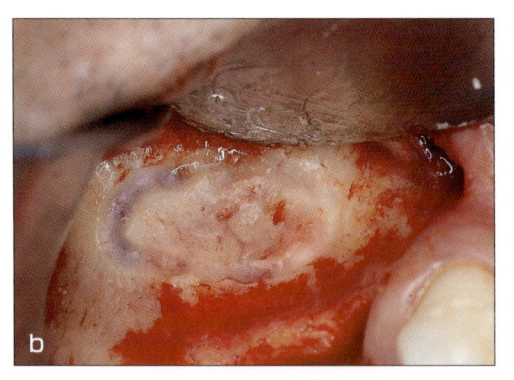

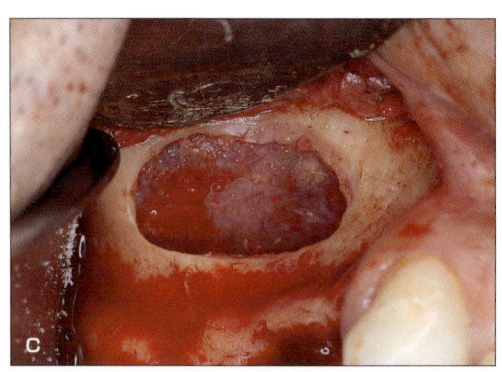

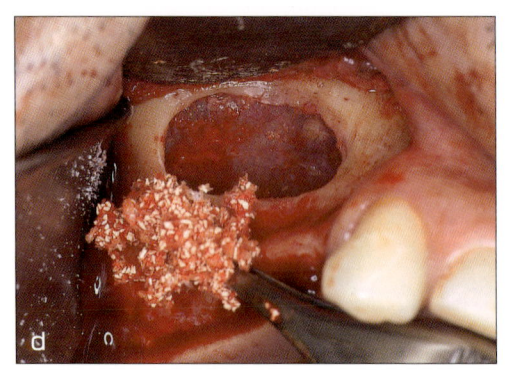

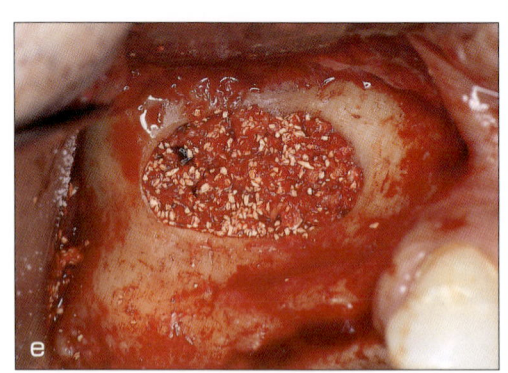

図8-18
大きな含気腔を示す両側性のサイナスリフトの症例.

(**a**)両側上顎洞の含気腔の増大を示すパノラマエックス線写真.

(**b**)骨切りの大きさと形態は，移植を行う上顎洞の状態と，埋入する予定のインプラントの数と位置によって決定される．術前に埋入するインプラントの近遠心および頬舌側に十分な骨が形成されるように正確な位置を確かめることが必要である.

(**c**)骨の島を除去すると上顎洞粘膜を剝離挙上できるようになる.

(**d**)十分に剝離し，コットノイドを挿入しさらに除去した後，移植床に移植材を移植し，圧接器で圧迫し，位置を調整しまた適度に圧接する.

(**e**)上顎洞に塡入が終わると，上顎洞顔面壁の豊隆はもとの状態になる.

臨床例 8

図 8-18（つづき）
(f)増大した骨の量が両側の上顎洞で確認できる．ドーム状の形態が示されていることで，粘膜が健常で挙上された部分が完全に充満され維持されていることがわかる．

(g)移植部に埋入されたインプラントはすべてインテグレーションし，二次手術でカバースクリューが除去し，その後ヒーリングアバットメントの周囲に健康な粘膜が存在する．

(h)大きな上顎洞への両側性の上顎洞底骨移植で行った良好な結果．

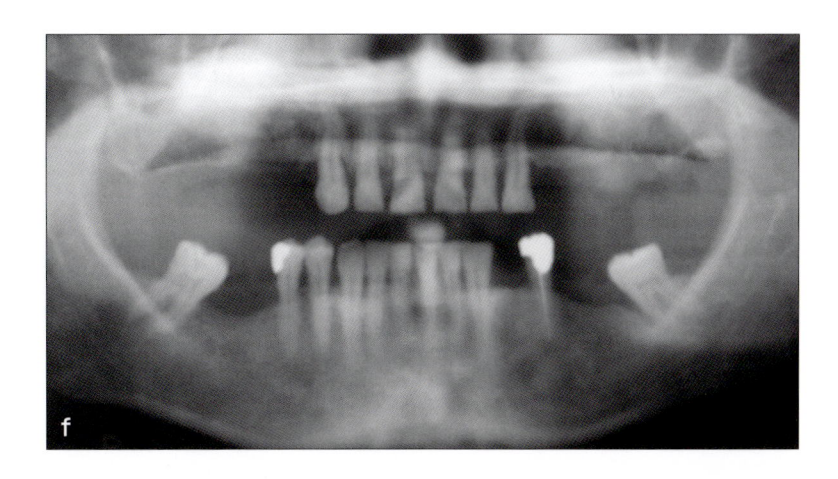

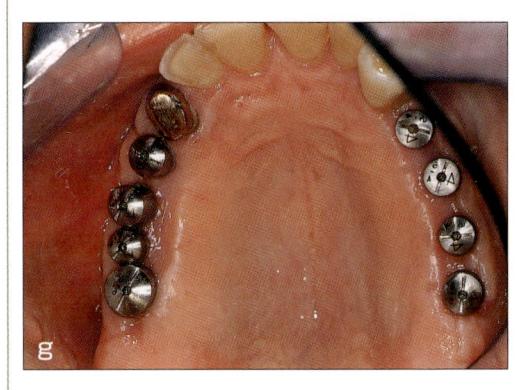

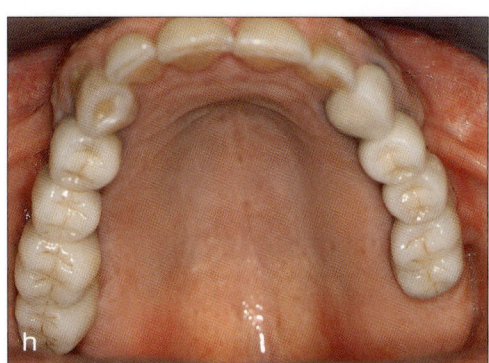

197

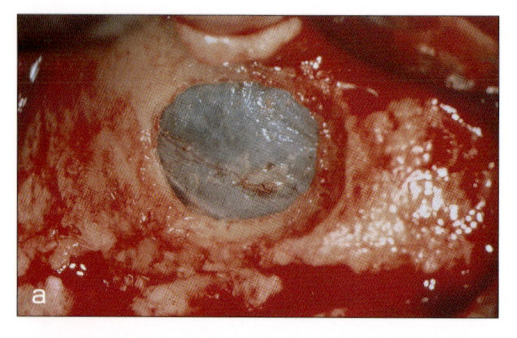

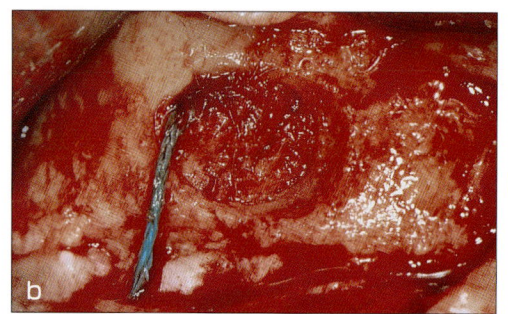

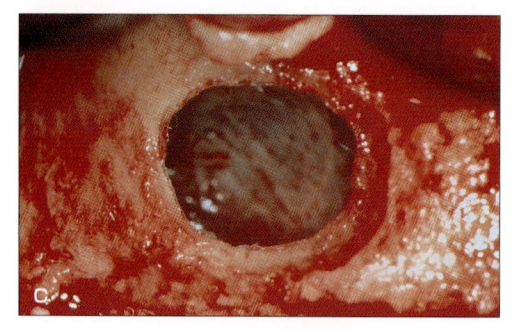

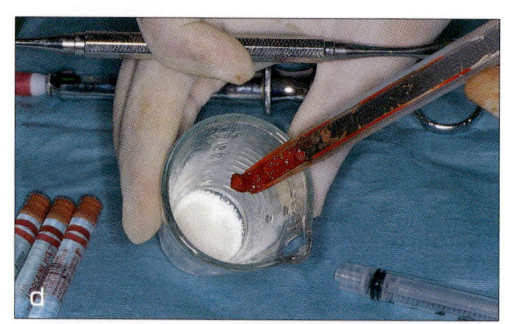

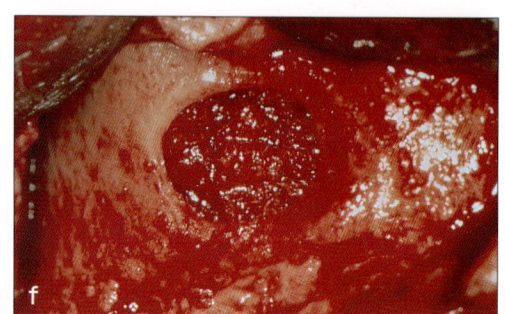

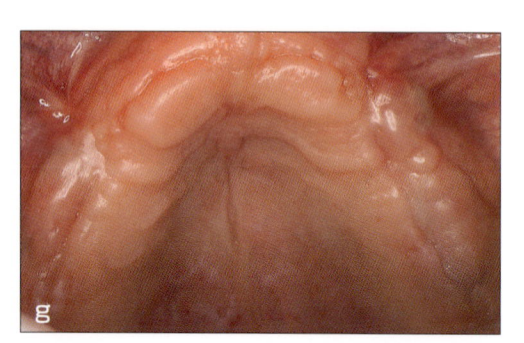

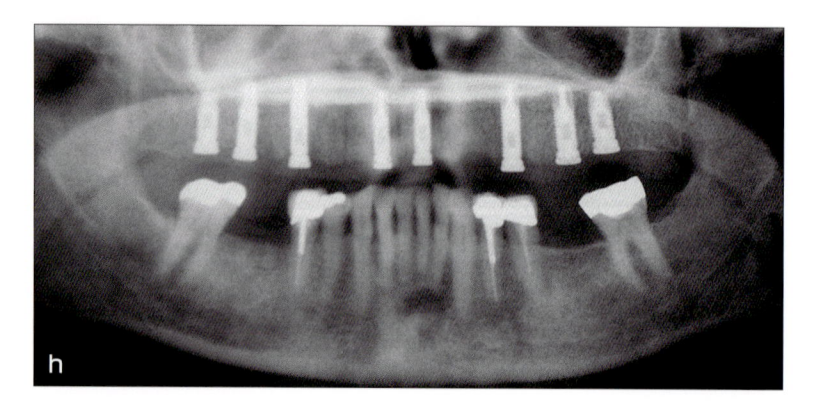

8 インプラント埋入のための上顎洞骨移植

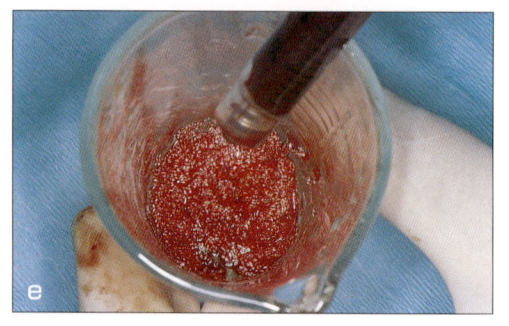

図 8-19
サイナスリフトと埋入を2段階で行った症例.

(a) この症例では，解剖学的に適合させるためと，粘膜剥離を容易にするアクセスを得，その後の骨移植とインプラント埋入を行うために，より円形に近い形状に骨切りをする必要があった.

(b) 止血剤をしみこませたコットノイドストリップスを洞内に挿入するが，血がにじんでも場所がわかるように緑色の糸は外に引き出しておく．これは止血効果が優れていて，視野が非常に良好になる.

(c) コットノイドストリップスを除去した後，洞粘膜を挙上して移植スペースを確認し，さらに剥離する必要がないかどうか確認する.

(d) 周辺から市販のボーンスクレイパーで移植骨を採取する．このシェイビングした骨を必要に応じて他の骨移植材料と混合する.

(e) 活性化前のPRPをこの複合材料に添加して，人工材料を湿潤させる．飽和したらPRPを活性化させて成長因子の放出をさせ，ゲル化させて，材料の操作性を容易にし，そして上顎洞に移植する.

(f) 上顎洞への移植が完了後．吸収性のメンブレンをおいてから閉創する.

(g) 上顎洞底へ移植後2週で良好な治癒状態を示す歯槽堤．術後すぐに患者は義歯を継続して装着できるので，歯槽堤の豊隆状態は変化しない．縦切開部分にはつねに小さな瘢痕が形成される.

(h) 臼歯部のインプラントは移植部へ埋入されている．移植を行ったので適切な長さのインプラントが理想的な位置に埋入されている.

臨床例 8

図 8-20
全部欠損症例でインプラント埋入のために，両側においてサイナスリフトによる骨高径の増大が必要になった症例．

(a) 全部欠損症例で中等度の歯槽骨吸収を示すパノラマエックス線写真．患者の歯は最近抜歯された．即時埋入で行われた．

(b) PRPを調整するために静脈穿刺を行う．PRPの利点について説明をすれば患者の承諾は得やすい処置である．

(c) 特別な鉤を含む器具類．

(d) 骨シェーバーで採取した自家骨．

(e) 人工骨を自家骨と混合する．

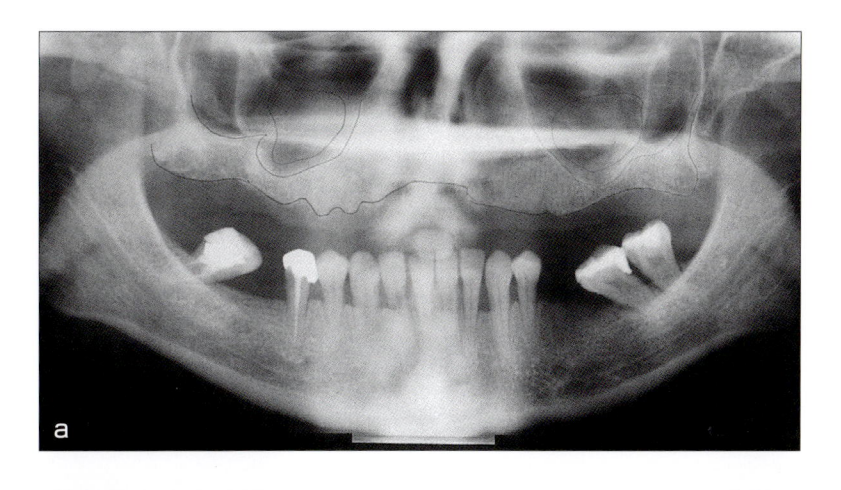

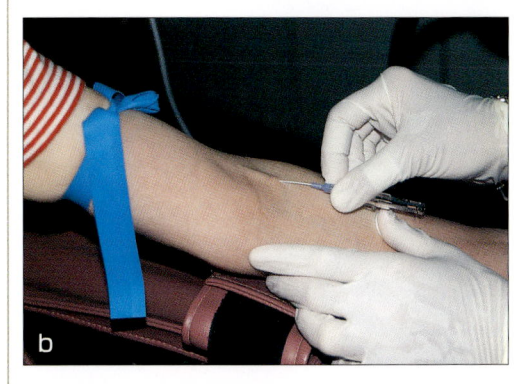

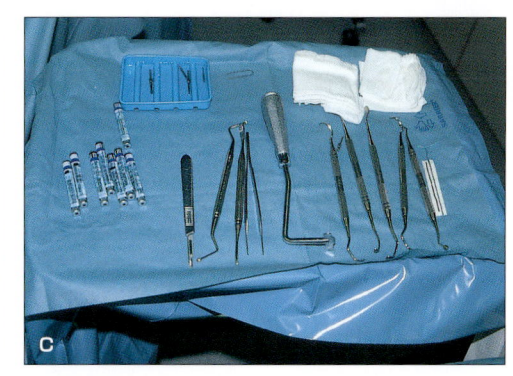

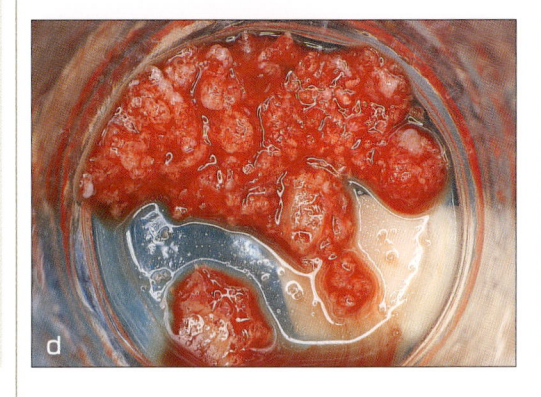

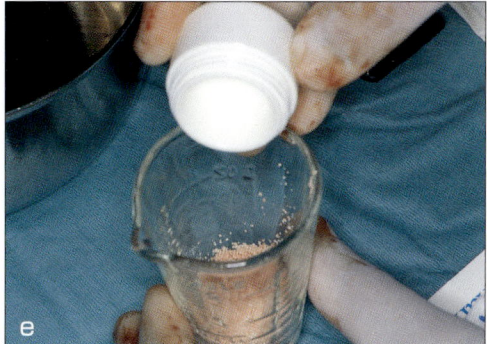

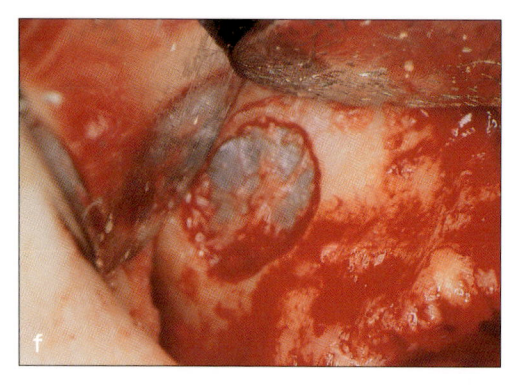

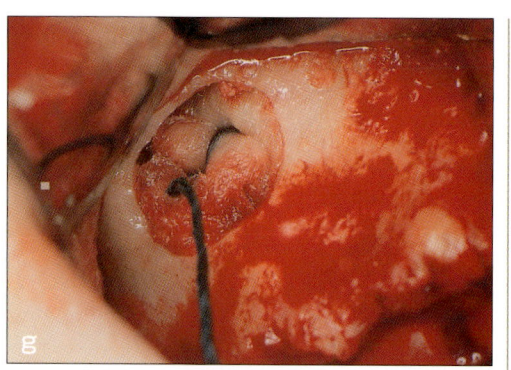

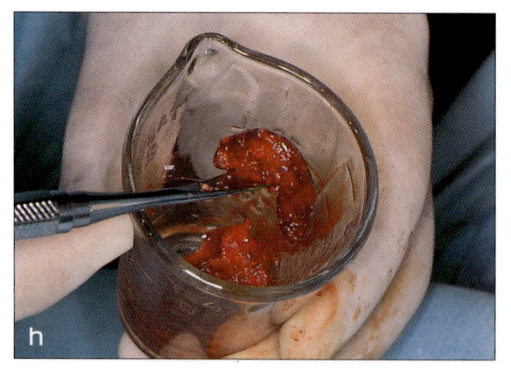

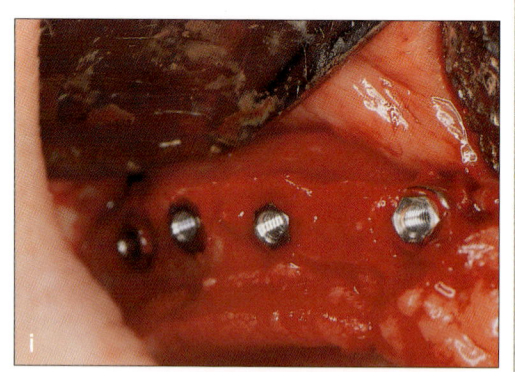

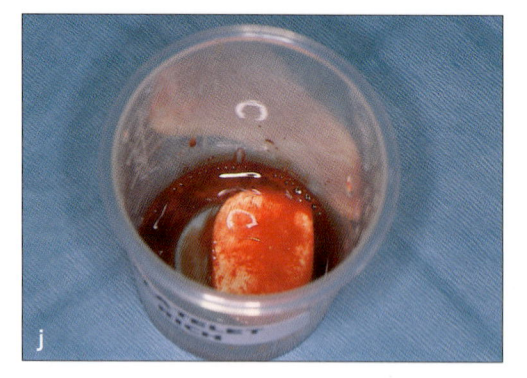

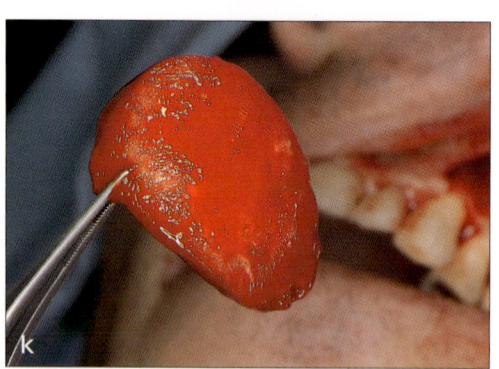

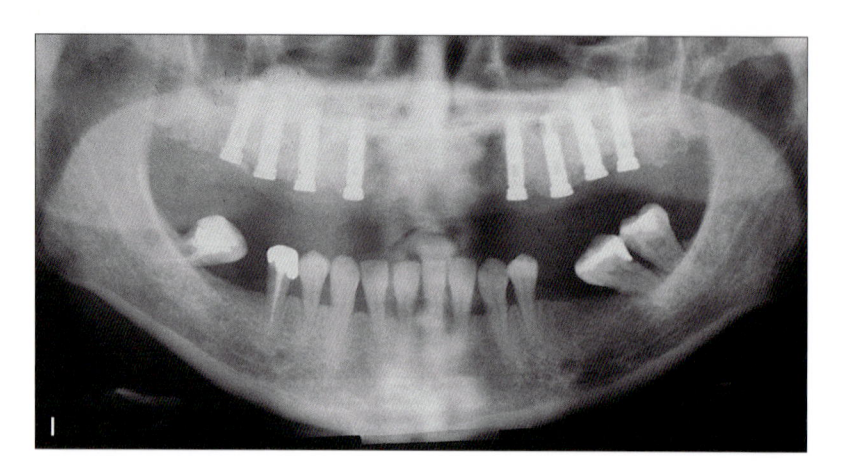

8 インプラント埋入のための上顎洞骨移植

図8-20(つづき)
(f) 上顎洞粘膜は薄くて透けていることもあるし，厚くて緻密な場合もある．上顎洞粘膜の剥離が難しいかどうかは，ほとんどが骨との付着状態による．

(g) 両側を行う場合は，片方をコットノイドで止血している間に，反対側の操作を行うようにするとよい．

(h) 移植材料を移植部へ摘んで運ぶ．

(i) 上顎洞底移植と同時にインプラントを埋入したところ．

(j) 活性化したPRPを浸した吸収性のメンブレンを骨開窓部に適用する．開窓部周囲3mm以上を越えて覆うようにメンブレンを調整する．

(k) コラーゲンメンブレンを上顎洞側壁へ運ぶ．このメンブレンは縫合時に開窓部からずれないようにする必要があり，場合によってはタックで固定する．

(l) 移植を行わなければ適用不可能であった長さのインプラントが埋入された術後のパノラマエックス線写真．

200

臨床例 8

図 8-21
中程度の骨吸収を伴う全部欠損症例で，両側でのサイナスリフトによる骨の増大が必要であった．

（**a**）骨切りが完了した後，島状の骨を注意深く剥離しメンブレンから挙上する．もし強く結合しているときはそのままにして，骨ごと粘膜を挙上する．島状の骨を除去しない場合は，手技は困難になり，上顎洞の広がりを見るための視野が妨げられる．注意深く丁寧にはがすことができれば，残りの部分を骨から分離することが容易になり，粘膜を破る危険性がなくなる．

（**b**）骨の小片はゆっくりと注意深く除去する；完全にはがれる前に急いで乱暴に引っ張ると破れてしまう．

（**c**）頬側の骨壁は顆粒状にして移植材の一部として使用する．

（**d**）コットノイドに 5 万分の 1 の濃度のエピネフリンを含むリドカイン溶液を浸す．

（**e**）コットノイドを除去するときはシュナイダー膜を破らないように優しくゆっくりと行う．

（**f**）人工の移植材料を使用する．シェービングした少量の自家骨を人工材料に混ぜ複合材料とする．

（**g**）移植材料を塡入する前に，洞の容量を確認し，インプラント埋入部に移植が行えるように粘膜が十分剥離されていることを確認しておく．

（**h**）移植材料は，移植部位に間隙がなく，また母骨にきちんと接触するよう，注意して，順序立てて詰めていく．

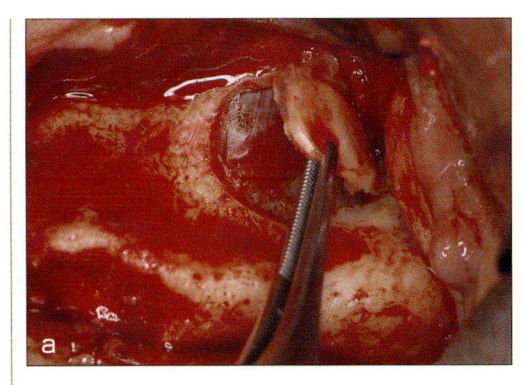

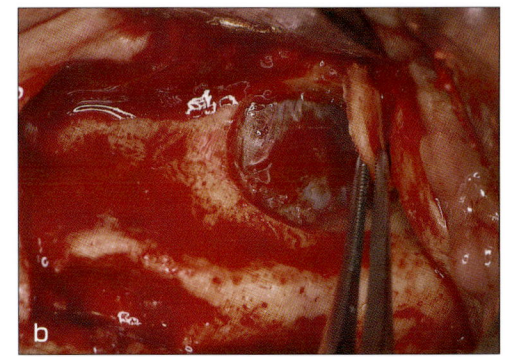

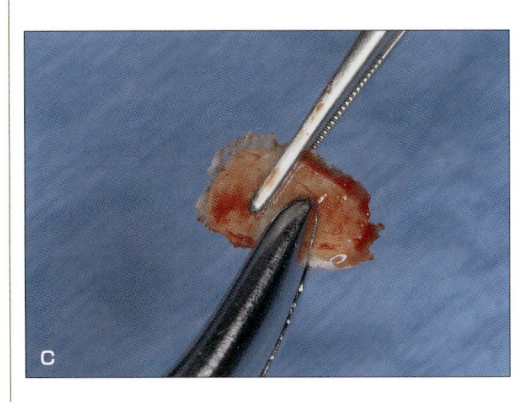

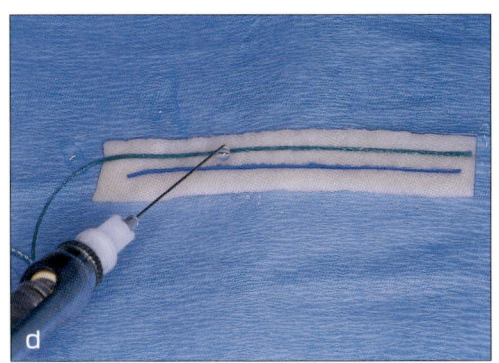

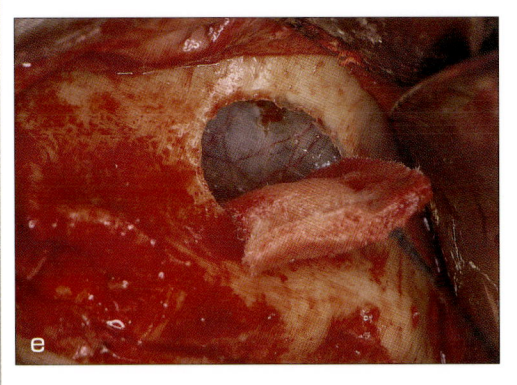

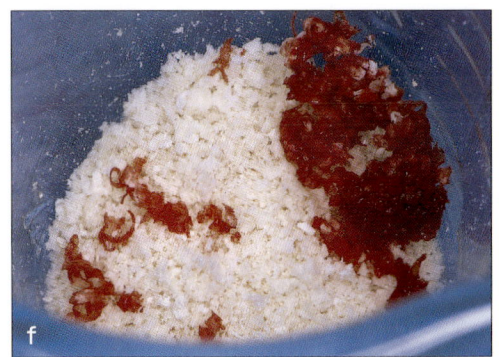

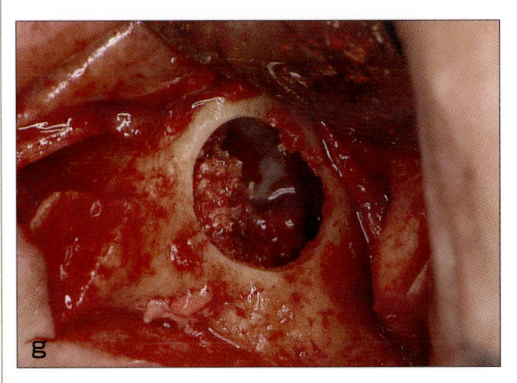

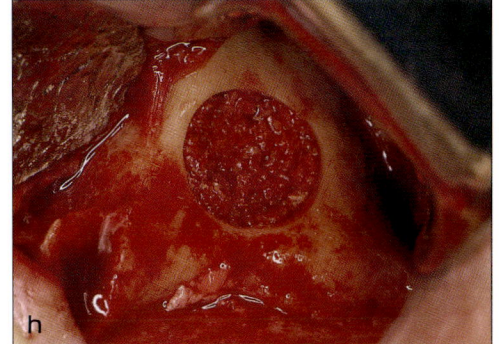

201

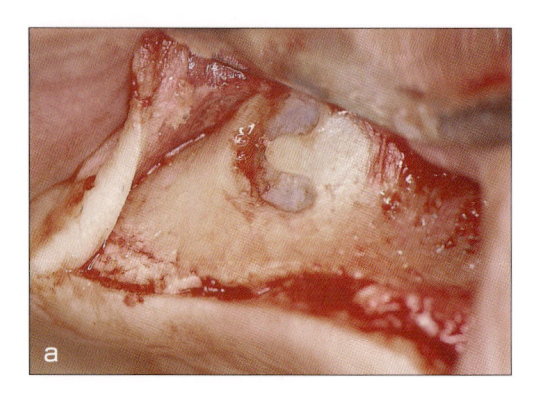

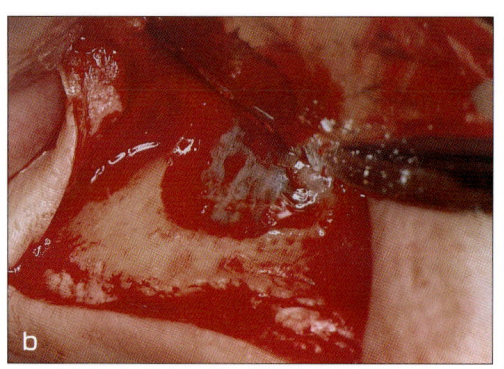

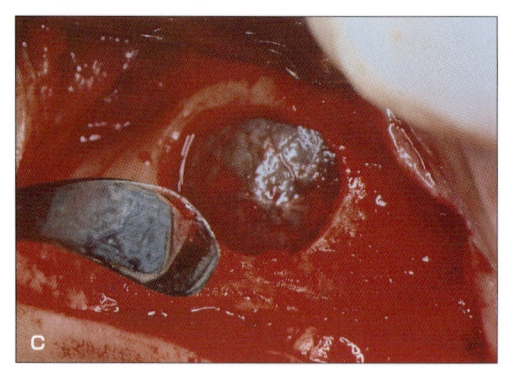

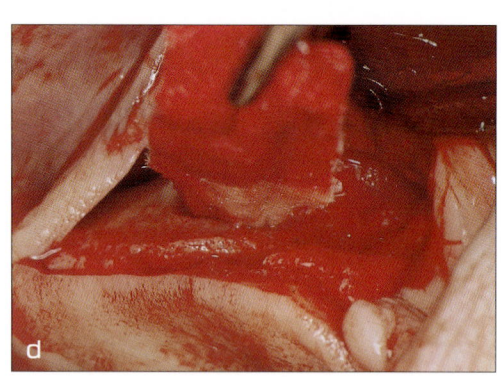

8 インプラント埋入のための上顎洞骨移植

図 8-22
著しく大きな上顎洞を示す患者でのサイナスリフトの症例.

(a) 隔壁の位置を特定し，分離するために骨切りは"C"型で始める．その位置がはっきりしたら，骨切りを進める．

(b) 骨切りと粘膜の剝離を行っている間は，翻転と吸引，そして洗浄が重要である．

(c) 患者に，数回鼻で深呼吸するように命じ，数秒間停止させることで，粘膜剝離がやりやすくなる．そうすることはまた，粘膜が破れているかどうかを確認するにも役に立つ．したがって破れた粘膜は患者が吸気しても動かない．

(d) コットノイドは5分間留置したあと除去する．

図 8-22(つづき)

(e) シュナイダー膜を適切に挙上して，移植材料を塡入する準備ができた上顎洞である．コットノイドでどれほど止血効果による視野が得られるか注目．

(f) 移植材料の容器は，運びやすいように口腔の近くに置く．唾液の混入は避ける．

(g) 移植材をコンデンサーで圧縮するときは注意深く行い，下方の骨壁に向けて行う．力が強すぎたり粘膜の方向に向いていると，粘膜を破り，移植材を洞内へ漏らしてしまう．

(h) 移植材料は頰側面と同じ高さに移植する．

(i) PRP のメンブレンを骨窓に置いたところ．骨を整えるに十分な密度を持っている．

(j) 2 週後の治癒状態．

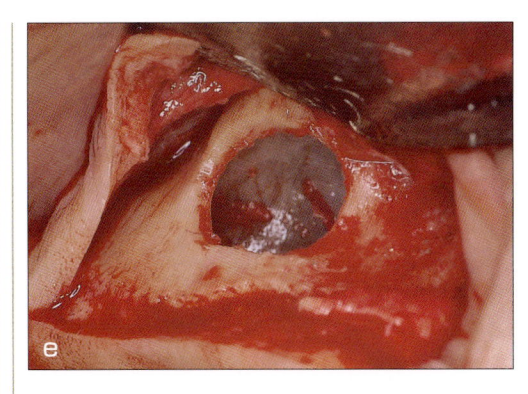

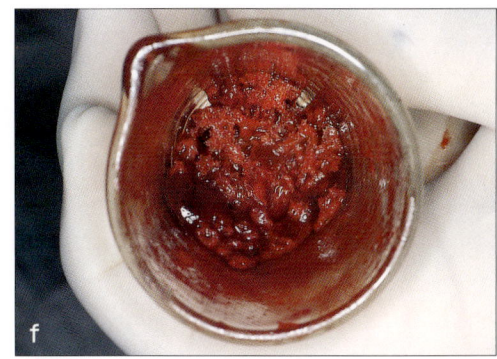

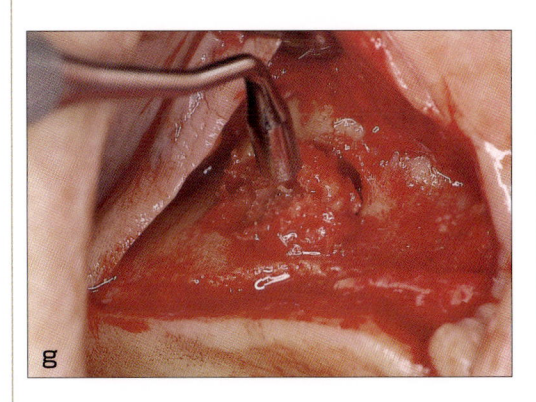

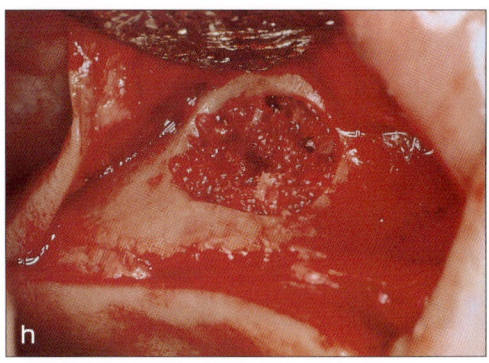

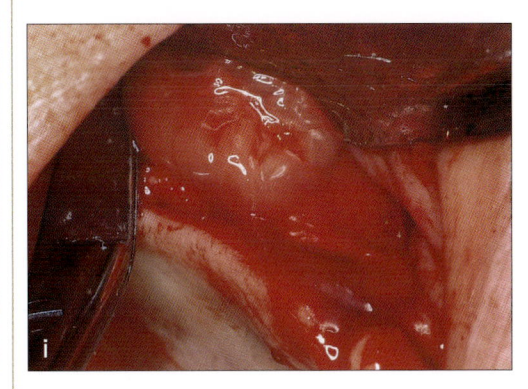

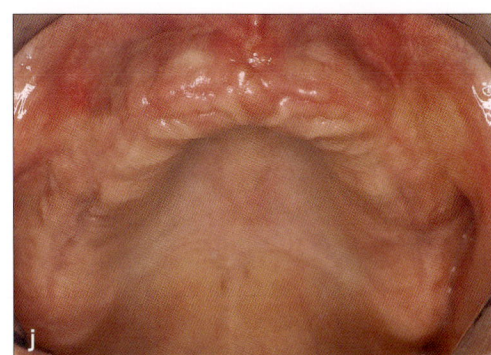

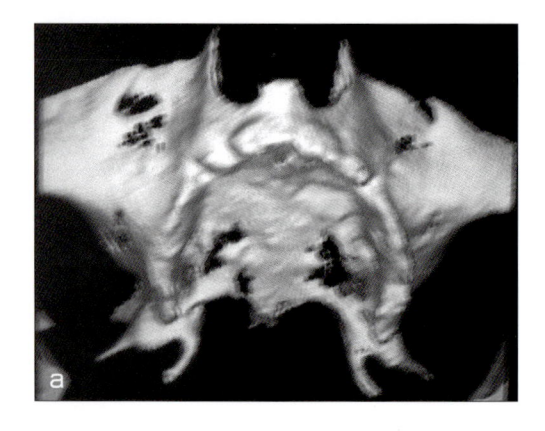

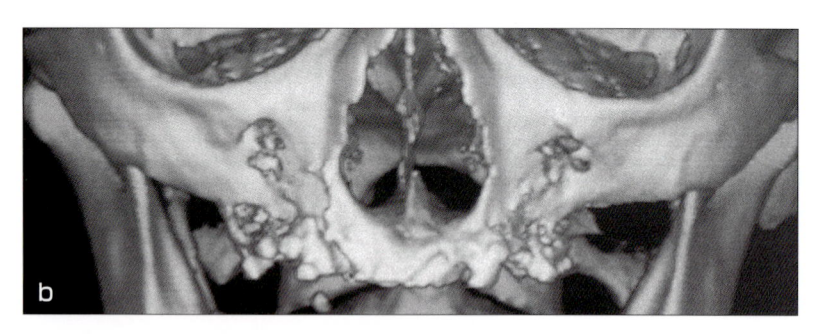

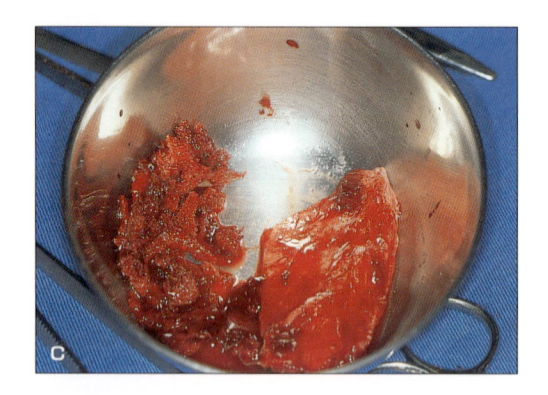

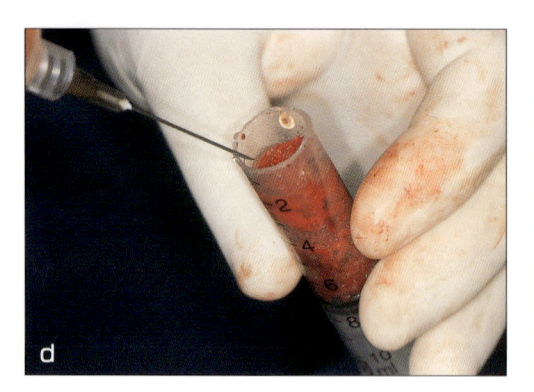

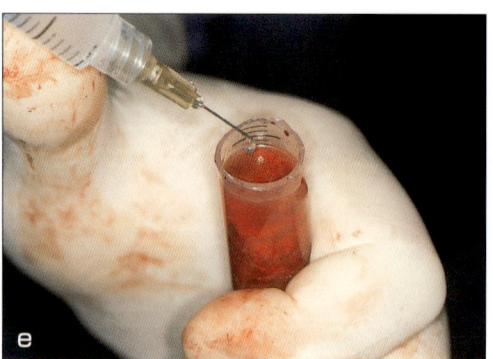

8 インプラント埋入のための上顎洞骨移植

図 8-23
著しい歯槽骨の吸収を示す患者での粉砕骨とブロック骨の移植症例.

(**a**) 3-D デジタル断層写真で歯槽堤の骨幅の平均が 2 mm であることがわかる.

(**b**) 前歯部および臼歯部の歯槽骨はほぼ鼻腔底近くまで吸収されている. 歯槽縁の高さは 2～3 mm である.

(**c**) この患者の骨喪失状態は, 粉砕骨のみでなくブロック骨が必要である. 量と形を作る必要があったので, 骨は手術室で全身麻酔下に腸骨稜から採取した.

(**d**) 先端をカットした 5 ml のシリンジに粉砕骨を詰める. この方法は安価で簡便かつ清潔に移植部まで骨を運ぶ方法である. またこれで術者は移植骨の量を計測できるし, 圧縮もできる. 活性化前の PRP で骨を湿潤させる.

(**e**) 活性化前の PRP で移植材料を湿潤させた後, 活性化剤を注入する. この操作は移植材を移植部位に塡入する直前に行う.

臨床例 8

図 8-23(つづき)
(f) 移植材料は"注入"できる状態である．

(g) デモンストレーションのために移植材料を滅菌タオルの上に押し出してみたところ．臨床的にはこのようにして移植部へ直に注入する．

(h) PRPにより移植材料はゼラチン状にしっかりしているので，うっかり押し出してしまっても一塊になっている．

(i) 最初上顎洞内に移植材料を注入した後，コンデンサーを用いて必要な部分へ圧を加えて詰め込んでいく．

(j) 採取した骨片を小さく切り，移植部位に適合するように注意深く調整する．

(k) 骨片も歯槽縁も良好な適合と固定が得られるように形態を調整されている．

(l) ブロック骨固定のためのスクリューは，良質で適切な太さと長さのものを使用し，適合のよいドライバーで締める．

(m) 骨片1つに対して，最低2本のスクリューを使用し回転や移動を防止する．

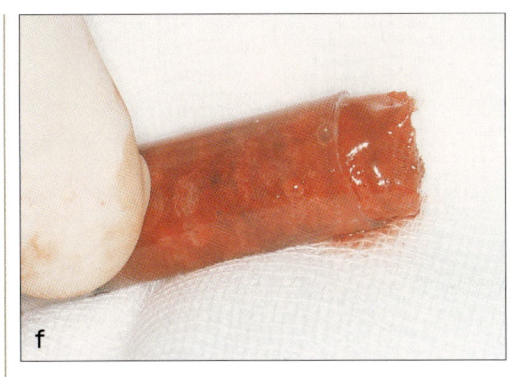

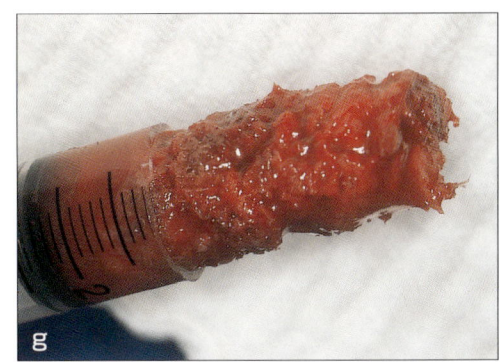

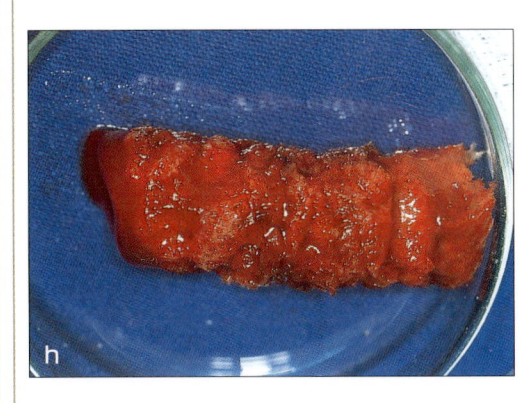

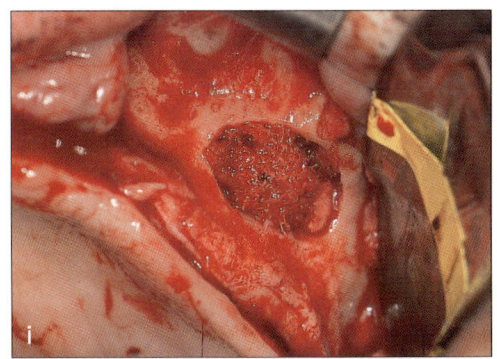

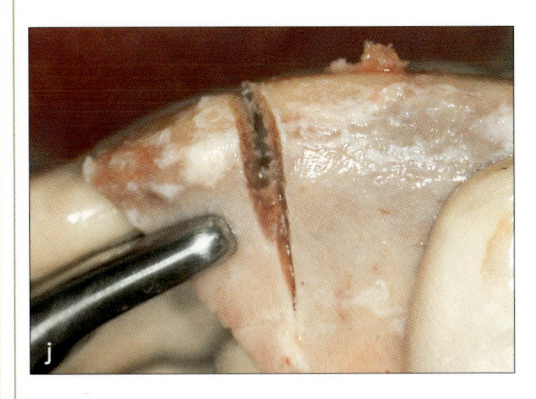

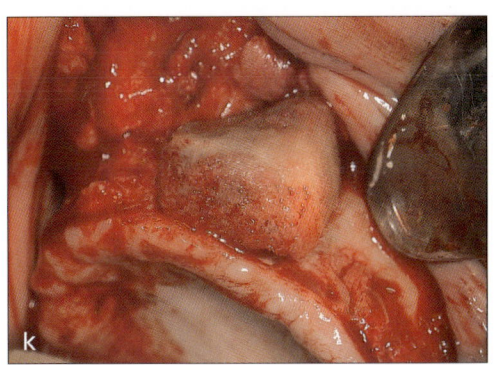

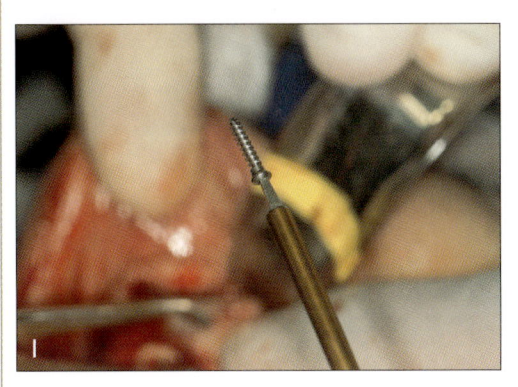

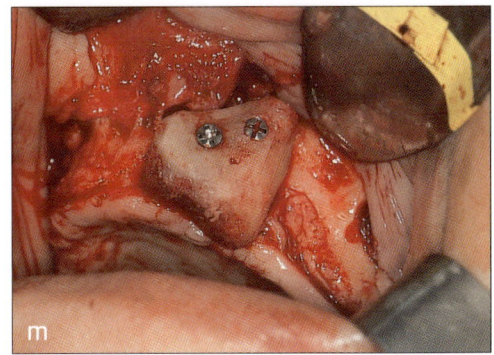

205

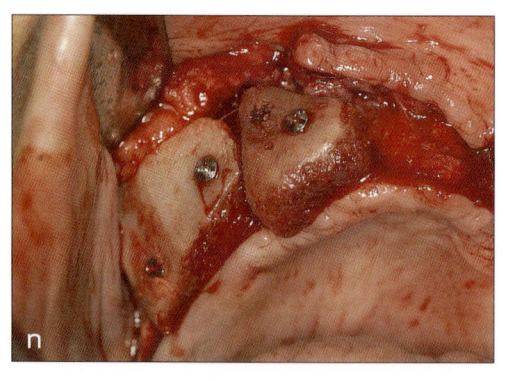

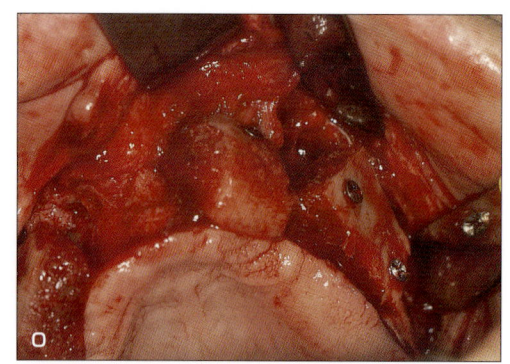

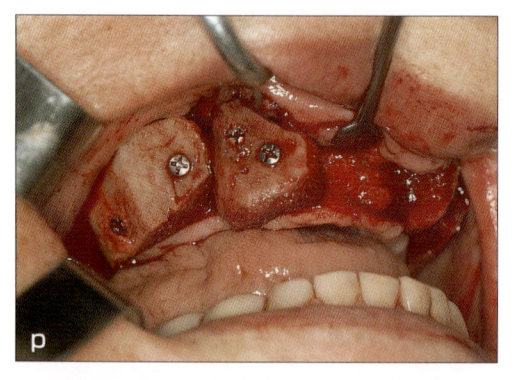

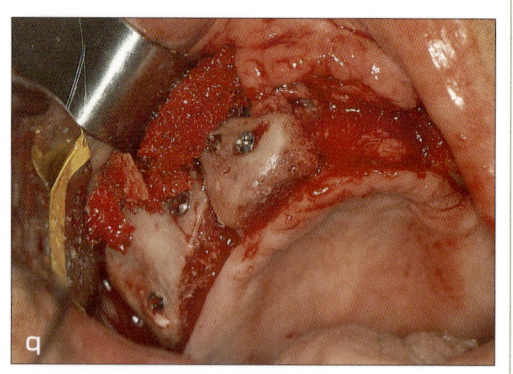

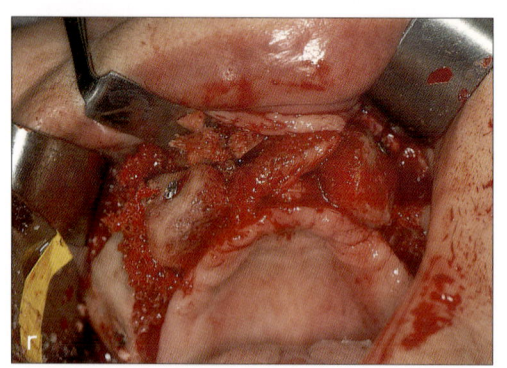

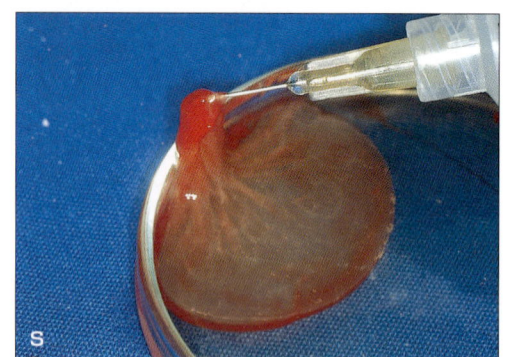

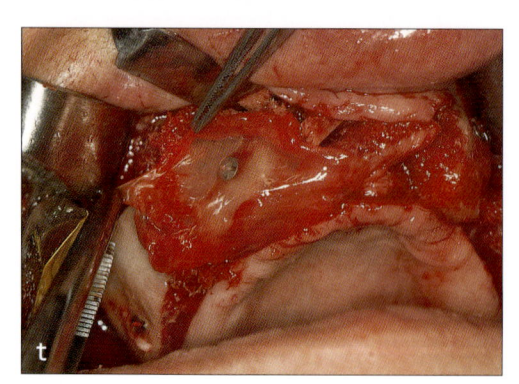

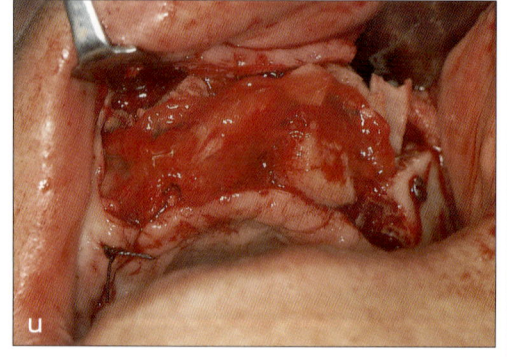

8 インプラント埋入のための上顎洞骨移植

図8-23（つづき）

(n) 空隙が埋まるように骨片の形成をさらに続ける.

(o) 骨片の辺縁の調整は，骨片をネジで固定してから行う.

(p) ブロック骨を固定するときは対顎関係に注意し，適切な歯槽堤の位置関係を作るようにする.

(q) 粉砕骨はブロック骨の間隙を埋め，スムースで緊密になるように使用する.

(r) PRPのメンブレンを作製し使用してもよい．移植材料の表面のほとんどは海綿骨でなく皮質骨であるので，本当のGBRタイプのメンブレンは不要である.

(s) PRPメンブレンは，活性化したPRPを清潔な平面上に貯めて作製する.

(t) このメンブレンを運んでいってブロック骨の上に被せる.

(u) 移植部のすべてをPRPメンブレンで覆う.

図 8-23(つづき)

(v)粘膜骨膜弁は全層弁とし，粘膜の幅広い牽引と緊張のない一次閉鎖とができるようにする．フラップは粘膜のみで作製し，頬筋や口輪筋の筋線維を含まないようにする．こうすることで，笑ったり咬んだりするときに生じるフラップの緊張と移動を最小限にすることができる．必要があれば，前庭拡張術は後で行うことができる．

(w)歯槽骨の高さと幅が2 mmおよび3 mmしかなかった患者に，適切な長さと太さの12本のインプラントが適切な位置に埋入されている．

(x)二次手術後，健康な粘膜に囲まれた12本のヒーリングアバットメントの臨床的所見．

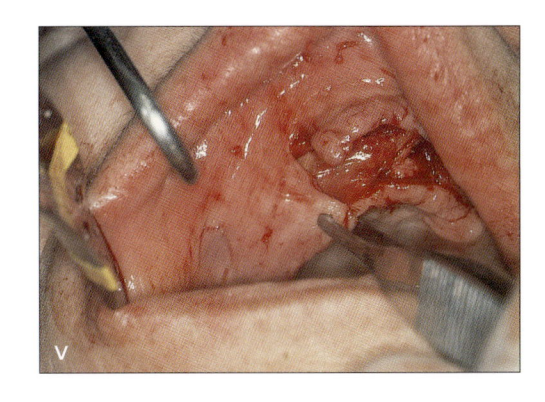

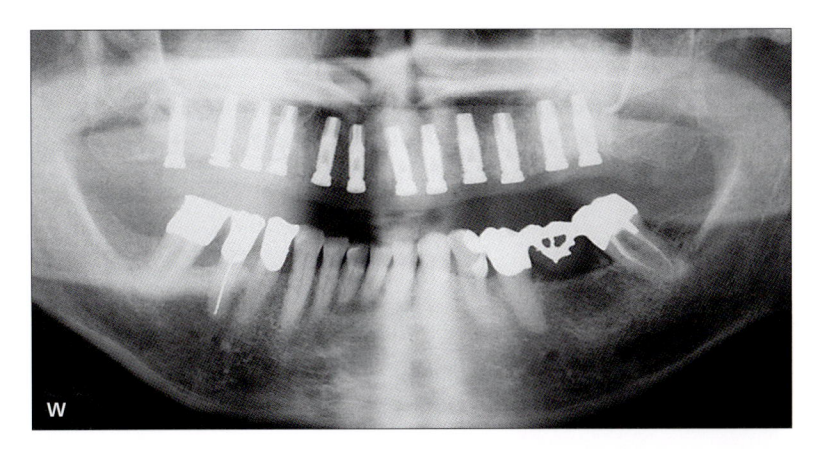

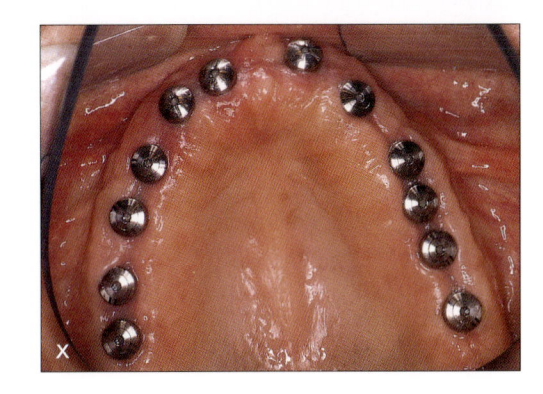

参考文献

1. Smiler DG, Johnson PW, Lozada JL, et al. Sinus lift grafts and endosseous implants. Treatment of the atrophic posterior maxilla. Dent Clin North Am 1992;36:151–186.
2. Khoury F. Augmentation of the sinus floor with mandibular bone block and simultaneous implantation: A 6-year clinical investigation. Int J Oral Maxillofac Implants 1999;14:557–564.
3. Chanavaz M. Sinus grafting related to implantology. Statistical analysis of 15 years of surgical experience (1979–1994). J Oral Implantol 1996;22:119–130.
4. Marx RE. Clinical application of bone biology to mandibular and maxillary reconstruction. Clin Plast Surg 1994;21:377–392.
5. Tatum H Jr. Maxillary and sinus implant reconstructions. Dent Clin North Am 1986;30:207–229.
6. Tatum H Jr. Endosteal implants. CDA J 1988;16:71–76.
7. Tatum H. Maxillary implants. Florida Dent J 1989;60:23–27.
8. Boyne PJ, James RA. Grafting of the maxillary sinus floor with autogenous marrow and bone. J Oral Surg 1980;38:613–616.
9. Misch CE. Maxillary sinus augmentation for endosteal implants: Organized alternative treatment plans. Int J Oral Implant 1987;4:49–58.
10. Garg AK, Quinones CR. Augmentation of the maxillary sinus: A surgical technique. Pract Periodontics Aesthet Dent 1997;9:211–219.
11. Kent JN, Block MS. Simultaneous maxillary sinus floor bone grafting and placement of hydroxylapatite-coated implants. J Oral Maxillofac Surg 1989;47:238–242.
12. Jensen J, Simonsen EK, Sindet-Pedersen S. Reconstruction of the severely resorbed maxilla with bone grafting and osseointegrated implants: A preliminary report. J Oral Maxillofac Surg 1990;48:27–32.
13. Raghoebar GM, Brouwer TJ, Reintsema H, Van Oort RP. Augmentation of the maxillary sinus floor with autogenous bone for the placement of endosseous implants: A preliminary report. J Oral Maxillofac Surg 1993;51:1198–1203.
14. Adell R Lekholm U, Grondahl K, Branemark PI, Lindstrom J, Jacobsson M. Reconstruction of severely resorbed edentulous maxillae using osseointegrated fixtures in immediate autogenous bone grafts. Int J Oral Maxillofac Implants 1990;5:233–246.
15. Kahnberg KE, Nystrom E, Bartholdsson L. Combined use of bone grafts and Branemark fixtures in the treatment of severely resorbed maxillae. Int J Oral Maxillofac Implants 1989;4:297–304.
16. Nystrom E, Kahnberg KE, Gunne J. Bone grafts and Branemark implants in the treatment of the severely resorbed maxilla: A 2-year longitudinal study. Int J Oral Maxillofac Implants 1993;8:45–53.
17. Wood RM, Moore DL. Grafting of the maxillary sinus with intraorally harvested autogenous bone prior to implant placement. Int J Oral Maxillofac Implants 1988;3:209–214.
18. Jensen J, Sindet-Pedersen S. Autogenous mandibular bone grafts and osseointegrated implants for reconstruction of the severely atrophied maxilla: A preliminary report. J Oral Maxillofac Surg 1991;49:1277–1287.
19. Keller EE, van Roekel NB, Desjardins RP, Tolman DE. Prosthetic-surgical reconstruction of the severely resorbed maxilla with iliac bone grafting and tissue-integrated prostheses. Int J Oral Maxillofac Implants 1987;2:155–165.
20. Loukota RA, Isaksson SG, Linner EL, Blomqvist JE. A technique for inserting endosseous implants in the atrophic maxilla in a single stage procedure. Br J Oral Maxillofac Surg 1992;30:46–49.
21. Small SA, Zinner ID, Panno FV, Shapiro HJ, Stein JI. Augmenting the maxillary sinus for implants: Report of 27 patients. Int J Oral Maxillofac Implants 1993;8:523–528.
22. Jensen OT, Perkins S, Van de Water FW. Nasal fossa and maxillary sinus grafting of implants from a palatal approach: Report of a case. J Oral Maxillofac Surg 1992;50:415–418.
23. Tidwell JK, Blijdorp PA, Stoelinga PJW, Brouns JB, Hinderks F. Composite grafting of the maxillary sinus for placement of endosteal implants. A preliminary report of 48 patients. Int J Oral Maxillofac Surg 1992;21:204–209.
24. Triplett RG, Schow SR. Autologous bone grafts and endosseous implants: complementary techniques. J Oral Maxillofac Surg 1996;54:486–494.

25. Zinner ID, Small SA. Sinus-lift graft: Using the maxillary sinuses to support implants. J Am Dent Assoc 1996;127:51–57.
26. Peleg M, Mazor Z, Chaushu G, Garg AK. Sinus floor augmentation with simultaneous implant placement in severely atrophic maxilla. J Periodontol 1998;69:1397–1403.
27. Peleg M, Mazor Z, Garg AK. Augmentation grafting of the maxillary sinus and simultaneous implant placement in patients with 3 to 5 mm of residual alveolar bone height. Int J Oral Maxillofac Implants 1999;14:549–556.
28. Boyne PJ. The Use of Bone Graft Systems in Maxillary Implant Surgery. [Proceedings of the 50th Annual Meeting of the American Institute of Oral Biology, 29 Oct–3 Nov 1993, Palm Springs, CA.] 1994:107–114.
29. Daelemans P, Hermans M, Godet F, Malevez C. Autologous bone graft to augment the maxillary sinus in conjunction with immediate endosseous implants: A retrospective study up to 5 years. Int J Periodontics Restorative Dent 1997:17;27–39.
30. Razavi R, Zena RB, Khan Z, Gould AR. Anatomic site evaluation of edentulous maxillae for dental implant placement. J Prosthodont 1995;4:90–94.
31. Chanavaz M. Maxillary sinus: Anatomy, physiology, surgery, and bone grafting related to implantology—Eleven years of surgical experience (1979–1990). J Oral Implantol 1990; 16:199–209.
32. Cuenin MF, Pollard BK, Elrod CW. Maxillary sinus morphology in differential dental diagnosis. Gen Dent 1996;44:328–331.
33. Ulm CW, Solar P, Gsellman B, Matejka M, Watzek G. The edentulous maxillary alveolar process in the region of the maxillary sinus—A study of physical dimension. Int J Oral Maxillofac Surg 1995;24:279–282.
34. Marx RE, Garg AK. Bone structure, metabolism, and physiology: Its impact on dental implantology. Implant Dent 1998;7:267–276.
35. Lane JM. Bone graft substitutes. West J Med 1995;163:565–566.
36. Frame JW. Hydroxyapatite as a biomaterial for alveolar ridge augmentation. Int J Oral Maxillofac Surg 1987;16:642–655.
37. Pinholt EM, Bang G, Haanaes HR. Alveolar ridge augmentation in rats by combined hydroxylapatite and osteoinductive material. Scand J Dent Res 1991;99:64–74.
38. Misch CE, Dietsh F. Bone-grafting materials in implant dentistry. Implant Dent 1993;2: 158–167.
39. Second-hand bones? [editorial]. Lancet 1992; 340:1443.
40. Rummelhart JM, Mellonig JT, Gray JL, Towle HJ. A comparison of freeze-dried bone allograft and demineralized freeze-dried bone allograft in human periodontal osseous defects. J Periodontal 1989;60:655–663.
41. Mellonig JT. Decalcified freeze-dried bone allograft as an implant material in human periodontal defects. Int J Periodontics Restorative Dent 1984;4:40–55.
42. Tatum OH Jr, Lebowitz MS, Tatum CA, Borgner RA. Sinus augmentation: Rationale, development, long-term results. N Y State Dent J 1993;59:43–48.
43. Tatum OH Jr. Osseous grafts in intra-oral sites. J Oral Implantol 1996;22:51–52.
44. Fetner AE, Hartigan MS, Low SB. Periodontal repair using PerioGlas in nonhuman primates: Clinical and histologic observations. Compendium 1994;15:932, 935–938.
45. Schepers E, de Clercq M, Ducheyne P, Kempeneers R. Bioactive glass particulate materials as a filler for bone lesions. J Oral Rehabil 1991; 18:439–452.
46. Schepers EJ, Ducheyne P, Barbier L, Schepers S. Bioactive glass particles of narrow size range: A new material for the repair of bone defects. Implant Dent 1993;2:151–156.
47. McAllister BS, Margolin MD, Cogan AG, Buck D, Hollinger JO, Lynch SE. Eighteen-month radiographic and histologic evaluation of sinus grafting with anorganic bovine bone in the chimpanzee. Int J Oral Maxillofac Implants 1999;14:361–368.
48. Wagner J. Clinical and histological case study using resorbable hydroxylapatite for the repair of osseous defects prior to endosseous implant surgery. J Oral Implantol 1989;15: 186–192.
49. Moy PK, Lundgren S, Holmes RE. Maxillary sinus augmentation: Histomorphometric analysis of graft materials for maxillary sinus floor augmentation. J Oral Maxillofac Surg 1993; 51:857–862.

50. Jensen OT, Greer R. Immediate placement of osseointegrating implants into the maxillary sinus augmented with mineralized cancellous allograft and Gore-Tex: Second stage surgical and histological findings. In: Laney WR, Tolman DE (eds). Tissue Integration in Oral, Orthopedic and Maxillofacial Reconstruction. [Proceedings of the Second International Congress on Tissue Integration in Oral, Orthopedic, and Maxillofacial Reconstruction, 23–27 Sept 1990, Rochester, MN.] Chicago: Quintessence, 1992:321–333.
51. Nishibori M, Betts NJ, Salama H, Listgarten MA. Short-term healing of autogenous and allogeneic bone grafts after sinus augmentation: A report of 2 cases. J Periodontol 1994;65: 958–966.
52. Wheeler SL, Holmes RE, Calhoun CJ. Six-year clinical and histologic study of sinus-lift grafts. Int J Oral Maxillofac Implants 1996; 11:26–34.
53. Lorenzetti M, Mozzati M, Campanino PP, Valente G. Bone augmentation of the inferior floor of the maxillary sinus with autogenous bone or composite bone grafts: A histologic-histomorphometric preliminary report. Int J Oral Maxillofac Implants 1998;13:69–76.
54. Lazzara RJ. The sinus elevation procedure in endosseous implant therapy. Curr Opin Periodontol 1996;3:178–183.
55. Koole R, Bosker H, van der Dussen FN. Late secondary autogenous bone grafting in cleft patients comparing mandibular (ectomesenchymal) and iliac crest (mesenchymal) grafts. J Craniomaxillofac Surg 1989;17(suppl 1):28–30.
56. Shirota T, Ohno K, Motohashi M, Michi K. Histologic and microradiologic comparison of block and particulate cancellous bone and marrow grafts in reconstructed mandibles being considered for dental implant placement. J Oral Maxillofac Surg 1996;54:15–20.
57. Block MS, Kent JN, Kallukaran FU, Thunthy K, Weinberg R. Bone maintenance 5 to 10 years after sinus grafting. J Oral Maxillofac Surg 1998;56:706–714.
58. Urist MR, Dowell TA, Hay PH, Strates BS. Inductive substrates for bone formation. Clin Orthop 1968;59:59–96.
59. Becker W, Urist MR, Tucker LM, Becker BE, Ochsenbein C. Human demineralized freeze-dried bone: Inadequate induced bone formation in athymic mice. A preliminary report. J Periodontol 1995;66:822–828.
60. Becker W, Lynch S, Lekholm U, et al. A comparison of ePTFE membranes alone or in combination with platelet-derived growth factors and insulin-like growth factor-I or demineralized freeze-dried bone in promoting bone formation around immediate extraction socket implants. J Periodontol 1992;63:929–940.
61. Pinholt EM, Haanaes HR, Donath K, Bang G. Titanium implant insertion into dog alveolar ridges augmented by allogenic material. Clin Oral Implants Res 1994;5:213–219.
62. Becker W, Becker BE, Caffesse R. A comparison of demineralized freeze-dried bone and autologous bone to induce bone formation in human extraction sockets. J Periodontol 1994; 65:1128–1133 [erratum 1995;66:309].
63. Smiler D, Holmes RE. Sinus lift procedure using porous hydroxyapatite: A preliminary clinical report. J Oral Implantol 1987;13: 239–253.
64. Jensen OT. Allogeneic bone or hydroxylapatite for the sinus lift procedure? J Oral Maxillofac Surg 1990;48:771.
65. Boyne PJ, Marx RE, Nevins M, et al. A feasibility study evaluating rhBMP-2/absorbable collagen sponge for maxillary sinus floor augmentation. Int J Periodontics Restorative Dent 1997;17:11–25.
66. Boyne PJ, Nath R, Nakamura A. Human recombinant BMP-2 in osseous reconstruction of simulated cleft palate defects. Br J Oral Maxillofac Surg 1998;36:84–90.
67. Boyne PJ. Animal studies of the application of rhBMP-2 in maxillofacial reconstruction. Bone 1996;19(suppl 1):83S–92S.
68. Nevins M, Kirker-Head C, Nevins M, Wozney JA, Palmer R, Graham D. Bone formation in the goat maxillary sinus induced by absorbable collagen sponge implants impregnated with recombinant human bone morphogenetic protein-2. Int J Periodontics Restorative Dent 1996;16:8–19.
69. Hollinger JO, Schmitt JM, Hwang K, Soleymani P, Buck D. Impact of nicotine on bone healing. J Biomed Mater Res 1999;45:294–301 [erratum 1999;46:438–439].

70. Borris TJ, Weber CR. Intraoperative nasal transillumination for maxillary sinus augmentation procedures: A technical note. Int J Oral Maxillofac Implants 1998;13:569–570.
71. Abrahams JJ, Glassberg RM. Dental disease: A frequently unrecognized cause of maxillary sinus abnormalities? AJR Am J Roentgenol 1996;166:1219–1223.
72. Misch CM. The pharmacologic management of maxillary sinus elevation surgery. J Oral Implantol 1992;18:15–23.
73. Peterson LJ. Antibiotic prophylaxis against wound infections in oral and maxillofacial surgery. J Oral Maxillofac Surg 1990;48:617–620.
74. Betts NJ, Miloro M. Modification of the sinus lift procedure for septa in the maxillary antrum. J Oral Maxillofac Surg 1994;52:332–333.
75. Ulm CW, Solar P, Krennmair G, Matejka M, Watzek G. Incidence and suggested surgical management of septa in sinus-lift procedures. Int J Oral Maxillofac Implants 1995;10:462–465.
76. Regev E, Smith RA, Perrott DH, Pogrel MA. Maxillary sinus complications related to endosseous implants. Int J Oral Maxillofac Implants 1995;10:451–461.

CHAPTER 9

上顎前歯部における骨増大術と骨移植術

　上顎前歯部は審美，機能の回復にあたり，とくに術者の技量が問われる部位である(図9-1)[1-4]．この特殊な部位は審美性を維持するための骨移植が重要とされる領域でもある．なぜなら，審美性と機能性の長期維持を得るためにはインプラント補綴と周囲の軟組織を支持する基盤となる歯槽骨が必要不可欠だからである．とくに欠損が2歯以上にわたる症例においては，それらの因子が非常に重要となる．また，上顎前歯部でのオッセオインテグレーションの獲得は，骨密度，骨高径，骨幅[5]，および全身の骨の健康状態に影響を受ける．したがって，インプラントの機能の維持を確実なものとするためには，これらのすべての要因を的確に診断しなければならない[6-11]．そして患者の求める機能および審美性を満たすためのあらゆる有効な術式，補綴処置およびコミュニケーション技術を駆使しなければならない[12]．

　前歯の喪失により骨欠損が生じた症例においてインプラントを適切な位置に埋入するためには骨増大術が必要不可欠である[13,14]．また，インプラントの幅径は天然歯の幅径を模倣し，上部構造体頸部の審美性に影響があるため，問題点を解決する術となりえる．

　その他，上顎前歯部にインプラントの埋入を制限する特有の問題点を以下に示す．(1)根尖部を越え顔面部皮質骨に達する骨折(抜歯等による)や骨吸収(歯周疾患等による)．(2)鼻腔および上顎洞の近接．(3)切歯管の側方拡大．(4)骨の陥凹．(5)老化または代謝性疾患に起因する骨代謝の低下および骨質の不良(インプラント手術後まで明らかとならない場合もある)(図9-2)．留意すべきは健康で審美的な軟組織を獲得し[15-22]，自然なエマージェンスプロファイルを保証するために軟組織の移植も必要となる点である[23-28]．したがって，臨床医は治療を始める前に明確に結果を予想し外科手術，技工，補綴処置を考慮した包括的な治療計画を立案しなくてはならない．

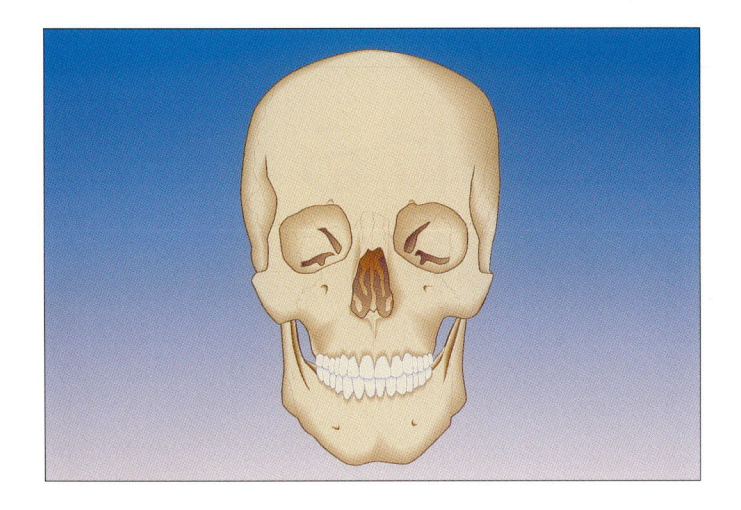

9 上顎前歯部における骨増大術と骨移植術

図9-1
上顎前歯部は審美性が重要とされる部位であり，単純な修復処置から複雑な再建手術に至る症例まで，常に技術が求められる．

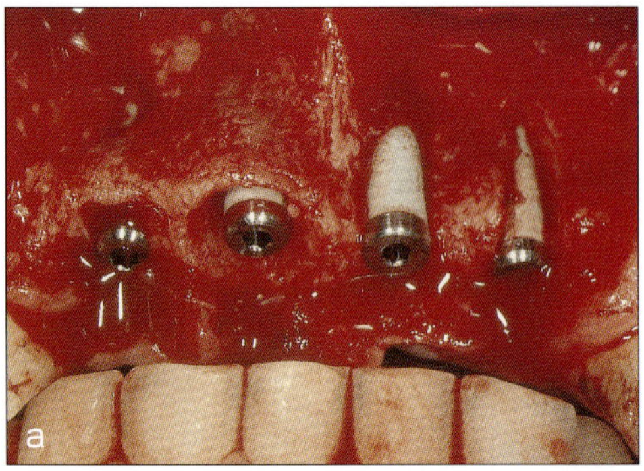

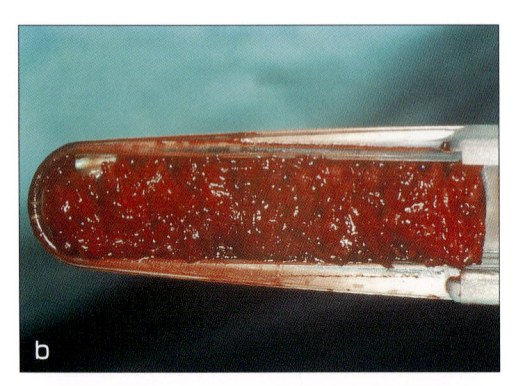

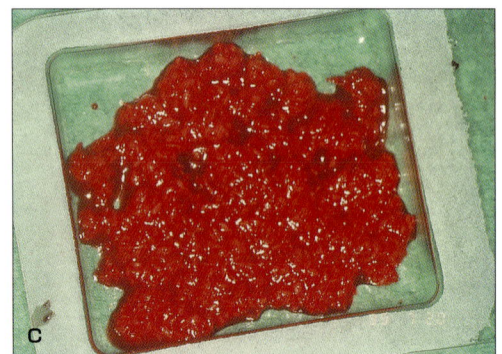

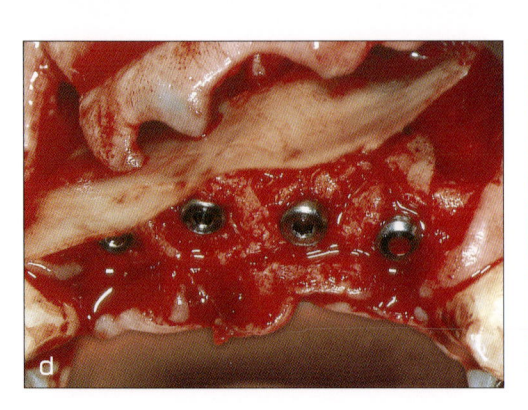

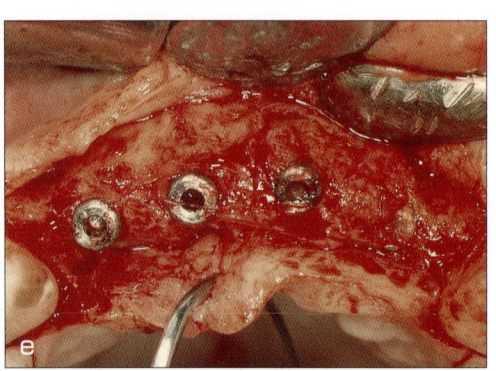

図9-2
骨量は適切な顔の輪郭および口唇の支持のためだけでなく，インプラントを適正な位置，角度に配置し，上下顎間関係を修正するためにも必要である．

(a)図のように部分的に骨吸収を認める場合は，骨移植術が必要となる．

(b)インプラント埋入部の歯槽堤を整形すると同時に骨削刀を用いて小粒状の自家骨を採取できる．

(c)採取した2mm弱の小粒状の骨で，唇側の露出した2本のインプラントを十分に被覆することができる．

(d)薄い層板状の同種骨は，インプラントを被覆し小粒状の移植骨の保持と，骨の再生を予定する部位への軟組織細胞の侵入を防ぐ．

(e)6か月後，インプラントは完全に新生骨で覆われている．二次手術時，余剰な新生骨は除去する．

骨移植のための上顎前歯部の診断

　上顎前歯部におけるインプラント治療を目的とした治療計画の際，歯槽堤の解剖，とくに頬舌的な骨形態を診断しなければならない．予定した上部構造物と軟組織を支持するに必要な本数，長さのインプラントを設置するために適切な骨移植術を選択すべきである[29]．診断は，臨床的ならびにエックス線診査を行う．より多くの情報が必要であるならば，コンピュータ化された断層撮影法(CT)または，スパイラル(ヘリカル)CT[30]での三次元表示像を使用する．これらの技術は患者に機能と審美性を供給するための手段としてcomputer-aided design/computer-assisted manufacture (CAD/CAM)の技術による三次元構築システムを補足的に応用する[31]．さらに，欠損歯と同程度の歯槽骨のワックスアップを専門施設に要請することもできる．インプラント補綴のアプローチ方法は単独歯欠損か多数歯欠損症例か[32-41]，もしくは即時埋入か，抜歯後期間をおいて埋入かによる[42-46]．連続3歯以上の欠損の場合は，インプラントの本数を減らし，インプラント周囲軟組織によるポンティック部分の軟組織を構築[47]することによって審美性の向上を図るのも効果的である．また，欠損歯と同じ本数のインプラントを用いた場合，歯間乳頭を再生することは困難である[48-50]．

前歯部歯槽堤増大術

　上顎における前歯部歯槽堤増大術の術式はクラウン・インプラントレシオ，切歯切縁の位置とインプラント体の位置関係を考慮し決定すべきである．とくにどのような術式，移植材料を用いるかを骨欠損の形態から検討しておく必要があるため事前に把握しておくべきである．インプラントを埋入するための上顎前歯部での再建には，歯槽堤増大術(単独または併用)，鼻腔堤挙上術(第10章参照)，オステオトームを用いたスプリットクレスト法，皮質骨ブロック移植術(第5章参照)および歯周組織再生誘導療法(第3章参照)が選択される．表9-1には，欠損の状態による歯槽堤増大術の分類を示す．通常，歯槽堤の厚みが4～10mm存在する場合，歯科医院で行える種々の術式を選択することができるだろう．より広範な骨吸収もしくは，骨辺縁のひどく不正な欠損を認める場合はより高度な治療を必要とする．

　上顎前歯部のインプラント補綴ではほとんどの場合，軟組織の再建が必要となる．もし，垂直的ならびに水平的な骨欠損が3mm以内であるならば，軟組織増大術(口蓋粘膜より採取する遊離歯肉移植，遊離結合組織移植のアンレー法，インレー法)によって良好な結果が得られる．これらの移植手術は，インプラント埋入手術前または治癒期間中に行う[51]．

表9-1 歯槽堤増大術の分類

歯槽堤の幅	処置法
8～10 mm	バリアーメンブレン単体
7～8 mm	顆粒状の移植骨をメンブレンとピンで固定する
6～7 mm	オステオトームによる歯槽骨拡大
5～6 mm	同種他家ブロック骨移植
4～5 mm	同種他家ブロック骨移植
1～4 mm	上顎骨の骨切除，チタンメッシュクリブ，仮骨延長法

バリアーメンブレン

　歯槽堤の頬舌的骨幅が少なくとも8～10mm存在し，歯列弓から逸脱していなければインプラントは通法どおり埋入することができる．場合によっては種々の移植術が審美性を獲得するために必要であるが，インプラントスレッドの露出を防ぐ役目も果たす．このようなケースではチタン強化膜の応用が推奨される[8]．いくつかの研究論文および臨床報告では歯槽堤の水平的骨欠損には骨移植材料を使用せず，骨再生誘導法(GBR)単独で効果が得られると示されている．実際，多くの場合軟組織の取り扱いがインプラント補綴の前歯部への応用に最も深刻な障害となることが予想できる[51]．チタンで強化したGore-Tex(W. L. Gore, Flagstaff, AZ)のようなバリアーメンブレンを上顎のGBRに使用する際には数回のアプローチが可能である．埋め込まれたチタンの梁は，再生すべき骨欠損部のスペースを効果的に確保することができる(適切にチタン梁を曲げ，メンブレンを設置する必要がある)．もし，十分な骨が存在しインプラントの初期固定が得られかつ，骨の裂開，開窓が軽度である場合は，インプラントの埋入とメンブレンの設置を同時に行うことができる．メンブレンは約6か月後に除去し，補綴治療を開始することができる．骨量がインプラントの埋入に不十分な場合は審美性および機能性を得るために，まずバリアーメンブレンによる骨再生を行うべきである．メンブレンは約9か月後に除去し，インプラントの埋入が可能となる．補綴治療はインプラント埋入後，約3か月で開始できるであろう．

顆粒状の移植骨とメンブレンのピンによる固定

　歯槽提の頬舌的幅径が7～8mmの場合，メンブレンと顆粒状の各種移植材料の選択を考えなければならない．移植材料には，自家骨，同種他家移植材料(脱灰または脱灰していない冷凍乾燥骨)や，異種移植材料が挙げられる．自家骨は異種移植材料が骨伝導のための足場を構築し骨再生を促進するまでの間，骨を再生させる働きをする．また，同種他家骨とコラーゲン[54,55]やその他各種の生体吸収性メンブレン[56,57][たとえ

図9-3
上顎のバリアーメンブレンによるインプラント埋入と同時GBR.

(a)骨の裂開は，インプラント埋入の時点で起こっている．

(b)インプラントは一部露出しているが初期固定は得られている．

(c)このケースではドリリング時に出る自家骨を収集しインプラント露出部を被覆した．

(d)吸収性のコラーゲンメンブレンを整形し設置する．

(e)フラップは正確に元の状態に戻し，緊密に縫合する．

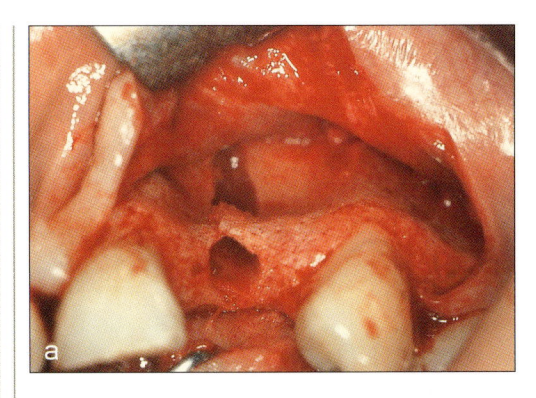

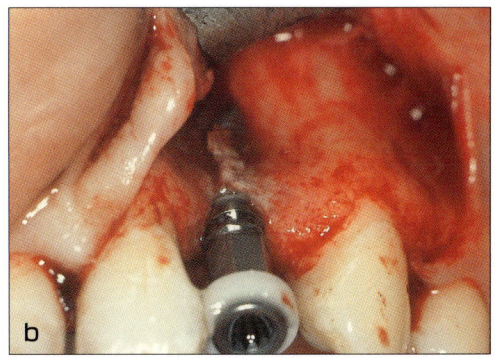

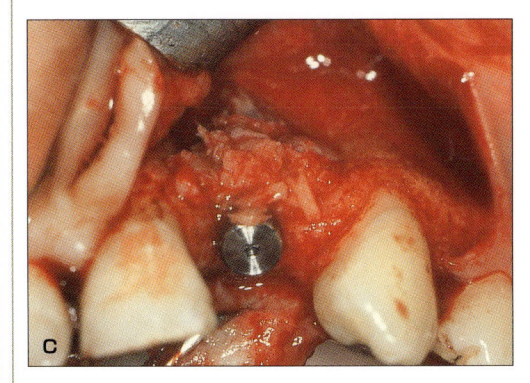

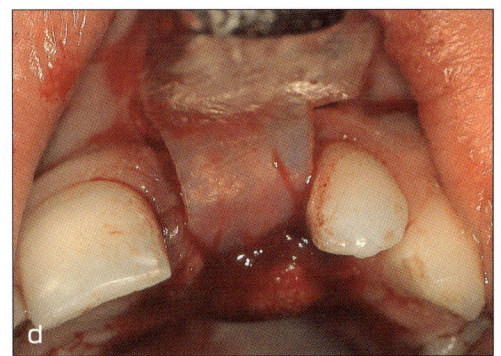

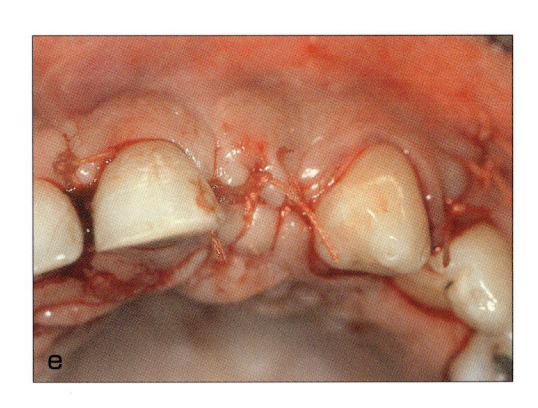

ばAlloDerm(LifeCell, Branchburg, NJ)など]の併用[58]も歯槽堤増大術に応用することができる(図9-3)．しかしながら一般的な文献では，インプラントを抜歯と同時埋入するときでも非吸収性膜のほうがより予知性の高い結果が得られると報告されている(図9-4)[59]．また，抜歯後数週間の期間を経てからインプラントを単独殖立する場合が最も良い結果が得られている[60]．数名の研究者はより著しい骨吸収を有する症例でのGBRの有用性を論証している．また，インプラント埋入前の骨増大に骨膜下空隙内にヒトDFDBAを応用した報告もある[61]．

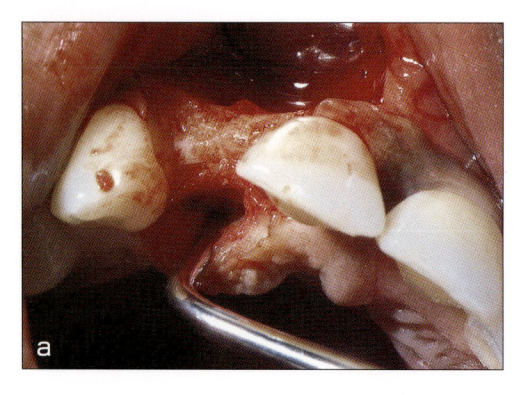

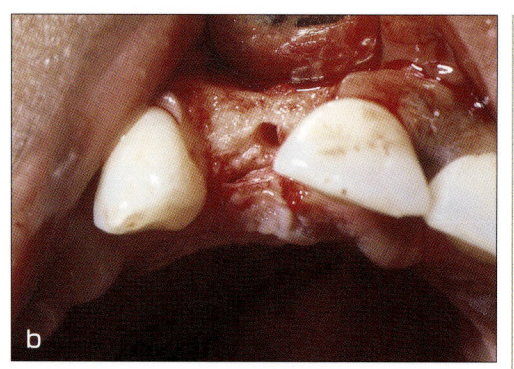

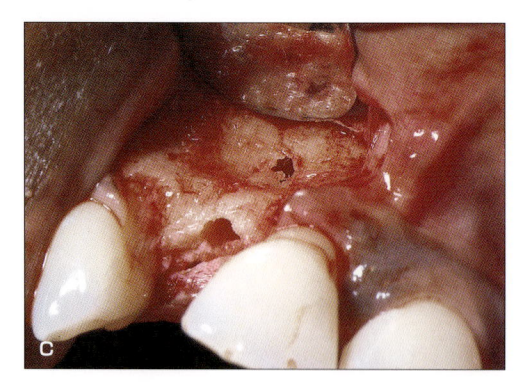

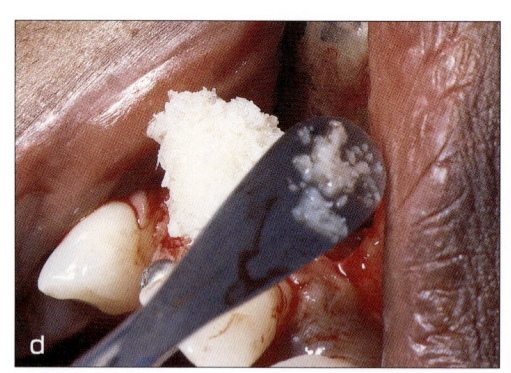

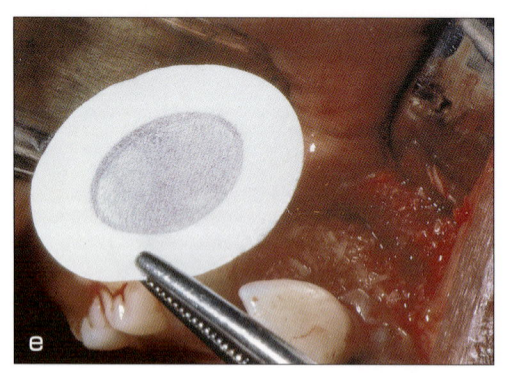

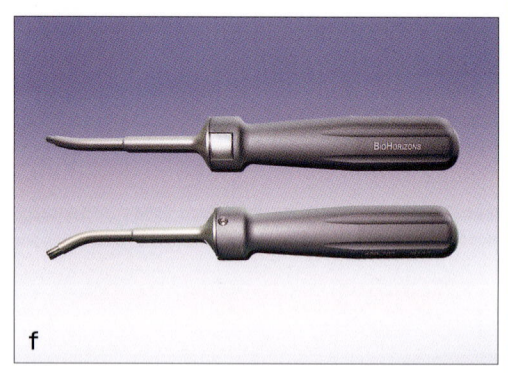

9 上顎前歯部における骨増大術と骨移植術

図9-4
歯槽骨の頬舌的幅径が8〜12mmの場合，骨欠損部は移植骨片材の有無にかかわらずGBRメンブレンを使用する．

(a) 上顎前歯の1歯欠損では，反対側の同部と対称性に骨の高さおよび幅を与えなければならない．

(b) 軟組織を剝離すると欠損部の骨形態が明らかになる．触診を行っても結合組織が骨欠損部を満たしていると骨に十分な厚みがあるように錯覚することがある．

(c) 一見，十分な骨があるように思えるがフラップを剝離すると深い陥凹部が存在し，ドリリング時に穿孔することがある．

(d) この症例では，メンブレンと顆粒状の同種他家移植材を用いた．

(e) 被覆領域と適合具合からGore-Texメンブレンを選択した．このメンブレンは二次手術時に除去する．

(f) Auto-Tacシステム（BioHorizons, Birmingham, AL）は，吸収性もしくは非吸収性のタックはメンブレンの固定に有効である．

歯槽骨拡大のためのオステオトーム

歯槽提の幅が6〜7mmの場合，オステオトームを用いて骨の幅径を拡大し機能性を得るために必要な骨量を獲得する．また，同時に拡大された歯槽骨は審美性の得られる条件に改善することができる．インプラント埋入前に狭い歯槽堤を広げるためにオステオトームを使うことは，臨床的に非常に有効な方法である．オステオトームの利点はドリリング等の侵襲を最小限とし，骨組織を保存できることであり，また，骨密度を改善し，骨-インプラント界面の骨を緻密化する．

そもそもインプラント埋入窩の形成は，

図9-5

オステオトームは歯槽堤の拡大に有効である．それは，骨を削合するよりむしろ圧縮，移動させたほうが，インプラントの生存率は向上する．

(a) 各種インプラントシステムに対応するためにオステオトームの直径を0.03～0.06mm増加させて用いる (Saadoun AP, Le Gall MG. Implant site preparation with osteotomes; Pract Periodentics Aesthet Deant 1996；8：453-463より引用)．

(b) 上顎4前歯欠損症例-術前の状態．視認性，到達性を得るためにフラップを翻転する．

(c) フラップを剥離，翻転し歯槽骨を露出する．

(d) 歯槽堤拡大術を行う部位に外科用テンプレートを設置し決定する．

(e) 最初に各インプラントシステムにおける最小の直径のドリルで予定する深さまで形成する．

(f) 同じもしくはやや大きい径 (0.03mm以下) のオステオトームを同部に挿し込み，徐々に骨を広げながらその径を大きくし，予定する埋入窩を形成する．オステオトームはマレットで軽打するか，手でゆっくりと回転させて使用する．そして，最終的には予定しているインプラントの形状に近似させる．

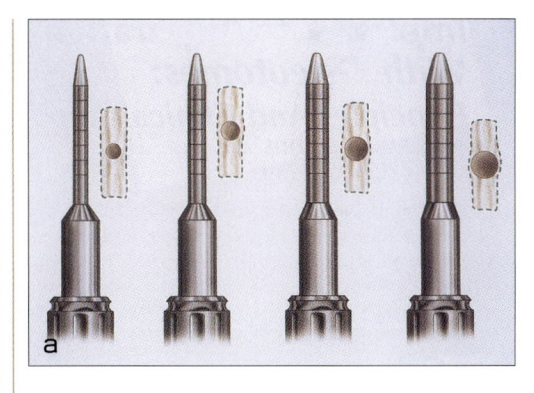

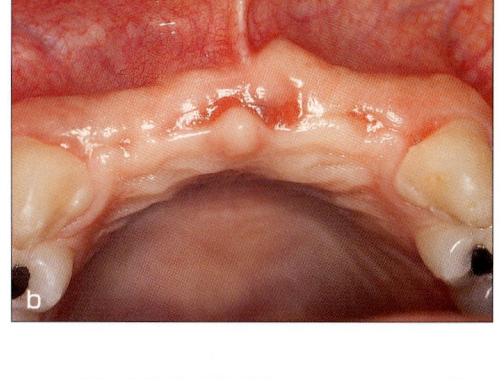

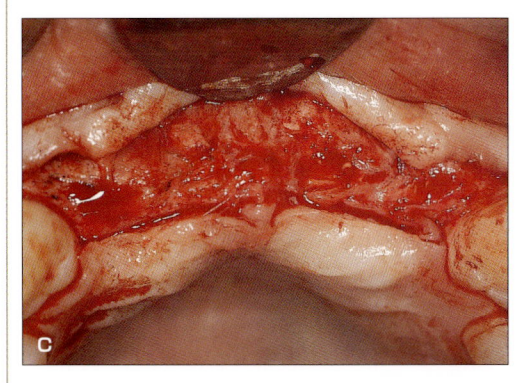

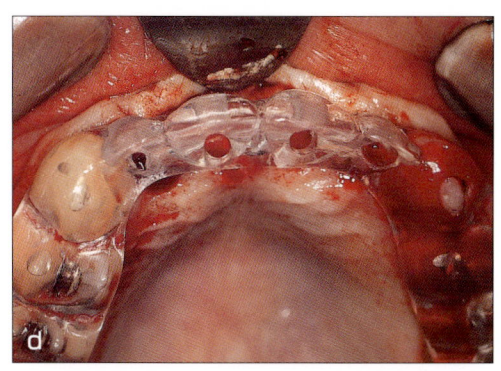

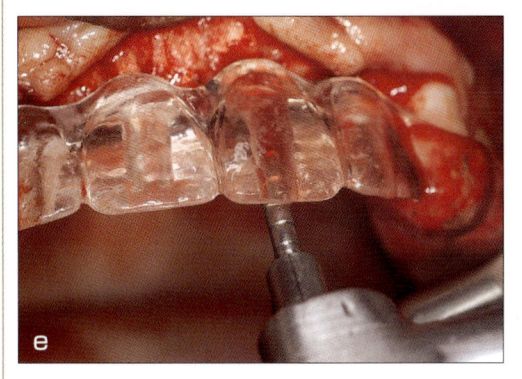

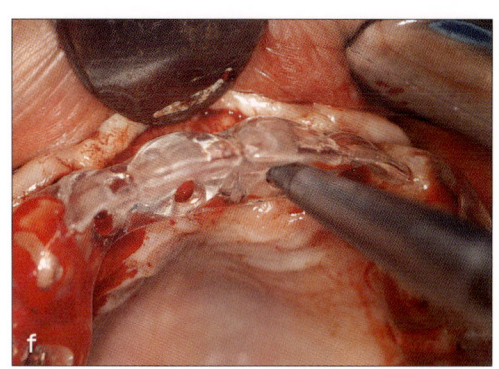

順次大きい直径のドリルを用い，骨を除去しながら予定する大きさの埋入窩を形成する術式として確立された．通常，骨密度，骨量の良好な場合は従来からのドリリング法は適切である．しかしながら，骨密度の低い部位でのインプラント治療は，より保存的なアプローチが推奨され，上顎のほとんどの症例が含まれる．そこで，順次大きい径のオステオトームを用いることにより，歯槽骨を押し広げ，緻密化することが推奨される．骨質の貧弱な部位では，ドリリングにより骨を除去するよりむしろ骨を移動させるほうが効果的であり，それがインプラントの生存率の向上につながる (図9-5)．その他，この歯槽堤拡大術の利点は，審美性の改善，上顎骨の裂開の減少，危険な埋入角度の変更とともに適切な位置への埋入ができる点である．

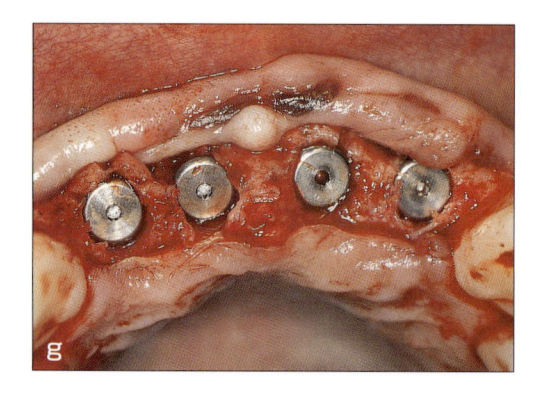

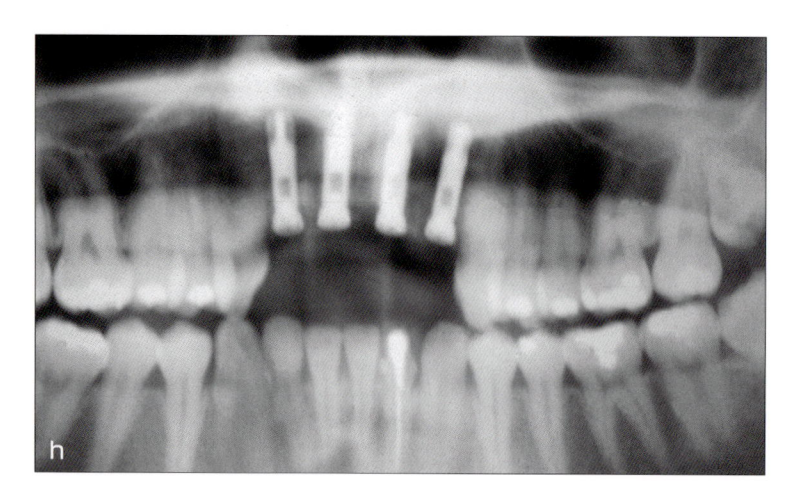

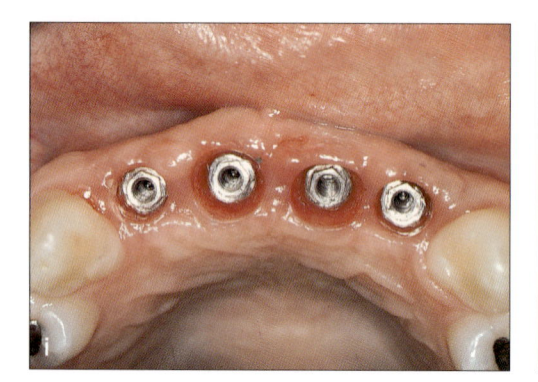

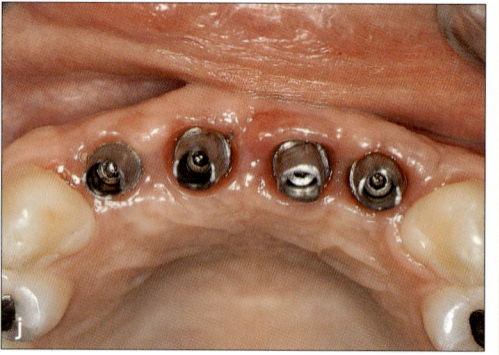

9 上顎前歯部における骨増大術と骨移植術

図9-5(つづき)
(g)インプラントは，セルフタッピングを選択するとよい．図には直径3.75mm，長径15mmを埋入したところを示す．

(h)インプラント埋入後のパノラマエックス線写真像．

(i)咬合面観より，オステオトームによって頰舌的に歯槽骨の幅が増したことがわかる．

(j)アバットメント装着時の咬合面観．固定式の連結した上部構造を予定している．

220

同種他家ブロック骨移植

　歯槽堤の幅が頬舌的に5～6mmであるならば，凍結乾燥した同種他家骨の応用を検討すべきである．同種他家移植材は長年，自家骨移植の代替骨材料として用いられてきた．これらは侵襲の軽減，採取できる骨量の限界，骨採取に要する手術時間など自家骨移植における欠点を補うことができる．臨床上，インプラントは良好な組織による支持が必要である．歯槽堤増大術や同種他家ブロック骨移植は最終的に母床骨に吸収，置換され骨増大の足場としての役割を果たし，予知性を持って応用できる（図9-6）．

　同種他家骨は骨のコラーゲン成分および無機質成分を含まなければならない．例を挙げると，Puros J-block(Zimmer Dental, Carlsbad, CA)は，細胞，水分，脂肪分と脂質を除去しかつ，コラーゲン成分と無機質成分を維持したまま処理されている．一般的に，同種他家ブロック骨移植の適応に関する診断基準は，以下に示す例外を除いて，この章に後述する自家骨ブロック移植における基準と同様である：

1．同種他家ブロック骨を使用する際，受給側とブロック骨は脱皮質化されなければならない．
2．自家ブロック骨移植時，表面の50％以上が顆粒状の場合にはバリアーメンブレンを用いる必要がある．しかし同種他家ブロック骨移植では，すべての症例でメンブレンの使用が推薦される．
3．自家ブロック骨は，再水分補給を必要としない．しかし，J-blockは再水分補給が必要であり，非活性化状態の多血小板血漿（PRP）を使用することを推奨する．

皮質骨-海綿骨ブロック移植

　歯槽骨の幅が4～5mmで広範囲であるならば，自家皮質骨ブロック移植を選択すべきである[9,62-66]．一般的に歯槽骨頂部幅径が6mm未満の場合はインプラント埋入手術の前に骨移植術を先行すべきである．インプラントは頬舌的に，少なくとも2mmの厚さの骨で囲まれなければならない．したがって，直径4mmのインプラントを埋入するためには，頬舌的に10mmの骨幅が必要である．各種骨移植材料が上顎ないしは下顎臼歯部の骨増大術[67]に用いられる一方，上顎前歯部で4～5mm以上の骨幅の増大を必要とする場合は，オトガイ部および下顎枝部から採取した自家骨を用いるのが望ましい．皮質骨-海綿骨ブロック移植をオトガイ部（第6章参照）および下顎枝部（第5章参照）から採取した場合，通常，最大上顎4前歯相当部の骨幅の獲得もしくは1～2歯範囲の骨高径と骨幅の双方の獲得に十分な量が得られる[68-71]．

　参考までに2003年に報告した論文では，インプラント埋入前に上顎前歯部の骨幅の獲得に対して下顎骨より採取したブロック骨を用いたオンレーグラフトは非常に信頼性が高く，良好な結果が得られると結論づけている[72]．オトガイ部または下顎枝部より採取し用いたブロック移植片は早期に新生血管の再生が確認され，かつ移植骨の吸収率が低いことを示唆している[73]．また，骨移植部表面の50％以上が顆粒状の骨で満たされている場合は，バリアーメンブレンの使用が有効である．また別の2003年の論文では，垂直的骨増成術に線維軟骨を用い同部にDFDBAを加え，さらにチタン強化膜（ポリテトラフルオロエチレンe-PTFE膜）の併用について報告された[74]．この研究でも骨幅の獲得に有効であると結論付けられ

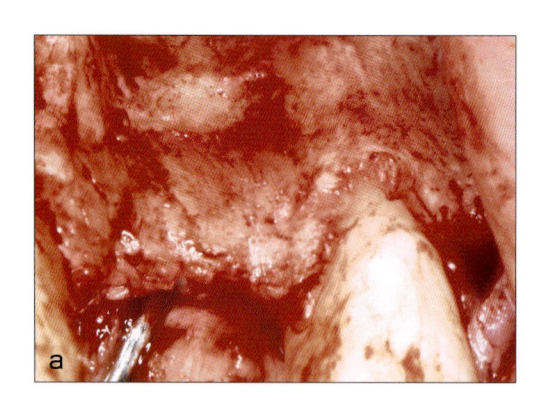

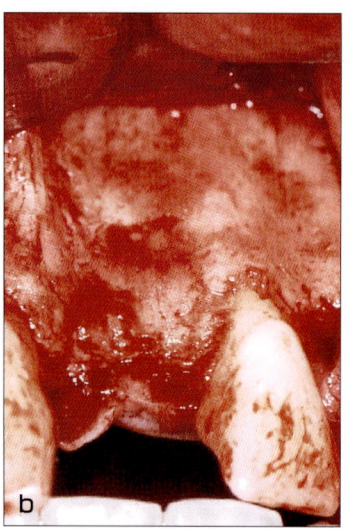

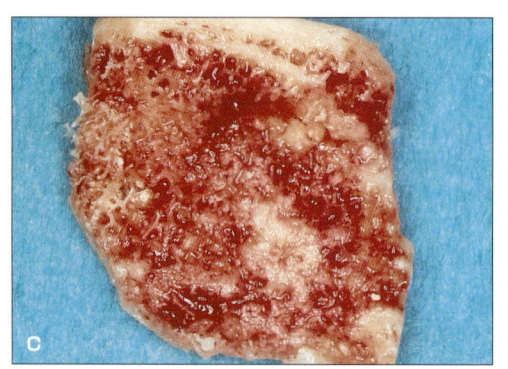

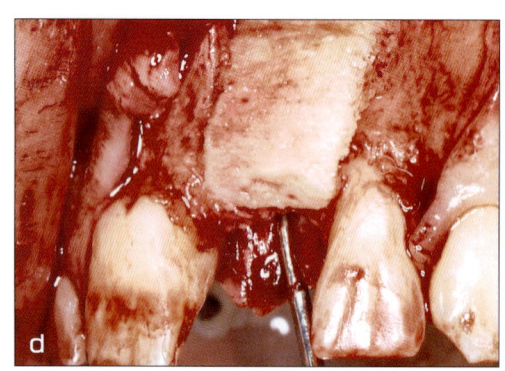

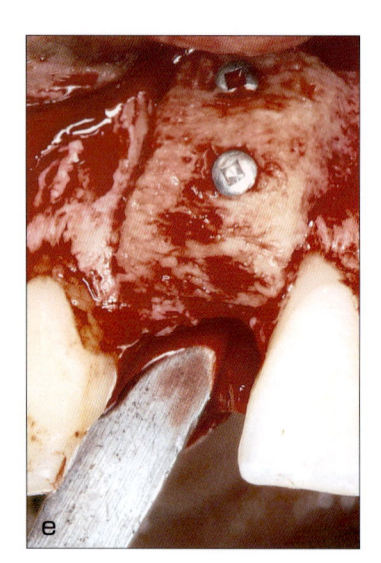

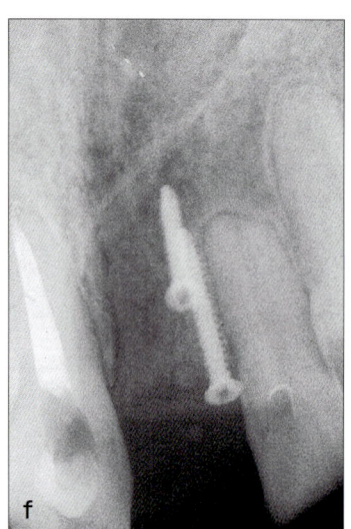

9 上顎前歯部における骨増大術と骨移植術

図9-6
顆粒状またはブロック状の自家骨移植，同種他家骨（細胞）移植等は治療計画の有効な選択肢であり，各術式の予知性を分析，検討することによって最善の方法を選択する．

(a) 全層弁を十分に剝離することによって視認性を確保し骨欠損部に移植術を行う．

(b) 隣接歯部と反対側同部を参考に，移植する骨量，形態を決める．

(c) 採取したブロック状の移植骨片を移植床に適合するように整形する．

(d) 整形した骨片を試適し，適合性を確認する．

(e) ブロック骨移植は必ずネジで固定し，初期の安定性を得られるようにしなければならない．また，可能な限り適合させ，回転，動揺しないようにネジは1本より2本で固定するのが望ましい．

(f) 固定用スクリューはインプラント埋入時に除去する．

図9-6（つづき）
(g)術後縫合部の裂開を防ぐために減張切開を行いフラップに緊張のない状態で被覆できることを確認する.

(h)減張切開の後, 頬側のフラップを挙上し, 歯冠乳頭はもとどおりになるように縫合閉鎖する.

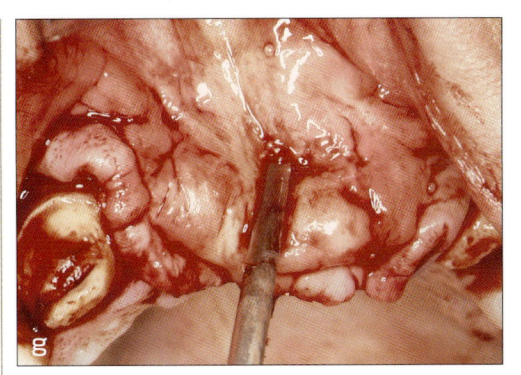

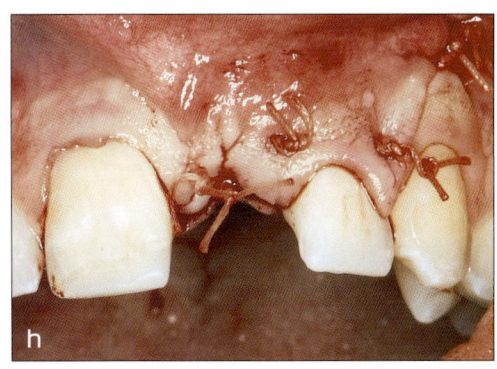

ている.

自家ブロック骨

臨床医は手術の前後に抗生物質と抗炎症剤等を自身の判断のもと処方しなければならない. 一部の臨床家は手術の1時間前, および術後3～7日間, イブプロフェンを処方することを提案している. アモキシシリンもまた, 外科手術の前後に処方することができる. 上顎歯槽骨欠損症例では, 1：100,000エピネフリン含有2％のリドカインが, 局所麻酔薬としてよく使われるがアルチカインも, 選択肢のひとつである. 切開は上顎歯槽骨頂部口蓋側に行い, まず部分層弁を剥離し, そして骨頂部を超えた所で骨膜切開を行う. さらに両隣在歯に近接した部位に切開を行い, 全層弁を剥離し, 骨欠損部を明示する. 適切なフラップ剥離技術と慎重な切開術が重要となる. 術野を十分に確保することで骨移植術の必要性の確認とともに必要な骨量を計測することができる.

口腔内のどの部位から自家骨を採取するにしても, 骨移植部は炎症性組織や瘢痕組織を除去するためにデブライドメントおよび洗浄を行わなければならない. 骨誘導および骨伝導は線維（瘢痕）組織や上皮組織の残存によって遅延, 阻害されることがある. そして骨形成は抑制され, 線維様の治癒経過をたどることとなる[75,76].

ボーンワックスは骨移植部に置き, 理想的な骨の形態を再現することにより採取すべき移植骨の必要な骨量, 形態等の参考にすることができる. 他にも生体為害性のない物で自由に形態を付与し, テンプレートとして用いることができる.

移植床に小さいラウンドバーで穿孔することによって, 骨原生細胞の活性化と血管再生が促進されることにより, 移植骨の生着を良好にする. 移植骨は採取後, できるだけ短時間の間に鋭縁を取り除き, 移植床に適合するように整形しなければならない. 通常, 直径1.0～1.6mmのチタン合金のスクリューを用いて, 移植骨を移植床に固定する. 骨の適合が悪い部位には, 採取部位より収集した顆粒状の海綿骨で満たすようにしなければならない.

このような骨移植術の場合の縫合閉鎖は歯肉弁にテンションをかけないことが重要

である．そこで縫合前に，頬側フラップの可動粘膜部の骨膜にメスで切開を入れ，フラップをより大きく伸展，減張させる．縫合は3-0の3価クロム縫合糸で，断続的なマットレス縫合にて閉鎖する．粘膜の緊張を最小限とし，術野の閉鎖を維持する．暫間的な可撤局部義歯は，移植部位に接触しないように調整する（図9-7）．

抗生物質と補足テクニック

アモキシシリンまたはクリンダマイシンを手術の1時間前に投与し，最長術後1週間続ける．デキサメサゾンは手術当日および術後数日間処方する．メンブレンの露出，感染およびプラーク蓄積のような合併症に対しても対処しなければならない．メンブレンが広範囲にわたって露出した場合はメンブレンの摘出，再骨移植が必要となる場合があるが，小範囲の露出であるならばその局所に対してクロルヘキシジン等の抗菌薬による洗浄が必要となる．

術後，最終的に移植骨の吸収とリモデリングを見越したうえで標準的な直径のインプラントを埋入するための適切な骨幅として最低8～10mmは必要である．骨移植後，インプラントを埋入するまでに治癒期間として4～8か月間の安静が必要である．骨移植[77]またはGBR[78]とインプラントの埋入を2回に別けて施術するのに比較して同時に行うほうが移植骨の破断，創の裂開（インプラント，移植骨の露出）や，インプラントの失敗がより高い確率で起こると思われる．段階を経て手術を行ったほうが再手術の可能性は減少し，補綴処置は確実性を増すことになる．2回に別けて手術を行うことにより起こりうる移植骨の吸収にも対処でき，インプラント治療をより確実なものとする．また，上顎前歯部単独植立の即時荷重に関して有望な報告もあるが，依然より多くの研究が必要であると思われる[79]．いくつかの臨床研究では骨移植の失敗は，骨移植部の感染，移植骨が未成熟な状態での暫間義歯による不当な荷重，粘膜の裂開による二次的な口腔内への露出に関連していると報告している[80]．

チタンメッシュを用いたオンレーボーングラフトとLe Fort I型骨切術

高度に吸収した歯槽骨または顎堤関係の不良に対してチタンメッシュを用いたオンレーボーングラフトやLe Fort I型骨切術，同時骨移植を検討する[81]．これら2つの術式に加えて，既存の骨が利用可能な条件であるならば，仮骨延長法も現実的に有効な選択肢である．

自家骨とチタンメッシュ・クリブ

垂直的骨欠損では多くの場合，高度な技術を要する非吸収性のチタンメッシュ・クリブで自家骨を支持するオンレーボーングラフトが必要となる（図9-8）[82-83]．垂直的骨欠損は歯周疾患，歯根破折，根尖病巣等を原因に著明な骨吸収が生じ抜歯に至った症例に多く認める[84]．

Le Fort I型骨切術同時骨移植

上顎骨の高度に萎縮した症例にLe Fort I型骨切術同時骨移植とインプラント即時埋入もしくは期間を経てからの埋入による再建手術は臨床研究および経験からも支持している．このような症例ではLe Fort I型の骨切後，腸骨稜より採取した海綿骨髄を，分離した骨片との間に移植し固定する術式が上顎骨の再建のためには必要となる[85]．その後，再建した上顎骨にインプラントを埋入し，インプラント支持のオー

図 9-7
自家ブロック骨移植を用いた上顎前歯部歯槽堤増大術.

(a) 外傷によって歯を喪失した場合，抜歯時に抜歯窩への骨移植が行われないため，歯槽骨は高度に吸収し頬舌的に薄くなる．

(b) この症例は外傷によって両側中切歯を失い，同部の歯槽骨は非常に薄く，大きく陥凹しているのがわかる．

(c) 外科用の卵円形のバーを用いて移植骨片を適合させやすいように移植床を整形する．

(d) 正中部に位置する骨隆起は前鼻棘の何物でもないが，ブロック状の移植骨片の設置を優先し，平坦に整形する．

(e) 隣接歯の歯根を損傷しないように円柱状のバー (no. 1701 Brasseler, Savannah, GA) で皮質骨を穿孔する．

(f) 皮質骨を穿孔することにより，脈管形成と細胞遊走が促進され，移植骨の生着を促す．外傷の場合，海綿骨量は減少する．母床骨に生きた細胞を提供するためにも採取する移植骨片には多少の海綿骨器質を有することが望ましい．

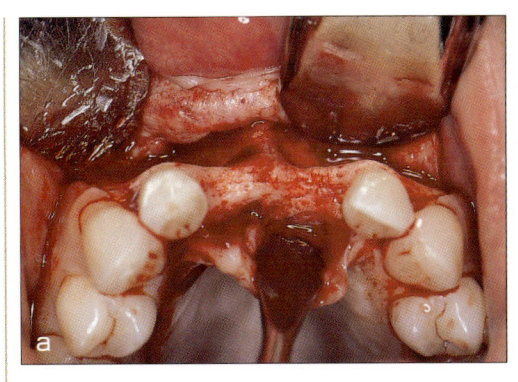

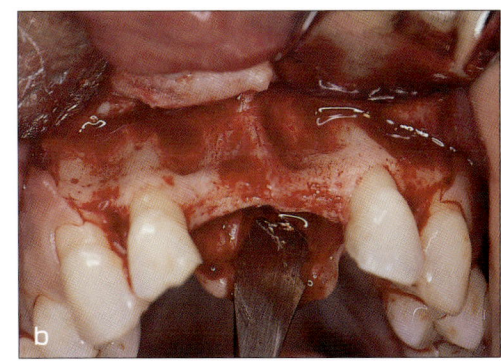

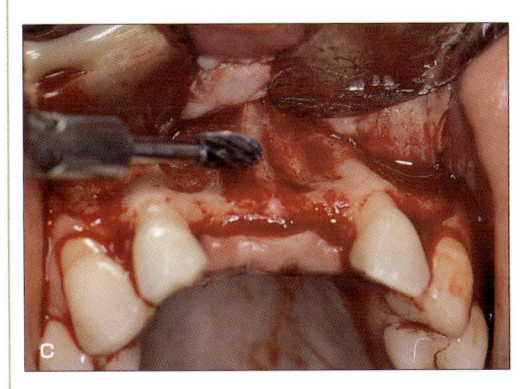

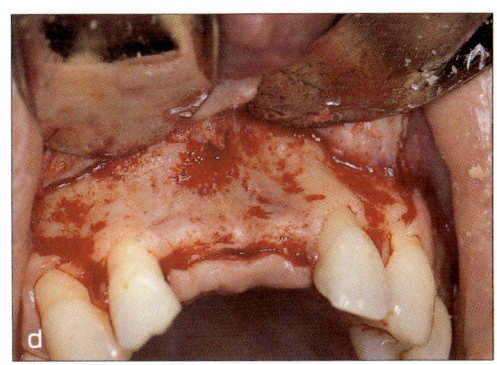

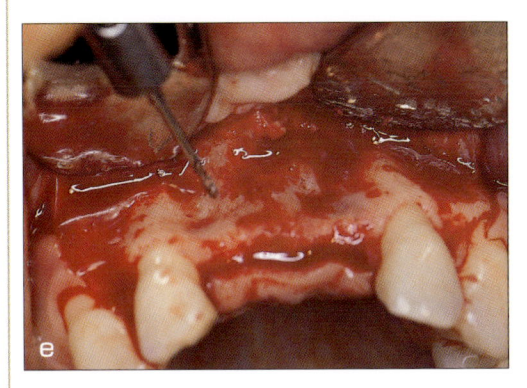

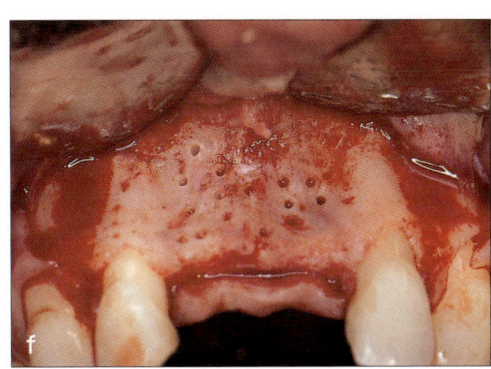

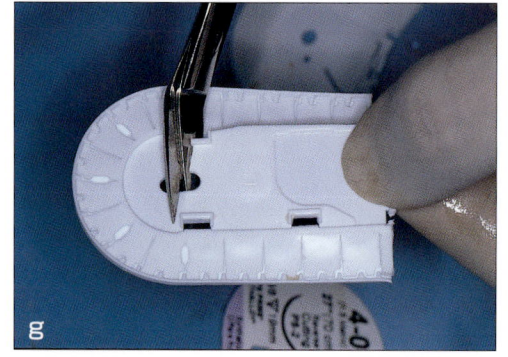

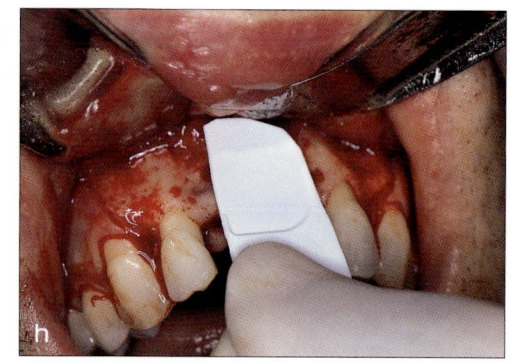

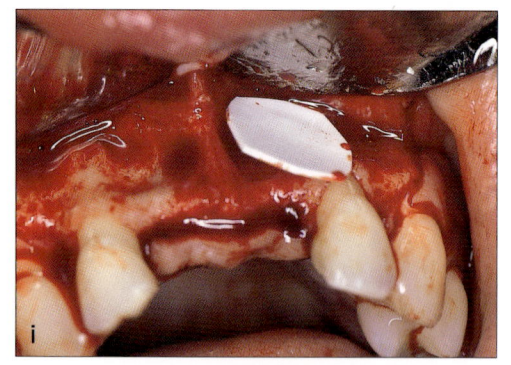

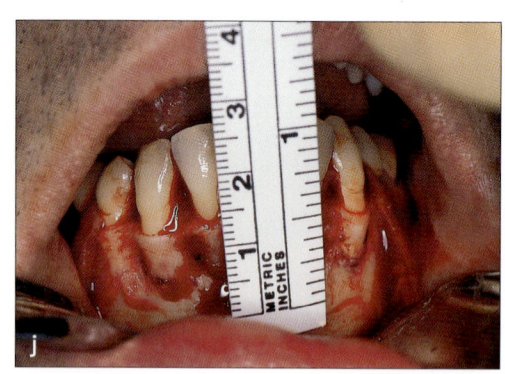

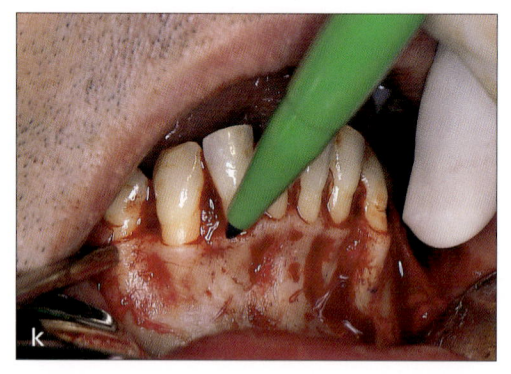

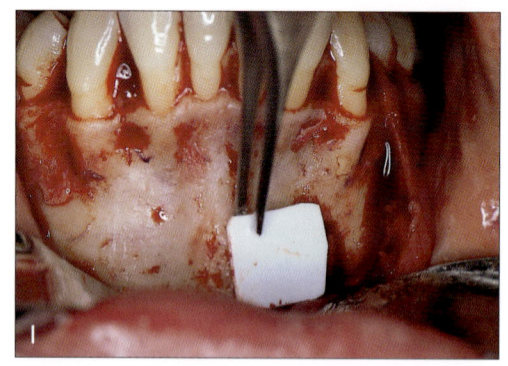

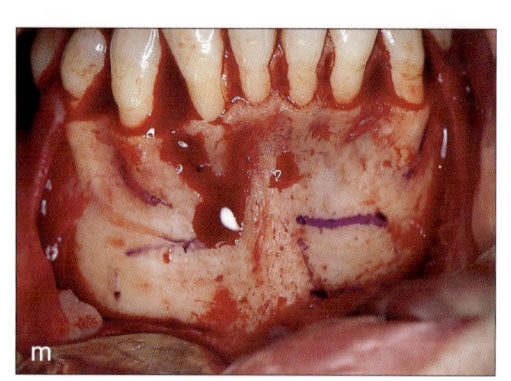

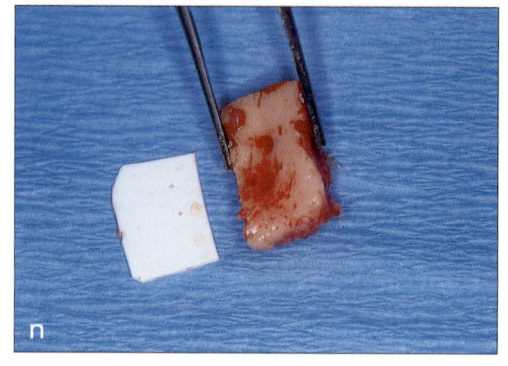

9 上顎前歯部における骨増大術と骨移植術

図9-7（つづき）

(g) 骨欠損部の型枠はできるだけ正確に適合する移植骨を採取するのに有用である．縫合糸に付属しているプラスチック部分など清潔で簡単に整形のできる物を用いるとよい．

(h) プラスチックの平坦な部分を適当と思われるサイズに整形し，シミュレーションを行う．

(i) このような作業によって採取した骨が大きいまたは小さすぎるという危険性が減り，受給側の侵襲も最小限に留められる．

(j) エックス線所見と定規を用いて下顎前歯の根尖の位置を把握するのに役立つ．パノラマエックス線像の拡大率は，考慮に入れられなければならない．

(k) プラスチックで作製したガイドにより根尖部より下方で安全に骨を採取すべき領域を明示できる．

(l) 作製したガイドをオトガイ部に試適している．

(m) no. 1701のバーでマーキングをする．

(n) 慎重かつ十分な深さで予定箇所の全周を切除することによって，ノミを用いて容易にブロック状の移植骨片を1つの塊として採取することができる．45度の角度で切れ込みを入れるとノミを滑り込ませやすい．また，許容範囲内で，必要としている大きさより少し大きめに採取するとよい．

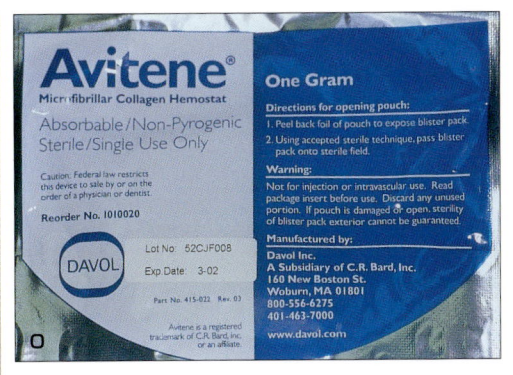

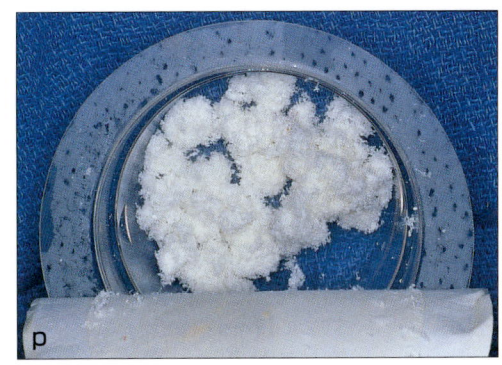

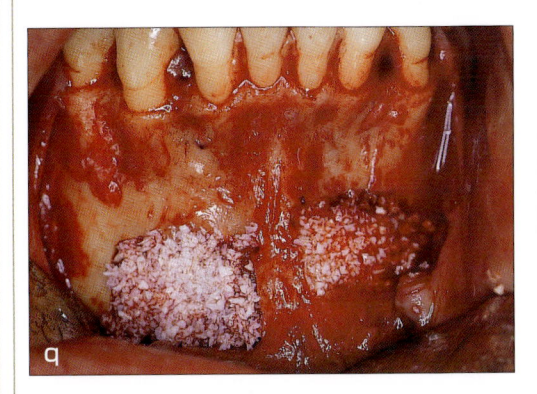

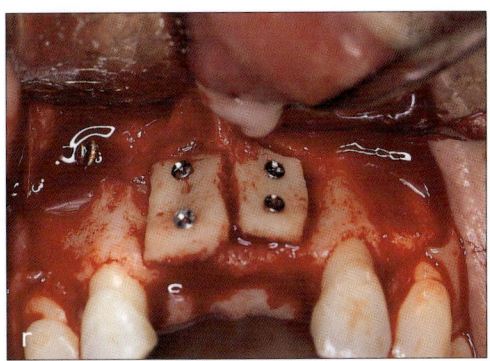

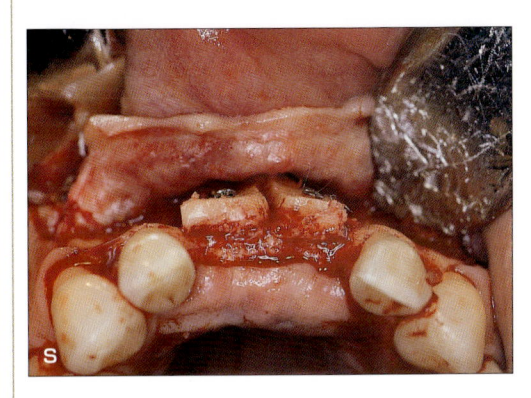

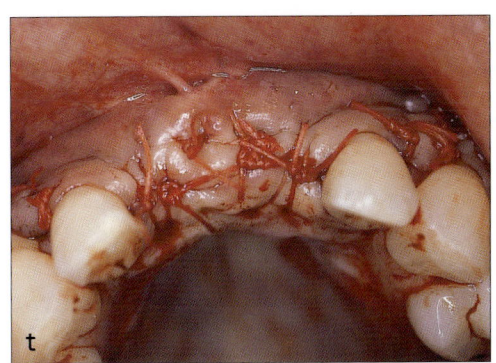

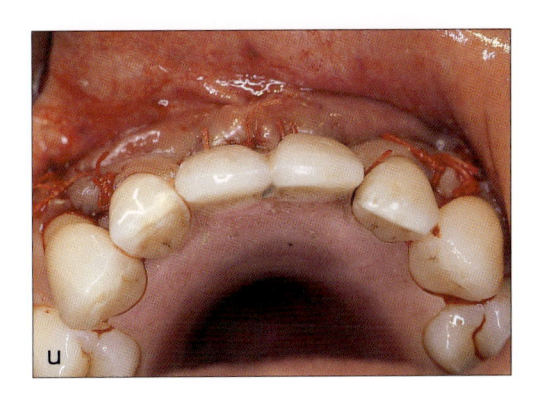

図9-7(つづき)

(o) 骨採取部の止血にはAvitene (MedChem社製, Woburn, MA)のようなコラーゲン性の止血材を用いる.

(p) この吸収性の止血材は操作性が良く, ピンセットで簡単に採取部に填入することができる.

(q) この材料は止血効果に加えて, 骨採取部にボリュームを加える足場としての役割も果す. このとき, 必要に応じて, 粒子状またはパテ状の移植材料を充填することもできる.

(r) ブロック状の移植骨を適切に設置し, 回転および微小動揺を防ぐために2つのネジで固定する.

(s) 咬合面間からは, 移植骨量が過剰に見えるが, 予想される術後の吸収を保償するためである. もし, 移植骨が予定どおりに吸収しなくても, 必要に応じて卵円形のバーで整形することができる.

(t) この症例では, 量の増加した歯槽堤を粘膜で完全に被覆する必要がある. 非伸縮性の骨膜と伸縮性に富む粘膜とを分けるための減張切開を十分に施すことが重要となる.

(u) 縫合後, 咬合面観より歯槽堤の輪郭が予定した元の形態に復元されており, 術前より使用していた暫間義歯の中切歯は明らかに後方に配列されているのがわかる. そして, 三次元的に理想的な位置にインプラントを埋入することが可能となり, 適切な上下顎関係を付与した中切歯の上部構造を作製することが可能であろう.

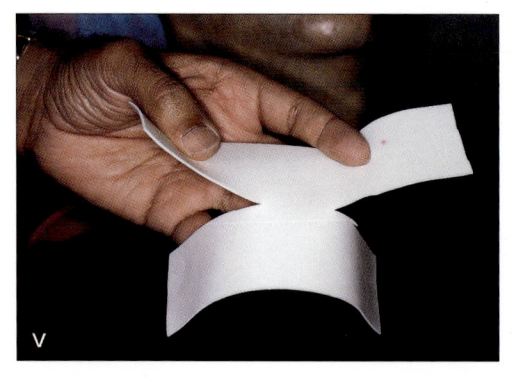

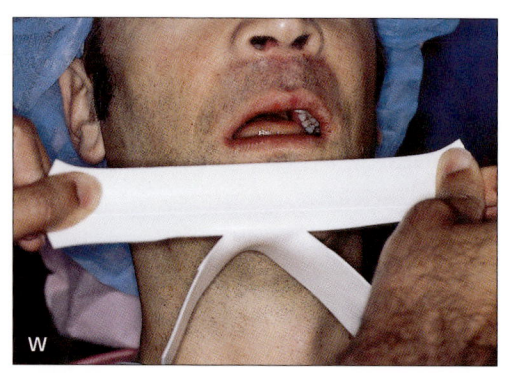

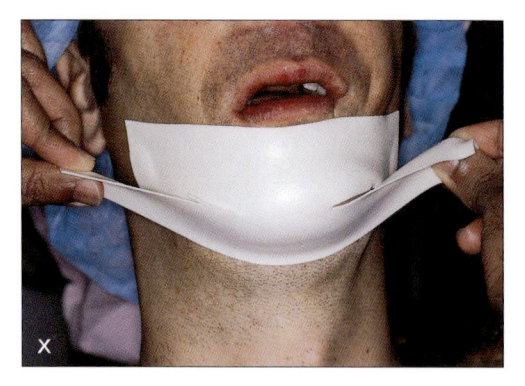

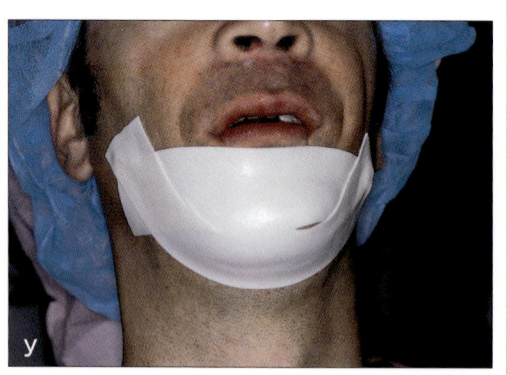

図 9-7(つづき)

(v)粘着性のある伸縮包帯を約20×5cmの大きさに切り取り、中央部の4〜5cmを残して切り込みを入れる。

(w)包帯の上方部分を下口唇下部より後方に引っ張りながら貼付する。

(x)続いて、包帯の下方部分を顎下部より上方に引っ張りながら貼付する。

(y)この包帯法は剥離したオトガイ部の筋と軟組織を保護し、術後の諸症状を軽減する。

バーデンチャーを適応する．Le Fort Ⅰ型骨切術同時骨移植術の長期における良好な安定性はすでに報告されている[86,87]．理想的にインプラントを埋入するための手術をチーム医療として尊重しなければならない[88,89]．

一次手術-インプラント埋入

理想的な骨量を上顎前歯部に獲得した後，事前に最終補綴物の切歯切縁の位置を確認し，隣在歯との調和の得られる適切な位置にインプラントを埋入するための外科用のテンプレートを製作する．通法どおり歯槽頂部に軟組織切開を入れ，歯肉弁を翻転する．繰り返すが，この時点でインプラント埋入部位の骨の幅径は5mm以上でなければならない．また，より幅径の大きいインプラントを用いることができればより審美的で満足の得られる形態の補綴処置が可能となる．しかし，インプラントの垂直的位置は，インプラント周囲骨(荷重開始後1年間でインプラント頸部の骨は通常1mm吸収する)および軟組織の生物学的幅径(一般に

図9-8
広範囲にわたる垂直的骨欠損の症例では多くの場合，高い技術力を必要とされる非吸収性のチタンメッシュ・クリプを用いたオンレー自家骨移植が適応される．

(a)高度に骨吸収した上顎骨は，より大規模な骨採取手法が必要となる．

(b)まず上顎の印象採得を行い，望ましい顎間関係の得られる形態に従って必要とする骨量をワックスアップし，これに合わせてチタンメッシュを加工する．

(c)腸骨より骨採取し，顆粒状に粉砕した骨でチタンメッシュを満たす．

(d)この移植骨を満たした状態でチタンメッシュをネジで移植床に固定する．必然的に広範囲にわたるフラップの剥離が必要となる．通常，この移植術の後に口腔前庭形成術を施行する．

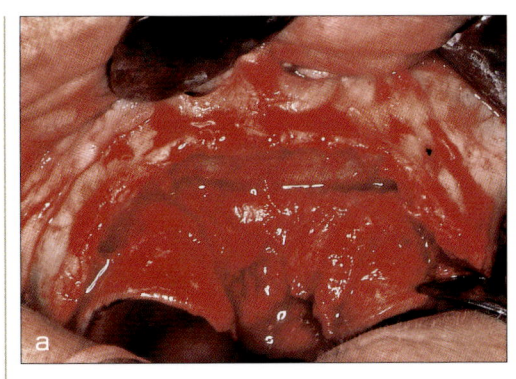

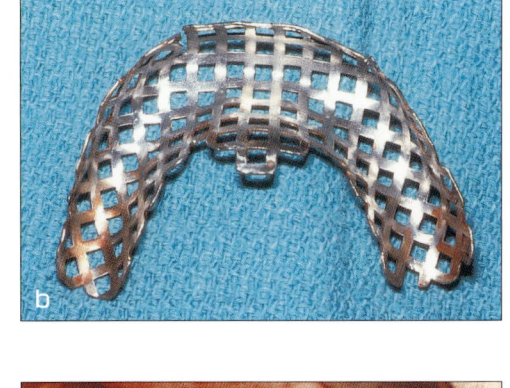

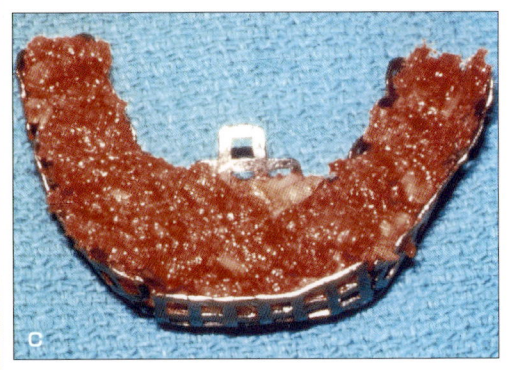

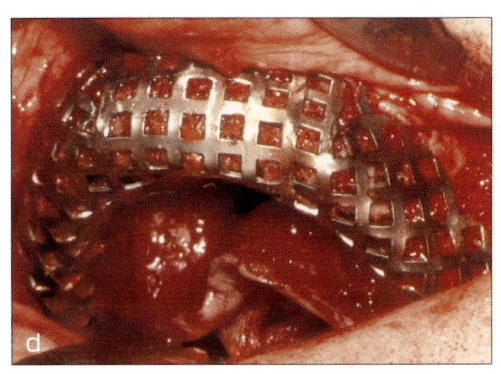

3～4mm)に調和するように埋入しなければならない．したがって，インプラント頸部は補綴物の頰側部マージンより2～2.5mm根尖側に位置するべきである[6]．この適切なインプラントのエマージェンスプロファイルの付与が生物学的幅径および長期間の機能を維持する．近遠心的には歯-インプラント間距離で最小1.5～2.0mmは必要であり，インプラント-インプラント間距離では少なくとも3～4mmでなければならない．加えて，インプラント間の骨の支持により歯冠乳頭の成長は促進される．

インプラントの頰舌的位置は，補綴物の十分な厚みの確保と適切な位置にアクセスホールを設置するために可能な限り口蓋側に埋入するとよい．注意すべきは，必ずインプラントの唇側の骨は2～3mm確保することである[6]．適切なエマージェンスプロファイルを維持するためには唇側に2～3mm幅の骨を保つ必要がある[90]．しかし，口蓋側よりに設置しすぎると結果的に歯頸線は陥凹状態となり軟組織の処置による対処が必要となるが，それでは清掃性，審美性を損なうおそれがある．また，角度付ア

バットメントでの補正にも限界があり，唇側に非常に大きな膨隆を付与した補綴設計を余儀なくし，審美性を損なう．仮に解剖学的制約や，臨床的な制限から口蓋側よりに設置せざるを得ない場合，1mm口蓋側寄りにずらすごとに1mm深く埋入するとよい[91]．また，セメント固定式のアバットメントを使用する際にはインプラントを将来の補綴物の長軸の中央に正確に埋入しなければならない．術者可徹式(screw-retained)のアバットメントを使用する際は口蓋側にアクセスホールを設置するためインプラントを若干口蓋側寄りに埋入[92]するとよい．通常，審美領域にはインターナルヘックス(internal connection/hex)のインプラントが推奨される．

インデックステクニック

サージカルインデックス法は，審美的領域に推薦され，その手技は比較的単純である．インプラントを埋入後，隣接歯との関係を記録するために印象用コーピングを用いて引き上げ印象(pick-up impression)を無菌的に施行する．以上の工程を経ていったん手術を終了とする．上下顎の印象採得，咬合採得とシェード選択を行い技工所に送る．技工所では，ガイドとなるインプラントアナログを印象用コーピングに取り付け，オルタードキャストテクニックのように模型改造をすることにより解剖学的に適切なアバットメントとプロビジョナルレストレーションを製作する．そして二次手術時には，カスタムアバットメントとプロビジョナルレストレーションを装着することができる．この方法はヒーリングアバットメントの使用を省略し，歯冠乳頭再生のための二次的な軟組織の形成手術を回避するとともに患者固有の歯に一致するように製作したプロビジョナルレストレーションにより補綴物周囲の歯肉形態は可及的速やかにその形成を促進することができる．このように一次手術時に印象採得を行うサージカルインデックス法は二次手術と同時に準備しておいたプロビジョナルレストレーションを装着することにより軟組織の初期治癒は理想的な歯肉形態に誘導される．また，二次手術時にプロビジョナルレストレーションを装着することにより軟組織を良好な審美性の得られる形態に修正できる．もう一つの利点はプロビジョナルレストレーションは技工所にて患者の要望に沿った形態を事前に付与してあるため，二次手術時には優れた軟組織形態と審美性が得られる．印象より得られる情報から前もって形態を付与したプロビジョナルレストレーションに軟組織は治癒するにつれて適合する．そして，最終印象時には，軟組織形態と補綴物との調和は適切なものとなる．また，骨頂部から隣接する歯もしくはクラウンとのコンタクトポイント距離は5mmを上回ってはならない．この距離は，良好な審美性に必要な歯肉形態や歯間乳頭の支持に影響する[93-97]．

理想的なインプラントの埋入位置は2/3口蓋側寄りで天然歯と同様の角度と考えられる．セメント固定式はステントの切歯切縁を，ネジ固定式はアクセスホールを通るように角度を付けて埋入する[98-102]．プロビジョナルレストレーションは軟組織の治癒の向上と良好なエマージェンスプロファイルを獲得するために用いられる．プロビジョナルレストレーションを装着するまでの治癒期間の間はどんな負荷をも避けなければならない．さもないと，骨再生は制限されメンブレンが露出する可能性が増すこととなる．固定式の暫間補綴物は，負荷を制御するには良い選択肢である．もし，治癒期間中に可徹式の暫間補綴物を用いる

場合は頻繁に術野との接触状態をを調整しなければならない.

二次手術-アバットメントの装着

二次手術時,審美的に満足の得られる補綴を行うためには適切な歯肉形成術を駆使しなければならない.水平切開は近隣歯の線角から延長し骨頂部やや口蓋側寄りに行い,唇側に歯肉弁を剝離し,インプラント頭部を露出する.そして,事前に作製しておいたカスタムアバットメントとプロビジョナルレストレーションを装着し,理想的な軟組織の治癒形態を誘導する.良好な軟組織の審美性を与えるための歯周形成外科は,この時点ですべて行っておくべきである.このとき,歯肉弁を隣接歯歯肉辺縁よりもわずかに歯冠側寄りに配置し縫合するとよい.抜糸は,1週間以後に行う.通常,軟組織は完全に成熟するのに6〜8週間必要である[103-106].

成熟したインプラント周囲の軟組織はわずかに退縮する傾向があるため,最終的なアバットメントを装着する際には注意が必要である.プロビジョナルレストレーションにより予定したエマージェンスプロファイルを損なわないように,この軟組織の退縮傾向を計画的に保証するよう配慮しなければならない.このように,最終印象までに,インプラント周囲の審美的な角化組織を二次手術後6〜8週間の暫間的期間に準備しておくことを推奨する(図9-9)[6].

治療計画を立てるに当たり,インプラントを埋入できる既存骨ではなく,機能的,審美的に患者の満足の得られる最終補綴を目標としなければならない.この考え方は,「骨主導型」ではなく「補綴主導型」の治療方針として文献でも紹介されている[107-109].したがって,良い結果を得るには多くの場合,骨および軟組織の増大術が必要となる.とくに単独歯欠損でのインプラント補綴の場合,インプラントの三次元的な埋入位置はとくに重要である.

審美性を重視した補綴主導型インプラント補綴の基準を以下に示す[110].

1. top down planning:外科用テンプレートと理想的なインプラントの位置決め(最終的な機能性と審美性に基づいた必要な移植量を計測,インプラントの埋入と最終補綴設計)
2. 審美性を配慮した正しい外科術式
3. 正確な骨増大術
4. 審美を配慮したための軟組織の取り扱い

上顎前歯部での骨増大術およびインプラント補綴は最も難易度の高い領域であり上記の基準は確実に要求される.

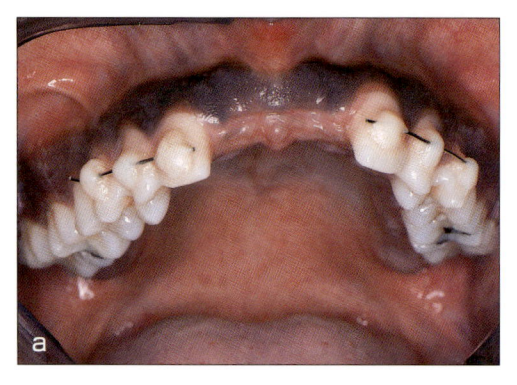

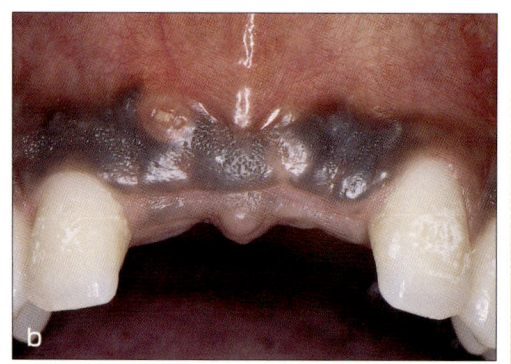

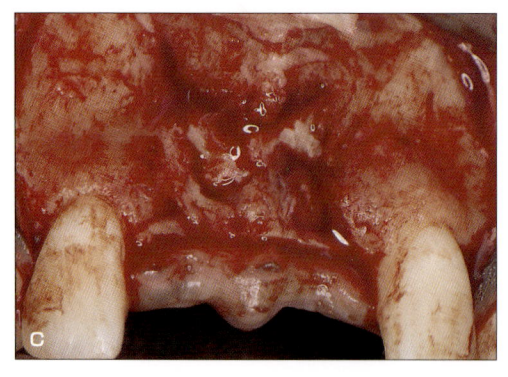

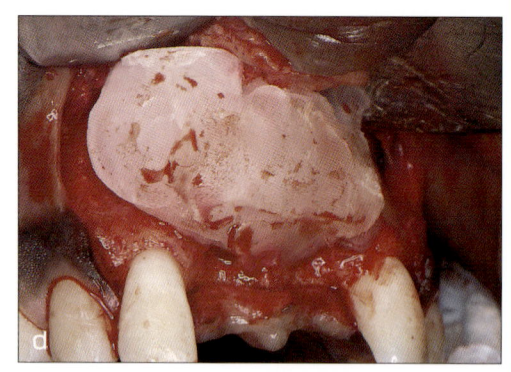

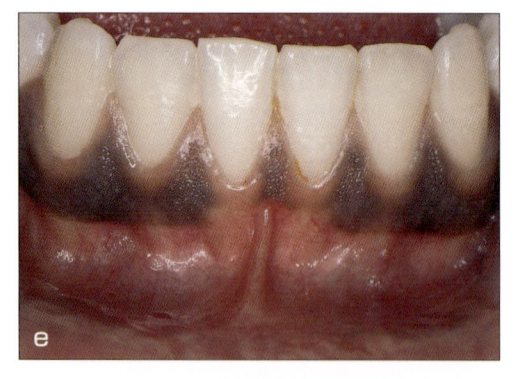

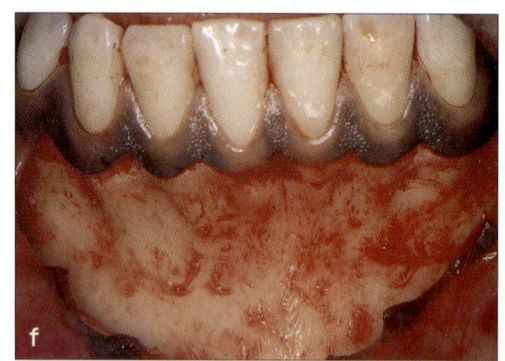

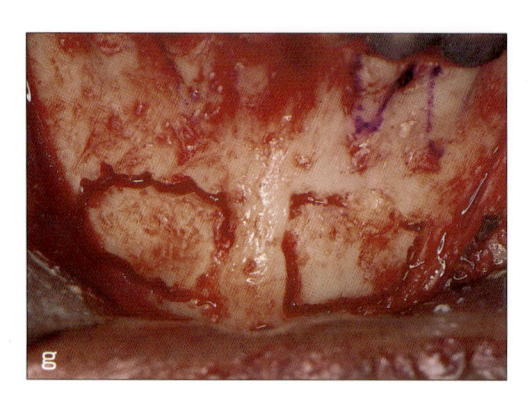

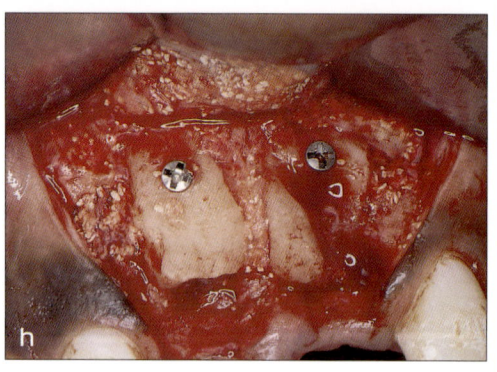

9 上顎前歯部における骨増大術と骨移植術

図9-9
骨増大術とインプラントの埋入を2度に分けて行う術式.

(a) この症例は外傷による上顎前歯部歯槽骨骨折を伴う両側中切歯の喪失であった.

(b) よく観察すると中切歯部の唇側の歯槽骨は喪失し,骨欠損部の一部に除去すべき肉芽組織を認める.

(c) フラップの切開線は術野の十分な確保と,切開線を移植骨から離すために隣接歯の遠心部に切開を入れる.

(d) オトガイ部より移植骨を採取するに当たってボーンワックスを外科用テンプレートとして用い適切な骨量,形態の計測および採取した骨を整形するのに有用である.

(e) 移植骨を採取するオトガイ部を剝離するための切開線は歯肉溝,付着歯肉,可動粘膜に施す3通りの切開法があるが,症例に応じて適切な方法を選択する.

(f) 歯肉溝切開ではスキャロップ状に切開することによる整った歯間乳頭部の鈍化,あるいは,可動粘膜への切開では高位に付着している小帯の損傷,前庭部の帯状の瘢痕治癒を考慮し,この症例では付着歯肉部への切開を選択した.

(g) 2つのブロック状の移植骨は移植部で整形したボーンワックスをガイドに使用し,Brasseler no. 1701のバーで海綿骨に到達する深さまで切れ込みを入れ,ノミを使用して採取する.

(h) 採取した移植骨を適切な位置へ配置し,チタンネジで固定する.この症例では移植骨を十分に整形し,適合性が良好であったため,1本のネジで固定している.

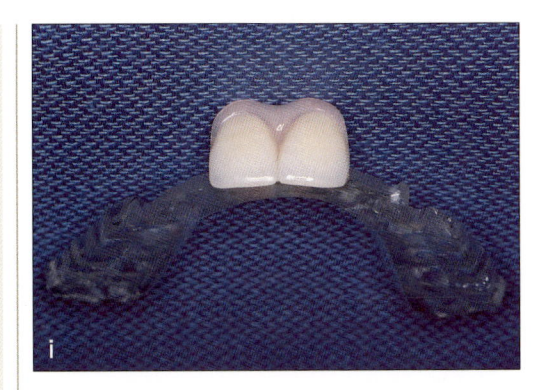

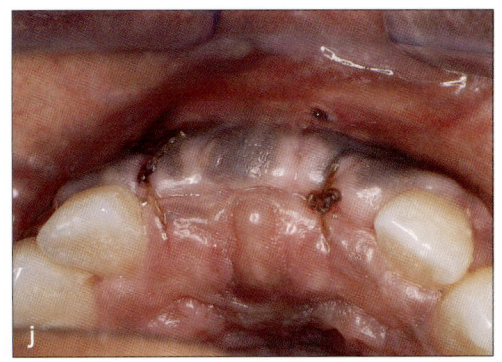

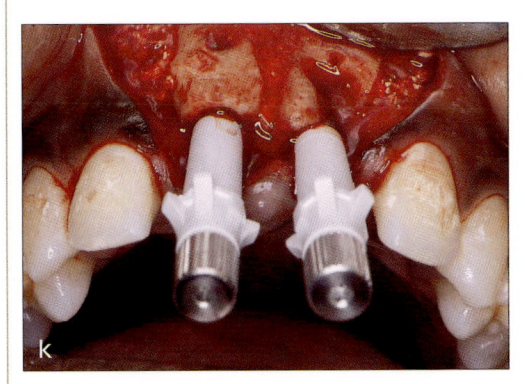

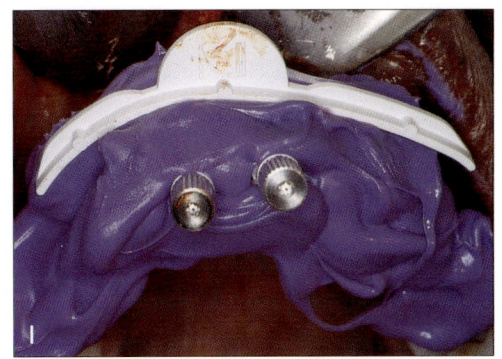

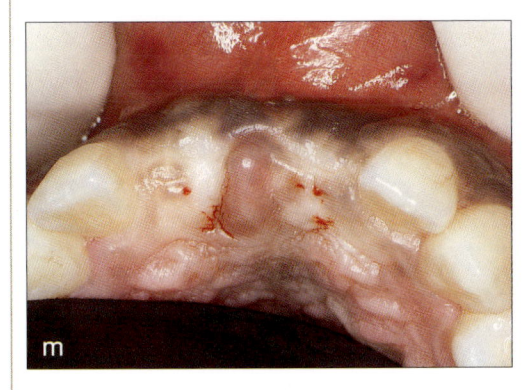

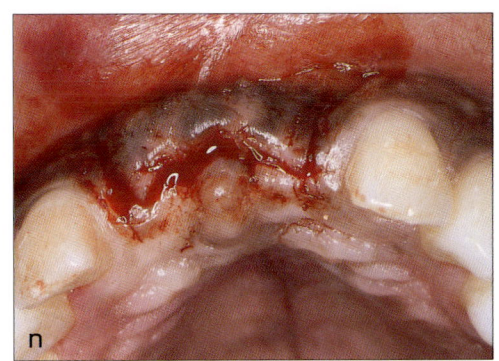

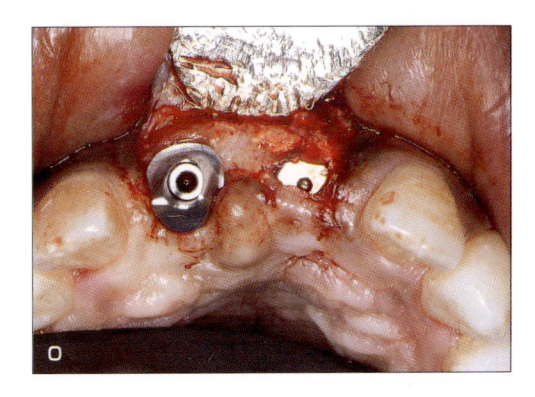

図9-9（つづき）

(i) 術後，上顎中切歯の暫間義歯はマウスガードタイプのものを選択した．Essix(Raintree Essix, Metairie, LA)を使用することもある．この装置もそうであるが，一般的な設計の可徹部分床義歯では術野に有害な圧刺激を加えないように一定のスペースを確保しておける保証はない．

(j) 治癒経過が良好であれば1週間後に抜糸を行う．

(k) 6か月経過後，同部にインプラントを埋入する．埋入時に印象採得を行っておくことで，二次手術時にプロビジョナルレストレーションを装着することができる．アトランティス・システムの印象用ポストはフラップを縫合閉鎖する前に容易に設置することができる．

(l) 印象材は印象用ポストと隣在歯を含めて注入する．カスタムアバットメントとプロビジョナルレストレーション作製のために印象と選択したシェードおよび考究用模型とともに技工所に郵送する．

(m) 4か月後，最善の審美性と機能性を得るためには歯肉の状態を評価し，二次手術時における術式を慎重に選択する．

(n) 正中と両隣在歯部の歯間乳頭を良好な高さ，形態を保存した状態でかつ，歯肉弁根尖側移動術を併用し付着歯肉の幅を獲得できるようにやや口蓋側寄りに切開線を設定する．

(o) CAD/CAM技術を使用して作製するこのアトランティス・アバットメントは，正確に中切歯の解剖学的形態を模倣することができる．これによって優れた周囲組織の再生と審美的な最終補綴物の作製が可能となる．

前歯部歯槽堤増大術 9

233

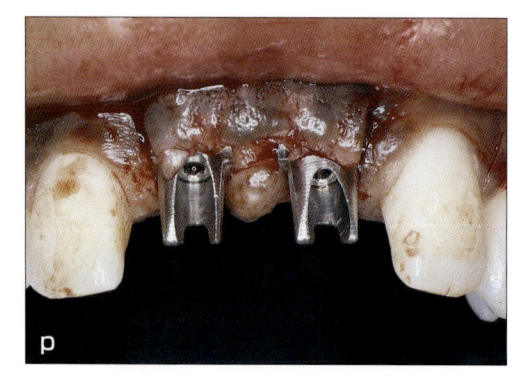

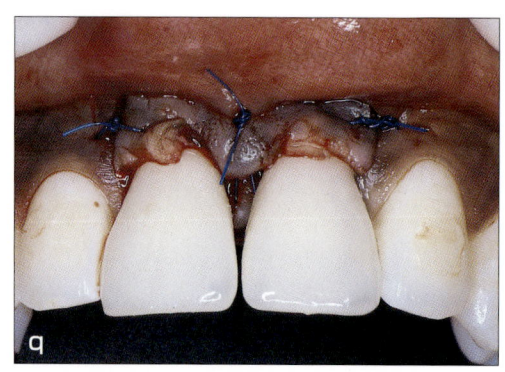

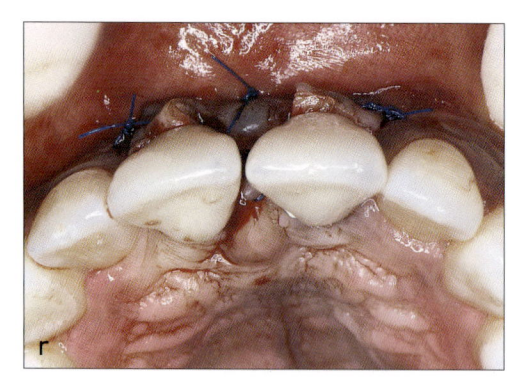

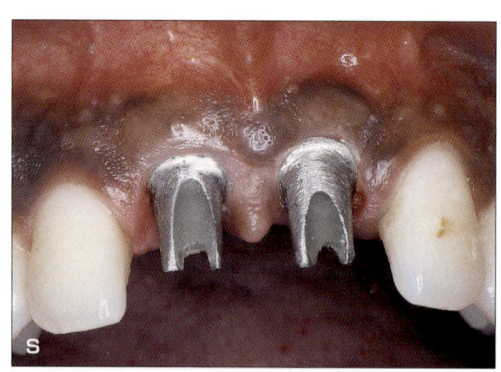

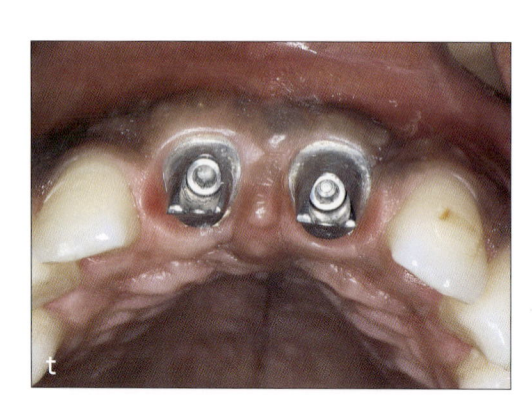

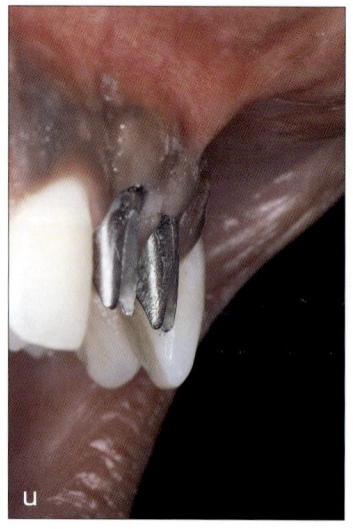

9 上顎前歯部における骨増大術と骨移植術

図9-9（つづき）

(p) アトランティス・アバットメントをネジ固定し，フラップを戻したところ．歯間乳頭は予定どおり保存されている．

(q) プロビジョナルレストレーションを仮着してから縫合する．プロビジョナルレストレーションに付与した滑沢な研磨面と適度な豊隆により解剖学的に適切な状態に治癒を誘導する．このとき，軟組織の治癒を妨げないように余剰の仮着用セメントは確実に除去する．

(r) 咬合面観からは適切なアバットメントとプロビジョナルレストレーションがいかに解剖学的に良好な形態へ治癒を誘導しているかが伺える．

(s) 治療計画におけるすべての過程を着実に遂行することで，患者の失った硬軟組織を可能な限りもとの解剖学的に自然な状態に近似させることができ，患者と術者の双方が満足のいく結果が得られるであろう．アバットメント周囲歯肉は適切な高さ，幅が獲得されており，最終印象の準備が整っている状態．

(t) 咬合面観からは，中切歯部のアバットメントの唇側に自然なカントゥアが付与されているのが確認できる．

(u) 上顎前歯の歯軸は良好な上下顎関係と審美性に影響するため非常に重要である．

表9-2　上顎前歯部の骨増大術における合併症

合併症	原因	予防措置
隣接歯の損傷	歯根または歯根膜への穿孔	固定用のネジのためのドリリング時には三次元的位置関係を十分に配慮する．
術後の骨量不足	移植材料量の計測／術後の吸収	予定する歯槽堤の形態を事前に診断用ワックスアップを行い正確に術前計測する．口腔領域の移植骨を使用し，吸収を最小限にするためにメンブレンを使用する．
創の裂開	フラップの緊張／供給側の縫合閉鎖不全／術後の浮腫，血種	フラップにテンションがかからないように必ず骨膜へ減張切開を行い，緊密に縫合する．術後に腫脹を最小限とするために氷嚢と抗炎症剤を使用する．ステロイド剤の処方も考慮する．
移植骨の生着不良	移植骨の不適合／母床骨-移植骨間に軟組織の陥入／移植床の掻爬不足／不十分な治癒期間	フラップは慎重かつ十分に剥離する．移植床に存在する軟組織はすべて掻爬する．移植骨と移植床の双方を整形し適合精度を上げる．治癒期間は最低5か月とする．
オステオトーム使用時の唇側の骨の裂開	頬舌幅の狭すぎる歯槽堤への応用／オステオトームを順序どおりに使用しなかった場合	オステオトームは幅径が最低6mm以上有する場合に適応する．必ず最も径の小さい物から順次進める．歯槽堤は皮質骨と界面骨からなり，拡大されるのは界面骨であるため，その分布をよく確認する．

合併症

初期の腫脹を和らげるには，圧迫包帯，局所氷嚢，抗炎症薬を使用し，疼痛管理には鎮痛剤を処方する．そして，患者に術後の口腔衛生管理の重要性について指示することが必要である．術後の浮腫はごく一般的に生じ，その程度は症例によってさまざまであるが，術後2日間で急速に腫脹は減退し1週間以内に完治する．

表9-2には，その他の潜在的合併症とそれぞれの一般的な原因とそれらを最小限に留める方法について記載する．

参考文献

1. Gregory-Head BL, McDonald A, Labarre E. Treatment planning for success: Wise choices for maxillary single-tooth implants. J Calif Dent Assoc 2001;29:766–771.
2. Derbabian K, Chee WW. Simple tools to facilitate communication in esthetic dentistry. J Calif Dent Assoc 2003;31:537–542.
3. Jivraj SA, Chee WW. An interdisciplinary approach to treatment planning in the esthetic zone. J Calif Dent Assoc 2003;31:544–549.
4. Chee WW. Treatment planning and soft-tissue management for optimal implant esthetics: A prosthodontic perspective. J Calif Dent Assoc 2003;31:559–563.
5. Eufinger H, Konig S, Eufinger A, Machtens E. Significance of the height and width of the alveolar ridge in implantology in the edentulous maxilla. Analysis of 95 cadaver jaws and 24 consecutive patients [in German]. Mund Kiefer Gesichtschir 1999;3(suppl 1):S14–S18.
6. Jovanovic SA, Paul SJ, Nishimura RD. Anterior implant-supported reconstructions: A surgical challenge. Pract Periodontics Aesthet Dent 1999;11:551–558.
7. Paul SJ, Jovanovic SA. Anterior implant-supported reconstructions: A prosthetic challenge. Pract Periodontics Aesthet Dent 1999;11:585–590.
8. John V, Gossweiler M. Implant treatment planning and rehabilitation of the anterior maxilla: Part 1. J Indiana Dent Assoc 2001;80:20–24.
9. John V, Gossweiler M. Implant treatment planning and rehabilitation of the anterior maxilla, Part 2: The role of autogenous grafts. J Indiana Dent Assoc 2002;81:33–38.
10. Conte GJ, Rhodes P, Richards D, Kao RT. Considerations for anterior implant esthetics. J Calif Dent Assoc 2002;30:528–534.
11. Levine RA, Katz D. Developing a team approach to complex aesthetics: Treatment considerations. Pract Proced Aesthet Dent 2003;15:301–306.
12. Amet EM, Milana JP. Restoring soft and hard dental tissues using a removable implant prosthesis with digital imaging for optimum dental esthetics: A clinical report. Int J Periodontics Restorative Dent 2003;23:269–275.
13. Andersson B, Odman P, Lindvall AM, Lithner B. Single-tooth restorations supported by osseointegrated implants: Results and experiences from a prospective study after 2 to 3 years. Int J Oral Maxillofac Implants 1995;10:702–711.
14. Jemt T. Regeneration of gingival papillae after single-implant treatment. Int J Periodontics Restorative Dent 1997;17:326–333.
15. Touati B, Guez G, Saadoun A. Aesthetic soft tissue integration and optimized emergence profile: Provisionalization and customized impression coping. Pract Periodontics Aesthet Dent 1999;11:305–314.
16. Cobb GW, Reeves GW, Duncan JD. Guided tissue healing for single-tooth implants. Compend Contin Educ Dent 1999;20:571–578, 580–581.
17. Sullivan RM. Perspectives on esthetics in implant dentistry. Compend Contin Educ Dent 2001;22:685–692.
18. Davarpanah M, Martinez H, Celletti R, Tecucianu JF. Three-stage approach to aesthetic implant restoration: Emergence profile concept. Pract Proced Aesthet Dent 2001;13:761–767.
19. Velvart P. Papilla base incision: A new approach to recession-free healing of the interdental papilla after endodontic surgery. Int Endod J 2002;35:453–460.
20. Flanagan D. An incision design to promote a gingival base for the creation of interdental implant papillae. J Oral Implantol 2002;28:25–28.
21. Reddy MS. Achieving gingival esthetics. J Am Dent Assoc 2003;134:295–304.
22. Kan JY, Rungcharassaeng K. Interimplant papilla preservation in the esthetic zone: A report of six consecutive cases. Int J Periodontics Restorative Dent 2003;23:249–259.
23. Azzi R, Etienne D, Takei H, Fenech P. Surgical thickening of the existing gingiva and reconstruction of interdental papillae around implant-supported restorations. Int J Periodontics Restorative Dent 2002;22:71–77.
24. Mathews DP. The pediculated connective tissue graft: A technique for improving unaesthetic implant restorations. Pract Proced Aesthet Dent 2002;14:719–724.
25. Cranin AN. Implant surgery: The management of soft tissues. J Oral Implantol 2002;28:230–237.
26. Harris RJ. Soft tissue ridge augmentation with an acellular dermal matrix. Int J Periodontics Restorative Dent 2003;23:87–92.

27. Evian CI, al-Maseeh J, Symeonides E. Soft tissue augmentation for implant dentistry. Compend Contin Educ Dent 2003; 24:195–198, 200–202, 204–206.
28. Mahn DH. Esthetic soft tissue ridge augmentation using an acellular dermal connective tissue allograft. J Esthet Restorative Dent 2003;15:72–78.
29. Eufinger H, Konig S, Eufinger A. The role of alveolar ridge width in dental implantology. Clin Oral Investig 1997;1:169–177.
30. Dixon DR, Morgan R, Hollender LG, Roberts FA, O'Neal RB. Clinical application of spiral tomography in anterior implant placement: Case report. J Periodontol 2002;73:1202–1209.
31. Boudrias P, Shoghikian E, Morin E, Hutnik P. Esthetic option for the implant-supported single-tooth restoration—Treatment sequence with a ceramic abutment. J Can Dent Assoc 2001;67:508–514.
32. Kan JY, Rungcharassaeng K. Site development for anterior single implant esthetics: The dentulous site. Compend Contin Educ Dent 2001; 22:221–226, 228, 230–231.
33. Norton MR. Single-tooth implant-supported restorations. Planning for an aesthetic and functional solution. Dent Update 2001;28: 170–175.
34. Haas R, Polak C, Furhauser R, Mailath-Pokorny G, Dortbudak O, Watzek G. A long-term follow-up of 76 Branemark single-tooth implants. Clin Oral Implants Res 2002;13:38–43.
35. Gibbard LL, Zarb G. A 5-year prospective study of implant-supported single-tooth replacements. J Can Dent Assoc 2002;68:110–116.
36. Zarb JP, Zarb GA. Implant prosthodontic management of anterior partial edentulism: Long-term follow-up of a prospective study. J Can Dent Assoc 2002;68:92–96.
37. Romeo E, Chiapasco M, Ghisolfi M, Vogel G. Long-term clinical effectiveness of oral implants in the treatment of partial edentulism. Seven-year life table analysis of a prospective study with ITI dental implants system used for single-tooth restorations. Clin Oral Implants Res 2002;13:133–143.
38. Mayer TM, Hawley CE, Gunsolley JC, Feldman S. The single-tooth implant: A viable alternative for single-tooth replacement. J Periodontol 2002;73:687–693.
39. Attard N, Barzilay I. A modified impression technique for accurate registration of peri-implant soft tissues. J Can Dent Assoc 2003; 69:80–83.
40. Smukler H, Castellucci F, Capri D. The role of the implant housing in obtaining aesthetics: Generation of peri-implant gingivae and papillae—Part 1. Pract Proced Aesthet Dent 2003;15:141–149.
41. Andersson L, Emami-Kristiansen Z, Hogstrom J. Single-tooth implant treatment in the anterior region of the maxilla for treatment of tooth loss after trauma: A retrospective clinical and interview study. Dent Traumatol 2003; 19:126–131.
42. Klokkevold PR, Han TJ, Camargo PM. Aesthetic management of extractions for implant site development: Delayed versus staged implant placement. Pract Periodontics Aesthet Dent 1999;11:603–610.
43. Wheeler SL, Vogel RE, Casellini R. Tissue preservation and maintenance of optimum esthetics: A clinical report. Int J Oral Maxillofac Implants 2000;15:265–271.
44. Raigrodski AJ, Block MS. Clinical considerations for enhancing the success of implant-supported restorations in the aesthetic zone with delayed implant placement. Pract Proced Aesthet Dent 2002;14:21–28.
45. Anson D. Maxillary anterior esthetic extractions with delayed single-stage implant placement. Compend Contin Educ Dent 2002;23: 829–830, 833–836, 838 passim.
46. Schiroli G. Immediate tooth extraction, placement of a Tapered Screw-Vent implant, and provisionalization in the esthetic zone: A case report. Implant Dent 2003;12:123–131.
47. Edelhoff D, Spiekermann H, Yildirim M. A review of esthetic pontic design options. Quintessence Int 2002;33:736–746.
48. el Askary AS. Multifaceted aspects of implant esthetics: The anterior maxilla. Implant Dent 2001;10:182–191.
49. Priest G. Predictability of soft tissue form around single-tooth implant restorations. Int J Periodontics Restorative Dent 2003;23:19–27.
50. Gadhia MH, Holt RL. A new implant design for optimal esthetics and retention of interproximal papillae. Implant Dent 2003;12: 164–169.
51. Yildirim M, Hanisch O, Spiekermann H. Simultaneous hard and soft tissue augmentation for implant-supported single-tooth restorations. Pract Periodontics Aesthet Dent 1997;9: 1023–1031.
52. Weber HP, Fiorellini JP, Buser DA. Hard-tissue augmentation for the placement of anterior dental implants. Compend Contin Educ Dent 1997;18:779–784, 786–788, 790–791.

53. Wang HL, Kimble K, Eber R. Use of bone grafts for the enhancement of a GTR-based root coverage procedure: A pilot case study. Int J Periodontics Restorative Dent 2002;22:119–127.
54. Wang HL, Carroll MJ. Guided bone regeneration using bone grafts and collagen membranes. Quintessence Int 2001;32:504–515.
55. Iasella JM, Greenwell H, Miller RL, et al. Ridge preservation with freeze-dried bone allograft and a collagen membrane compared to extraction alone for implant site development: A clinical and histologic study in humans. J Periodontol 2003;74:990–999.
56. Fowler EB, Breault LG, Rebitski G. Ridge preservation utilizing an acellular dermal allograft and demineralized freeze-dried bone allograft: Part I. A report of 2 cases. J Periodontol 2000;71:1353–1359.
57. Fowler EB, Breault LG, Rebitski G. Ridge preservation utilizing an acellular dermal allograft and demineralized freeze-dried bone allograft: Part II. Immediate endosseous implant placement. J Periodontol 2000;71:1360–1364 [erratum 2000;71:1670].
58. Zubillaga G, Von Hagen S, Simon BI, Deasy MJ. Changes in alveolar bone height and width following post-extraction ridge augmentation using a fixed bioabsorbable membrane and demineralized freeze-dried bone osteoinductive graft. J Periodontol 2003;74:965–975.
59. Cornelini R, Cangini F, Covani U, Andreana S. Simultaneous implant placement and vertical ridge augmentation with a titanium-reinforced membrane: A case report. Int J Oral Maxillofac Implants 2000;15:883–888.
60. Nemcovsky CE, Artzi Z. Comparative study of buccal dehiscence defects in immediate, delayed, and late maxillary implant placement with collagen membranes: Clinical healing between placement and second-stage surgery. J Periodontol 2002;73:754–761.
61. Tal H, Oelgiesser D, Moses O. Preimplant guided bone regeneration in the anterior maxilla. Int J Periodontics Restorative Dent 1997;17:436–447.
62. Raghoebar GM, Batenburg RH, Vissink A, Reintsema H. Augmentation of localized defects of the anterior maxillary ridge with autogenous bone before insertion of implants. J Oral Maxillofac Surg 1996;54:1180–1185.
63. Nystrom E, Ahlqvist J, Kahnberg KE, Rosenquist JB. Autogenous onlay bone grafts fixed with screw implants for the treatment of severely resorbed maxillae. Radiographic evaluation of preoperative bone dimensions, postoperative bone loss, and changes in soft-tissue profile. Int J Oral Maxillofac Surg 1996;25:351–359.
64. Widmark G, Andersson B, Ivanoff CJ. Mandibular bone graft in the anterior maxilla for single-tooth implants. Presentation of surgical method. Int J Oral Maxillofac Surg 1997;26:106–109.
65. Proussaefs P, Lozada J, Kleinman A, Rohrer MD. The use of ramus autogenous block grafts for vertical alveolar ridge augmentation and implant placement: A pilot study. Int J Oral Maxillofac Implants 2002;17:238–248.
66. Balaji SM. Management of deficient anterior maxillary alveolus with mandibular parasymphyseal bone graft for implants. Implant Dent 2002;11:363–369.
67. Sandor GK, Kainulainen VT, Queiroz JO, Carmichael RP, Oikarinen KS. Preservation of ridge dimensions following grafting with coral granules of 48 post-traumatic and post-extraction dento-alveolar defects. Dent Traumatol 2003;19:221–227.
68. Marx RE, Garg AK. Bone structure, metabolism, and physiology: Its impact on dental implantology. Implant Dent 1998;7:267–276.
69. Ramp LC, Jeffcoat RL. Dynamic behavior of implants as a measure of osseointegration. Int J Oral Maxillofac Implants 2001;16:637–645.
70. Buser D, Ingimarsson S, Dula K, Lussi A, Hirt HP, Belser UC. Long-term stability of osseointegrated implants in augmented bone: A 5-year prospective study in partially edentulous patients. Int J Periodontics Restorative Dent 2002;22:109–117.
71. Nystrom E, Ahlqvist J, Legrell PE, Kahnberg KE. Bone graft remodelling and implant success rate in the treatment of the severely resorbed maxilla: A 5-year longitudinal study. Int J Oral Maxillofac Surg 2002;31:158–164.
72. McCarthy C, Patel RR, Wragg PF, Brook IM. Dental implants and onlay bone grafts in the anterior maxilla: Analysis of clinical outcome. Int J Oral Maxillofac Implants 2003;18:238–241.
73. Hunt DR, Jovanovic SA. Autogenous bone harvesting: A chin graft technique for particulate and monocortical bone blocks. Int J Periodontics Restorative Dent 1999;19:165–173.

74. Kaufman E, Wang PD. Localized vertical maxillary ridge augmentation using symphyseal bone cores: A technique and case report. Int J Oral Maxillofac Implants 2003;18:293–298.
75. Smiler DG. Bone grafting: Materials and modes of action. Pract Periodontics Aesthet Dent 1996;8:413–416.
76. Costantino PD, Hiltzik D, Govindaraj S, Moche J. Bone healing and bone substitutes. Facial Plast Surg 2002;18:13–26.
77. Misch CM, Misch CE. The repair of localized severe ridge defects for implant placement using mandibular bone grafts. Implant Dent 1995;4:261–267.
78. Kohavi D. Simultaneous and staged approaches for guided bone regeneration. Compend Contin Educ Dent 2000;21:495–498, 500, 502 passim.
79. Lorenzoni M, Pertl C, Zhang K, Wimmer G, Wegscheider WA. Immediate loading of single-tooth implants in the anterior maxilla. Preliminary results after one year. Clin Oral Implants Res 2003;14:180–187.
80. Triplett RG, Schow SR. Autologous bone grafts and endosseous implants: Complementary techniques. J Oral Maxillofac Surg 1996;54:486–494.
81. Thor A. Reconstruction of the anterior maxilla with platelet gel, autogenous bone, and titanium mesh: A case report. Clin Implant Dent Relat Res 2002;4:150–155.
82. Proussaefs P, Lozada J, Kleinman A, Rohrer MD, McMillan PJ. The use of titanium mesh in conjunction with autogenous bone graft and inorganic bovine bone mineral (bio-oss) for localized alveolar ridge augmentation: A human study. Int J Periodontics Restorative Dent 2003;23:185–195.
83. Artzi Z, Dayan D, Alpern Y, Nemcovsky CE. Vertical ridge augmentation using xenogenic material supported by a configured titanium mesh: Clinicohistopathologic and histochemical study. Int J Oral Maxillofac Implants 2003;18:440–446.
84. Stambaugh R. Aesthetic ridge and extraction site augmentation for anterior implant placement without barrier membrane. Pract Periodontics Aesthet Dent 1997;9:991–998.
85. Cutilli BJ, Smith BM, Bleiler R. Reconstruction of a severely atrophic maxilla using a Le Fort I downgraft and dental implants: Clinical report. Implant Dent 1997;6:105–108.
86. Perez MM, Sameshima GT, Sinclair PM. The long-term stability of LeFort I maxillary downgrafts with rigid fixation to correct vertical maxillary deficiency. Am J Orthod Dentofacial Orthop 1997;112:104–108.
87. Wolford LM, Stevao ELL. Correction of jaw deformities in patients with cleft lip and palate. Baylor University Med Center Proc 2002;15:250–254.
88. Wardrop RW, Wolford LM. Maxillary stability following downgraft and/or advancement procedures with stabilization using rigid fixation and porous block hydroxyapatite implants. J Oral Maxillofac Surg 1989;47:336–342.
89. Macmillan AR, Tideman H. The stability of the downgrafted maxilla in the cleft lip and palate patient. Ann R Australas Coll Dent Surg 1994;12:232–239.
90. Belser UC, Bernard JP, Buser D. Implant-supported restorations in the anterior region: Prosthetic considerations. Pract Periodontics Aesthet Dent 1996;8:875–883.
91. Potashnick SR. Soft tissue modeling for the esthetic single-tooth implant restoration. J Esthet Dent 1998;10:121–131.
92. Davidoff SR. Developing soft tissue contours for implant-supported restorations: A simplified method for enhanced aesthetics. Pract Periodontics Aesthet Dent 1996;8:507–513.
93. Tarnow DP, Magner AW, Fletcher P. The effect of the distance from the contact point to the crest of bone on the presence or absence of the interproximal dental papilla. J Periodontol 1992;63:995–996.
94. Tarnow DP, Cho SC, Wallace SS. The effect of inter-implant distance on the height of inter-implant bone crest. J Periodontol 2000;71:546–549.
95. Grossberg DE. Interimplant papilla reconstruction: Assessment of soft tissue changes and results of 12 consecutive cases. J Periodontol 2001;72:958–962.
96. Choquet V, Hermans M, Adriaenssens P, Daelemans P, Tarnow DP, Malevez C. Clinical and radiographic evaluation of the papilla level adjacent to single-tooth dental implants. A retrospective study in the maxillary anterior region. J Periodontol 2001;72:1364–1371.
97. Kois JC, Kan JY. Predictable peri-implant gingival aesthetics: Surgical and prosthodontic rationales. Pract Proced Aesthet Dent 2001;13:691–698.

98. Bosse LP, Taylor TD. Problems associated with implant rehabilitation of the edentulous maxilla. Dent Clin North Am 1998;42:117–127.
99. Dario LJ, Aschaffenburg PH, English R Jr, Nager MC. Fixed implant rehabilitation of the edentulous maxilla: Clinical guidelines and case reports. Part I. Implant Dent 1999;8:186–193.
100. Dario LJ, Aschaffenburg PH, English R Jr, Nager MC. Fixed implant rehabilitation of the edentulous maxilla: Clinical guidelines and case reports. Part II. Implant Dent 2000;9:102–109.
101. Henry PJ. A review of guidelines for implant rehabilitation of the edentulous maxilla. J Prosthet Dent 2002;87:281–288.
102. Glavas P, Moses MS. Stage I indexing to replace a failed implant in an edentulous arch: A clinical report. J Prosthet Dent 2003;89:533–535.
103. Lazzara RJ. Managing the soft tissue margin: The key to implant aesthetics. Pract Periodontics Aesthet Dent 1993;5:81–88.
104. Tarlow JL. Procedure for obtaining proper contour of an implant-supported crown: A clinical report. J Prosthet Dent 2002;87:416–418.
105. Vogel RC. Enhancing implant esthetics with ideal provisionalization. J Indiana Dent Assoc 2002;81:11–14.
106. Padbury A Jr, Eber R, Wang HL. Interactions between the gingiva and the margin of restorations. J Clin Periodontol 2003;30:379–385.
107. Garber DA. The esthetic dental implant: Letting restoration be the guide. J Am Dent Assoc 1995;126:319–325.
108. Garber DA, Belser UC. Restoration-driven implant placement with restoration-generated site development. Compend Contin Educ Dent 1995;16:796, 798–802, 804.
109. el Askary A el-S. Esthetic considerations in anterior single-tooth replacement. Implant Dent 1999;8:61–67.
110. Francischone CE, Vasconcelos LW, and Brånemark PI. Esthetic optimization of implant supported single tooth restorations. In: Osseointegration and Esthetics in Single Tooth Rehabilitation. São Paulo: Quintessence, 2000:77–91.

CHAPTER 10 鼻腔底の挙上と骨増多術

　上顎前歯部はインプラントを埋入するには骨の高さが不足している場合が多い．上顎前歯部残遺歯槽堤の骨質，ならならびに骨量を増加するために鼻腔底を挙上し，骨移植術を施行する．この術式は歯槽堤の高さが10mm未満の場合に適用される有用な手段である．鼻粘膜を3～5mm挙上し，そこに骨を移植する．インプラントが予定されている上顎前歯部では骨幅が6mm，高さが13mm以上存在していることが望ましい[1]．骨移植後に長いインプラント(10～13mm)を埋入できるので，修復処置などの予後が良好である[2-4]．上顎前歯部の歯槽骨が重度に吸収している状態でインプラントを埋入すると，固有鼻腔まで進入する危険があるが，本術式を施行しておけばその危険性が少ない[5]．

　鼻腔底を挙上するには，上顎前歯部唇側の骨膜を剥離し，下方ならびに外側梨上口縁を露出する(図10-1, 2)．外側―下梨上口縁には通常アンダーカットが存在するが，ここで鼻粘膜を挙上する(図10-3)．顆粒状に粉砕された骨片を移植する．片側あるいは両側無歯顎の患者では antral-nasal inlay composite graft を使用する[6]．上顎前歯部に吸収がみられる無歯顎の患者では歯列弓全体に onlay graft を使用する．上下歯列間の垂直的な距離を短縮し，顎堤のサイズと形態を整える[7, 8]．しかし完全無歯顎の患者では顎間距離が不足し，上口唇が

10 鼻腔底の挙上と骨増多術

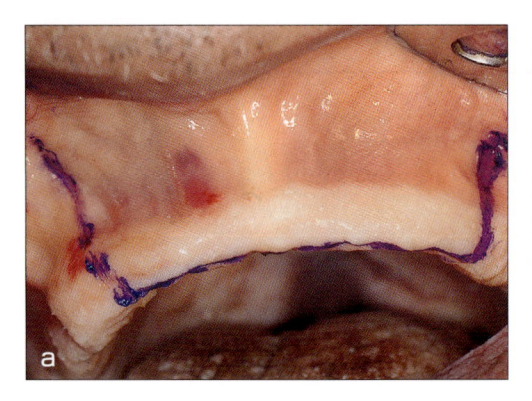

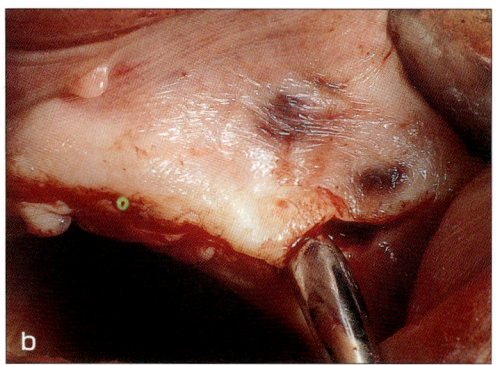

図10-1
歯槽頂を切開し，八の字型の縦切開をする．鼻棘と梨状口縁が露出され，十分な術野が得られる．(a)は献体での切開．(b)は患者の口腔内での切開．

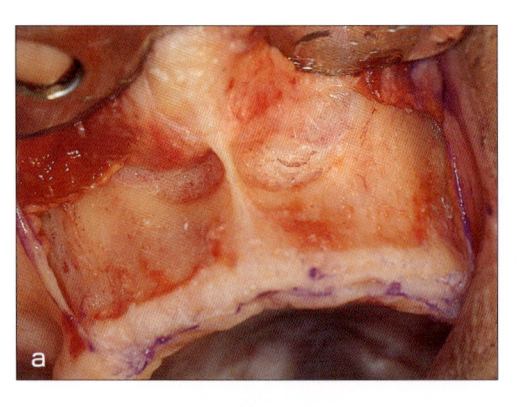

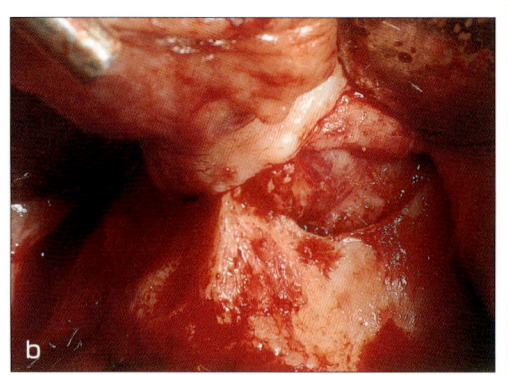

図10-2
皮弁の翻転．(a)は献体．(b, c)は患者の口腔内．鋭利な骨膜剥離子を使用し，骨膜や粘膜を破らないように注意する．鼻腔の粘膜は，慎重に剥離する．

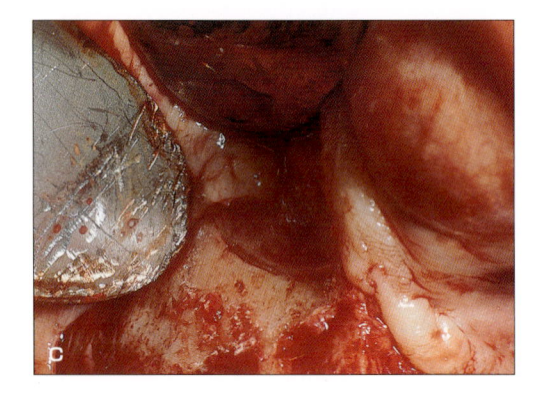

短くなっているので歯列全体に onlay graft を適用ことは困難である．

　重度に吸収した上顎は，前歯部の骨の形状が正常とは逆の形になっていることがある．それは，残存している下顎前歯が挺出し，上顎骨の吸収が加速され，前鼻腔底の骨が数ミリしか残っていない状態である．また，骨に裂開がみられることもある．このような場合は鼻粘膜を挙上し，5～7mmの骨ブロックを挿入する．さらに下鼻中隔形成術を行う．顎堤増多術を併用することにより，長いインプラントの使用が可能となる．

　このような顎堤増多術を行っても onlay

242

鼻腔底の挙上と骨増多術 10

図10-3

(a) 梨状口下縁から鼻腔底までの骨面にそって鼻粘膜をていねいに剥離する．献体での実習で粘膜を剥離した様子．

(b) 注水が強すぎると粘膜が穿孔する．鼻粘膜は上顎洞粘膜よりも分厚くて破れにくいが，その場合ではすぐに縫合すべきである．吸収性の縫合糸で密閉するか，あるいは手術を中断する．鼻腔から移植部位への細菌感染を回避しなければならない．

(c) キュレットの正しい使い方を示す正面観と側面観．キュレットの凹面部を骨面に向ける．

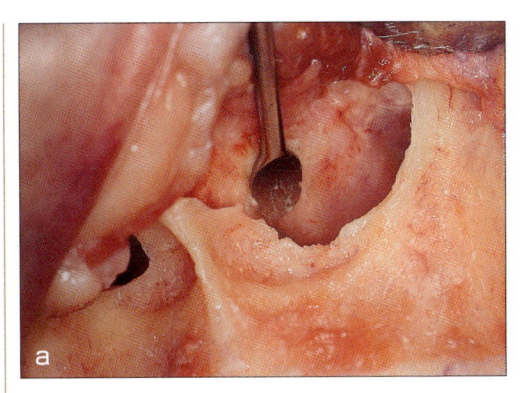

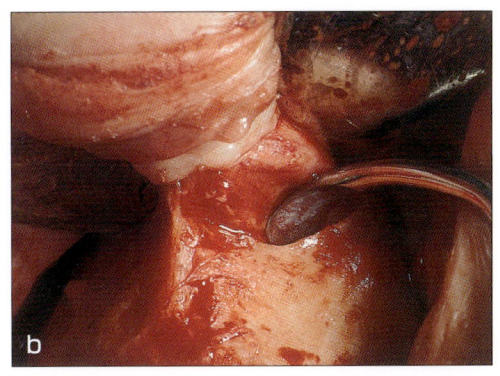

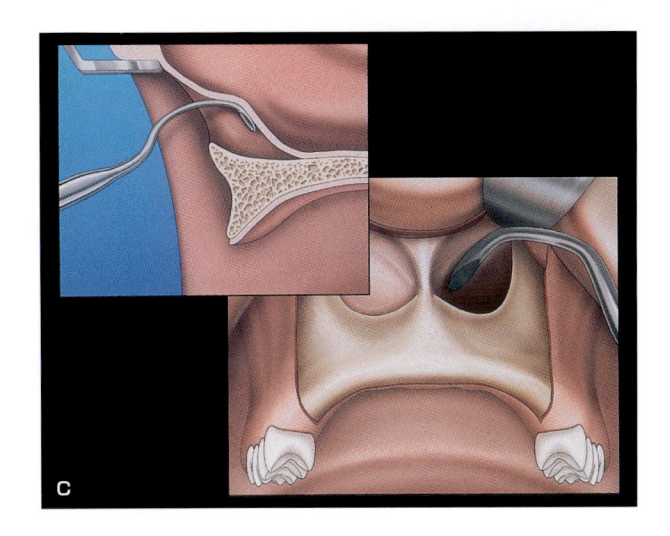

や inlay graft で十分な高さが獲得できず，固定式の補綴物が使用できないことがある．このような場合はバーで連結し，オーバーデンチャーとする[6]．

ある意味では鼻腔底挙上術は上顎洞挙上術に類似した手技である．いずれも軟組織用のキュレットで粘膜を挙上する．鼻腔粘膜は上顎洞粘膜よりも分厚くて破れにくい．したがって術中に粘膜が穿孔することが少なく，また挙上しやすい．鼻粘膜は弾性線維でしっかりと骨面に付着しているので，挙上するにはかなりの力を要する．術中に鼻粘膜が穿孔した場合は縫合して閉鎖しなければならない．鼻腔からの微生物が移植骨片に進入し，汚染と感染の原因にならないように完全に密閉しなければならない．

本章では鼻腔底挙上とそれにつづく骨移植についての術式を解説する．また本法の施行にあたって必要とされる鼻腔の解剖，ならびに血管系について説明する．

10 鼻腔底の挙上と骨増多術

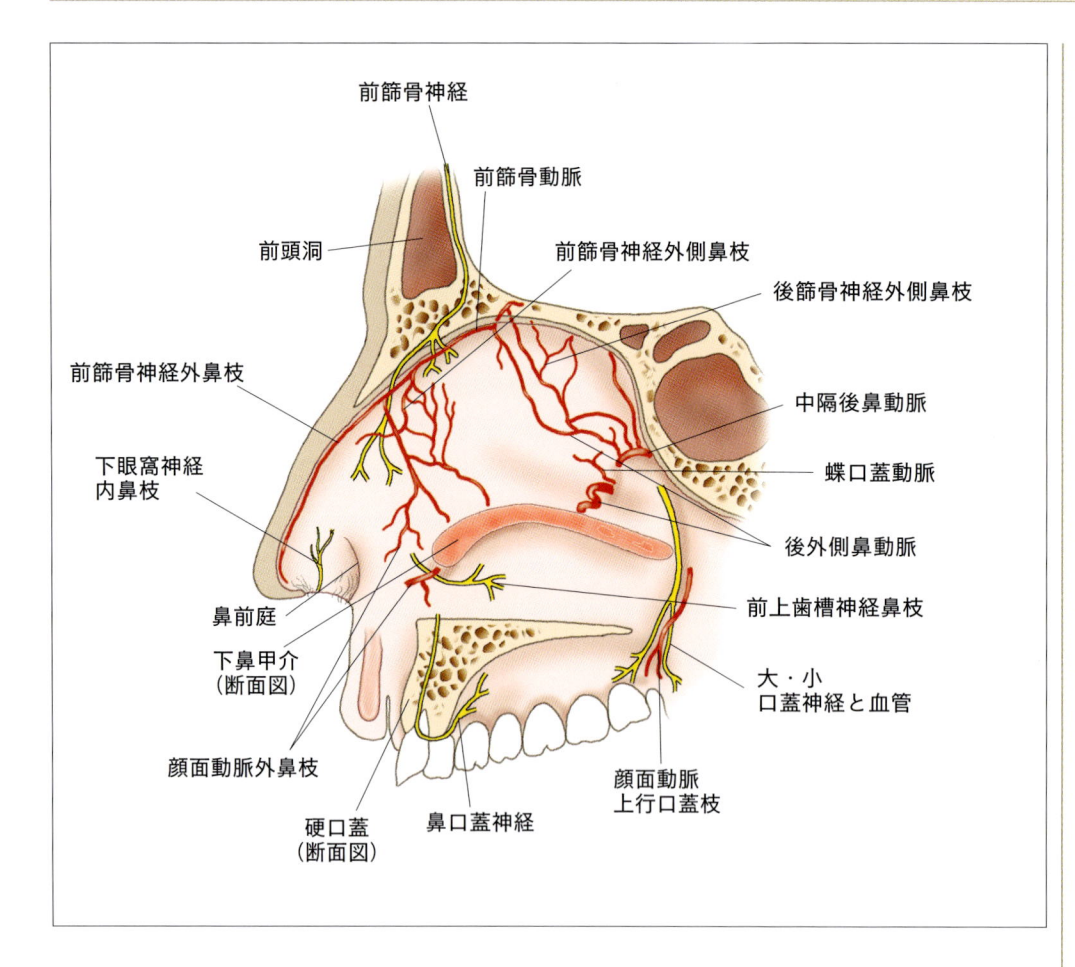

図10-4
鼻中隔ならびに鼻腔そのものは血流が豊かな器官である．肺や気管に到達する前に空気を暖める機能がある．鼻腔に対する動脈血は顎動脈の末端枝から供給され，顎動脈は蝶口蓋動脈につながる．蝶口蓋動脈は鼻腔の内・外側壁に血液を供給する．前・後篩骨動脈は鼻前庭，ならびに中隔の前方部に血液を供給する．大口蓋動脈の一部は口蓋の切歯管を通過し，鼻の前方部に至る．鼻に対する知覚神経支配は重要で，呼吸器系に異物が混入しないように反射機能をつかさどる（くしゃみなど）．本術式においては前篩骨神経と鼻口蓋神経の走行についてとくに熟知しておく必要がある．

鼻腔の解剖と血管系

　鼻腔底挙上術を成功させるには当該領域の構造，血管，神経支配，ならびに軟組織について十分な理解が必要である．

　鼻腔の動脈血は外頸動脈，ならびに内頸動脈より供給される．顎動脈の終枝（外頸動脈の側枝）は蝶口蓋動脈に開口し，蝶口蓋動脈は鼻腔の外側ならびに内側壁に血液を供給する．前篩骨動脈ならびに後篩骨動脈（眼動脈の側枝で内頸動脈の1枝）は鼻前庭と鼻中隔の前方部分に血液を供給する．大口蓋動脈の一部は口蓋の切歯管を通過し，鼻腔の前方に到達する**(図10-4)**．

骨移植材料の選択

自家骨は優れた骨形成能を有し，鼻腔への移植材料として推奨されるべきものである．自家骨は最も迅速な骨再生が期待される移植材料なので，かなりの骨造成や骨修復が必要とされる場合の第一選択肢である．自家骨の採取部位としては腸骨稜や脛骨；口腔内ではオトガイ部，上顎結節，下顎枝，骨突出部(外骨)；あるいはインプラント埋入部の形成で得られた骨片などである[9-11]．上顎前歯部の骨欠損にはそれほど大量の移植骨を必要とせず，通常は口腔内から採取される[1]．手術手技は簡単で，一般の診療室で行うことができる．患者には非経口的な鎮静を行い，必要ならば局所麻酔を施す[11]．

海綿骨，あるいは皮質海綿骨を細かく粉砕し，圧縮した状態で使用する．人工材料や同種他家骨を自家骨と混ぜて量を増やしてもかまわない[12]．人工材料や同種他家骨のみの鼻腔底への適用については，まだ十分な報告がない．したがってこれらの材料単独での使用は避けるべきである．PRPと自家骨を混ぜて使用してもよい．移植材料が扱いやすくなり，治癒が促進され，良好な骨密度が期待される．

鼻腔底挙上術の術式

クロルヘキシジン系の滅菌剤で術野を拭き，洗口する．ヨードホルムやクロルヘキシジンで口腔外の皮膚を拭いて消毒する．

本術式においては浸潤麻酔が有効である．しかし上顎神経の第二分枝(V2)を遮断するとより有効な局所麻酔を達成することができる．上顎では遮断麻酔が浸潤麻酔よりも麻酔効果が長く持続する．この方法は，鼻，頬，口唇，上顎洞など上顎の片側のみに麻酔を効かせることができる．持続性の麻酔薬(ブピバカインあるいはエチドカイン)を使用する．注射針を正しい角度で進入し，翼口蓋窩の内壁を通過して鼻腔にまで入らないように注意する．次に1/10万エピネフリン含有2％リドカインを用い唇側の粘膜と口蓋部に浸潤麻酔し，出血を抑え，術野を確保する．局所麻酔の深度を確認する．

歯槽頂を犬歯の遠心から反対側の犬歯の遠心まで全層で切開する．両側の最遠心部より縦切開を入れる．全層のフラップを挙上し，鼻棘と下梨状口縁ならびに外梨状口縁を露出する．

鼻腔のアンダーカットは通常，下梨状口縁と外側梨状口縁の移行部に存在し，ここにインプラントが埋入される(犬歯部位)．粘膜骨膜剥離子で鼻粘膜を挙上するが，上顎洞挙上術で洞粘膜を剥離する場合とほぼ同じ手技である．梨状口縁後方の陥凹の深さにもよるが，鼻粘膜をおよそ3〜5mm挙上し，移植材料を充填する．これで3〜5mmの高さが獲得されるのでインプラントを埋入することができる．鼻腔底の骨を造成した場合には下鼻甲介を除去し，鼻の吸気機能を確保しなければならない．

鼻腔底の造成には皮質骨ならびに海綿骨が約5ml必要で，オトガイ部あるいは脛骨から採取する．必要な場合は乾燥凍結同種他家骨を自家骨と1：1の割合で混和し(本法で使用する骨材料には自家骨が最低，40％存在することが望ましい)，1〜3mlのツベルクリン用シリンジに圧迫充填する．鼻腔の最後部から開始し，鼻棘と梨状口縁の最前方唇側まで注入する(図10-5〜8)．

鼻腔底の造成と腸骨による上顎骨の再建を同時に行う場合は，鼻中隔の前方を2〜5mm削除する．中隔基底部の粘膜を裂かないように注意する．高さが5〜7mmの骨ブロックを1〜2本のミニスクリューで

10 鼻腔底の挙上と骨増多術

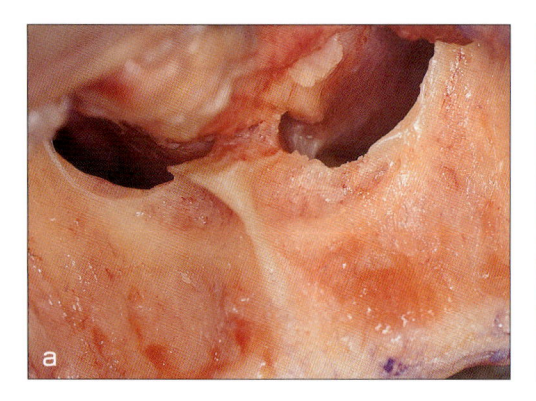

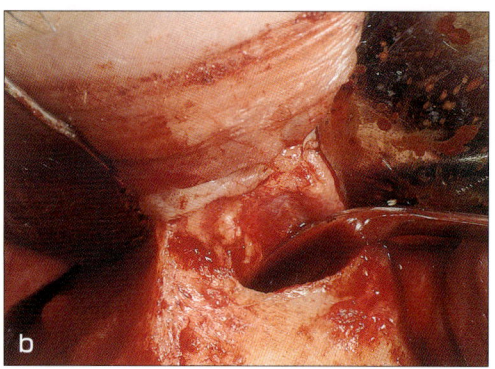

図10-5
鼻粘膜を翻転した状態．(a)献体；(b)患者の口腔内．鼻粘膜はインプラントの先端に十分な骨が確保される程度の深さまで翻転する．インプラントの埋入角度にかかわらず，根尖部には常に適量の骨が存在しなければばらない．

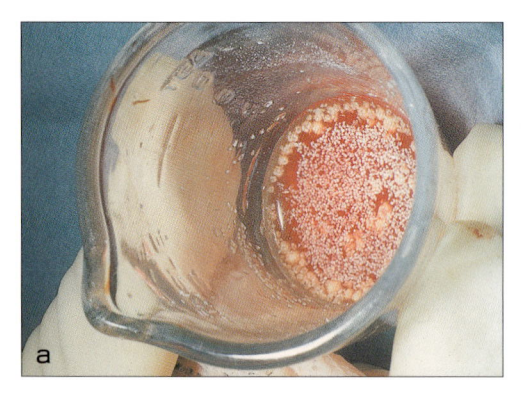

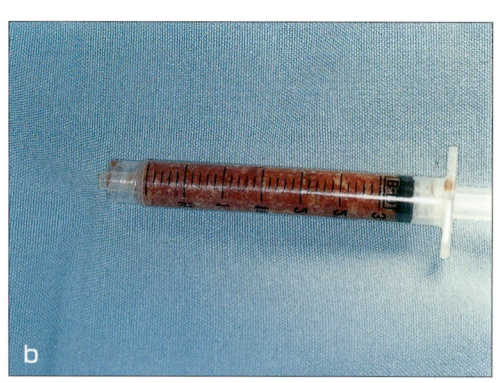

図10-6
この症例で使用する骨材料は自家骨と同種他家骨を1：1の割合で混和したものである(a)．滅菌されたプラスチックのシリンジの先端を切り，移植材料を充填する(b)．移植部位に注入する(c)．

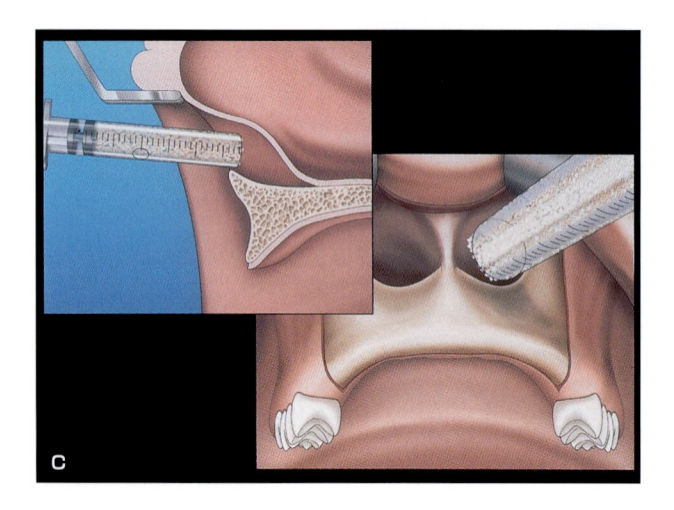

固定する．この部位でさらに唇側の骨増大が予定されている場合は，スクリューをそのまま残しておいてもよい．これで標準型のインプラントには十分な安定性が確保される．さらに骨幅が必要な場合は下顎前歯部，あるいは下顎枝からブロック状の骨片を採取し，上顎前歯部の頬側に移植する(図10-9,10)．移植骨の成熟後にインプラントを埋入する．

粘膜皮弁の基底部に減張切開を入れ，緊

246

鼻腔底挙上術の術式 **10**

図10-7
骨材料を移植する．(a)献体．(b)患者の口腔内．アマルガムプラガーの先端を切ったものに顆粒状の移植材料を圧縮充塡し，移植部位にしっかりと詰め込む(c, d)．

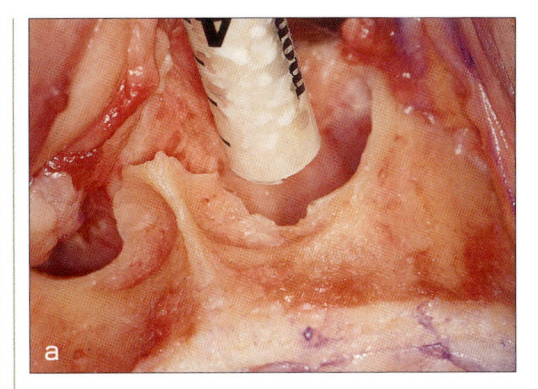

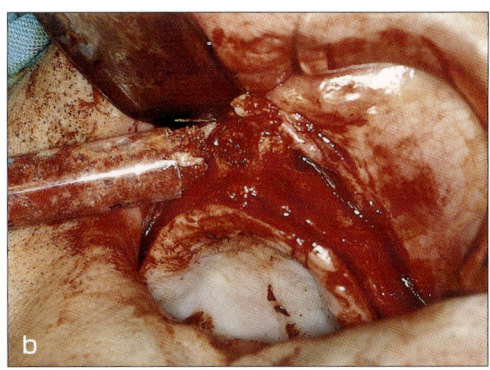

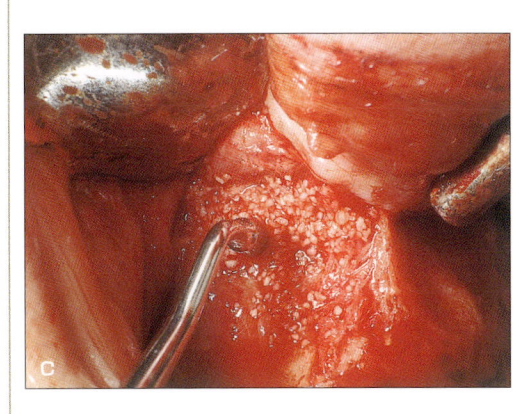

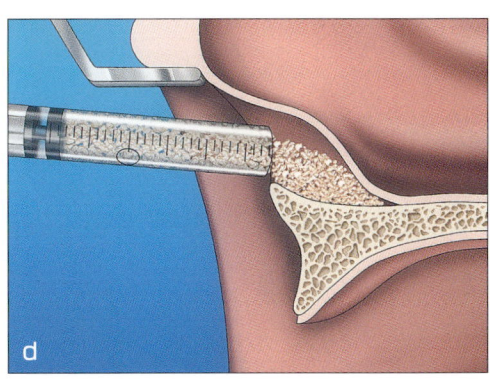

図10-8
充塡された鼻腔底．(a)献体．(b)患者の口腔内．移植材料を詰め込み過ぎないように注意する．

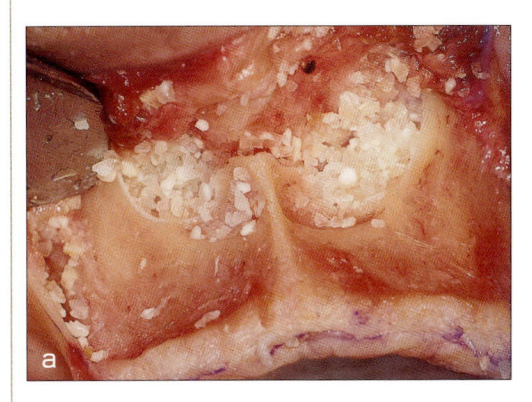

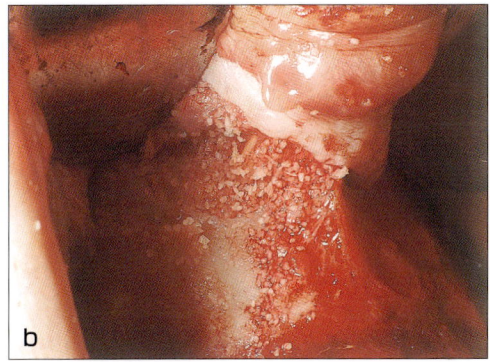

張のない状態で皮弁を戻す．創を被覆し，縫合する．歯槽頂の切開と縦切開には4-0のクロム縫合糸を使用する．結節縫合あるいは連続マットレス縫合にて閉創する．4～6か月の治癒期間の後にインプラントを植立する[3,7]．暫間部分義歯あるいは総義歯は移植部位に接触しないように調整し，リラインする．

術後管理は一般の口腔外科や上顎洞造成術の場合と同じである．術後1週間後から

247

10 鼻腔底の挙上と骨増多術

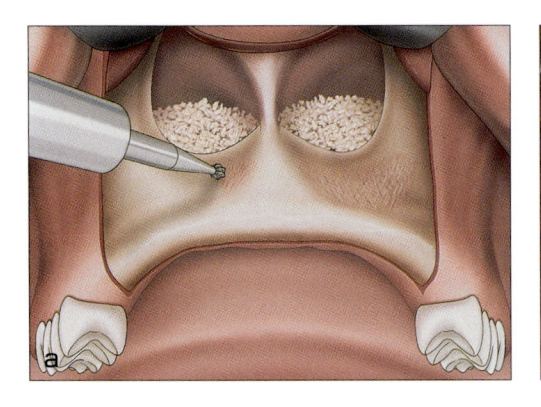

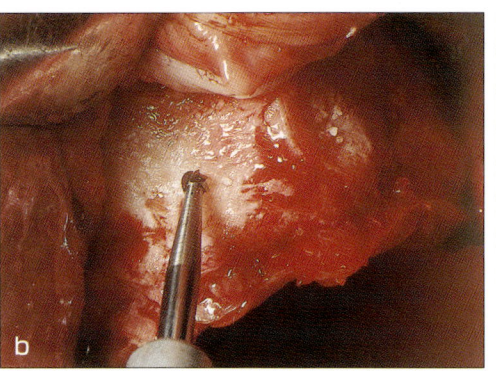

図10-9
パイナップル型のバーでブロック状骨片の移植部位を整える．鼻腔底挙上術で高さを獲得することができたが，インプラントを埋入するには骨幅が不足するため，ブロック状の骨片を移植する．上顎前歯部の骨面に穴を開けて出血を促す．

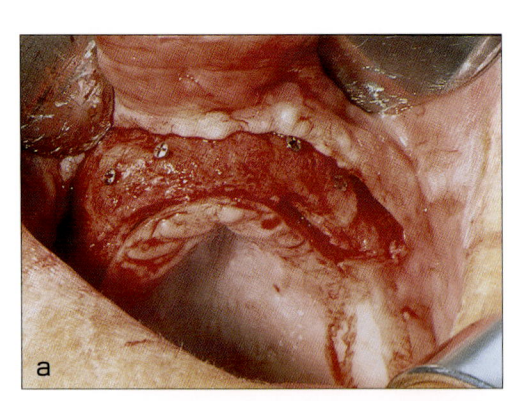

図10-10
骨ブロックをネジで固定する(a)．垂直，水平の両方向の骨増大術が完了した．(a)側面観．(b)正面観．骨ブロックの上にはメンブレンをかぶせてもよいが，鼻腔底を挙上した部位には使用しない．

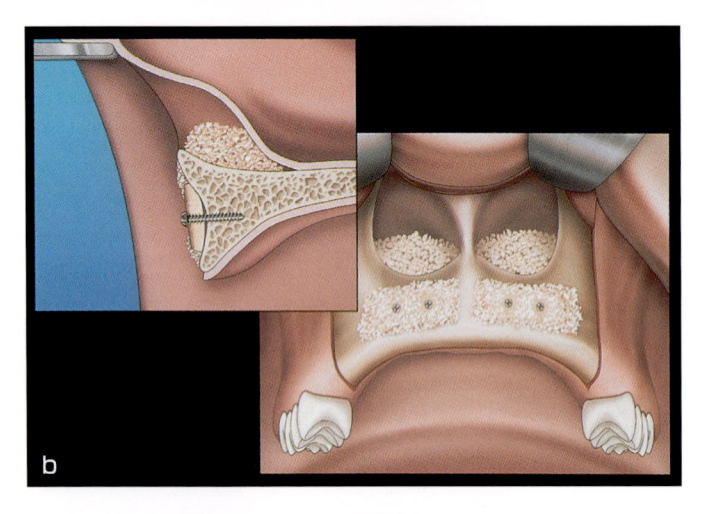

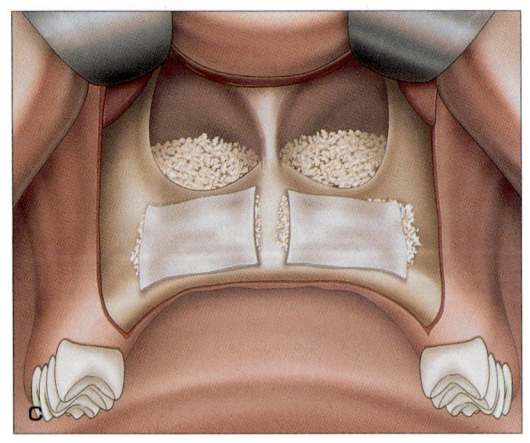

248

1日2回クロルヘキシジンで洗口する．2週間継続し，感染を予防する．術後1週間は鼻をかまないようにする．またストローで液体を吸い込んで陰圧を発生させないようにし，喫煙も控える(喫煙は口腔内ならびに鼻腔底の移植部位の治癒に影響する)．咳をするときは口をあけ，圧を開放する．

合併症

鼻腔底の挙上や骨造成術では術中の出血はあまり問題とならない．出血が起こった場合には圧迫，止血剤，骨ワックス，焼灼などで止血する．術後の腫脹はめずらしくないが，上顎洞での骨移植や下顎でのインプラント埋入よりも軽度である．

軟組織の扱いを誤ると術直後に重大な問題が発生する．フラップの形状によっては十分な血液が供給されないことがある．切開部に緊張が加わると縫合が開口し，移植骨が露出する．その結果，治癒が遅れ，移植材料が口腔内に漏出し，感染の原因となる．

移植骨量が足りないとインプラントが鼻腔内，さらには上顎洞にまで到達する可能性がある．このような状態では，治癒の過程でインプラントが上顎洞や固有鼻腔の中に移動してしまうことがある．埋入時にインプラントがしっかりと安定していることを確認し，わずかな動きや固定が疑われる場合はインプラントを撤去しなければならない[7]．

インプラントが十分に骨内に収まらず軟組織に接触している場合には，上皮の介在によってオッセオインテグレーションが阻害される．しかしインプラントが十分に骨内で安定していれば，チタンの一部が上顎洞あるいは固有鼻腔に侵入していても治癒にはさほど影響がない，とする報告もある[13-15]．

インプラントあるいは移植骨が感染すると，汚染された上顎のインプラントから炎症が局所に拡大し，鼻炎や副鼻腔炎の原因となる．インプラントが所定の位置から移動し，生体にとって異物として作用することもある．慢性的な感染状態となり，副鼻腔炎の原因となる[16]．

鼻中隔形成術を施行する場合には，中隔が湾曲，変位しないように注意する．中隔の前下方のみを切除する場合には通常，このような問題は起こらない[17]．

まとめ

移植材料の50％以上に自家骨を使用した場合には，鼻腔底挙上術はきわめて予知性が高い術式といえる．上顎前歯部の高さを補充することでインプラント治療が可能になるが，一般には高さとともに骨幅を広げる必要がある．

参考文献

1. Raghoebar GM, Batenburg RH, Vissink A, Reintsema H. Augmentation of localized defects of the anterior maxillary ridge with autogenous bone before insertion of implants. J Oral Maxillofac Surg 1996;54:1180–1185.
2. Keller EE, Tolman DE, Eckert SE. Maxillary antral-nasal inlay autogenous bone graft reconstruction of compromised maxilla: A 12-year retrospective study. Int J Oral Maxillofac Implants 1999;14:707-721.
3. Lundgren S, Nystrom E, Nilson H, Gunne J, Lindhagen O. Bone grafting to the maxillary sinuses, nasal floor and anterior maxilla in the atrophic edentulous maxilla: A two-stage technique. Int J Oral Maxillofac Surg 1997; 26:428-434.
4. Lozada JL, Emanuelli S, James RA, Boskovic M, Lindsted K. Root-form implants placed in subantral grafted sites. J Calif Dent Assoc 1993;21:31-35.
5. Tataryn RW, Torabinejad M, Boyne PJ. Healing potential of osteotomies of the nasal sinus of the dog. Oral Surg Oral Med Oral Pathol Oral Radiol Endod 1997;84:196-202.
6. Keller EE, Eckert SE, Tolman DE. Maxillary antral and nasal one-stage inlay composite bone graft: Preliminary report on 30 recipient sites. J Oral Maxillofac Surg 1994;52:438-447.
7. Adell R, Lekholm U, Grondahl K, Branemark PI, Lindstrom J, Jacobsson M. Reconstruction of severely resorbed edentulous maxillae using osseointegrated fixtures in immediate autogenous bone grafts. Int J Oral Maxillofac Implants 1990;5:233-246.
8. Keller EE, Tolman DE, Bråemark PI. Surgical reconstruction of advanced maxillary resorption with composite grafts. In: Worthington P, Bråemark PI (eds). Advanced Osseointegration Surgery: Application in the Maxillary Region. Chicago: Quintessence, 1992;146-161.
9. Misch CE, Dietsh F. Bone-grafting materials in implant dentistry. Implant Dent 1993;2: 158-167.
10. Koole R, Bosker H, van der Dussen FN. Late secondary autogenous bone grafting in cleft patients comparing mandibular (ectomesenchymal) and iliac crest (mesenchymal) grafts. J Craniomaxillofac Surg 1989;17(suppl 1):28-30.
11. Garg AK. Practical Implant Dentistry. Dallas: Taylor, 1996:89-101.
12. Hising P, Bolin A, Branting C. Reconstruction of severely resorbed alveolar ridge crests with dental implants using bovine bone mineral for augmentation. Int J Oral Maxillofac Implants 2001;16:90-97.
13. Bråemark PI, Adell R, Albrektsson T, Lekholm U, Lindstrom J, Rockler B. An experimental and clinical study of osseointegrated implants penetrating the nasal cavity and maxillary sinus. J Oral Maxillofac Surg 1984; 42:497-505.
14. Jensen J, Sindet-Pedersen S, Oliver AJ. Varying treatment strategies for reconstruction of maxillary atrophy with implants: Results in 98 patients. J Oral Maxillofac Surg 1994;52: 210-216.
15. Jensen J, Sindet-Pedersen S. Autogenous mandibular bone grafts and osseointegrated implants for reconstruction of the severely atrophied maxilla: A preliminary report. J Oral Maxillofac Surg 1991;49:1277-1287.
16. Ueda M, Kaneda T. Maxillary sinusitis caused by dental implants: Report of two cases. J Oral Maxillofac Surg 1992;50:285-287.
17. Garg AK. Nasal sinus lift: An innovative technique for implant insertions. Dent Implantol Update 1997;8:49-53.

PART

IV

将来展望

CHAPTER 11 骨再生療法における生物学的な成長因子および骨形成因子

　おそらく骨再生に関して現在行われている最も有望な研究は，生物学的な成長因子および骨形成因子の応用である．一般的に，これらの生物学的タンパク質は，生体内において骨やその他の組織の修復過程における細胞調節に密接に関連している．その過程には，細胞の増殖，遊走，分裂，分化，および基質合成などがある．成長因子が標的細胞表面の特異的なレセプターに結合すると，細胞内に複雑な反応が生じ，最終的に骨形成が起こる．基本理論は，臨床的にこれらの骨形成を促進する因子を創傷部位に応用することによって，これらの因子は生体の正常な骨再生能を活性化させたり，おそらく改善させたりするというものである．研究者の中には，遠くない将来，成長因子および骨形成因子によって，他の骨移植材や自家骨は使用されなくなるであろうと推測する者もいる．歯科用インプラントにおける骨接合の期間を短縮したり改善できる可能性もある．

　このような生物学的治療法は，整形外科領域での応用に向けて市場に導入され始めたばかりである．InFuse Bone Graft (Medtronic Sofamore Danek 社，米国テネシー州メンフィス)は，2002年初頭に，脊椎固定手術において，米国食品医薬品局(FDA)の認可を受けた．この製品は，リコンビナント・ヒト bone morphogenic protein-2 (rhBMP-2)を染み込ませた2個のコラーゲンスポンジからなり，欠損に入れるか，または脊椎の外科処置ではチタン製の容器の中に挿入する(図11-1)．他の生物学的な製品では，OP-1(Stryker Biotech 社，米国マサチューセッツ州ナティック)が，2001年にFDAから人道的装置に対する免除(Humanitarian Device Exemption)を受けており，自家移植が失敗した，または自家移植が不可能である外傷に続発する脛骨癒着不能に対する治療が必要な成人患者を対象に，年間4,000症例以内での使用が認められている．本製品はまた，2001年に欧州医薬製品評価機構(European Agency for Evaluation of Medicinal Products)から同様な臨床応用の認可を受けており，欧州連合の15か国すべての国々，アイスランド，およびノルウェーにおいて症例数に制限なく使用できる．現在までのところ，顎顔面領域の再建に対しては，承認を受けた生物学的治療法はない．しかしながら，現時点では，歯科への応用が最も有望な成長因子のひとつであるrhBMP-2については，大規模多施設の臨床治験第3相が進行中である．

　その他，骨の治癒においていくつかの成

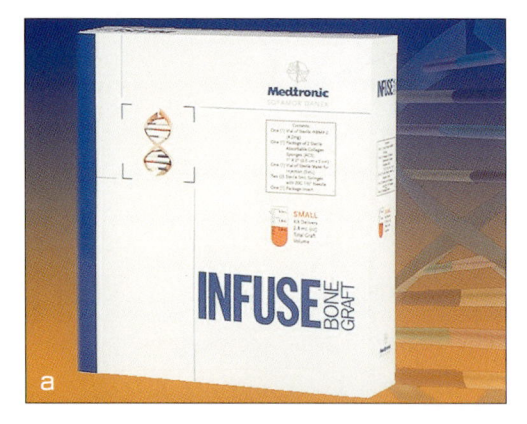

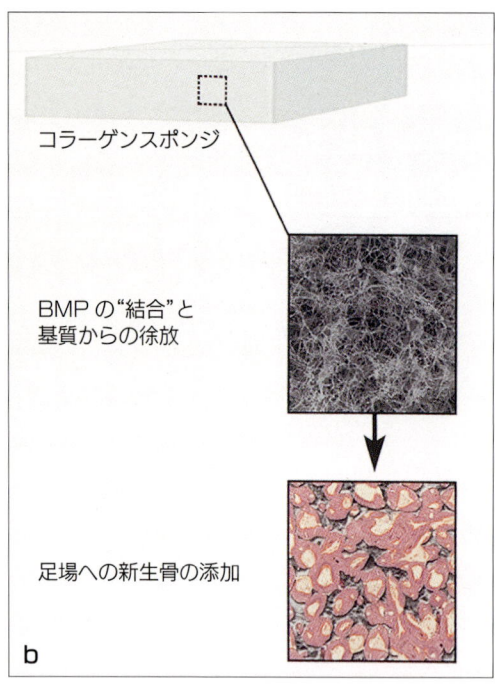

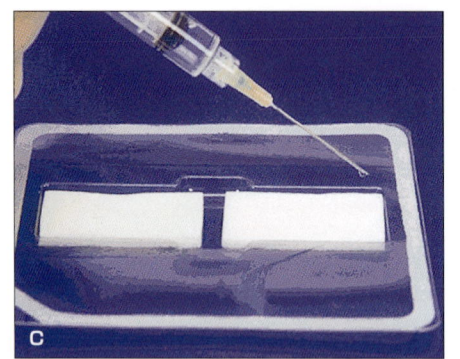

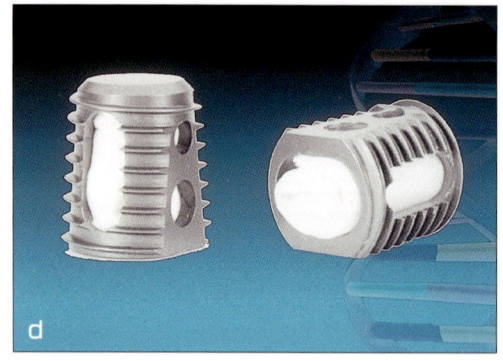

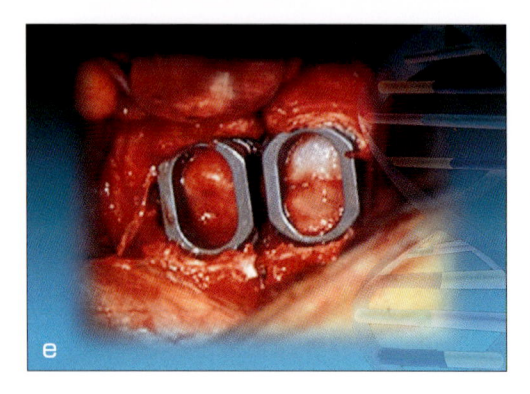

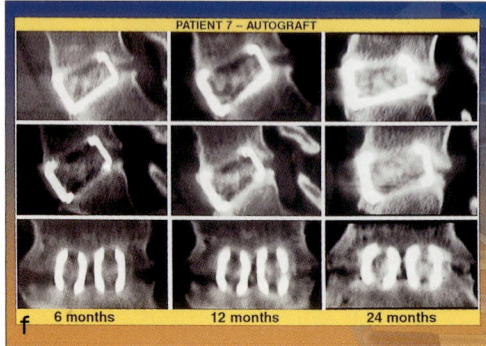

11 骨再生療法における生物学的な成長因子および骨形成因子

コラーゲンスポンジ

BMPの"結合"と
基質からの徐放

足場への新生骨の添加

図11-1

(a) InFuseのパッケージ．2個のコラーゲンスポンジとrhBMP-2が入っている．

(b) 吸収性コラーゲンスポンジは，rhBMP-2の担体として用いることにより，外科処置部位でrhBMP-2を保持し，骨形成に適した環境をつくる．

(c) 吸収性コラーゲンスポンジは，rhBMP-2を配送する担体となる．

(d) テーパーのついたチタン製の容器に，腸骨稜から採取した自家移植骨またはrhBMP-2を含んだコラーゲンスポンジを入れ，変形性腰椎間板疾患患者の腰椎手術に用いる．

(e) rhBMP-2を含んだコラーゲンスポンジで満たされた2個のチタン製容器が脊椎手術部位に埋植された．この臨床比較研究では，被験者を無作為に2つのグループに分け，ひとつのグループでは，143名の患者にrhBMP-2を含んだコラーゲンスポンジを，もうひとつのグループでは，132名の患者に腸骨稜から採取した自家移植片を，それぞれテーパーのついたチタン製容器に入れて手術を行った．24か月後，融合した割合は，コントロール群(88.7％)よりもBMPで処置した群(94.5％)において5.8％高かった．

(f) コンピュータ断層撮影(CT)による画像は，右側の容器(上段)，左側の容器(中段)，および両者の冠状断面像(下段)を示しており，両群において骨誘導および早期の取り込みが明らかである．

成長因子

長因子とその特異的な機能が明らかとなり，それらの骨成長に及ぼす影響が検討されてきた．そのようなものには，血小板由来成長因子(platelet-derived growth factor；PDGF)，インスリン様成長因子(insulin-like growth factor；IGF)，線維芽細胞成長因子(fibroblastic growth factor；FGF)，および形質転換成長因子-β(transforming growth factor-β；TGF-β)などがある．本章では，骨形成におけるそれらの機能およびそれぞれの因子に関する研究の進行状況について概説する．

成長因子

血小板由来成長因子
(platelet-derived growth factor；PDGF)

PDGFは，主要な創傷治癒ホルモンのひとつである．それは，骨形成および骨再生において，(1)創傷部位に存在する骨芽細胞などの治癒を担う細胞数の増加，(2)内皮細胞から機能する毛細血管への形質転換，(3)創傷部位の処理，および(4)続いて起こる骨再生の次の段階における成長因子の供給など，いくつかの重要な役割を担っている[1]．主に，細胞分裂を開始させるマイトジェン，および骨芽細胞などの間葉系細胞に対する走化因子として作用する．PDGFsにはいくつかのサブタイプが存在し，それらは，PDGF-AおよびPDGF-B遺伝子産物の同種二量体または異種二量体である．PDGFの供給源としては，活性化したマクロファージや骨基質だけではなく血小板などもある[2]．PDGFに関する研究で最も活発な分野は，以下に述べるように，多血小板血漿(platelet-rich-plasma；PRP)の利用に関するものである．

成長因子はある特定のタイプの細胞にのみにしか作用しないため，PDGFの応用について研究を行っている多くの研究者達は，組織再生を最大限にするために，他の成長因子との併用についても検討を行ってきた．そのようなPDGFの併用，とくにIGFとの併用についての研究の多くは，それらが歯周組織の再生に有用であるとしており[3]，それらの研究には，中等度から重度の歯周炎に罹患した38名の患者を対象とした臨床治験(FDAの第1相および第2相)も含まれている．手術後6か月から9か月で，成長因子を用いず，または担体のみ用いて同じ外科処置を行ったコントロール群では，骨欠損は体積にして平均18.5％が骨で満たされた(骨の垂直的な高さでは0.8mm)のに対して，PDBF-BBおよびIGF-1の併用療法(それぞれ150μg/ml)を行った患者では，平均43％が骨で満たされ(骨の垂直的な高さでは2.1mm)，統計学的に有意な骨形成が認められた[4]．

Leeらは，PDGFは骨誘導再生療法単独よりも早期に骨再生を誘導することを示した[5]．彼らは，500ngのPDGF-BBを成形したポリ乳酸膜に含ませて，それらをウサギの頭蓋冠のさまざまな大きさの欠損に挿入した．4週間で，未処理の膜(新生骨13％)と比較して，ドーム状の処理した膜(新生骨28％)ではほぼ完全な骨形成が得られた．コントロール群では，12週～18週後でも完全には骨で満たされなかった．

イヌを用いたいくつかの研究では，PDGFとIGFの併用により，インプラント周囲の骨成長を促進し，骨接合を加速させることが示されている．Lynchらの研究では，埋入窩の根尖側にPDGF-IGF混和物または担体のみを填入した40本のインプラント体を，8頭のビーグル犬の下顎小臼歯部で，1週間後および3週間後に評価

した[6]．1週間後，インプラント周囲の骨形成および骨とインプラント体のコンタクトは，実験群で有意に高かった．3週間後，骨形成は実験群において依然として有意に高かったが，骨とインプラント体のコンタクトは有意差がなくなっていた．別の研究では，Stefaniらは，8頭のイヌを用いた即時埋入インプラントの組織学的研究で，コントロール群と比較して，PDGFとIGFを用いた実験群では，最初の3週間以内の骨形成が有意に早く，そして骨とインプラント体のコンタクトが有意に多かった(22% vs 17%)ことを示している[7]．また別の研究では，4頭のイヌを用いて，新鮮な抜歯窩で頬側に骨の裂開を伴うインプラントに対して組織誘導再生(GTR)法にPDGF-IGFを併用し評価した[8]．18週間後，Beckerらは，延伸加工したポリテトラフルオロエチレン(expanded polytetrafluoroethylene；e-PTFE)膜のみで処置をしたコントロール群と比較して，成長因子および膜を用いて処置をした欠損では，骨密度が高く，骨とインプラント体のコンタクトおよびインプラント周囲骨形成領域が2倍であったと報告している[8]．

これらの成長因子のコンビネーションが骨および歯周組織の再生を促進するメカニズム，および成長因子の最適な使用量ついては，今後 in vivo において検討していかなければならない．

インスリン様成長因子
(insulin-like growth factor；IGF)

IGFにはIGF-IとIGF-IIの2つのタイプがあり，両者の機能は類似しているが発現調節機構は異なる．名称が示すように，IGFは生化学的にも機能的にもインスリンと類似している[1]．これらは主に肝臓で産生され，血管系の中を循環している[2]．骨のリモデリングへの直接的または間接的な効果については十分には解明されていないが，IGF-Iは骨基質の産生だけではなく，細胞の増殖と分化を促進することにより骨形成を促すとされている．IGF-Iは副腎皮質ホルモンが骨内の骨前駆細胞の増殖を刺激するのを媒介することがいくつかの論文で示唆されている[9]．

前述したように，IGF-IはPDGFと相乗作用があることが動物実験で示唆されており，単独よりも併用したほうが組織再生は良好である．したがって，in vivo の研究の多くは，他の成長因子との併用でIGFを用いている．

線維芽細胞成長因子
(fibroblastic growth factor；FGF)

FGFは，ほとんどの線維芽細胞様の細胞に成長を促進する作用があることから，このように命名された．この成長因子は，酸性および塩基性があり，骨の中に貯蔵されているが，血管が骨に侵入する際の血管新生も促進する．どちらのタイプのFGFも骨細胞の細胞分裂を促進するが，ある環境下では，骨細胞による基質の合成を抑制し，そして，成熟した骨芽細胞に対しては活性化する作用はない[3,10]．

FGFは，in vitro の研究では，血管内皮細胞および歯根膜細胞を刺激することが示唆されているが，in vivo の研究では，整形外科領域および頭蓋顔面領域においても骨再生を促進する作用を裏付けるようなポジティブな結果を示すものは少ない[11-14]．FGFに関しては，適切な用量および配送システムが未解決の重要な課題である．

形質転換成長因子-β
(transforming growth factor-β; TGF-β)

　TGF-βはさまざまなタイプの細胞によって合成される，多様な生理活性を有する成長因子であり，ほとんどすべての細胞は，さまざまなTGF-β分子の中の少なくともひとつによって刺激される．TGF-βは(血小板だけではなく)骨に存在する主要な成長因子であり，BMPsと構造的には類似しているが，機能的には異なる．一般的に，TGF-βは骨芽細胞に対して弱いマイトジェンとして作用する．骨細胞に対する走化因子として作用し，さまざまな条件下で，骨細胞の増殖を促進させたり抑制したりすることが示されている．また，タイプ1コラーゲンの合成を刺激することも示されている．いくつかの in vivo の研究では，TGF-βは新生軟骨および新生骨の形成を誘導することが示されているが，これは骨に近接した部位に適応した場合のみである[3]．IGFと同様，TGF-βはPDGFと併用すると，さらに強力な骨形成作用を発揮することが in vitro の実験で示唆されている[16]．in vivo の研究では，TGF-$β_1$は，ウサギにおいて頭蓋冠の欠損における骨による閉鎖を誘導し[17]，ウサギの脛骨においては骨折の治癒を亢進させ[18]，ラットにおいては骨の創傷治癒を促進させること[19]が示されている．これらの研究では，TGF-$β_1$は濃度依存的に骨を誘導する作用があるが，必ずしも高濃度であるほど骨形成が促進されるというわけではないことも示唆されている．

　最近の2つの動物実験から，TGF-$β_1$は，組織誘導再生(GTR)法に補助的に用いることで早期に多量の骨形成を誘導することが示唆されている．Mohammedらは，24頭のヒツジにおける下顎小臼歯の2度の根分岐部病変にGTRと併用してTGF-$β_1$を用いた研究を行った．TGF-$β_1$と膜を用いて処置した欠損(59%)は，6週間後において，膜(53%)または担体のみ(43%)で処置したものよりも平均骨量が有意に多かった．Ruskinらは，13頭のフォックスハウンドに外科的に作製した歯槽骨欠損において，TGF-$β_1$(61%)または担体のみ(30%)を用いた場合と比較して，TGF-$β_1$と膜を用いたほう(84%)が，8週間後においては有意に骨形成量が多かったと報告している[21]．

多血小板血漿
(platelet-rich plasma; PRP)

　成長因子の応用は，創傷治癒および骨再生を促進するものとして大きな期待が寄せられているが，認可された薬品製剤はまだ現れてはいない．さらに，最終的に臨床応用するために成長因子を調達するのは，費用がかかるものと推測される．したがって，成長因子を入手する別の方法として，PRPは口腔の骨再生療法などのさまざまなタイプの外科処置において次第に人気が高くなってきている臨床的な手法である．

　PRPは，血管内皮増殖因子(vascular endothelial growth factor)，IGFやその他の血小板に含まれているいくつかの成長因子だけではなく，とくにPDGF，TGF-$β_1$，およびTGF-$β_2$の濃縮した自己由来の成長因子の供給源である．術者が患者自身の血液を少量採取し，血小板を分離・濃縮することによりPRPは調整されるが，この過程は外来患者という設定で，20〜30分要する．このように調整したPRPは，移植材料の増強，成長因子を豊富に含んだ膜の形成[22]，または遮蔽膜の効果の増強を目的として使用することができる．PRPのフィブリノー

ゲン成分は，ゲル状の物質を形成することにより，付形性があり，欠損部に良好に付着するため，優れた止血剤，組織封鎖剤，創傷安定剤，そして移植片濃縮剤にもなる．

移植材にPRPを加えることにより，自家移植材のみで処置した部位と比較して，有意に骨形成速度が速くなり，骨梁の骨密度が高くなることがエックス線写真で示されている[22,23]．さまざまな領域での症例報告および最近の研究論文によれば，PRPは軟組織の治癒を有意に促進することが示唆されており，出血，浮腫，および瘢痕が減少し，そして手術後の患者自身の報告による疼痛レベルも低下する[24-29]．論文の中には，PRPを移植材に加えることにより骨の成長が促され，既存骨よりも緻密になることを示唆する[23,30]ものもあり，このような利点は，BMPsあるいは成長因子を単独で使用した研究では報告されていない．PRPの成長因子は，無歯顎で上顎の萎縮が著しい患者，骨粗鬆症患者，そして歯科疾患により瘢痕化したり変化した組織を有する患者など，骨移植および骨接合の成功率が低いと思われる患者に用いることがとくに期待されている[31]．

PRPに含まれる濃縮されたPDGFおよびTGF-β（そしてその他の成長因子やタンパク）により，より迅速かつ効果的な骨再生を導くことができると考えられる．これらの成長因子の有益な作用は，その成分およびPRPの生物学的な側面を知ることにより，おそらく最も理解を深めることができる．

PRPの成分と骨の治癒

PRPの成長因子がどのように骨移植やインプラントの骨接合を亢進させるのか，それを理解するためには，PRPの成分，そして創傷と骨の治癒におけるそれらの役割を知る必要がある（図11-2）．

PRPに関する研究によれば，分離した血小板のα顆粒の中には，少なくとも3種類の重要な因子があり，それらは，PDGF，$TGF-\beta_1$，および$TGF-\beta_2$であるとされている[32-34]．さらに，他の研究では，ヒト末梢血中の血小板にはVEGFおよびIGF-Iが含まれていると報告されている[35-39]．

PDGFは，どのような創傷においても主要な治癒ホルモンのひとつであると考えられており，そして血小板は，この成長因子のヒトの生体内における最も大きな供給源である[32]．ヒト血小板から分離されるPDGFは2種類のPDGF遺伝子産物から成る同種二量体（AAまたはBB）または異種二量体（AB）であり，異種二量体のほうが多い．2種類のPDGF同種二量体であるPDGF-AAおよびPDGF-BBは，56％の相同性があり，コードする遺伝子が異なり，制御も相互に独立している．最近の研究では，異種二量体であるPDGF-ABと同種二量体であるPDGF-BBの活性は同等であり，ヒト線維芽細胞のDNA合成を促進させる作用も同等であることが示されている[40,41]．

PDGF-AAおよびPDGF-BBは，ヒト歯根膜細胞に対してマイトジェン活性を有しており，細胞分裂誘起反応を，それぞれ最大10倍および20倍亢進させ，さらに両PDGFは濃度に依存して細胞分裂誘起反応を増大させる．1989年の研究で，PDGFに対するレセプターとして，αおよびβの2種類のサブユニット分子が同定された[42]．AAイソフォームは，αレセプターの二量体のみと結合し，BBイソフォームはすべて，αおよびβレセプターが組み合わさった二量体と結合する．それぞれのイソフォームに対するレセプター結合部位の数によって，その細胞に対するそれぞれのイ

成長因子 11

図11-2
(a)このような血液バンクの赤血球パックのように，全血を主要な成分に分ける場合，適切に処理されれば，細胞の生存率は保たれる．

(b)血液バンクの濃縮された血小板バッグ．

(c)血液バンクの血漿バッグ．

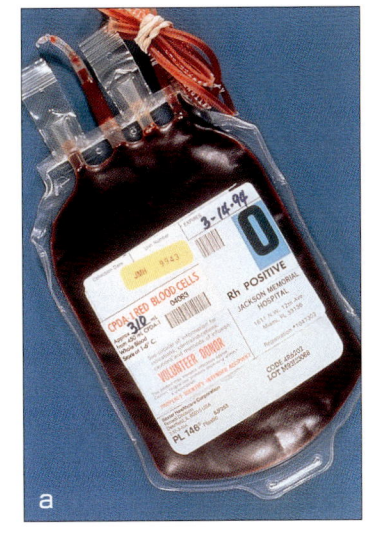

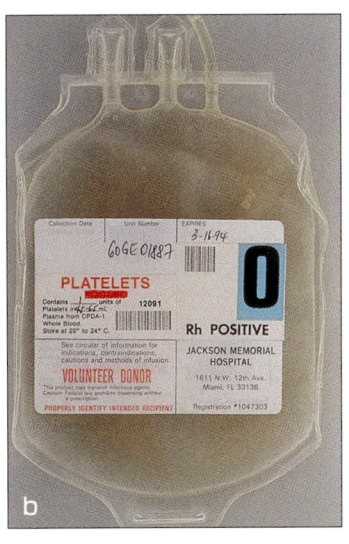

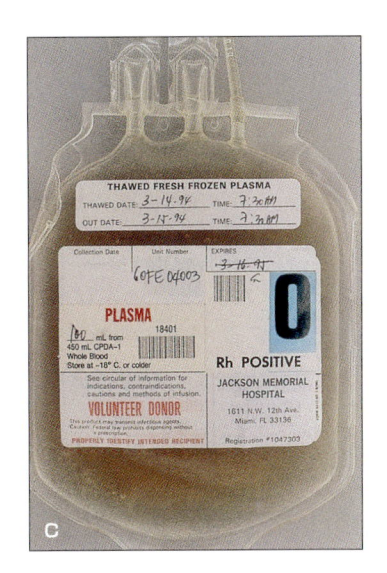

図11-3
診療用に設計され，価格設定されたこの装置は，患者より採取した20〜60m*l* の血液を成分に分離する．

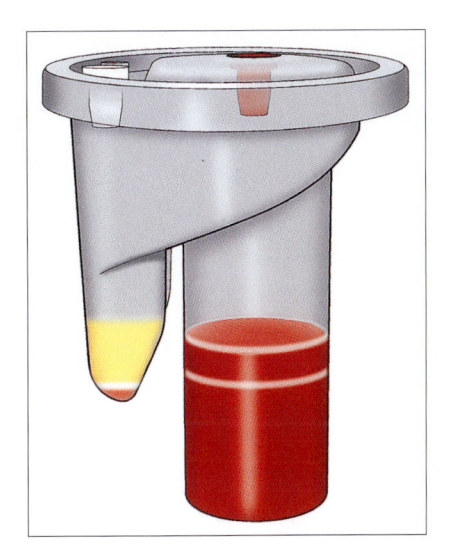

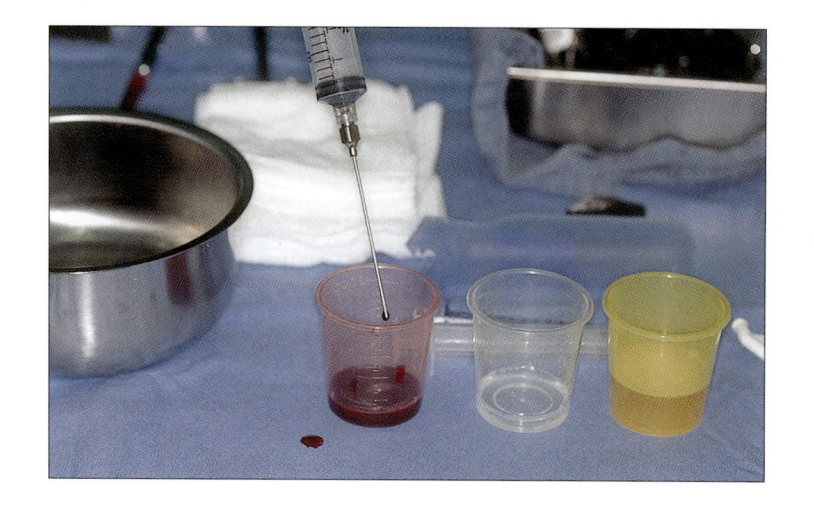

11 骨再生療法における生物学的な成長因子および骨形成因子

図11-4
手術野に置かれたPRP．トロンビンと塩化カルシウムを用いることにより，濃縮された血小板が活性化し，成長因子が放出され，またゲル化することにより臨床的に操作性が良くなる．

ソフォームのマイトジェン活性が決定されると考えられている．したがって，戦略としてPRPを用いるのは，ほとんどすべての創傷治癒に対する万能の反応開始剤として，血小板に含まれている成長因子の作用を増幅および促進させるためである(図11-3)．

TGF-β_1およびTGF-β_2は全般的な結合組織の修復および骨の再生に関与する，多様な生理活性をもったサイトカインである．これらの最も重要な役割は，骨芽前駆細胞の走化性および細胞分裂の促進，そして創傷治癒および骨形成におけるコラーゲン基質の沈着促進であると考えられている[23]．これらの成長因子はまた，幹細胞の細胞増殖速度を高めることにより骨形成を促進し，ある程度，破骨細胞の形成を抑制することにより骨吸収を抑制する[43,44]．骨と血小板は，その他の組織よりも約100倍多くTGF-βを含んでおり，最も多くのTGF-βレセプターを保有するのは骨芽細胞である[45]．

PRPはまた，フィブリン，フィブロネクチン，およびビトロネクチンなど，細胞の浸潤(骨誘導)を補助する細胞接着分子も含んでいる(図11-4)[46]．また，PRPに含まれる密なフィブリン網は，止血作用があり，移植材料を付着させたり欠損の血餅を安定化させたりする効果があり，そして，上皮と結合組織細胞の侵入を阻害する遮蔽膜として作用する可能性もある[46]．その止血作用および創傷封鎖作用は，心臓血管外科，整形外科，形成外科，およびその他の外科領域において有効であることが証明されている．PRPはまた，他の成長因子の存在下で，ある成長因子の機能を調節したり高めたりする．このPRPの成長因子の特徴は，単一の再生経路のみに焦点をしぼったリコンビナント成長因子にはないものである[22]．

骨形成タンパク質

骨形成タンパク質(Bone Morphogenetic Proteins；BMPs)は，成長因子のカテゴリーの中で触れられることが多いが，実際には，これらは別のグループのタンパク質である．骨に関連した成長因子は，主に骨基質の中に存在し，リモデリングの際や外傷に反応して放出される．それによって，成長因子は，すでにその領域に存在する骨前駆細胞を調節したり活性化して骨の形成を促す．

図11-5
成長因子は,生体の必要性に応じて,間葉系幹細胞を分化させる.たとえば,母細胞は軟骨芽細胞または上皮細胞に変化する.同様に,BMPsは間葉系細胞を骨形成細胞(骨芽細胞)に分化させる.

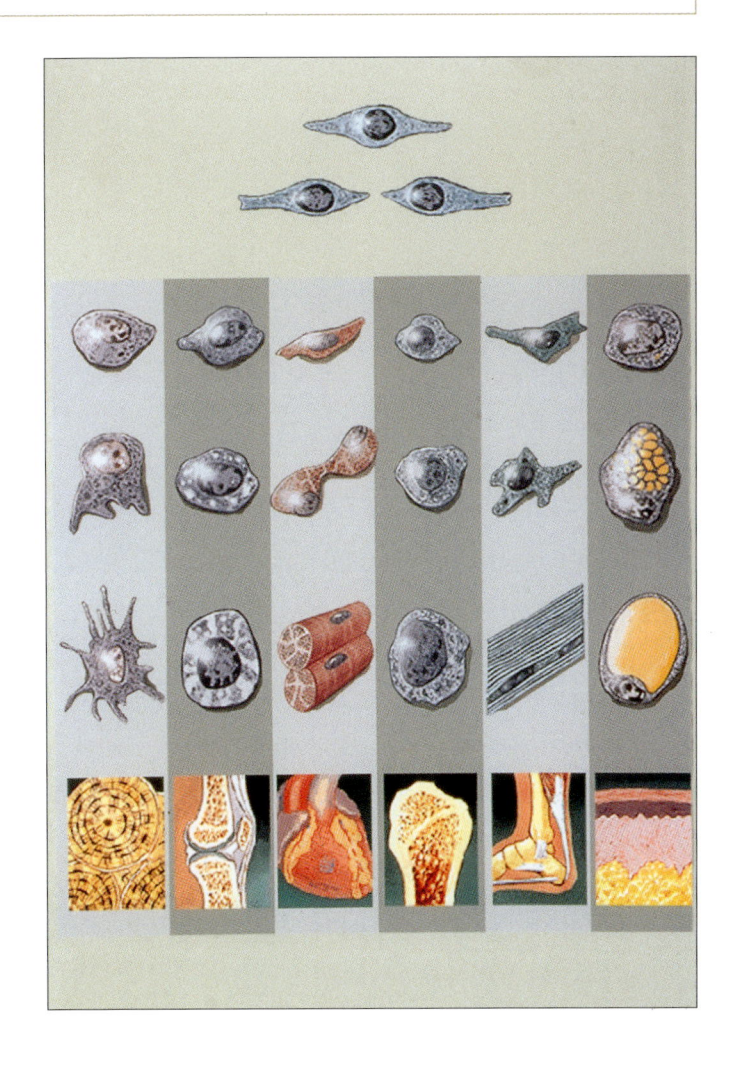

　しかしながら,これらは局所の骨前駆細胞の存在に依存しているため,成長因子は異所性に骨成長を促進することはできない.またこれらの効果は,大きな骨欠損にのみみられる[47].

　BMPsもまた細胞外骨基質に存在するが,その主な利点は,骨を形成するのに骨前駆細胞が存在する必要がないということである.BMPsには,骨誘導能があり,間葉系細胞を刺激して軟骨および骨を形成する細胞に分化させることができる(図11-5)[48].しかしながら,真の成長因子とは異なり,多くの細胞や細胞種に対してマイトジェン活性はない[49].胚発育において,BMPsは,細胞の分化の方向に影響を及ぼし,また,位置シグナルとして作用し,成体形に到るまでの成長パターンの形成に必要な情報を供給する.成人の骨再生においてそのようなパターンを形成する活性が存在するか否かについてはまだ明らかではないが,新生骨を無制限につくるためにはBMPsの性質が必須である[47].

　骨の発達は2つの様式がある.膜内骨化では,間葉系細胞は直接的に骨に分化する.これは頭蓋顔面の骨格の平坦な骨で生じる.軟骨内骨化では,軟骨は骨形成のための青写真を提供し,この青写真はすぐに骨に置換する.ヒトの骨格はほとんどの骨がこのようにして形成される[50].BMPsは,両タイプの骨形成に影響を及ぼすと考えられている[51,52].

　BMPsは,1960年代にMarshall Uristが

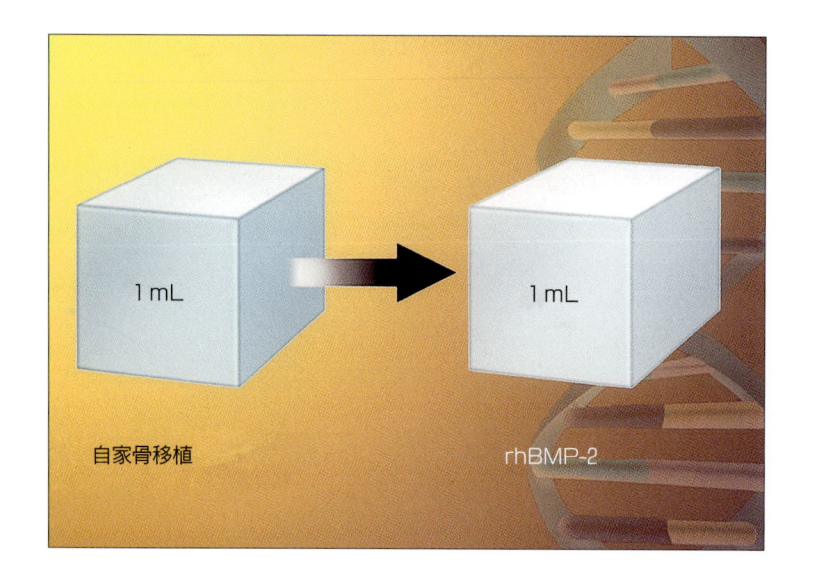

11 骨再生療法における生物学的な成長因子および骨形成因子

図11-6
移植した自家骨に対するInFuseを含むコラーゲンの量的関係．rhBMP-2と自家移植片との関係は1：1であり，1 m*l* のコラーゲンスポンジ内のInFuseは，1 m*l* の自家骨移植材に相当する量の骨をつくりだす．

初めて分離した．彼は，脱灰骨基質中のこの抽出タンパクは，動物で異所性に埋植すると，骨形成を誘導する作用があることを発見した[53]．骨にはわずかな量しか存在しないため，初期の頃は，BMPsの分離・精製は困難であった．1988年に，Wangらによって，大きな進展がみられた[54]．彼らは，ウシの骨の中の3種類のBMPsを同定し，それらのアミノ酸配列を決定し，そしてそれぞれのリコンビナントクローンを単離した．それらはヒトのDNAライブラリーをスクリーニングするのに利用された．これにより，リコンビナント・ヒトBMP-1，-2a，および3の発見に到った．それ以来，同定されたBMPsの数は少なくとも15種類にものぼり，それぞれは，アミノ酸構造がわずかに異なっている[55]．これらのBMPsのほとんどは相互に関連し合っており，アミノ酸シークエンスからTGF-βスーパーファミリーの中に分類されている．

BMPsが分離されてから，数10年が経過したが，臨床的有用性についての進展はかなり遅く，研究者達は，十分な期間BMPsを保持するための適切な担体の開発(現在においても研究が活発な領域である)[56]，至適用量の決定，顎顔面領域でのBMPに関する信頼性が高い研究の完成[57]など，長期間にわたる問題と取り組み続けている．

そのような状況ではあるが，リコンビナントDNAテクノロジーによりBMP-2およびBMP-7(別名 osteogenic protein-1；OP-1)の大量生産が可能となった．これらは今日最も活発に研究されているBMPsであり，ヒトにおける臨床治験が行われており，大きな区域の骨欠損に対する整形外科領域での使用が制限付きの承認を受けている．しかしながら，頭蓋顎顔面領域でのヒトリコンビナントBMPsの応用に関しては，まだ比較的症例が少ない．これらの骨誘導性タンパクに関する研究は以下のセクションにて概説する．

リコンビナント・ヒトBMP-2

前述したように，rhBMP-2の主な活性は，間葉系前駆細胞を成熟した骨芽細胞または軟骨芽細胞に分化させることである．さらに，rhBMP-2は，ある種の骨芽細胞様細胞に対する走化性因子でもある．

rhBMP-2は，完全な反応順序で軟骨内骨化を誘導することが示された．その応用により局所に軟骨が誘導され，その後，骨と骨髄によって置換される．また，骨誘導の初期のステージにおいてもとくに重要な役割を担っている[58]．埋植するrhBMP-2の量が増えるに従って，骨形成が起こるのに必要な時間は短縮される．大量のrhBMP-2は軟骨と骨を同時に形成させることも示されている．これらの知見より，rhBMP-2は直接的な骨形成経路と，軟骨内骨化の経路の，両方に影響するといえる（**図11-6**）[51]．

rhBMP-2は，臨界サイズの欠損の治癒を促進する作用があることが他の動物種で示されている．イヌのモデルでのrhBMP-2の研究により，rhBMP-2を5mmの下顎小臼歯欠損に外科的に埋植すると，BMPsを埋植していないコントロール部位と比較して，多量の骨が再生することが示されている．その有効性は，組織学的に，高さ(コントロールの平均0.8mmに対して3.5mm)と新生骨の範囲(コントロールの平均0.4mmに対して8.4mm)で評価されている[59]．

別のイヌのモデルでは，下顎小臼歯を抜去し，10×8×7mm大の長方形の骨欠損を作製し，rhBMP-2または担体のみを埋植した[60]．コンピュータ断層撮影像(CT)および組織標本を観察したところ，コントロール群では12週間，骨形成はみられなかった．しかしながら，rhBMP-2で処置した群では，4週を越えるとすべての欠損に新生骨がみられ，12週間後までには完全に骨で満たされていた．また，定性的CTスキャンにより，新生骨は周囲の母床皮質骨とよく融和し，12週までに密度は同程度になっていることが示された．

別のイヌのモデルでの研究では，歯周疾患の既往をもつ歯根表面周囲の水平性の骨欠損において，rhBMP-2の再生能が評価された[61]．この研究では，コントロール部位よりもrhBMP-2で処置した部位のほうが新生骨の形成量が有意に多いことが示された．

ラットの抜去した上顎小臼歯の組織形態学的分析により，Matinらは，コントロールと比較して，rhBMP-2を埋植した抜歯窩の骨の再形成は有意に速く，14日後，28日後，56日後において，骨の高さは高く，総面積も広かった[62]．84日後では，両グループの治癒はほぼ同程度に完了していた．これは，rhBMP-2を埋植した抜歯窩の初期のステージにおいて観察されたように，増殖している細胞の数が多く，分化した間葉系細胞が密に集まっていたことによるものと考えられている．

上顎洞挙上術が必要となる症例においても，移植材料よりもrhBMP-2の使用に注目して研究されている．最初の臨床的研究で，Boyneらは，吸収性のコラーゲンスポンジを担体としてrhBMP-2を用いて上顎洞挙上術を行った12名の患者のうち11名について評価した[63]．すべての患者で骨形成が誘導され，高さは平均8.5mmであった．BMPを用いた処置後，患者11名のうち8名は再生した上顎骨が，インプラントの埋入に適していると判定された．インプラント埋入時に得られた骨組織を組織学的に分析すると，密度は既存骨と同等であることが示された．

動物実験では，Nevinsらは，未処置のコントロールと比較してrhBMP-2を用いて上顎洞挙上術を行った群では骨形成が速いことを組織学的に示した[64]．さらに最近では，Wadaらは，イヌのモデルを用いて，rhBMP-2または腸骨稜から採取した粒子状の海綿骨と骨髄のいずれかを上顎洞挙上

術に併用したところ，得られた骨の量および質はほぼ同じであったことを示した[65].

歯科用インプラントの症例においても，骨形成と骨接合を促進させるためのrhBMP-2の有用性に焦点をあてて，最近いくつかの研究が行われている[49]．臨床的な予備実験として，Cochranらは，抜歯部位またはインプラント埋入前に歯槽堤増大術が必要となる部位において，吸収性のコラーゲンスポンジとともにrhBMP-2を埋植した12名の患者の経過を観察した[66]．ほとんどの部位は上顎前歯部であった．インプラントは，術後16〜30週に埋入された．インプラントを埋入した患者10名中3名において，インプラント埋入前に追加の移植が必要であった．BMPのみで処置した部位に埋入したものも含めて，すべてのインプラントは，観察期間を通して安定していた．荷重後も，それらは全観察期間（術後66〜104週）を通して動揺はなく機能していた．コントロールがないため，rhBMP-2がどの程度骨形成に寄与していたかを判定することは不可能であったが，副作用もなく埋入されたインプラントは，長期間経過が良好であったことから，このような欠損でrhBMP-2は安全に使用できること，そしてrhBMP-2を用いて処置した骨領域に埋入したインプラントは，偶発症もなく上部構造を装着して機能させることができることが示唆されている[66]（図11-7）．

rhBMP-2はまた，インプラントの骨接合を促進させる作用があることも期待されている．たとえば，Besshoらは，インプラントの埋入に，コラーゲン担体とrhBMP-2を併用した場合と担体のみを併用した場合で，インプラントに逆回転方向のトルクを加えたときの負荷の大きさを比較した[67]．6頭の無歯顎のイヌにおいて，それぞれの4分の1顎に分散させて合計36本のインプラントが埋入された．3週間後に逆回転方向のトルクを加える試験を行ったところ，rhBMP-2を併用したインプラントはコントロールと比較して，負荷の平均値は2倍以上であったことから，BMPを併用することにより早期に骨が形成されたことが示唆された．また組織学的評価においても，この時点において，コントロールと比較して骨と接合していた部分が有意に長かったことが示された．しかしながら，この接合部分の差は12週までには組織学的にも縮小し，実験群とコントロール群の間に有意差はみられなかった．興味深いことに，12週間後のコントロール群における逆回転方向のトルク負荷値は，3週間後の実験群と有意な差はなかった．

Sykarasらによるイヌのモデルでは，14頭のフォックスハウンド犬で下顎小臼歯を抜去した部分に104本の中空シリンダータイプのインプラントが埋入された[68]．半数をコントロール群とし，別の半数はインプラントの中空部分をコラーゲンスポンジとrhBMP-2で満たされた．術後2週では骨の成長に差はみられなかったが，術後4週（23.48% vs 5.98%）および8週（20.94% vs 7.75%）では，rhBMP-2を用いた群はコントロール群よりも骨の再生量が有意に多かった．術後12週までに，骨の成長に有意差はみられなかったが，骨とインプラントのコンタクトは，依然としてBMPを用いて処置した群で有意に高いままであった（43.78% vs 21.05%）．しかしながら，抜歯窩が完全に骨で満たされることはなかった[68]．

サルを用いた研究では，Hanischらは，埋植したrhBMP-2は，歯科用インプラントの再骨接合を誘導する作用があることを示している[69]．インプラントを埋入した4頭のアカゲザルに進行したインプラン

骨形成タンパク質 11

図11-7
上顎洞挙上術における骨形成作用において，rhBMP-2の有用性が実証されている．

(a) 上顎洞挙上術への使用前の凍結乾燥したrhBMP-2．

(b) 凍結乾燥したrhBMP-2に浸したコラーゲンスポンジのストリップス．

(c) 上顎の側壁の窓から上顎洞内にアクセスでき，損傷のないシュナイダー膜が見える．シュナイダー膜は，裂開がなく，rhBMP-2を保持できるように，注意深く挙上された．

(d) シュナイダー膜を注意深く挙上した後，rhBMP-2を含んだコラーゲンストリップスを上顎洞内に挿入している．

(e) 術者は，死腔（何もない空間）ができないよう確認しながら，膜状のコラーゲンストリップスを1本ずつ上顎洞内に挿入している．

(f) rhBMP-2を含んだコラーゲンスポンジのストリップスの上顎洞への挿入は，アマルガム・プラガー（先端の直径3～5mm）が適している．

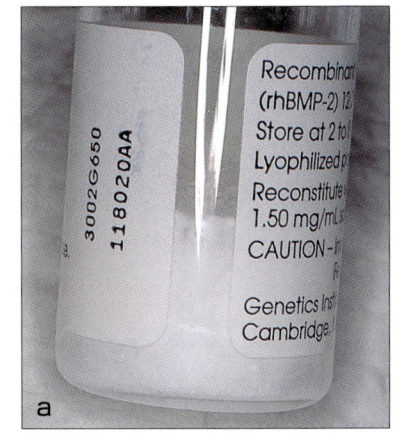

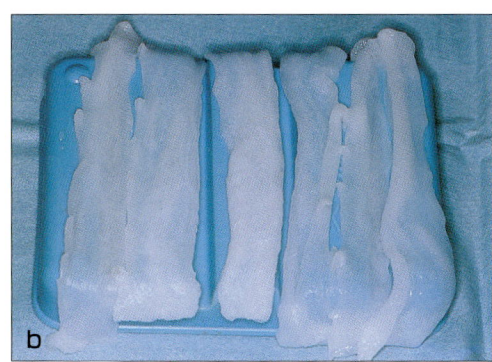

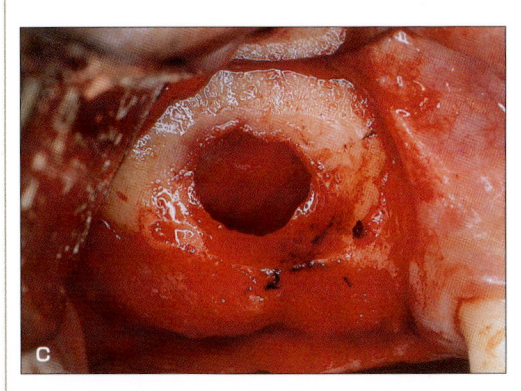

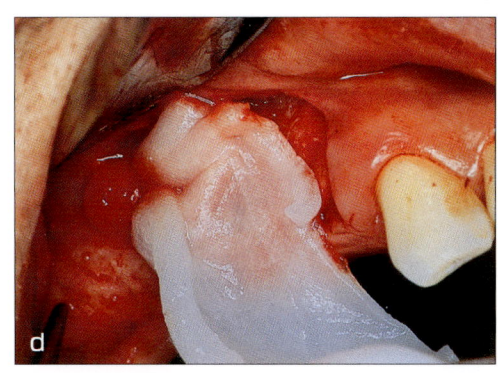

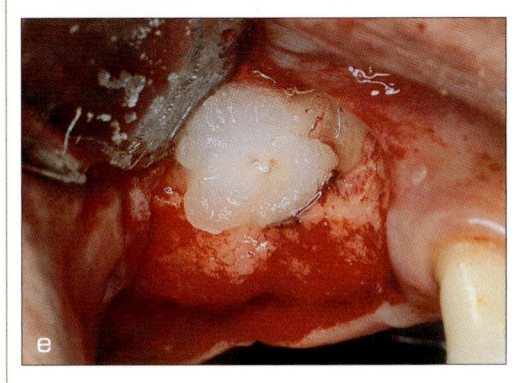

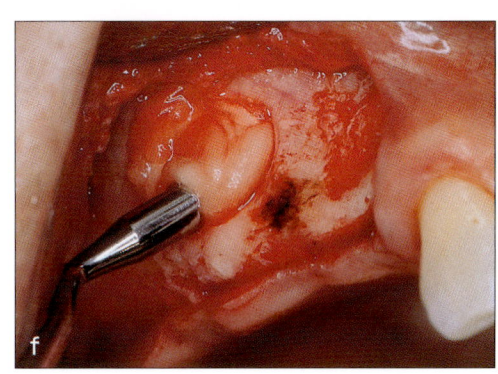

ト周囲炎による欠損を作製したところ，rhBMP-2を用いて処置した欠損は，処置を行わなかったコントロール側よりも骨の再生が3倍以上多かった(2.6 vs 0.8mm)．骨とインプラントのコンタクトも，コントロールと比較して処置した欠損で有意に良好な結果であった(29% vs 4%)．

イヌのモデルを用いた他の研究者らは，歯科用インプラントにrhBMP-2を併用しても，コントロールと比較して骨形成の速さと量における改善程度は同様であったとしている[70-72]．しかしながら，おそらく，用量，担体の材料，あるいはインプラントと欠損の特徴がさまざまであることから，骨接合の結果は多様である傾向にある[68,73,74]．

265

リコンビナント BMP-7/Osteogenic Protein-1

　リコンビナント DNA テクニックの利用により，BMP-7(別名 OP-1)の大量生産が可能となり，その臨床的な有用性についての研究が，これまでのところ主に整形外科領域において活発に行われるようになった．前述したように，整形外科用の製品である OP-1 は，非常に大きな区域の骨欠損の治療に用いることについて，欧州連合より承認を受けている．FDA も，このような整形外科領域での適応に関して制限付きの使用を承認している．ヒトの顎顔面領域への OP-1 の応用に関する研究は比較的少ないが，動物およびヒトでの研究はいくつか論文で発表されている．

　rhBMP-2 や他の BMPs と同様，OP-1 は動物実験モデルにおいて，軟骨内骨形成を開始させる作用があることが示されている[75]．OP-1 は，in vitro において骨芽細胞のフェノタイプを維持するだけではなく，in vivo において新生骨を形成し，骨芽細胞の成長を促すことが示されており，おそらく骨の恒常性全般において中心的な役割を担っていると考えられている[76]．また，ヒヒ[77-79]およびイヌ[80]の根分岐部欠損において，セメント質形成を誘導することが示されており，OP-1 は歯周組織の再生において，ある特定の役割を担っている可能性があると考えられている．

　Ripamonti らによるヒヒを用いた最近の研究では，3 頭のヒヒにおける下顎小臼歯部の 12 か所の分岐部欠損が，OP-1，rhBMP-2，またはこの 2 つを併用して処置された[79]．術後 60 日の組織学的分析より，OP-1 を用いて処置した部位では，セメント質形成はかなりの量であったが，骨形成は比較的少なかったことが示された．rhBMP-2 のみを用いて処置した部位は，セメント質形成はほとんどなかったが，骨形成は，OP-1 または rhBMP-2 と OP-1 を併用して処置した部位よりも，有意に多かった．rhBMP-2 と OP-1 を併用して処置した部位で，骨と付着の形成量が最も少なかったが，これは正常な骨の治癒過程における用量やその他の条件によるものであると思われる．

　Giannobile らによる高濃度の OP-1 を用いた研究では，18 頭のビーグル犬に作製された下顎の 3 度の分岐部欠損において，セメント質と付着の形成だけではなく，十分な量の骨が再生された．8 週間後の組織形態分析から，外科処置のみまたは担体のみで処置した部位と比較して，骨形成が有意に多いことが示された．

　他の 2 つの動物を用いた研究で，OP-1 は，処置しなかったコントロールと比較して，抜歯後即時にインプラントを埋入した部位において，インプラントへの緊密な骨の添加だけではなく，良質な骨の形成を誘導することも示された[81,82]．しかしながら，Rutherford らは，インプラントから抜歯窩の壁面までの距離が 3 mm を越えるとインプラント表面への骨の添加は有意に少なくなると報告している[83]．また，インプラントが存在しなくても，OP-1 で処置した抜歯窩は，処置していないコントロールと比較して，3 週間以内でも骨の質も量も良好であったことが示されている[83]．

　上顎洞挙上術への OP-1 の応用を目的とした研究もいくつかあるが，このような難しい症例においては，骨形成に対するその有効性は予知性が低い．Margolin らの研究では，15 頭のチンパンジーの両側に上顎洞挙上術が行われた[84]．術部位には天然骨ミネラルと，3 種の異なる用量(0.25，0.6，または 2.5mg OP-1/g)のうち 1 種の用量の

OP-1をコラーゲン基質とともに用いて処置された．エックス線写真および組織所見から，7.5か月後，骨形成の量と質が最も良好だったのは，コラーゲン基質1gあたりOP-1を2.5mg移植したものであることが示された．その骨は，歯科用インプラントを埋入するのに適したものであった．

van den Berghらの研究[57]では，患者3名においてコラーゲン担体に同じ2.5mg用量のOP-1を用いて上顎洞挙上術が行われ，別の3名においては自家骨移植により上顎洞挙上術が行われた．しかしながら，6か月後の臨床的および組織学的評価から，血管に富み，インプラント埋入に適した良質の骨が得られたのは，OP-1を用いて処置した患者のうち1名のみであることが示された．その他の実験群の患者では，1名は骨形成がみられず，もう1名ではわずかに骨様組織の形成がみられたが，軟弱な組織であった．しかしながら，自家骨移植を行ったすべての部位では，正常な上顎洞の骨に類似した骨の成長がみられた．経過を追った研究では，Groenveldらは，骨の成長がみられなかった患者をさらに6か月間経過を追った[81]．しかしながら，OP-1で処置した部位では骨の成長はみられず，むしろ新生骨のほとんどは吸収していた．著者らは，これはメカニカルな荷重がなかったためであろうと考察している．

Terheydenら[82]は，このような結果を改善するために，ミニブタ5頭の両側の上顎洞挙上術において，OP-1とBio-Ossを併用して実験を行った．片側にはOP-1とBio-Ossを併用して処置を行い，反対側にはBio-Ossのみを用いて処置を行った．処置した部位には歯科用インプラントを同時に埋入した．6か月後，両群ともに骨の再生が認められたが，骨とインプラントのコンタクトのパーセンテージは，Bio-Ossのみを用いて処置した部位と比較して，併用療法を行った部位のほうが有意に高かった（80％ vs 36％）．実験側では最初の2週間で早期の骨添加もみられたのに対し，コントロール側では，8週間後まで骨添加はみられなかった．

Terheydenらのグループは，下顎の再建にOP-1を用いた新しいアプローチも検討しており，彼らは，ミニブタの広背筋にOP-1を埋植し，あらかじめ血管に富んだ骨移植片を作製した．下顎欠損の中にこの移植片を移植し，ミニプレートで固定したところ，OP-1とBio-Ossを併用して処置を行った部位と比較して，量，形，および外観において，有意に良好なものであった[85,86]．

将来展望

既存の骨移植材に換わる物として，BMPsの有用性を検証する臨床的な研究が続けられている一方，遺伝子療法によって，これらの生物学的メディエーターの力を利用するという新たなアプローチも検討されている[87]．たとえば，ミシガン大学などの研究者らは，BMPsをコードする遺伝子を，生体外で細胞内に導入する手法を用いている[88,89]．組織培養下では遺伝子導入は現実のものとして確立されており，その外来遺伝子が導入された細胞を生体内に戻すというわけである．動物実験モデルでは，これらの研究者らによって，ベクターとしてアデノウイルスを感染させることにより，骨芽細胞などの数種類の細胞がBMP-7を発現することが示されている[88]．バージニア大学の研究者らは，ベクターとしてアデノウイルスを用いて（生体外での細胞内への導入ではなく）*in vivo*で直接的にBMP-2遺伝子を組織に導入することにより，下顎の欠損を修復できることを示した[90]．

参考文献

1. Marx RE, Carlson ER, Eichstaedt RM, Schimmele SR, Strauss JE, Georgeff KR. Platelet-rich plasma: Growth factor enhancement for bone grafts. Oral Surg Oral Med Oral Pathol Oral Radiol Endod 1998;85:638–646.
2. Rose LF, Rosenberg E. Bone grafts and growth and differentiation factors for regenerative therapy: A review. Pract Proced Aesthet Dent 2001;13:725–734.
3. Cochran DL, Wozney JM. Biological mediators for periodontal regeneration. Periodontol 2000 1999;19:40–58.
4. Howell TH, Fiorellini JP, Paquette DW, Offenbacher S, Giannobile WV, Lynch SE. A phase I/II clinical trial to evaluate a combination of recombinant human platelet-derived growth factor-BB and recombinant human insulin-like growth factor-I in patients with periodontal disease. J Periodontol 1997;68:1186–1193.
5. Lee SJ, Park YJ, Park SN, et al. Molded porous poly (L-lactide) membranes for guided bone regeneration with enhanced effects by controlled growth factor release. J Biomed Mater Res 2001;55:295–303.
6. Lynch SE, Buser D, Hernandez RA, et al. Effects on the platelet-derived growth factor/insulin-like growth factor-I combination on bone regeneration around titanium dental implants. Results of a pilot study in beagle dogs. J Periodontol 1991;62:710–716.
7. Stefani CM, Machado MA, Sallum EA, Sallum AW, Toledo S, Nociti FH Jr. Platelet-derived growth factor/insulin-like growth factor-1 combination and bone regeneration around implants placed into extraction sockets: A histometric study in dogs. Implant Dent 2000;9:126–131.
8. Becker W, Lynch SE, Lekholm U, et al. A comparison of ePTFE membranes alone or in combination with platelet-derived growth factors and insulin-like growth factor-I or demineralized freeze-dried bone in promoting bone formation around immediate extraction socket implants. J Periodontol 1992;63:929–940.
9. Tokimasa C, Kawata T, Fujita T, et al. Effects of insulin-like growth factor-I on nasopremaxillary growth under different masticatory loadings in growing mice. Arch Oral Biol 2000;45:871–878.
10. The potential role of growth and differentiation factors in periodontal regeneration. J Periodontol 1996;67:545–553.
11. Inui K, Maeda M, Sano A, et al. Local application of basic fibroblast growth factor minipellet induces the healing of segmental bony defects in rabbits. Calcif Tissue Int 1998;63:490–495.
12. Hosokawa R, Kikuzaki K, Kimoto T, et al. Controlled local application of basic fibroblast factor (FGF-2) accelerates the healing of GBR. An experimental study in beagle dogs. Clin Oral Implants Res 2000;11:345–353.
13. Rossa C Jr, Marcantonio E Jr, Cirelli JA, Marcantonio RA, Spolidorio LC, Fogo JC. Regeneration of Class III furcation defects with basic fibroblast growth factor (b-FGF) associated with GTR. A descriptive and histometric study in dogs. J Periodontol 2000;71:775–784.
14. Aspenberg P, Thorngren KG, Lohmander LS. Dose-dependent stimulation of bone induction by basic fibroblast growth factor in rats. Acta Orthop Scand 1991;62:481–484.
15. Schliephake H, Jamil MU, Knebel JW. Experimental reconstruction of the mandible using polylactic acid tubes and basic fibroblast growth factor in alloplastic scaffolds. J Oral Maxillofac Surg 1998;56:616–626.
16. Mott DA, Mailhot J, Cuenin MF, Sharawy M, Borke J. Enhancement of osteoblast proliferation in vitro by selective enrichment of demineralized freeze-dried bone allograft with specific growth factors. J Oral Implantol 2002;28:57–66.
17. Beck LS, Deguzman L, Lee WP, et al. Rapid publication. TGF-beta 1 induces bone closure of skull defects. J Bone Miner Res 1991;6:1257–1265.
18. Lind M, Schumacker B, Soballe K, Keller J, Melsen F, Bunger C. Transforming growth factor-beta enhances fracture healing in rabbit tibiae. Acta Orthop Scand 1993;64:553–556.
19. Joyce ME, Roberts AB, Sporn MB, Bolander ME. Transforming growth factor-beta and the initiation of chondrogenesis and osteogenesis in the rat femur. J Cell Biol 1990;110:2195–2207.
20. Mohammed S, Pack AR, Kardos TB. The effect of transforming growth factor beta one (TGF-beta 1) on wound healing, with or without barrier membranes, in a Class II furcation defect in sheep. J Periodontal Res 1998;33:335–344.

21. Ruskin JD, Hardwick R, Buser D, Dahlin C, Schenk RK. Alveolar ridge repair in a canine model using rhTGF-beta 1 with barrier membranes. Clin Oral Implants Res 2000;11:107–115.
22. Garg AK, Gargenease D, Peace I. Using a platelet-rich plasma to develop an autologous membrane for growth factor delivery in dental implant therapy. Dent Implantol Update 2000;11:41–44.
23. Marx RE, Carlson ER, Eichstaedt RM, Schimmele SR, Strauss JE, Georgeff KR. Platelet-rich plasma: Growth factor enhancement for bone grafts. Oral Surg Oral Med Oral Pathol Oral Radiol Endod 1998;85:638–646.
24. Marx RE. Platelet-rich plasma: A source of multiple autologous growth factors for bone grafts. In: Lynch SE, Genco RJ, Marx RE (eds). Tissue Engineering: Application in Maxillofacial Surgery and Periodontics. Chicago: Quintessence, 1999:71–82.
25. Tischler M. Platelet-rich plasma. The use of autologous growth factors to enhance bone and soft tissue grafts. N Y State Dent J 2002;68:22–24.
26. Petrungaro PS. Using platelet-rich plasma to accelerate soft tissue maturation in esthetic periodontal surgery. Compend Contin Educ Dent 2001;22:729–732, 734, 736 passim.
27. Marx RE. Clinical effects of platelet-rich plasma on soft-tissue healing. Presented at the First Symposium on Platelet-Rich Plasma and Its Growth Factors, Lake Buena Vista, FL, 28 Feb–2 Mar 2002.
28. Krauser JT. PRP and PepGen P-15: Case report on a bilateral sinus graft. Presented at the First Symposium on Platelet-Rich Plasma and Its Growth Factors, Lake Buena Vista, FL, 28 Feb–2 Mar 2002.
29. Misch DM. The use of platelet-rich plasma in oral reconstruction with dental implants. Presented at the First Symposium on Platelet-Rich Plasma and Its Growth Factors, Lake Buena Vista, FL, 28 Feb–2 Mar 2002.
30. Marx RE. Biology of platelet-rich plasma and growth factors. Presented at the First Symposium on Platelet-Rich Plasma and Its Growth Factors, Lake Buena Vista, FL, 28 Feb–2 Mar 2002.
31. Marx RE, Garg AK. Bone graft physiology with use of platelet-rich plasma and hyperbaric oxygen. In: Jensen OT (ed). The Sinus Bone Graft. Chicago: Quintessence, 1999:183–189.
32. Bowen-Pope DF, Malpass TW, Foster DM, Ross R. Platelet-derived growth factor in vivo: Levels, activity, and rate of clearance. Blood 1984;64:458–469.
33. Wickenhauser C, Hillienhof A, Jungheim K, et al. Detection and quantification of transforming growth factor beta (TGF-beta) and platelet-derived growth factor (PDGF) release by normal human megakaryocytes. Leukemia 1995;9:310–15.
34. Ledent E, Wasteson A, Berlin G. Growth factor release during preparation and storage of platelet concentrates. Vox Sang 1995;68:205–209.
35. Hartmann K, Baier TG, Loibl R, Schmitt A, Schonberg D. Demonstration of type I insulin-like growth factor receptors on human platelets. J Recept Res 1989;9:181–198.
36. Stuart CA, Meehan RT, Neale LS, Cintron NM, Furlanetto RW. Insulin-like growth factor-I binds selectively to human peripheral blood monocytes and B-lymphocytes. J Clin Endocrinol Metab 1991;72:1117–1122.
37. Kooijman R, Willems M, De Haas CJ, et al. Expression of type I insulin-like growth factor receptors on human peripheral blood mononuclear cells. Endocrinology 1992;131:2244–2250.
38. Taylor VL, Spencer EM. Characterisation of insulin-like growth factor-binding protein-3 binding to a novel receptor on human platelet membranes. J Endocrinol 2001;168:307–315.
39. Auernhammer CJ, Fottner C, Engelhardt D, Bidlingmaier M, Strasburger CJ, Weber MM. Differential regulation of insulin-like growth factor-(IGF) I and IGF-binding protein (IGFBP) secretion by human peripheral blood mononuclear cells. Horm Res 2002;57:15–21.
40. Gope R. The effect of epidermal growth factor & platelet-derived growth factors on wound healing process. Indian J Med Res 2002;116:201–206.
41. Muller C, Richter S, Rinas U. Kinetics control preferential heterodimer formation of platelet-derived growth factor from unfolded A- and B-chains. J Biol Chem 2003;278:18330–18335.
42. Seifert RA, Hart CE, Phillips PE, et al. Two different subunits associate to create isoform-specific platelet-derived growth factor receptors. J Biol Chem 1989;264:8771–8778.
43. Centrella M, Massague J, Canalis E. Human platelet-derived transforming growth factor-beta stimulates parameters of bone growth in fetal rat calvariae. Endocrinology 1986;119;2306–2312.

44. Mohan S, Baylink DJ. Bone growth factors. Clin Orthop 1991;(263):30–48.
45. Lind M. Growth factors: Possible new clinical tools. A review. Acta Orthop Scand 1996;67:407–417.
46. Lekovic V, Camargo PM, Weinlaender M, Vaslic N, Kenney EB, Madzarevic M. Comparison of platelet-rich plasma, bovine porous bone mineral, and guided tissue regeneration versus platelet-rich plasma and bovine porous bone mineral in the treatment of intrabony defects: A reentry study. J Periodontol 2002;73:198–205.
47. Lee MB. Bone morphogenetic proteins: Background and implications for oral reconstruction. A review. J Clin Periodontol 1997;24:255–265.
48. Reddi A, Cunningham NS. Initiation and promotion of bone differentiation by bone morphogenetic proteins. J Bone Miner Res 1993;8(suppl 2):S499–S502.
49. Salata LA, Franke-Stenport V, Rasmusson L. Recent outcomes and perspectives of the application of bone morphogenetic proteins in implant dentistry. Clin Implant Dent Relat Res 2002;4:27–32.
50. Reddi AH. Bone morphogenesis and modeling: Soluble signals sculpt osteosomes in the solid state. Cell 1997;89:159–161.
51. Wozney JM. The potential role of bone morphogenetic proteins in periodontal reconstruction. J Periodontol 1995;66:506–510.
52. Wang EA, Rosen V, D Alessandro JS, et al. Recombinant human bone morphogenetic protein induces bone formation. Proc Natl Acad Sci U S A 1990;87:2220–2224.
53. Urist MR. Bone: Formation by autoinduction. Science 1965;150:893–899.
54. Wang EA, Rosen V, Cordes P, et al. Purification and characterization of other distinct bone-inducing factors. Proc Natl Acad Sci U S A 1988;85:9484–9488.
55. Vehof JW, Haus MT, de Ruijter AE, Spauwen PH, Jansen JA. Bone formation in transforming growth factor beta-I-loaded titanium fiber mesh implants. Clin Oral Implants Res 2002;13:94–102.
56. Murphy WL, Mooney DJ. Controlled delivery of inductive proteins, plasmid DNA and cells from tissue engineering matrices. J Periodontal Res 1999;34:413–419.
57. van den Bergh JP, ten Bruggenkate CM, Groeneveld HH, Burger EH, Tuinzing DB. Recombinant human bone morphogenetic protein-7 in maxillary sinus floor elevation surgery in 3 patients compared to autogenous bone grafts. A clinical pilot study. J Clin Periodontol 2000;27:627–636.
58. Okubo Y, Bessho K, Fujimura K, Kusumoto K, Ogawa Y, Iizuka T. Expression of bone morphogenetic protein in the course of osteoinduction by recombinant human bone morphogenetic protein-2. Clin Oral Implants Res 2002;13:80–85.
59. Sigurdsson TJ, Lee MB, Kubota K, Turek TJ, Wozney JM, Wikesjo UM. Periodontal repair in dogs: Recombinant human bone morphogenetic protein-2 significantly enhances periodontal regeneration. J Periodontol 1995;66:131–138.
60. Nagao H, Tachikawa N, Miki T, et al. Effect of recombinant human bone morphogenetic protein-2 on bone formation in alveolar ridge defects in dogs. J Oral Maxillofac Surg 2002;31:66–72.
61. Kinoshita A, Oda S, Takahashi K, Yokota S, Ishikawa I. Periodontal regeneration by application of recombinant human bone morphogenetic protein-2 to horizontal circumferential defects created by experimental periodontitis in beagle dogs. J Periodontol 1997;68:103–109.
62. Matin K, Nakamura H, Irie K, Ozawa H, Ejiri S. Impact of recombinant human bone morpho-genetic protein-2 on residual ridge resorption after tooth extraction: An experimental study in the rat. Int J Oral Maxillofac Implants 2001;16:400–411.
63. Boyne PJ, Marx RE, Nevins M, et al. A feasibility study evaluating rhBMP-2/absorbable collagen sponge for maxillary sinus augmentation. Int J Periodontics Restorative Dent 1997;17:25.
64. Nevins M, Kirker-Head C, Nevins M, Wozney JA, Palmer R, Graham D. Bone formation in the goat maxillary sinus induced by absorbable collagen sponge implants impregnated with recombinant human bone morphogenetic protein-2. Int J Periodontics Restorative Dent 1996;16:8–19.
65. Wada K, Niimi A, Watanabe K, Sawai T, Ueda M. Maxillary sinus floor augmentation in rabbits: A comparative histologic-histomorphometric study between rhBMP-2 and autogenous bone. Int J Periodontics Restorative Dent 2001;21:252–263.

66. Cochran DL, Jones AA, Lilly LC, Fiorellini JP, Howell H. Evaluation of recombinant human bone morphogenetic protein-2 in oral applications including the use of endosseous implants: 3-year results of a pilot study in humans. J Periodontol 2000;71:1241–1257.
67. Bessho K, Carnes DL, Cavin R, Chen HY, Ong JL. BMP stimulation of bone response adjacent to titanium implants in vivo. Clin Oral Implants Res 1999;10:212–218.
68. Sykaras N, Triplett RG, Nunn ME, Iacopino AM, Opperman LA. Effect of recombinant human bone morphogenetic protein-2 on bone regeneration and osseointegration of dental implants. Clin Oral Implants Res 2001;12:339–349.
69. Hanisch O, Tatakis DN, Rohrer MD, Wohrle PS, Wozney JM, Wikesjo UM. Bone formation and osseointegration stimulated by rhBMP-2 following subantral augmentation procedures in nonhuman primates. Int J Oral Maxillofac Implants 1997;12:785–792.
70. Fiorellini JP, Buser D, Riley E, Howell TH. Effect on bone healing of bone morphogenetic protein placed in combination with endosseous implants: A pilot study in beagle dogs. Int J Periodontics Restorative Dent 2001;21:41–47.
71. Sigurdsson TJ, Fu E, Tatakis DN, Rohrer MD, Wikesjo UM. Bone morphogenetic protein-2 for peri-implant bone regeneration and osseointegration. Clin Oral Implants Res 1997;8:367–374.
72. Cochran DL, Nummikoski PV, Jones AA, Makins SR, Turek TJ, Buser D. Radiographic analysis of regenerated bone around endosseous implants in the canine using recombinant human bone morphogenetic protein-2. Int J Oral Maxillofac Implants 1997;12:739–748.
73. Sigurdsson TJ, Nguyen S, Wikesjo UM. Alveolar ridge augmentation with rhBMP-2 and bone-to-implant contact in induced bone. Int J Periodontics Restorative Dent 2001;21:461–473.
74. Cochran DL, Schenk R, Buser D, Wozney JM, Jones AA. Recombinant human bone morphogenetic protein-2 stimulation of bone formation around endosseous dental implants. J Periodontol 1999;70:139–150.
75. Rutherford RB, Wahle J, Tucker M, Rueger D, Charette M. Induction of reparative dentine formation in monkeys by recombinant human osteogenic protein-1. Arch Oral Biol 1993;38:571–576.
76. Cook SD, Rueger DC. Osteogenic protein-1. Biology and applications. Clin Orthop 1996;(324):29–38.
77. Ripamonti U, Reddi AH. Growth and morphogenetic factors in bone induction: Role of osteogenin and related bone morphogenetic proteins in craniofacial and periodontal bone repair. Crit Rev Oral Biol Med 1992;3:1–14.
78. Ripamonti U, Heliotis M, Ruger DC, Sampath TK. Induction of cementogenesis by recombinant human osteogenic protein-1 (hop-1/bmp-7) in the baboon (*Papio ursinus*). Arch Oral Biol 1996;41:121–126.
79. Ripamonti U, Crooks J, Petit JC, Rueger D. Periodontal tissue regeneration by combined applications of recombinant human osteogenic protein-1 and bone morphogenetic protein-2: A pilot study in Chacma baboons (*Papio ursinus*). Eur J Oral Sci 2001;109:241–248.
80. Giannobile WV, Ryan S, Shih MS, Su DL, Kaplan PL, Chan TC. Recombinant human osteogenic protein-1 (OP-1) stimulated periodontal wound healing in class III furcation defects. J Periodontol 1998;69:129–137.
81. Groenveld HH, van den Bergh JP, Holzmann CM, ten Bruggenkate CM, Tuinzing DB, Burger EH. Histological observations of a bilateral maxillary sinus floor elevation 6 and 12 months after grafting with osteogenic protein-1 device. J Clin Periodontol 1999;26:841–846.
82. Terheyden H, Jepsen S, Moller B, Tucker MM, Rueger DC. Sinus floor augmentation with simultaneous placement of dental implants using a combination of deproteinized bone xenografts and recombinant human osteogenic protein-1. A histometric study in miniature pigs. Clin Oral Implants Res 1999;10:510–521.
83. Rutherford RB, Sampath TK, Rueger DC, Taylor TD. Use of bovine osteogenic protein to promote rapid osseointegration of endosseous dental implants. Int J Oral Maxillofac Implants 1992;7:297–301.
84. Margolin MD, Cogan AG, Taylor M, et al. Maxillary sinus augmentation in the non-human primate: A comparative radiographic and histologic study between recombinant human osteogenic protein-1 and natural bone mineral. J Periodontol 1998;69:911–919.
85. Terheyden H, Jepsen S, Rueger DR. Mandibular reconstruction in miniature pigs with prefabricated vascularized bone grafts using recombinant human osteogenic protein-1: A preliminary study. Int J Oral Maxillofac Surg 1999;28:461–463.

86. Terheyden H, Warnke P, Dunsche A, et al. Mandibular reconstruction with prefabricated vascularized bone grafts using recombinant human osteogenic protein-1: An experimental study in miniature pigs. Part II: Transplantation. Int J Oral Maxillofac Surg 2001;30:469–478.
87. Baum BJ, Kok M, Tran SD, Yamano S. The impact of gene therapy on dentistry: A revisiting after six years. J Am Dent Assoc 2002;133:35–44.
88. Krebsbach PH, Gu K, Francheschi RT, Rutherford RB. Gene therapy-directed osteogenesis: BMP-7–transduced human fibroblasts form bone in vivo. Hum Gene Ther 2000;11:1201–1210.
89. Oakes DA, Lieberman JR. Osteoinductive applications of regional gene therapy: Ex vivo gene transfer. Clin Orthop 2000;(379 suppl):S101–S112.
90. Alden TD, Beres EJ, Laurent JS, et al. The use of bone morphogenetic protein gene therapy in craniofacial bone repair. J Craniofac Surg 2000;11:24–30.

索引

和文索引

ア

α顆粒	258
アシドーシス	14
アバットメント	220
――の装着	231
アルベルス・シェーンベルク病	8
アレルギー性鼻炎	183

イ

1壁性骨欠損	110
インスリン様成長因子(IGF)	6, 255, 256
インデックステクニック	230
インプラント‐インプラント間距離	229
インプラントオッセオインテグレーションの生物学的過程	17
インプラント失敗	8
インプラント埋入後の歯槽堤保存	114
インプラント埋入と同時GBR	217
異種骨	33
移植骨の取り扱い	156
移植骨保管	123
移植材料の選択	99

ウ

ウシトロンビン	85
ウシ由来無機骨基質材料	34

エ

エストロゲン	8
エマージェンスプロファイル	213, 229
エンドサイトーシス	14
延伸加工	60
塩化カルシウム	85

オ

オスシレーティングソー	122
オステオトーム	218, 219
オッセオインテグレーション	15
――の維持	16
――の成功	15
オトガイ部からの骨採取	131
オトガイ部骨採取の禁忌	133
オトガイ部の生物学的特性	132

索引

オトガイ部の包帯	138
オベートポンティック	112
オンレーグラフト	221
──の失敗	125
オンレーボーングラフト	224
欧州医薬製品評価機構	253

カ

カーブ型キュレット	156
カスタムアバットメント	231
カルシウム代謝	3
下顎骨の解剖	132
下顎枝からの骨採取	121
下顎枝骨採取の術式	122
下鼻中隔形成術	242
仮骨延長法	224
顆粒状移植骨の採取	140
外側梨上口縁	241
顎動脈	178
合併症	147, 160, 161, 191, 235, 249
間葉系幹細胞	261
間葉系前駆細胞	262
幹細胞	260
含気腔	171
含気容量	178
眼窩下動脈	178

キ

喫煙	183
吸収性コラーゲンスポンジ	254
吸収性珊瑚由来移植材料	38
吸収性メンブレン	65

ク

グルコアミノグリカン	11

ケ

形質転換成長因子-β	255, 257
脛骨	151, 161
──回帰前動脈	152
──からの骨採取	151
──骨採取の術式	154
頸部の解剖	152
血小板由来成長因子(PDGF)	6, 255

コ

5壁性骨欠損	100
コットノイドストリップ	190
コラーゲン	11
──スポンジ	253
──タンパク質	3
──メンブレン	65
固有鼻腔	241
口腔前庭切開法	136
抗菌剤含有軟膏	160
後篩骨動脈	244
後上歯槽動脈	178
高血圧	189
高密度PTFE	64
硬組織置換性高分子	39
合成液状重合体	75
合成活性化吸収性材料	36
合成骨材料	36
骨移植	183
──材(料)	13, 21, 98, 180
──の失敗	224
骨芽細胞	6
骨芽前駆細胞	260
骨形成	13, 22
──因子	253
──タンパク質	260
骨形態形成タンパク質	3
骨採取部の止血	227
骨再生と増大のメカニズム	22
骨細胞	6
骨質量	3
骨順応期	18
骨髄採取	161
骨前駆細胞	260
骨添加	6
骨伝導	14, 18, 22
──期	18
骨内膜	9
骨の細胞	6
骨の代謝	8
骨の肉眼的構造	9
骨の微細構造	11
骨の分子構造	11
骨のモデリング	12
骨パテ	123

骨粉砕器	142	——の診断	215
骨膜	9	上顎洞炎	183
骨密度	3	上顎洞撮影法	183
骨誘導	22	上顎洞底	178
——再生法	57	上顎洞内の止血	190
骨リモデリング	3	上顎洞の解剖	178
骨梁	9	上顎洞の生理学	180
		上篩骨動脈	178
		上唇動脈	178

サ

3壁性骨欠損	108
サージカルインデックス	230
採骨量	181
細胞外骨基質	261
細胞分裂誘起反応	258
酸化セルロースメッシュ	84
暫間修復	112

神経損傷	124
人工移植材料	183

ス

ストレート型キュレット	156
垂直的な骨切り	122
水平的な骨切り	122
髄腔	9

シ

4壁性骨欠損	103
シュナイダー膜	178
——の穿孔	186
四フッ化エチレン	60
歯科用ラバーダム	63
歯冠乳頭	229
歯槽骨拡大	218
歯槽骨辺縁の吸収	97
歯槽骨辺縁の保存	98
歯槽堤増大術の分類	215
歯槽堤の拡大	219
歯肉溝内切開法	135
自家骨	21, 23, 180
——採取量	23, 24
自家ブロック骨	223
——移植を用いた上顎前歯部歯槽堤増大術	225
遮断麻酔	245
遮蔽膜	57
出血性素因	189
術後創の取り扱い	158
術前評価	183
術中出血	189
初期固定	16
小口蓋動脈	178
上顎前歯部	213
——の骨移植術	213
——の骨増大術	213

セ

セメント固定式	230
セルロースフィルター	59
生体活性ガラス	42, 183
生物学的成長因子	183
生物学的タンパク質	253
生物学的治療法	253
生物学的幅径	229
成長因子	6, 253
整形外科用キュレット	156
石灰化藻	39
切歯管動脈	178
切歯切縁の位置	228
穿孔	218
線維芽細胞成長因子	255, 256
前駆細胞	57
前脛骨筋	152
前篩骨動脈	178, 244
前歯部歯槽堤増大術	215

ソ

組織バンク	80
組織誘導再生（GTR）	57
創傷治癒ホルモン	255
層板骨	11
束状骨	11
側前方膝状動脈	152

索引

タ

タイプ I コラーゲンメンブレン	65
他家骨	182
多血小板血漿	257
多列円柱上皮	178
大口蓋動脈	178
大理石骨病	8
第三リン酸カルシウム	37
脱タンパク質ウシ骨ミネラル	70
炭酸カルシウム	3
──材料	38

チ

チタン強化型の e-PTFE	60
チタンメッシュ	224
──・クリブ	224
チタンメンブレン	64
チンテープ	146
腸脛靱帯	152
蝶口蓋動脈	178, 244

テ

テンプレート	223, 228
低酸素	14
適応と禁忌	151

ト

トランスフォーミング成長因子 β（TGF-β）	6
トレフィンバー	110
凍結乾燥硬膜	81
同種他家骨	28, 221
同種他家ブロック骨	109
──移植	221
──移植材	108

ナ

内頚動脈	178
軟骨内骨化	261
軟組織の裂開	125

ニ

2 壁性骨欠損	110
二次手術	231

ネ

ネジ固定式	230

ハ

ハイドロキシアパタイト	3, 11, 33
ハイドロジェルキャリアー	100
ハウシップ凹窩	6
ハバース系	6, 9
バリアメンブレン	57, 216
──テクニック	57
──の失敗	86
──の比較	88
パンチテクニック	114
歯 - インプラント間距離	229
破骨細胞	6
抜歯窩 - 結合組織移植	112
抜歯窩 - 軟組織 - 初期閉鎖	112
抜歯後の歯槽堤の保存	97

ヒ

ビトロネクチン	260
皮質骨 - 海綿骨ブロック移植	221
非吸収性メンブレン	59
非コラーゲンタンパク質	3, 11
非侵襲的な抜歯	98
鼻棘	242
鼻腔鏡	183
鼻腔底の挙上	241
鼻腔の解剖	243, 244
鼻腔の血管系	244
鼻前庭	244
鼻中隔	244
鼻粘膜の剥離	243

フ

フィブリノーゲン	257
フィブリン	260
──網	260
フィブロネクチン	260
フォルクマン管	6, 9
フッ化マグネシウム	3
ブラッサーバー	126
ブリノーゲン	258
ブロック状骨片の採取	143
プロテオグリカン	11

プロビジョナルレストレーション	112, 230
付着歯肉内切開法	139
副甲状腺機能亢進症	8
複合骨	11

ヘ

ページェット病	8
ベニアグラフト	121
ペリオトーム	98
米国食品医薬品局（FDA）	253

ホ

ボーンワックス	232
ポリグリコール酸	72
ポリ乳酸	72
──（PLA）メンブレン	72
包括的な治療計画	213

マ

マイトジェン	255
──活性	258
マクロファージ由来血管形成因子（MDAF）	14
マクロファージ由来成長因子（MDGF）	14
膜内骨化	261

ミ

ミニスクリュー	245
ミネソタリトラクター	126
未分化間様系幹細胞	8

ム

無細胞性皮膚他家移植	80

メ

メンブレン固定	216
メンブレン除去	216

モ

モデリング	13
モノコルチカルブロックの採取法	134
網状骨	11

ユ

有糸分裂誘発	14

リ

リコビナント BMP-7	266
リコンビナント・ヒト bone morphogenic protein-2（rhBMP-2）	253, 262
リッジラップ	112
リモデリング	12
リン酸カルシウム	3, 183
梨状口縁	242
硫酸カルシウム	45, 78

レ

レシプロケイティングソー	122

欧文索引

A

AlloDerm	80, 88, 217
Atrisorb	88
autogeneous bone	21
Auto-Tac システム	218
Avitene	137, 142, 227

B

Bacteroides fragilis	86
Bio-Gide	70, 88
Bio-Oss	34
Biocoral	38
Bioglass	42
Biogran	45
BioMend	67, 68, 88
── Extend	88
Bioplant HTR ポリマー	39
Biostite	72
BMP	6, 8, 11

C

C‐Graft	39
Caldwell-Luc 法	171
CapSet	45, 89
Cerasorb	37
Coralline	38
CollaTape	68, 89
CT 写真	183

D

DBX	105, 108, 123
── putty	105
DFDBA	182
Dyna-Graft II	108

E

Epi-Guide	74, 88
e-PTFE	60

F

FDA	253
FDBA	182
FGF	256
fibroblastic growth factor	256
FriosMicroSaw	145

G

Gerdy 結節	25, 152
Glafton	123
Gore-Tex	88
Grafton	33, 108
GTAM	88
GTR	57
Guidor	72

H

HA	183

I

IGF	6, 256
Infuse	254
insulin-like growth factor	256
Interpore 200	34, 38

J

J‐Block	108

L

Lambone	81, 89
Le Fort I 型骨切術	224
──同時骨移植	224, 228
Lyodura	81, 89

M

MDAF	14
MDGF	14
Mesh	89
MX‐Grafter	110
MTF	29

O

OP‐1	253, 266
OrthoBlast II	103, 108
OsseoQuest	75, 89
Ossix	68, 88

osteogenesis	22			
Osteofil	33	**R**		
OsteoGen	36	Regentex GBR-200	63, 64, 89	
Osteogenic Protein-1	266	Reguarde	71, 89	
OsteoGraf	34	Resolut	75, 89	
osteophyllic 期	17	——Adapt	88	
		——Adapt LT	75, 88	
P		——XT	89	
PDGF	255	Resolut メンブレン	74	
P. gingivalis	86	rhBMP-2	253, 262	
Paroguide	68	**S**		
PDFG	6, 14			
PepGen P-5	34, 36, 51, 102	*Staphylococcus intermedius*	86	
Periogen	72	*Streptpococcus mutans*	86	
PerioGlas	42, 52	*Streptpococcus pneumoniae*	86	
PLA メンブレン	72	**T**		
platelet-derived growth factor	255			
platelet-rich plasma	257	TCP	37	
Polyglactin	78	TGF-β	6	
Porphyromonas gingivalis	86	The endosseous ridge maintenance implant	42	
Prevotella intermedia	86	Tissue Guide	72	
PRP	257	Titanium	89	
——の成分	258	top down planning	231	
——メンブレン	84	**V**		
Puros	29, 50, 221	Vicryl Periodontal Mesh	89	

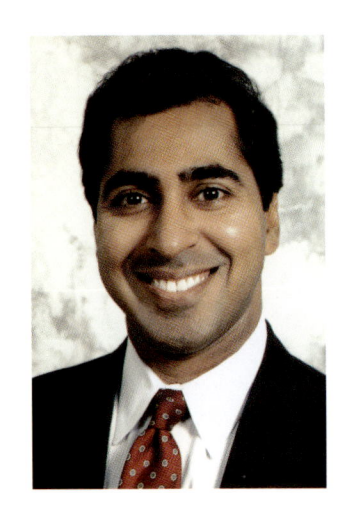

■著者プロフィール

Arun K. Garg, DMD

マイアミ大学医学部口腔顎顔面外科教授．同校インプラントセンター責任者．Jakson Memorial 病院(マイアミ)歯科研修医トレーニングプログラムの責任者．フロリダ大学歯周病学科客員教授を兼任．

1989年より，さまざまな外科術式によるライブ・オペコースや献体標本を用いた外科実習の研修会を実施している．また骨生理学，骨成長因子と多血小板血漿に関する論文や書籍を数多く執筆．Dental Implantology Update の編集主幹をはじめ，学術誌等の編集委員も務める．多くの学会，学術大会，シンポジウムのプログラムチェアマンを歴任．

インプラントのための骨の生物学・採取法・移植法
——その原理と臨床応用——

2005年9月10日　第1版第1刷発行

著　　者	Arun K. Garg（アルン　ガーグ）
監　　訳	嶋田　淳／申　基喆／河津　寛
発行人	佐々木　一高
発行所	クインテッセンス出版株式会社 東京都文京区本郷3丁目2番6号　〒113-0033 クイントハウスビル　電話　(03)5842-2270(代表) 　　　　　　　　　　　　(03)5842-2272(営業部) 　　　　　　　　　　　　(03)5842-2279(編集部) web page address　http://www.quint-j.co.jp/
印刷・製本	サン美術印刷株式会社

©2005　クインテッセンス出版株式会社　　　　　禁無断転載・複写
Printed in Japan　　　　　　　　　　　　　　落丁本・乱丁本はお取り替えします
　　　　　　　　　　　　　　　　　　　　　ISBN4-87417-871-5 C3047

定価は表紙に表示してあります